执业药师考试通关题库 2000 题系列丛书

总主编　吴正红　田　磊

执业药师考试通关题库 2000 题

药学专业知识（二）

主　编　祁小乐　主雪华

副主编　胡梦雅　吴紫珩

编　委　（按姓氏笔画排序）

王　唬　主雪华　祁小乐

吴正红　吴紫珩　杨　晨

胡梦雅　虞雅雯

全国百佳图书出版单位

中国中医药出版社

·北　京·

图书在版编目（CIP）数据

执业药师考试通关题库 2000 题 . 药学专业知识 . 二 / 祁小乐，主雪华主编 . —
北京：中国中医药出版社，2021.5
ISBN 978 - 7 - 5132 - 6937 - 7

Ⅰ . ①执…　Ⅱ . ①祁… ②主…　Ⅲ . ①药物学—资格考试—习题集
Ⅳ . ① R192.8-44

中国版本图书馆 CIP 数据核字（2021）第 074008 号

中国中医药出版社出版
北京经济技术开发区科创十三街 31 号院二区 8 号楼
邮政编码　100176
传真　010-64405721
保定市西城胶印有限公司印刷
各地新华书店经销

开本 787×1092　1/16　印张 21　字数 649 千字
2021 年 5 月第 1 版　2021 年 5 月第 1 次印刷
书号　ISBN 978 - 7 - 5132 - 6937 - 7

定价　89.00 元
网址　www.cptcm.com

社 长 热 线　010-64405720
购 书 热 线　010-89535836
维 权 打 假　010-64405753

微信服务号　zgzyycbs
微商城网址　https://kdt.im/LIdUGr
官 方 微 博　http://e.weibo.com/cptcm
天猫旗舰店网址　https://zgzyycbs.tmall.com

如有印装质量问题请与本社出版部联系（010-64405510）

执业药师考试通关题库2000题系列丛书

编委会

前 言

《执业药师考试通关题库2000题》系列丛书紧紧围绕最新版国家执业药师资格考试大纲要求，严格依据《国家执业药师考试指南》，由资深国家执业药师资格考试辅导专家合力编著而成。

该套丛书旨在帮助广大考生在全面复习教材基础上，通过强化练习，巩固所学教材内容，深入理解重点、难点问题，提高应考技能，达到快速、高效的复习效果。其主要特点如下：

1. 紧扣大纲，力求全面

本书编写过程中，根据新考纲中各章比重和题型新变化，精编试题，基本覆盖所有考点。考生只要把这套习题真正做完，弄懂，通过考试会非常轻松。

2. 针对性强，重点突出

本丛书紧扣大纲，针对大纲要求了解、掌握、熟悉的知识点进行了不同层次的强化训练，有助于考生全面、系统地巩固所学知识，迅速掌握考点，做到有的放矢、胸有成竹。

3. 模拟真题，精准解析

本丛书所载2000题可分为两部分，一部分为真题，另一部分为根据真题出题思路编写的“仿真题”。考生通过做这样的考题才能起到巩固知识，检查复习效果的目的。另外，本丛书所有考题均附有精准的答案和解析，以满足广大考生复习备考需求。

本套丛书凝聚了编者十余年的执业药师考前辅导经验，相信只要大家认真学习，在本丛书的帮助下一定能顺利通过执业药师资格考试。

编 者

2021年3月

目 录

答案与解析

第一章 精神与中枢神经系统疾病用药

A 型题（最佳选择题，每题的备选答案中只有一个最佳答案）

1. 苯巴比妥显效慢的主要原因是

A. 吸收不良　B. 体内再分布　C. 肾排泄慢
D. 脂溶性较小　E. 血浆蛋白结合率低

2. 可用于镇静催眠的药物是

A. 阿普唑仑　B. 卡马西平　C. 帕罗西汀
D. 茴拉西坦　E. 曲马多

3. 用于治疗焦虑、失眠、癫痫及运动障碍的药物是

A. 苯巴比妥　B. 硝西泮　C. 苯妥英钠
D. 司可巴比妥　E. 水合氯醛

4. 治疗晨起肌阵挛伴小发作的首选药物是

A. 氯丙嗪　B. 苯妥英钠　C. 苯巴比妥
D. 丙戊酸钠　E. 地西泮

5. 下列药物中属于非苯二氮䓬结构的杂环类镇静催眠药是

A. 地西泮　B. 佐匹克隆　C. 劳拉西泮
D. 阿普唑仑　E. 三唑仑

6. 地西泮无下列哪项特点

A. 静注可引起血栓或静脉炎
B. 其作用是通过增强 GABA 作用实现的
C. 呼吸困难的重症肌无力者病情加重
D. 大剂量对呼吸中枢有抑制作用
E. 为典型的药酶诱导剂

7. 地西泮的适应证不包括

A. 镇静催眠　B. 抗癫痫和抗惊厥　C. 肌紧张性头痛
D. 特发性震颤　E. 三叉神经痛

8. 下述催眠药物中，入睡困难的患者应首选

A. 艾司唑仑　B. 氟西泮　C. 谷维素
D. 阿普唑仑　E. 地西泮

9. 唑吡坦仅具有哪种作用

A. 抗焦虑　B. 镇静催眠　C. 抗惊厥
D. 肌肉松弛　E. 抗癫痫

10. 下列哪项不是佐匹克隆常见的不良反应

A. 剥脱性皮疹　B. 嗜睡　C. 精神错乱
D. 酒醉感　E. 戒断现象

11. 不属于卡马西平典型不良反应的是

A. 视物模糊、复视、眼球震颤

B. 史蒂文斯－约翰逊综合征
C. 智力发育迟缓
D. 荨麻疹、发热、骨关节疼痛
E. 红斑狼疮样综合征

12. 对多种癫痫类型都有效的广谱抗癫痫药是
A. 乙琥胺 B. 苯巴比妥 C. 丙戊酸钠
D. 苯妥英钠 E. 地西泮

13. 丙戊酸钠的严重毒性是
A. 肝功能损害 B. 再生障碍性贫血 C. 抑制呼吸
D. 口干、皮肤干燥 E. 低血钙

14. 患者使用丙戊酸钠需定期监测下列哪项指标
A. 肝肾功能 B. 脑电图 C. 电解质
D. 微量元素 E. 肌酶

15. 下列哪项不是苯妥英钠的适应证
A. 癫痫强直－阵挛性发作
B. 三叉神经痛
C. 洋地黄中毒引起的室性心律失常
D. 癫痫局限性发作
E. 抑郁症

16. 乙琥胺临床用于治疗
A. 抑郁症 B. 失眠 C. 惊厥
D. 癫痫小发作 E. 帕金森病

17. 不可逆抑制 GABA 氨基转移酶，减少 GABA 降解，提高脑内 GABA 浓度的药物是
A. 氨己烯酸 B. 苯妥英钠 C. 苯巴比妥
D. 卡马西平 E. 乙琥胺

18. 丙米嗪可用于治疗
A. 癫痫 B. 精神分裂症 C. 躁狂症
D. 抑郁症 E. 惊厥

19. 临床使用氟西汀时，不能合用
A. 单胺氧化酶抑制剂 B. 胆碱酯酶抑制剂 C. β 受体阻断药
D. M 受体阻断药 E. GABA 转氨酶抑制剂

20. 可用于各类抑郁症的药物是
A. 奋乃静 B. 奥氮平 C. 吡拉西坦
D. 氟哌啶醇 E. 文拉法辛

21. 帕罗西汀的作用机制是
A. 选择性抑制 5–HT 的再摄取，增加突触间隙 5–HT 浓度
B. 抑制 5–HT 及去甲肾上腺素的再摄取
C. 抑制突触前膜对去甲肾上腺素的再摄取
D. 抑制 A 型单胺氧化酶，减少去甲肾上腺素、5–HT 及多巴胺的降解
E. 阻断 5–HT 受体

22. 下列哪个药物不属于三环类抗抑郁药
A. 多塞平 B. 丙米嗪 C. 氯米帕明

D. 马普替林 E. 阿米替林

23. 口服吸收慢的选择性 5-HT 再摄取抑制剂是

A. 西酞普兰 B. 舍曲林 C. 帕罗西汀
D. 氟西汀 E. 艾司西酞普兰

24. 疗效与三环类相当，不良反应较少的药物是

A. 阿米替林 B. 马普替林 C. 丙米嗪
D. 氯米帕明 E. 多塞平

25. 下列药物中不属于抗抑郁药的是

A. 马普替林 B. 西酞普兰 C. 文拉法辛
D. 多奈哌齐 E. 度洛西汀

26. 通过抑制 5-HT 及去甲肾上腺素再摄取发挥抗抑郁作用的药物是

A. 帕罗西汀 B. 氟西汀 C. 度洛西汀
D. 曲唑酮 E. 瑞波西汀

27. 单胺氧化酶抑制剂的代表药物是

A. 阿米替林 B. 丙米嗪 C. 氯米帕明
D. 帕罗西汀 E. 吗氯贝胺

28. 5- 羟色胺再摄取抑制剂产生戒断反应的原因是

A. 脑内 5- 羟色胺受体数目减少
B. 脑内 5- 羟色胺受体敏感性下调
C. 脑内 5- 羟色胺受体敏感性增强
D. 突触间隙中 5- 羟色胺浓度升高
E. 脑内 5- 羟色胺受体数目增多

29. 焦虑抑郁宜选用

A. 丙戊酸钠 B. 佐匹克隆 C. 多奈哌齐
D. 布桂嗪 E. 舍曲林

30. 多奈哌齐的药理作用是

A. 对中枢单胺氧化酶选择性高，使脑内 DA 降解减少
B. 对中枢胆碱酯酶选择性高，使脑内 ACh 大量增加
C. 对外周胆碱酯酶选择性高，使突触部位 ACh 大量增加
D. 对中枢 GABA 转氨酶选择性高，使脑内 GABA 分解减少
E. 对外周单胺氧化酶选择性高，使肾上腺素分解减少

31. 不属于脑功能改善及抗记忆障碍药的是

A. 吡拉西坦 B. 多奈哌齐 C. 利斯的明
D. 艾地苯醌 E. 尼莫地平

32. 多奈哌齐罕见的不良反应是

A. 肌肉痉挛 B. 锥体外系症状 C. 十二指肠溃疡
D. 消化道出血 E. 视物模糊

33. 下列哪种药物的典型不良反应是嗜睡、精神依赖等“宿醉”现象

A. 丙戊酸钠 B. 卡马西平 C. 帕罗西汀
D. 氟西汀 E. 地西泮

34. 关于唑吡坦作用特点的说法，错误的是

A. 唑吡坦属于 γ- 氨基丁酸 A 型受体激动剂

B. 唑吡坦具有镇静催眠、抗焦虑作用
C. 口服唑吡坦后消化道吸收迅速
D. 唑吡坦血浆蛋白结合率高
E. 唑吡坦经肝代谢、肾排泄

35. 仅适用于治疗失眠的药物是
A. 地西泮　B. 佐匹克隆　C. 苯巴比妥
D. 氟西汀　E. 咪达唑仑

36. 阿片药物分为强阿片和弱阿片类，下列药物属于弱阿片类的是
A. 吗啡　B. 哌替啶　C. 羟考酮
D. 舒芬太尼　E. 可待因

37. 镇静催眠药佐匹克隆的禁忌证是
A. 低蛋白血症　B. 癫痫　C. 糖尿病
D. 重症肌无力　E. 慢性肾脏病

38. 患者，女，32岁，孕2周，既往有癫痫病史，长期服用卡马西平治疗，为防止引起新生儿出血，该患者妊娠晚期应当补充的维生素是
A. 维生素D　B. 维生素K_1　C. 叶酸
D. 维生素B_2　E. 维生素B族

39. 关于氯氮平说法错误的是
A. 不会引起患者体重增加　B. 不会导致帕金森症状　C. 需要定期检查血糖
D. 妊娠期禁用　E. 适用于精神分裂症、躁狂症

40. 下列属于第二代抗精神病药物的是
A. 氟哌啶醇　B. 氯丙嗪　C. 舒必利
D. 氯氮平　E. 左旋多巴

41. 抗精神病药的不良反应不包括
A. 锥体外系反应　B. 高泌乳素血症　C. 代谢紊乱
D. 肾功能损害　E. 诱发癫痫

B型题（配伍选择题，备选答案在前，试题在后，每题若干组。每组均对应同一组备选答案）

[42～43]
A. 地西泮　B. 甲氧氟烷　C. 苯巴比妥
D. 异戊巴比妥　E. 扑米酮

42. 脂溶性高，中枢抑制作用快的药物是
43. 脂溶性低，中枢抑制作用慢的药物是

[44～48]
A. 唑吡坦　B. 艾司唑仑　C. 氟西泮
D. 夸西泮　E.10% 水合氯醛糖浆

44. 入睡困难者可首选
45. 睡眠时间短者可选用
46. 偶发性失眠者可选用
47. 老年失眠者可选用
48. 焦虑型睡眠不实者可选用

[49～51]
A. 肝毒性增加　B. 严重神经毒性　C. 高血压危象

D. 增加药物疗效　　E. 明显肾功能损害

49. 卡马西平与对乙酰氨基酚合用
50. 卡马西平与锂盐合用
51. 卡马西平与单胺氧化酶抑制剂合用

［52～55］

A. 苯巴比妥　　B. 地西泮　　C. 吗啡
D. 苯妥英钠　　E. 卡马西平

52. 可用于肌紧张性头痛的药物是
53. 可用于晚期癌症止痛的药物是
54. 可用于神经源性尿崩症的药物是
55. 可对抗强心苷中毒所致心律失常的药物是

［56～59］

A. 度洛西汀　　B. 氟西汀　　C. 马普替林
D. 吗氯贝胺　　E. 曲马多

56. 属于选择性 5–HT 再摄取抑制剂的是
57. 属于 NE 及 5–HT 再摄取抑制剂的是
58. 属于四环类抗抑郁药的是
59. 属于单胺氧化酶抑制剂的是

［60～61］

A. 丙戊酸钠　　B. 苯妥英钠　　C. 苯巴比妥
D. 氯硝西泮　　E. 卡马西平

60. 2 岁以下儿童用药可能会发生致死性肝损害，临床用药需要重点关注的抗癫痫药是
61. 可用于治疗癫痫、躁狂症和神经源性尿崩症的药物是

［62～63］

A. 马普替林　　B. 度洛西汀　　C. 帕罗西汀
D. 吗氯贝胺　　E. 米氮平

62. 主要通过选择性抑制 5–HT 再摄取而起到抗抑郁作用的药物是
63. 同时抑制 5–HT 及去甲肾上腺素（NE）再摄取而起到抗抑郁作用的药物是

［64～65］

A. 左旋多巴　　B. 恩他卡朋　　C. 苯海索
D. 司来吉兰　　E. 曲马多

64. 部分阻滞神经中枢胆碱受体，抑制乙酰胆碱的兴奋作用的药物是
65. 本身无药理活性，在脑内经多巴脱羧酶脱羧后形成多巴胺发挥作用的药物是

C 型题（综合分析选择题。每题的备选答案中只有一个最佳答案）

［66～67］

患者男性，55 岁，以“胡言乱语，精神亢奋，突发肢体抽搐 1 天”为主诉入院。查体：神智清，双侧瞳孔等大，四肢肌力、肌张力可，病理征阴性。辅助检查：MRI 示左侧颞叶占位性病变。入院第 2 天（3 月 22 日）于全麻下行开颅肿物切除术。术后生命体征平稳。3 月 28 日停用静脉抗癫痫药，改用口服丙戊酸钠片，于当日晚 8 时出现癫痫持续状态。医嘱：苯巴比妥注射液 100mg，肌内注射，每 6 小时 1 次；0.9% 氯化钠 100mL+ 注射用丙戊酸钠 800mg，静脉滴注，24 小时持续泵入；利培酮片 1mg，口服，2 次 / 日；丙戊酸钠片 200mg，口服，2 次 / 日；地西泮注射液 10mg，静脉推注，立即使用；20% 甘露醇注射液 125mL，静脉滴注，每 8 小时 1 次。

66. 患者使用丙戊酸钠需定期监测下列哪项指标

A. 肝肾功能　　B. 心肌酶　　C. 电解质

D. 微量元素　　E. 维生素 C 水平

67. 患者用药后出现嗜睡现象，可能与下列哪种药有关

A. 苯巴比妥　　B. 丙戊酸钠　　C. 利培酮

D. 甘露醇　　E. 呋塞米

[68 ～ 70]

患者表现为认知障碍、记忆障碍、行为障碍等，严重者甚至出现痴呆，功能基础是胆碱能神经兴奋传递障碍和中枢神经系统内乙酰胆碱受体变性，神经元数目减少，此特征为老年痴呆病。

68. 根据上述病理表现，下面哪项是治疗本病的乙酰胆碱酯酶抑制剂

A. 吡拉西坦　　B. 茴拉西坦　　C. 奥拉西坦

D. 多奈哌齐　　E. 艾地苯醌

69. 此药与哪种药物合用可致神经肌肉阻断作用延长

A. 琥珀酰胆碱　　B. 利福平　　C. 苯妥英钠

D. 卡马西平　　E. 苯巴比妥

70. 下列哪项不是本类用药监护的有效措施

A. 应从小剂量开始

B. 肝功能不全者需适当减少剂量

C. 病窦综合征者慎用

D. 妊娠及哺乳期妇女慎用

E. 避免突然停药

[71 ～ 73]

患者女性，38 岁，因焦虑抑郁长期口服多塞平 250mg，2 次 / 日。因家庭琐事，病情加重，每周发作 3 ～ 4 次，前来就诊。诊断：焦虑症。医嘱：劳拉西泮 0.5mg，口服，2 次 / 日；帕罗西汀 20mg，口服，2 次 / 日；多塞平 200mg，口服，2 次 / 日，逐渐减量至停用。

71. 该患者使用劳拉西泮的作用是

A. 抗癫痫　　B. 催眠　　C. 抗焦虑

D. 调节胃肠道不适　　E. 降低心率

72. 下列关于帕罗西汀的描述不正确的是

A. 可导致癫痫发作

B. 停药时可直接停服

C. 长期服药应定期监测肝功能及肌酶

D. 可导致 5- 羟色胺综合征

E. 食物不影响本品吸收

73. 下列哪项不是多塞平的不良反应

A. 心律失常　　B. 抗胆碱能效应　　C. 高血压

D. 体重改变　　E. 性功能障碍

X 型题（多项选择题。每题的备选答案中有 2 个或 2 个以上正确答案。少选或多选均不得分）

74. 地西泮的不良反应包括

A. 常见嗜睡、头昏、乏力等症状

B. 大剂量可产生共济失调

C. 长期应用可产生耐药性、依赖性

D. 帕金森综合征
E. 凝血功能障碍

75. 对小儿高热性惊厥有效的药物包括
A. 苯巴比妥　B. 地西泮　C. 水合氯醛
D. 戊巴比妥　E. 苯妥英钠

76. 苯妥英钠的临床适应证包括
A. 三叉神经痛
B. 癫痫强直阵挛性（大）发作
C. 癫痫持续状态
D. 室性心律失常
E. 癫痫失神（小）发作

77. 对癫痫强直阵挛性发作有效的药物是
A. 乙琥胺　B. 苯妥英钠　C. 丙戊酸钠
D. 左乙拉西坦　E. 苯巴比妥

78. 苯妥英钠的禁忌证包括
A. 阿－斯综合征　B. 二至三度房室传导阻滞　C. 窦房结阻滞
D. 窦性心动过速　E. 脂肪肝

79. 下列哪些药物使用时需监测血浆药物浓度
A. 苯妥英钠　B. 丙戊酸钠　C. 卡马西平
D. 苯巴比妥　E. 地西泮

80. 苯妥英钠与下述哪些药物合用时可降低其疗效
A. 糖皮质激素　B. 环孢素　C. 左旋多巴
D. 口服避孕药　E. 促皮质激素

81. 可降低苯妥英钠代谢，使苯妥英钠血浆浓度增高的是
A. 华法林　B. 氯霉素　C. 异烟肼
D. 阿司匹林　E. 氯丙嗪

82. GABA 氨基转移酶抑制剂有
A. 苯妥英钠　B. 加巴喷丁　C. 卡马西平
D. 氨己烯酸　E. 丙戊酸钠

83. 抗抑郁症药物的种类包括
A. 选择性 5-HT 再摄取抑制剂
B. 四环类抗抑郁药
C. 非选择性 5-HT 和 NA 再摄取抑制剂
D. 中枢胆碱酯酶抑制剂
E. 单胺氧化酶抑制剂

84. 三环类抗抑郁药的典型不良反应包括
A. 抗胆碱能效应　B. 心律失常　C. 嗜睡
D. 体重增加　E. 性功能障碍

85. 氟西汀的适应证包括
A. 神经性贪食症　B. 抑郁症　C. 强迫症
D. 癫痫　E. 精神分裂症

86. 属于脑功能改善及抗记忆障碍的药物有

A. 吡拉西坦　B. 文拉法辛　C. 多奈哌齐
D. 石杉碱甲　E. 艾地苯醌

87. 合用可增强多奈哌齐血浆药物浓度的有
A. 伊曲康唑　B. 红霉素　C. 氟西汀
D. 奎尼丁　E. 利福平

88. 地西泮的作用包括
A. 抗焦虑　B. 抗惊厥　C. 抗癫痫
D. 镇静催眠　E. 抗精神分裂症

89. 关于抗癫痫药物合理使用的说法，正确的有
A. 抗癫痫药物规律服用半年后，如无发作方可停药
B. 服用感冒药时，为避免药物相互作用应暂停抗癫痫药物
C. 如果发作频繁，应在医生指导下增加药量或更换药物
D. 抗癫痫药物半衰期长，可每日给药 1 次
E. 治疗期间应定期复查血常规与肝功能

90. 关于阿片类药物临床使用的说法，正确的有
A. 阿片类镇痛药物与阿托品合用会增加麻痹性肠梗阻的风险
B. 老年患者由于清除缓慢使血浆半衰期延长，因此使用阿片类镇痛药物会增加其呼吸抑制的风险
C. 阿片类镇痛药物均能透过胎盘屏障，成瘾产妇的新生儿出生时可出现戒断症状
D. 阿片类镇痛药物可引起胃肠道蠕动减缓，使甲氧氯普胺效应减弱
E. 阿片类镇痛药物与硫酸镁注射液合用可减少中枢抑制，降低呼吸抑制的风险

91. 下列抗癫痫药物中，属于肝药酶诱导剂的有
A. 奥卡西平　B. 苯妥英钠　C. 地西泮
D. 丙戊酸钠　E. 卡马西平

第二章 解热、镇痛、抗炎、抗风湿药及抗痛风药

A 型题（最佳选择题，每题的备选答案中只有一个最佳答案）

1. 下列不属于非甾体抗炎药的是

A. 地塞米松　　B. 阿司匹林　　C. 吲哚美辛
D. 双氯芬酸　　E. 对乙酰氨基酚

2. 阿司匹林通过抑制下列哪种酶而发挥解热镇痛作用

A. 脂蛋白酶　　B. 脂肪氧合酶　　C. 磷脂酶
D. 环氧酶　　E. 磷酸二酯酶

3. 下述对阿司匹林转运过程的描述，错误的是

A. 食物可降低其吸收速率但不影响吸收量
B. 在胃肠道、肝及血液中水解成水杨酸盐
C. 以结合物和游离水杨酸从肾脏排出
D. 尿液的 pH 对排泄有影响
E. 酸性尿液中排泄速度快

4. 阿司匹林的解热作用机制是

A. 抑制炎症部位前列腺素合用
B. 对抗 cAMP 直接引起的作用
C. 抑制外周前列腺素合成
D. 作用于下视丘体温调节中枢，扩张外周血管
E. 促进前列腺素合成

5. 阿司匹林临床不用于

A. 牙痛的治疗　　B. 类风湿关节炎的治疗　　C. 痛风的治疗
D. 感冒发热的治疗　　E. 血栓形成的预防

6. 下列关于对乙酰氨基酚转运的描述，错误的是

A. 胃肠道吸收迅速而完全
B. 主要以葡萄糖醛酸结合的形式从肾脏排出
C. 主要以原形药物随尿排出
D. 大部分在肝脏代谢
E. 中间代谢产物有毒性

7. 对乙酰氨基酚的药理作用特点是

A. 抗炎作用强，解热镇痛作用很弱
B. 解热镇痛作用缓和持久，抗炎效果弱
C. 抑制血栓形成
D. 对 COX-2 抑制作用比对 COX-1 强
E. 大剂量可减少肾小管对尿酸盐的再吸收

8. 轻、中度骨关节炎的首选药是

A. 保泰松　　B. 吡罗昔康　　C. 对乙酰氨基酚

D. 萘普生　　E. 别嘌醇

9. 发热需采用非甾体抗炎药时，应首选

A. 对乙酰氨基酚　　B. 阿司匹林　　C. 双氯芬酸

D. 布洛芬　　E. 吲哚美辛

10. 关于芳基丙酸类非甾体抗炎药的描述，错误的是

A. 布洛芬与食物同服吸收减慢，但不影响吸收量

B. 布洛芬与含铝、镁的抗酸药同服不影响吸收

C. 萘普生与含铝、镁的抗酸药同服影响吸收

D. 布洛芬与碳酸氢钠同服吸收速度加快

E. 萘普生血浆蛋白结合率高达 99%，主要经肝脏代谢

11. 阿司匹林可用于缓解

A. 癌性疼痛　　B. 分娩止痛　　C. 内脏绞痛

D. 严重创伤疼痛　　E. 牙痛

12. 下列不属于双氯芬酸适应证的是

A. 急、慢性关节炎疼痛　　B. 癌痛　　C. 术后疼痛

D. 牙痛　　E. 成人及儿童发热

13. 下列对美洛昔康对环氧酶作用的表述，正确的是

A. 对环氧酶 –2 抑制作用比对环氧酶 –1 抑制作用强

B. 对环氧酶 –1 抑制作用比对环氧酶 –2 抑制作用强

C. 对环氧酶 –1 抑制作用和对环氧酶 –2 抑制作用一样强

D. 仅抑制环氧酶 –1 的活性

E. 仅抑制环氧酶 –2 的活性

14. 下列关于塞来昔布的描述，错误的是

A. 选择性抑制环氧酶 –2 的活性

B. 主要经肝药酶 CYP2C9 代谢

C. 具有磺胺样结构，有类磺胺过敏反应

D. 可预防心脑血管事件

E. 用于缓解手术前后的急性疼痛

15. 宜选用塞来昔布治疗的疾病是

A. 肾绞痛　　B. 痛风　　C. 支气管哮喘

D. 胃溃疡　　E. 骨关节炎

16. 有心肌梗死、脑卒中病史的患者应避免使用

A. 选择性 COX–2 抑制剂　　B. 水杨酸类　　C. 芳基乙酸类

D. 芳基丙酸类　　E. 乙酰苯胺类

17. 治疗急性痛风性关节炎宜选用的药物是

A. 别嘌醇　　B. 奎尼丁　　C. 美沙酮

D. 氯氮平　　E. 吲哚美辛

18. 别嘌醇临床用于治疗

A. 高血压　　B. 帕金森病　　C. 抑郁症

D. 痛风　　E. 失眠

19. 秋水仙碱用于痛风性关节炎的

A. 急性发作期　　B. 间歇期　　C. 慢性期

D. 缓解期　　E. 长期症状控制

20. 秋水仙碱可导致下列哪种维生素可逆性的吸收不良

A. 维生素 B_1　　B. 维生素 B_{12}　　C. 维生素 C

D. 维生素 B_6　　E. 维生素 A

21. 关于秋水仙碱的描述，错误的是

A. 尽量避免静脉注射和长期口服给药

B. 老年人应减少剂量

C. 秋水仙碱过量口服可能导致死亡

D. 与维生素 B_{12} 合用可减轻本品毒性

E. 静脉注射只可用于禁食患者

22. 丙磺舒的作用机制是

A. 抑制近端肾小管对尿酸盐的重吸收

B. 促进尿酸分解，将尿酸转化为尿囊素

C. 抑制粒细胞浸润和白细胞趋化

D. 抑制磷脂酶 A_2，减少单核细胞和中性粒细胞释放前列腺素和白三烯

E. 避免尿酸形成结晶后沉积在关节及其他组织内

23. 痛风慢性期可用下列哪种药物维持治疗

A. 秋水仙碱　　B. 丙磺舒　　C. 尼美舒利

D. 塞来昔布　　E. 吲哚美辛

24. 抗痛风药物中抑酸、降酸作用更为强大和持久的药物是

A. 苯溴马隆　　B. 秋水仙碱　　C. 非布索坦

D. 丙磺舒　　E. 别嘌醇

25. 痛风缓解期在关节炎症控制 1 ～ 2 周开始使用

A. 秋水仙碱　　B. 别嘌醇　　C. 丙磺舒

D. 阿司匹林　　E. 水杨酸钠

26. 关于使用丙磺舒时的注意事项，下列说法错误的是

A. 服用丙磺舒应保持摄入足量水

B. 适当补充碳酸氢钠

C. 维持尿道通畅

D. 必要时服用枸橼酸钾

E. 与阿司匹林合用可促进丙磺舒的排酸作用

27. 口服较静脉注射安全性高的抗痛风药物是

A. 苯溴马隆　　B. 聚乙二醇尿酸氧化酶　　C. 别嘌醇

D. 秋水仙碱　　E. 丙磺舒

28. 常见尿道刺激症状的抗痛风药是

A. 秋水仙碱　　B. 丙磺舒　　C. 氯噻酮

D. 别嘌醇　　E. 苯溴马隆

29. 布洛芬的不良反应不包括

A. 恶心呕吐　　B. 嗜睡　　C. 皮疹、荨麻疹

D. 电解质紊乱　　E. 造血功能障碍

30. 下列非留体抗炎药中有类磺胺反应的是

A. 对乙酰氨基酚　　B. 吲哚美辛　　C. 布洛芬

D. 双氯芬酸　　E. 塞来昔布

31. 美洛昔康主要通过抑制下列哪种酶发挥作用

A. 单胺氧化酶　　B. 过氧化酶　　C. 环氧酶

D. 凝血酶　　E. 蛋白酶

32. 宜选用塞来昔布治疗的疾病是

A. 类风湿关节炎　　B. 痛风　　C. 胃溃疡

D. 肾绞痛　　E. 支气管哮喘

33. 下列属于促尿酸排泄药的是

A. 秋水仙碱　　B. 别嘌醇　　C. 美洛昔康

D. 苯溴马隆　　E. 双氯芬酸

34. 有心肌梗死、脑梗死病史的患者应避免使用

A. 阿司匹林　　B. 尼美舒利　　C. 对乙酰氨基酚

D. 吲哚美辛　　E. 布洛芬类

35. 镇痛药的合理用药原则，不包括

A. 尽可能选口服给药

B. “按时”给药，而不是“按需”给药

C. 按阶梯给药，对于轻度疼痛者首选弱阿片类药物

D. 用药剂量个体化，根据患者需要由小剂量开始逐渐加大剂量

E. 阿片类药物剂量一般不存在“天花板”效应

36. 因抑制血管内皮的前列腺素的生成，使血管内的前列腺素和血小板中的血栓素动态平衡失调而致血栓形成风险增加的非甾体抗炎药是

A. 阿司匹林　　B. 双氯芬酸　　C. 塞来昔布

D. 吲哚美辛　　E. 布洛芬

37. 关于 NSAIDs 类药物所致不良反应的说法，正确的是

A. NSAIDs 类药物所致的胃肠道不良反应中，以萎缩性胃炎最为常见

B. 非选择性 NSAIDs 类药物可导致胃及十二指肠溃疡和出血等风险

C. 选择性 COX–2 抑制剂导致胃及十二指肠溃疡和出血的风险高于非选择性 NSAIDs 类药物

D. 非选择性 NSAIDs 类药物导致的心血管风险高于选择性 COX–2 抑制剂

E. 选择性 COX–2 抑制剂不易发生胃肠道及心血管方面的不良反应

38. 患者，女，13 岁，有哮喘病史，半年前月经初潮，周期 28 天，经期持续 4 ～ 5 天，月经前两天疼痛明显，影响正常的学习和活动，诊断为原发性痛经。适宜该患者使用的缓解痛经的药物是

A. 布洛芬片　　B. 塞来昔布胶囊　　C. 对乙酰氨基酚片

D. 吲哚美辛栓　　E. 尼美舒利片

39. 服用阿司匹林可增加患者消化道黏膜损伤和胃溃疡的风险，为降低此风险，应采取的措施是

A. 不推荐 65 岁以上老年患者使用阿司匹林进行冠心病二级预防

B. 阿司匹林不应与其他抗血小板药物合用

C. 使用阿司匹林前宜先根治幽门螺杆菌感染

D. 应长期合用质子泵抑制剂

E. 尽量避免使用阿司匹林，换用氯吡格雷

B 型题（配伍选择题，备选答案在前，试题在后，每题若干组。每组均对应同一组备选答案）

［40 ～ 41］

A. 抑制外周前列腺素的合成

B. 不影响 P 物质的释放
C. 阻断痛觉神经冲动的传导
D. 直接作用于痛觉感受器，降低其对致痛物质的敏感性
E. 作用于中枢阿片受体而镇痛

40. 阿司匹林的镇痛作用机制主要是
41. 吗啡的镇痛作用机制主要是

［42 ～ 44］

A. 扑米酮　B. 司来吉兰　C. 可待因
D. 布洛芬　E. 多奈哌齐

42. 激动阿片受体的药物是
43. 抑制环氧酶的药物是
44. 抑制胆碱酯酶的药物是

［45 ～ 49］

A. 布洛芬　B. 双氯芬酸　C. 尼美舒利
D. 阿司匹林　E. 对乙酰氨基酚

45. 为水杨酸类药的是
46. 为乙酰苯胺类药的是
47. 为芳基乙酸类药的是
48. 为芳基丙酸类药的是
49. 为选择性环氧酶 -2 抑制药的是

［50 ～ 51］

A. 阿司匹林　B. 布桂嗪　C. 塞来昔布
D. 秋水仙碱　E. 丙吡胺

50. 选择性抑制环氧酶 -2 的药物是
51. 非选择性抑制环氧酶的药物是

［52 ～ 56］

A. 尼美舒利　B. 阿司匹林　C. 塞来昔布
D. 安乃近　E. 布洛芬

52. 消化道出血患者禁用
53. 12 岁以下儿童禁用
54. 重度肝损伤患者禁用
55. 有心梗或脑卒中病史者禁用
56. 血管神经性水肿者禁用

［57 ～ 59］

A. 外源性拉布立酶　B. 丙磺舒　C. 别嘌醇
D. 安乃近　E. 布洛芬

57. 抑制尿酸生成的药是
58. 促进尿酸排泄的药是
59. 促进尿酸分解的药是

［60 ～ 62］

A. 惊厥　B. 帕金森病　C. 抑郁症
D. 痛风　E. 记忆障碍

60. 别嘌醇用于治疗

61. 石杉碱甲用于治疗

62. 舍曲林用于治疗

[63～65]

A. 阿司匹林　B. 苯溴马隆　C. 秋水仙碱

D. 别嘌醇　E. 吲哚美辛

63. 痛风慢性期促进尿酸排泄的药物是

64. 痛风发作急性期禁用的抗炎药物是

65. 痛风发作急性期应选用的抗痛风药是

[66～68]

A. 对乙酰氨基酚滴剂　B. 右美沙芬片　C. 氯苯那敏片

D. 茶碱缓释片　E. 氟替卡松干粉吸入剂

66. 普通感冒患者，有单纯性咳嗽症状，宜选用的药物是

67. 普通感冒患者，有打喷嚏、流鼻涕的症状，宜选用的药物是

68. 普通儿童感冒患者，体温升高（＞38.5℃），宜选用的药物是

[69～70]

A. 非布司他　B. 碳酸氢钠　C. 别嘌醇

D. 秋水仙碱　E. 苯溴马隆

69. 患者，男，52岁。既往有动脉粥样硬化性心血管病、高尿酸血症、痛风。患者诉昨晚8点起右大脚趾关节处疼痛难忍，宜使用的药物是

70. 患者，男，50岁。痛风缓解期，复查血尿酸为560μmol/L，尿液pH值为6.5，分型诊断为尿酸排泄障碍，此时宜使用的促尿酸排泄药是

C型题（综合分析选择题。每题的备选答案中只有一个最佳答案）

[71～74]

患者，女，47岁，因“踝关节疼痛半月余”就诊。查体：大致正常。辅助检查：尿蛋白（+），血肌酐156μmol/L，血尿酸650μmol/L，余无明显异常。诊断：高尿酸血症，慢性肾脏病。医嘱：别嘌醇片100mg，口服，3次/日；碳酸氢钠片0.5g，口服，3次/日；肾炎康复片1片，口服，2次/日。

71. 关于别嘌醇药理作用的描述，错误的是

A. 抑制黄嘌呤氧化酶，阻止次黄嘌呤和黄嘌呤代谢为尿酸

B. 防止尿酸形成结晶沉积

C. 抑制粒细胞浸润和白细胞趋化

D. 抗氧化，减少再灌注期氧自由基产生

E. 有助于组织内尿酸结晶重新溶解

72. 服用碳酸氢钠片的作用是

A. 碱化尿液，利于排酸

B. 中和胃酸，利于药物吸收

C. 碱化尿液，防止尿酸沉积

D. 预防痛风结石形成

E. 促进尿酸分解、排泄

73. 该患者应使用哪种药物来缓解痛风急性发作

A. 秋水仙碱　B. 阿司匹林　C. 别嘌醇

D. 丙磺舒　E. 水杨酸钠

74. 别嘌醇用于治疗痛风时的用药时机为
A. 痛风发作急性期
B. 关节炎症控制后 1 ～ 2 周
C. 痛风急性炎症症状还未完全消失时
D. 与痛风发作无关，痛风急性发作期和缓解期均可使用
E. 关节炎症完全消失 4 周以上

X 型题（多项选择题。每题的备选答案中有 2 个或 2 个以上正确答案。少选或多选均不得分）

75. 下列药物中属于非选择性环氧酶抑制剂的有
A. 尼美舒利　B. 阿司匹林　C. 秋水仙碱
D. 苯溴马隆　E. 吲哚美辛
76. 下列解热镇痛抗炎药中，属于选择性环氧酶抑制药的有
A. 依托考昔　B. 阿司匹林　C. 吡罗昔康
D. 塞来昔布　E. 吲哚美辛
77. 非选择性环氧酶抑制药有
A. 布洛芬　B. 舒林酸　C. 塞来昔布
D. 尼美舒利　E. 吲哚美辛
78. 贝诺酯吸收后可快速代谢为
A. 贝诺酚酸　B. 阿司匹林　C. 对乙酰氨基酚
D. 磺胺嘧啶　E. 水杨酸
79. 下列关于丙磺舒的描述，正确的是
A. 促进尿酸排泄
B. 作为抗生素治疗的辅助用药
C. 促进尿酸结晶的重新溶解
D. 以原形通过肾脏排泄
E. 口服吸收迅速而完全
80. 下述药物中可促进尿酸排泄的有
A. 丙磺舒　B. 苯溴马隆　C. 秋水仙碱
D. 吲哚美辛　E. 别嘌醇
81. 关于别嘌醇的描述，正确的是
A. 为次黄嘌呤的衍生物
B. 可减少尿酸生成
C. 抗氧化，减少再灌注期氧自由基的产生
D. 可防止尿酸盐微结晶的沉积
E. 使尿液呈碱性以利于排酸
82. 抗痛风药的作用机制包括
A. 抑制粒细胞浸润　B. 抑制尿酸生成　C. 促进尿酸排泄
D. 促进尿酸分解　E. 抑制前列腺素的合成
83. 关于秋水仙碱作用机制的描述，正确的是
A. 抑制粒细胞浸润和白细胞趋化
B. 抑制磷脂酶 A_2，减少单核细胞和中性粒细胞释放前列腺素和白三烯
C. 抑制局部细胞产生 IL–6
D. 抑制黄嘌呤氧化酶

E. 抗氧化，减少氧自由基产生

84. 下述关于吲哚美辛作用特点的描述，正确的是

A. 最强的 PG 合成酶抑制剂之一

B. 对炎性疼痛有明显的镇痛效果

C. 对急性痛风性关节炎有效

D. 对癌性发热及其他不易控制的发热常有效

E. 对偏头痛、痛经、手术后疼痛有效

85. 关于抗痛风药应用时注意的监护要点，正确的是

A. 根据肾功能遴选抑酸药或排酸药

B. 坚持按痛风的分期给药

C. 痛风关节炎急性发作期禁用抑酸药

D. 缓解期尽快排酸和抑制尿酸合成

E. 肾功能受损可选择排酸药

86. 下列解热镇痛抗炎药中，属于选择性 COX-2 抑制剂的有

A. 依托考昔　　B. 阿司匹林　　C. 塞来昔布

D. 尼美舒利　　E. 吲哚美辛

87. 关于秋水仙碱作用机制的描述，正确的是

A. 抑制粒细胞浸润和白细胞趋化

B. 抑制磷脂酶 A_2，减少单核细胞和中性粒细胞释放前列腺素和白三烯

C. 抑制局部细胞产生 IL-6

D. 抑制黄嘌呤氧化酶

E. 抗氧化，减少氧自由基产生

88. 抗痛风药的作用机制包括

A. 抑制粒细胞浸润　　B. 抑制尿酸生成　　C. 促进尿酸排泄

D. 促进尿酸分解　　E. 抑制前列腺素合成

89. 下列解热镇痛抗炎药中，属于选择性 COX-2 抑制剂的有

A. 依托考昔　　B. 阿司匹林　　C. 塞来昔布

D. 尼美舒利　　E. 吲哚美辛

90. 下列关于阿司匹林药理作用的描述，正确的是

A. 抗炎作用　　B. 镇痛作用　　C. 解热作用

D. 抗血小板聚集作用　　E. 抑制呼吸作用

91. 属于慢性抗风湿药的是

A. 柳氮磺吡啶　　B. 甲氨蝶呤　　C. 来氟米特

D. 依那西普　　E. 双醋瑞因

第三章 呼吸系统疾病用药

A 型题（最佳选择题，每题的备选答案中只有一个最佳答案）

1. 下述药物中属于外周性镇咳药的是

A. 可待因　　B. 喷托维林　　C. 苯丙哌林
D. 右美沙芬　　E. N- 乙酰半胱氨酸

2. 下述属于非依赖性中枢性镇咳药的是

A. 可待因　　B. 右美沙芬　　C. 氨溴索
D. 苯丙哌林　　E. 溴己新

3. 下述药物中可导致新生儿的戒断症状和呼吸抑制的是

A. 沙丁胺醇　　B. 可待因　　C. 布地奈德
D. 沙美特罗　　E. 氨溴索

4. 属于吗啡的前药，过量或长期应用易产生成瘾性的是

A. 可待因　　B. 喷托维林　　C. 普诺地嗪
D. 福尔可定　　E. 福米诺苯

5. 具有镇咳作用的药物是

A. 氨茶碱　　B. 酮替芬　　C. 溴己新
D. 乙酰半胱氨酸　　E. 普罗吗酯

6. 下述药物中使用后应避免从事高空作业、驾驶汽车等有危险性的机械操作的是

A. 沙丁胺醇　　B. 苯丙哌林　　C. 孟鲁司特
D. 噻托溴铵　　E. 氨溴索

7. 白日咳嗽为主者宜选用

A. 苯丙哌林　　B. 右美沙芬　　C. 可待因
D. 地塞米松　　E. 溴己新

8. 苯丙哌林的作用特点是

A. 可抑制呼吸
B. 引起胆道和十二指肠痉挛
C. 有耐受性
D. 镇咳作用为可待因的 2 ～ 4 倍，无麻醉作用
E. 可引起便秘

9. 主要用于治疗无痰干咳的药物是

A. 氯化铵　　B. 氨溴索　　C. 溴己新
D. 右美沙芬　　E. 氨茶碱

10. 口服存在首过效应的药物是

A. 溴己新　　B. 氨溴索　　C. 乙酰半胱氨酸
D. 羧甲司坦　　E. 厄多司坦

11. 既有祛痰又有镇咳作用的是

A. 异丙托溴铵　　B. 喷托维林　　C. 沙丁胺醇

D. 氨溴索　　E. 布地奈德

12. 伴有较多痰液的湿咳者宜选用的药物是

A. 苯丙哌林　　B. 右美沙芬　　C. 可待因

D. 地塞米松　　E. 溴己新

13. 哮喘急性发作的首选药是

A. 磷酸二酯酶抑制剂　　B. 白三烯受体阻断剂　　C.M 受体阻断剂

D. β_2 受体激动剂　　E. 吸入型糖皮质激素

14. 缓解轻、中度急性哮喘症状应首选

A. 沙丁胺醇　　B. 沙美特罗　　C. 异丙托溴铵

D. 孟鲁司特　　E. 普萘洛尔

15. 缓解支气管哮喘、急性支气管痉挛症状的药物是

A. 沙丁胺醇　　B. 沙美特罗　　C. 异丙托溴铵

D. 孟鲁司特　　E. 普萘洛尔

16. 属于短效 β_2 受体激动剂的是

A. 特布他林　　B. 福莫特罗　　C. 异丙托溴铵

D. 噻托溴铵　　E. 氟替卡松

17. 属于长效 β_2 受体激动剂的是

A. 特布他林　　B. 福莫特罗　　C. 异丙托溴铵

D. 噻托溴铵　　E. 氟替卡松

18. β_2 受体激动剂治疗哮喘首选下列哪种给药方法

A. 静脉滴注　　B. 静脉注射　　C. 肌内注射

D. 口服给药　　E. 吸入给药

19. 沙美特罗适用于

A. 缓解支气管痉挛的急性症状

B. 适用于慢性支气管哮喘的预防和维持治疗

C. 与三环类抗抑郁药合用可增强疗效

D. 不适用于夜间哮喘

E. 避免用于运动哮喘

20. 下述药物中长期使用易产生耐受性的是

A. M 受体拮抗剂　　B. 白三烯受体阻断剂　　C. β_2 受体激动剂

D. 磷酸二酯酶抑制剂　　E. 吸入型糖皮质激素

21. 高剂量的 β_2 受体激动剂可引起严重的

A. 高钙血症　　B. 高钠血症　　C. 低钠血症

D. 高钾血症　　E. 低钾血症

22. 特布他林平喘的主要机制是

A. 激动肾上腺素 β_2 受体　　B. 抑制白三烯受体　　C. 阻断腺苷受体

D. 拮抗 M 胆碱受体　　E. 抑制致炎介质释放

23. 仅作为吸入给药的平喘药是

A. 沙丁胺醇　　B. 特布他林　　C. 布地奈德

D. 沙美特罗　　E. 氨溴索

24. 下列可用于治疗哮喘的是

A. 氯雷他定　　B. 氯苯那敏　　C. 氮卓斯汀

D. 孟鲁司特　　E. 特非那定

25. 可用于减轻季节性过敏性鼻炎相关症状的药物是

A.M 受体拮抗剂　　B. 白三烯受体阻断剂　　C. β_2受体激动剂

D. 磷酸二酯酶抑制剂　　E. 以上都不是

26. 孟鲁司特平喘的主要机制是

A. 激动肾上腺素 β_2受体　　B. 抑制白三烯受体　　C. 阻断腺苷受体

D. 拮抗 M 胆碱受体　　E. 抑制致炎介质的释放

27. 白三烯受体拮抗剂产生疗效需要

A.3 小时　　B.24 小时　　C.3 天

D.1 周　　E.4 周

28. 尤其适用于阿司匹林哮喘的药物是

A. 噻托溴铵　　B. 孟鲁司特　　C. 氨茶碱

D. 特布他林　　E. 布地奈德

29. 下列哪项不是茶碱类药的特点

A. 不良反应多　　B. 有效血药浓度窗口窄　　C. 为一线用药

D. 个体差异大　　E. 安全指数小

30. 茶碱的有效血浆浓度范围是

A.1 ～ 5μg/mL　　B.0.05 ～ 1μg/mL　　C.5 ～ 20μg/mL

D.20 ～ 30μg/mL　　E.30 ～ 40μg/mL

31. 下列关于茶碱给药途径的描述，正确的是

A. 进餐时或餐后服药，可减少对胃肠道的刺激，但吸收减慢

B. 静脉滴注可刺激注射部位，引起疼痛、红肿

C. 灌肠给药吸收缓慢，但生物利用度稳定

D. 缓释剂血浆药物浓度平稳，但不良反应较多

E. 缓释、控释制剂不适用于夜间哮喘

32. 关于茶碱静脉注射的用药监护，正确的是

A. 进餐时或餐后服药，可减少对胃肠道的刺激，但吸收减慢

B. 可刺激注射部位，引起疼痛、红肿

C. 滴速宜慢

D. 血浆药物浓度平稳，不良反应较少

E. 半衰期延长

33. 茶碱不适用于

A. 缓解成人支气管哮喘的发作

B. 缓解 3 岁以上儿童支气管哮喘的发作

C. 哮喘急性发作后的维持治疗

D. 哮喘持续状态

E. 缓解阻塞性肺疾病伴有的支气管哮喘

34. 属于 M 受体阻断剂的是

A. 乙酰胆碱　　B. 福莫特罗　　C. 异丙托溴铵

D. 美托洛尔　　E. 氟替卡松

35. 属于长效 M 胆碱受体阻断剂的是

A. 特布他林　　B. 福莫特罗　　C. 异丙托溴铵

D. 噻托溴铵　　E. 氟替卡松

36. 噻托溴铵平喘的主要机制是

A. 激动肾上腺素 β_2 受体　　B. 抑制白三烯受体　　C. 阻断腺苷受体

D. 拮抗 M 胆碱受体　　E. 抑制致炎介质的释放

37. 属于短效 M 胆碱受体阻断剂的是

A. 特布他林　　B. 福莫特罗　　C. 异丙托溴铵

D. 噻托溴铵　　E. 氟替卡松

38. 雾化过程中，若雾化液和药粉接触患者的眼睛，可导致眼睛疼痛、结膜充血的是

A. 异丙托溴铵　　B. 特布他林　　C. 布地奈德

D. 沙美特罗　　E. 氨溴索

39. 青光眼患者应慎用

A. 沙丁胺醇　　B. 沙美特罗　　C. 孟鲁司特

D. 异丙托溴铵　　E. 氨溴索

40. 糖皮质激素首选用于

A. 哮喘急性发作期

B. 季节性过敏性鼻炎

C. 预防哮喘发作

D. 伴有消化道溃疡的支气管哮喘

E. 哮喘长期控制

41. 糖皮质激素不宜用于

A. 哮喘急性发作期　　B. 季节性过敏性鼻炎　　C. 预防哮喘发作

D. 控制哮喘症状　　E. 哮喘长期控制

42. 丙酸氟替卡松吸入给药时，中剂量范围是指

A.50 ～ 100μg/d　　B.100 ～ 250μg/d　　C.250 ～ 500μg/d

D.500 ～ 750μg/d　　E.700 ～ 1000μg/d

43. 吸入激素的不良反应，不包括

A. 声音嘶哑

B. 口腔念珠菌感染

C. 咽部不适

D. 长期大剂量应用可能导致骨密度降低等全身不良反应

E. 血糖降低

44. 吸入给药的方式，不包括

A. 定量气雾剂吸入　　B. 干粉吸入　　C. 持续雾化吸入

D. 贮雾器连接压力定量气雾剂　　E. 液化吸入

45. 可导致口腔念珠菌感染的是

A. 异丙托溴铵　　B. 喷托维林　　C. 沙丁胺醇

D. 氨溴索　　E. 布地奈德

46. 为避免用药后发生声音嘶哑应

A. 漱口　　B. 预先应用 β_2 受体激动剂　　C. 加服钙剂和维生素 D

D. 合用抗菌药物　　E. 使用镇咳药

47. 属于外周性镇咳药的是

A. 右美沙芬　　B. 特布他林　　C. 福尔可定

D. 可待因　　E. 苯丙哌林

48. 支气管哮喘急性发作时，宜使用的药物是

A. 沙美特罗氟替卡松粉吸入剂　B. 吸入用布地奈德混悬液　C. 孟鲁司特钠咀嚼片

D. 沙丁胺醇气雾剂　E. 噻托溴铵干粉吸入剂

49. 关于孟鲁司特钠临床使用注意事项的说法，正确的是

A. 孟鲁司特钠起效快，适用于哮喘急性发作

B. 孟鲁司特钠可单独用于哮喘治疗

C. 孟鲁司特钠使用后可能会导致嗜酸性粒细胞增多

D. 12 岁以下儿童禁用孟鲁司特钠

E. 孟鲁司特钠对阿司匹林哮喘无效

B 型题（配伍选择题，备选答案在前，试题在后，每题若干组。每组均对应同一组备选答案）

［50 ～ 53］

A. 地西泮　B. 右美沙芬　C. 苯丙哌林

D. 异戊巴比妥　E. 可待因

50. 各种原因引起的频繁、剧烈无痰干咳宜选

51. 剧咳的首选药是

52. 夜间咳嗽宜选

53. 刺激性干咳宜选

［54 ～ 55］

A. 抗溃疡　B. 平喘　C. 镇咳

D. 祛痰　E. 止吐

54. 右美沙芬用于

55. 溴己新用于

［56 ～ 58］

A. 乙酰半胱氨酸　B. 氨溴索　C. 羧甲司坦

D. 氯苯那敏　E. 氨茶碱

56. 属于多糖纤维素分解剂的是

57. 属于黏痰溶解剂的是

58. 属于黏痰调节剂的是

［59 ～ 63］

A. 抑制致炎介质的释放　B. 激动肾上腺素 β_2 受体　C. 抑制白三烯受体

D. 拮抗 M 胆碱受体　E. 抑制磷酸二酯酶活性

59. 特布他林平喘的主要机制是

60. 氢化可的松平喘的主要机制是

61. 孟鲁司特平喘的主要机制是

62. 噻托溴铵平喘的主要机制是

63. 氨茶碱平喘的主要机制是

［64 ～ 67］

A. 二丙酸倍氯米松　B. 可待因　C. 沙丁胺醇

D. 氨茶碱　E. 色甘酸钠

64. 通过抑制延髓咳嗽中枢而产生镇咳作用的药物是

65. 可用于各种哮喘及急性心功能不全的药物是

66. 兴奋 β_2 受体，解除支气管痉挛的药物是
67. 具有强大的抗炎免疫抑制作用，用于哮喘发作的药物是
[68～71]
A. 茶碱肌内注射　B. 茶碱静脉注射　C. 茶碱静脉滴注
D. 茶碱口服　E. 茶碱缓、控释制剂
68. 应进餐时或餐后服药，可减少对胃肠道的刺激，但吸收减慢的是
69. 血浆药物浓度平稳，不良反应较少的是
70. 可刺激注射部位，引起疼痛、红肿的是
71. 滴速宜慢的是
[72～75]
A. 异丙托溴铵　B. 喷托维林　C. 沙丁胺醇
D. 氨溴索　E. 布地奈德
72. 属于镇咳药的是
73. 可致口腔念珠感染的药物是
74. 咳嗽伴有较多痰液时可选用的药物是
75. 慢性阻塞性肺疾病相关的支气管痉挛的维持治疗药物是
[76～77]
A. 氨茶碱　B. 沙丁氨醇　C. 二丙酸倍氯米松
D. 异丙肾上腺素　E. 二羟丙茶碱
76. 既可治疗哮喘，又能治疗急性心功能不全的药物是
77. 尤其适用于伴有心动过速的哮喘患者的药物是
[78～81]
A. 声音嘶哑　B. 合用抗菌药　C. 咳嗽
D. 血糖降低　E. 骨质疏松
78. 吸入皮质激素后，即采用氯化钠溶液漱口可预防
79. 加服钙剂和维生素 D 可预防
80. 预先应用 β_2 受体激动剂可预防
81. 合并感染且必须吸入激素时，应
[82～85]
A. 有协同作用，减少糖皮质激素用量
B. 增加胃溃疡发生率
C. 钾过度流失
D. 血糖升高
E. 血压升高
82. 糖皮质激素联用呋塞米可致
83. 糖皮质激素联用非甾体抗炎药可致
84. 糖皮质激素联用白三烯受体阻断剂可致
85. 糖皮质激素联用长效 β_2 受体激动剂可致
[86～88]
A. 茶碱　B. 沙美特罗　C. 噻托溴铵
D. 孟鲁司特　E. 布地奈德
86. 属于糖皮质激素类药物的是

87. 属于 β_2 受体激动剂的平喘药是

88. 属于 M 胆碱受体阻断剂的平喘药是

[89 ~ 91]

A. 磷酸二酯酶抑制剂　B. 白三烯受体阻断剂　C. 长效 β_2 受体激动剂

D. M 胆碱受体阻断剂　E. 吸入型糖皮质激素

89. 推荐与吸入型糖皮质激素联合使用，尤其适合于中、重度持续哮喘患者长期治疗的药物是

90. 哮喘长期治疗的首选药物是

91. 伴有前列腺增生的哮喘患者不宜选用的药物是

C 型题（综合分析选择题。每题的备选答案中只有一个最佳答案）

[92 ~ 94]

患者，女性，63 岁，诊断为“支气管哮喘急性发作”，使用布地奈德、沙丁胺醇吸入；氨茶碱静脉滴注治疗。

92. 氨茶碱静脉滴注速度非常缓慢，否则易出现

A. 心律失常　B. 支气管痉挛　C. 惊厥

D. 血压下降　E. 血糖升高

93. 经上述治疗后患者出现烦躁、乱语，应立即进一步做哪项检查

A. 血常规　B. 茶碱血药浓度　C. 胸部 CT

D. 腹部 B 超　E. 头颅 CT

94. 茶碱有效血药浓度为

A.5 ～ 10μg/mL　B.10 ～ 20μg/mL　C.5 ～ 20μg/mL

D.15 ～ 30μg/mL　E.25 ～ 35μg/mL

[95 ~ 99]

患儿，男，5 岁，体重 18kg，以“咳嗽、憋喘 2 天”为主诉入院，临床诊断为“急性支气管炎；支气管哮喘”。医嘱：阿奇霉素干混悬剂 100mg，口服，1 次 / 日；注射用甲泼尼松琥珀酸钠 30mg，静脉滴注，1 次 / 日；丙酸氟替卡松吸入气雾剂每喷 125μg，吸入，2 次 / 日；沙丁胺醇气雾剂每喷 0.1mg，吸入，3 次 / 日；孟鲁司特钠片 4mg，口服，1 次 / 日。

95. 患者使用哪种药物缓解急性哮喘效果最佳

A. 阿奇霉素　B. 甲泼尼松　C. 氟替卡松

D. 沙丁胺醇　E. 孟鲁司特钠

96. 患儿使用孟鲁司特钠片的最佳时间是

A. 晨起空腹　B. 早餐后　C. 午餐后

D. 睡前　E. 下午

97. 吸入激素的不良反应，不包括

A. 声音嘶哑

B. 口腔念珠菌感染

C. 咽部不适

D. 长期、大剂量使用可能导致骨质疏松

E. 血糖降低

98. 患儿出院带“丙酸氟替卡松吸入气雾剂”，下列说法不正确的是

A. 只能吸入给药　B. 属于长效 β_2 受体激动剂　C. 作为哮喘维持治疗药物

D. 可根据患者症状逐渐减量　E. 应在吸气时吸入

99. 关于两种粉吸入剂，下列说法错误的是

A. 具有协同扩张支气管的作用 B. 均可激动 β_2 受体 C. 应在吸气时吸入
D. 吸气后需屏气一段时间 E. 吸完后立即漱口

X 型题（多项选择题。每题的备选答案中有 2 个或 2 个以上正确答案。少选或多选均不得分）

100. 下列属于中枢性镇咳药的有
A. 可待因 B. 右美沙芬 C. 喷托维林
D. 福尔可定 E. 苯丙哌林

101. 关于右美沙芬注意事项的描述，正确的是
A. 可影响早期胎儿发育，对妊娠早期妇女禁用
B. 肝肾功能不全、哮喘、痰多者慎用
C. 酒精可增强右美沙芬的镇静作用，用药期间不宜饮酒
D. 胺碘酮可提高本品的血浆浓度
E. 与单胺氧化酶抑制剂合用，可出现痉挛、反射亢进、异常发热、昏睡等症状

102. 下列药物中属于祛痰药的有
A. 氨溴索 B. 厄多司坦 C. 羧甲司坦
D. 溴己新 E. 质子泵抑制剂

103. 祛痰药防止稀化的痰液堵塞气管，应避免和下列哪些药物合用
A. 特布他林 B. 可待因 C. 右美沙芬
D. 甲泼尼龙 E. 茶碱

104. 祛痰药的作用机制包括
A. 裂解痰中蛋白和 DNA 等成分
B. 增加黏膜纤毛的转运
C. 改善呼吸道分泌细胞的功能
D. 降低痰液的黏稠度
E. 抑制咳嗽反射弧

105. 乙酰半胱氨酸可用于
A. 浓稠痰液过多的急、慢性支气管炎急性发作
B. 对乙酰氨基酚中毒的解救
C. 环磷酰胺引起的出血性膀胱炎的治疗
D. 痛风急性发作
E. 骨质疏松症

106. 关于乙酰半胱氨酸的使用，下列说法正确的是
A. 支气管哮喘患者在应用期间，如发生支气管痉挛应停药
B. 不宜与青霉素、头孢菌素等抗菌药物同时使用
C. 酸性环境下疗效增强
D. 与硝酸甘油合用，可增加低血压和头痛的发生率
E. 颗粒剂可加入果汁服用

107. 平喘药包括
A. 沙丁胺醇 B. 特布他林 C. 右美沙芬
D. 二丙酸倍氯米松 E. 孟鲁司特

108. 防治支气管哮喘的药物包括
A. 右美沙芬 B. 氯化铵 C. 噻托溴铵
D. 氨茶碱 E. 可待因

109. 下列属于 β_2 受体激动剂的药物是

A. 异丙肾上腺素　　B. 沙丁胺醇　　C. 沙美特罗

D. 特布他林　　E. 美托洛尔

110. 关于沙丁胺醇的叙述，正确的是

A. 缓解支气管哮喘

B. 多用于严重哮喘，并且只在其他疗法无效时使用

C. 扩张支气管，不能过量使用

D. 久用产生耐受性，使药效降低

E. 患者需要增加 β_2 受体激动剂吸入用量，可能是哮喘恶化的征象

111. 特布他林的应用特点为

A. 短期用药

B. 间断用药

C. 吸入为主

D. 重症哮喘发作才考虑静脉给药

E. 长期应用可产生耐受性

112. 缓解轻、中度急性哮喘症状的首选药包括

A. 沙丁胺醇　　B. 福莫特罗　　C. 沙美特罗

D. 特布他林　　E. 丙卡特罗

113. β_2 受体激动剂常见的不良反应有

A. 心律失常　　B. 外周血管扩张　　C. 头痛

D. 肌肉痉挛　　E. 心悸

114. 关于白三烯受体阻断剂，下列说法正确的是

A. 不宜应用于急性发作的治疗或解除哮喘急性发作时的支气管痉挛

B. 在治疗哮喘上不宜单独应用

C. 联合糖皮质激素应用可提高疗效

D. 起效缓慢，作用较弱

E. 仅适用于轻、中度哮喘和稳定期的控制

115. 白三烯受体阻断剂可以

A. 预防白三烯诱发的支气管痉挛

B. 预防和减轻黏膜炎症细胞浸润

C. 预防非甾体抗炎药诱发的支气管哮喘

D. 尤其适用于阿司匹林哮喘

E. 适用于伴有过敏性鼻炎的哮喘

116. 不能代谢成茶碱，无法通过测定茶碱血浆药物浓度调整方案的是

A. 茶碱　　B. 多索茶碱　　C. 氨茶碱

D. 二羟丙茶碱　　E. 以上均不是

117. 关于哮喘患者气道阻力节律性变化及茶碱吸收特点的说法，正确的是

A. 夜晚和清晨呼吸道阻力增大，呼吸道开放能力下降，易诱发哮喘

B. 凌晨 0 ～ 2 点是哮喘患者对乙酰胆碱和组胺最为敏感的时间

C. 黎明前肾上腺素、cAMP 浓度、肾上腺皮质激素低下，是哮喘的好发时间

D. 茶碱类药物白日吸收快，晚上吸收较慢，可采用日低夜高的给药剂量

E. 氨茶碱治疗量与中毒量很接近，早上 7 点服用效果最好

118. 使用 M 受体阻断剂时需监护哪些不良反应
A. 便秘　B. 眼压升高　C. 排尿困难
D. 心悸　E. 口干
119. 关于 M 胆碱受体阻断剂作用特点的描述，正确的是
A. 比 β_2 受体激动剂弱
B. 起效较慢
C. 长期应用不易产生耐药性
D. 对老年患者的疗效不低于年轻患者
E. 适宜用于有吸烟史的老年哮喘患者
120. 吸入给药的优点包括
A. 直接作用于呼吸道　B. 局部浓度高　C. 起效迅速
D. 剂量较小　E. 全身不良反应较少
121. 可吸入使用的平喘药物包括
A. 吸入型糖皮质激素　B. 长效 β_2 受体激动剂　C. 短效 β_2 受体激动剂
D. 白三烯受体拮抗剂　E. 茶碱
122. 平喘药联合吸入型糖皮质激素 + 长效 β_2 受体激动剂 + 长效 M 受体阻断剂的优势在于
A. 长效 β_2 受体激动剂松弛平滑肌作用强大
B. 吸入型糖皮质激素可减少炎症因子的产生和释放
C. 吸入型糖皮质激素局部抗炎作用强大
D. 吸入型糖皮质激素可提高 β_2 受体对药物的敏感性
E. 作用靶位广泛
123. 吸入型糖皮质激素可以
A. 有效控制气道炎症　B. 减少哮喘发作次数　C. 减轻发作严重程度
D. 改善肺功能　E. 降低病死率
124. 吸入型糖皮质激素常见的不良反应有
A. 鹅口疮　B. 声音嘶哑　C. 咽喉部不适
D. 消化道溃疡　E. 骨质疏松
125. 吸入型糖皮质激素长期、大剂量应用可引起
A. 高钾血症　B. 过敏反应　C. 皮肤瘀斑
D. 骨密度降低　E. 肾上腺功能抑制
126. 关于定量吸入器的使用，下列说法正确的是
A. 张大嘴，直立握住吸入器对准嘴部
B. 开始慢慢深吸气时，按压吸入器
C. 以口慢慢深吸气，吸气时间尽量超过 5 秒
D. 屏气 10 秒，如果觉得 10 秒不舒服，至少吸气超过 4 秒
E. 应用下一喷前至少间隔 30 ～ 60 秒
127. 哮喘急性发作时不宜使用
A. 特布他林吸入　B. 沙丁胺醇吸入　C. 西替利嗪口服
D. 沙丁胺醇口服　E. 孟鲁司特口服

第四章　消化系统疾病用药

A 型题（最佳选择题，每题的备选答案中只有一个最佳答案）

1. 关于复方氢氧化铝的描述，下列哪项是正确的
   A. 抗酸作用较弱　B. 不产生收敛作用　C. 不引起便秘
   D. 不可与其他抗酸药合用　E. 多与三硅酸镁交替使用
2. 下述药物用于治疗消化性溃疡时，不属于抑制胃酸分泌的药物是
   A. 奥美拉唑　B. 雷尼替丁　C. 泮托拉唑
   D. 氢氧化铝　E. 法莫替丁
3. 关于复方氢氧化镁的叙述，下列哪项是正确的
   A. 中和胃酸作用强而迅速　B. 口服易吸收　C. 不影响排便
   D. 对溃疡面有保护作用　E. 可能使尿液碱化
4. 阻断胃泌素受体的药物是
   A. 氢氧化铝　B. 哌仑西平　C. 雷尼替丁
   D. 奥美拉唑　E. 丙谷胺
5. 阻断 H_2 受体的抗消化性溃疡药是
   A. 碳酸氢钠　B. 法莫替丁　C. 奥美拉唑
   D. 枸橼酸铋钾　E. 雷贝拉唑
6. 西咪替丁的抗消化性溃疡作用主要是由于
   A. 阻断胃壁 H^+ 泵　B. 阻断 5-HT 受体　C. 阻断 H_2 受体
   D. 阻断 M 受体　E. 阻断 DA 受体
7. 急性胰腺炎患者禁用下列哪种抑酸药物
   A. 西咪替丁　B. 雷尼替丁　C. 法莫替丁
   D. 奥美拉唑　E. 兰索拉唑
8. 下述哪种药物与氨基糖苷类抗生素合用可能出现呼吸抑制或停止
   A. 西咪替丁　B. 硫糖铝　C. 奥美拉唑
   D. 多潘立酮　E. 甲氧氯普胺
9. 有抑制胃酸分泌作用的药物是
   A. 奥美拉唑　B. 西沙必利　C. 碳酸氢钠
   D. 莫沙必利　E. 碳酸钙
10. 下列哪个性质不属于质子泵抑制剂的特性
    A. 选择性　B. 专一性　C. 不可逆性
    D. 高稳定性　E. 持久性
11. 下列哪项不是提高质子泵抑制剂稳定性的有效措施
    A. 需制备成肠溶制剂
    B. 整片吞服，不得嚼碎或压碎
    C. 注射液只能用氯化钠注射液或专用溶剂溶解
    D. 合用抗酸药，降低自身的生物利用度

E. 应用酸性较强的溶剂，并在溶后4小时内用完

12. 长期使用质子泵抑制剂可导致的不良反应是

A. 精神障碍　B. 血浆泌乳素升高　C. 呃逆、腹胀

D. 骨折　E. 便秘

13. 奥美拉唑减少胃酸分泌主要通过

A. 灭活胃壁 H^+ 泵　B. 阻断组胺受体　C. 阻断5–HT受体

D. 阻断M受体　E. 阻断DA受体

14. 下述质子泵抑制剂中对氯吡格雷疗效影响最小的是

A. 奥美拉唑　B. 泮托拉唑　C. 兰索拉唑

D. 埃索美拉唑　E. 法莫替丁

15. 下述不属于质子泵抑制剂的是

A. 法莫替丁　B. 奥美拉唑　C. 雷贝拉唑

D. 泮托拉唑　E. 兰索拉唑

16. 通过抑制 H^+ 泵而减少胃酸分泌的药物是

A. 奥美拉唑　B. 米索前列醇　C. 西咪替丁

D. 哌仑西平　E. 氢氧化铝

17. 兰索拉唑用于治疗胃及十二指肠溃疡的机制是

A. 中和胃酸，升高胃内pH　B. 保护胃黏膜　C. 阻断 H_2 受体

D. 抑制 H^+，K^+–ATP酶　E. 阻断胆碱受体

18. 抑制 H^+，K^+–ATP酶活性的药物是

A. 氢氧化铝　B. 哌仑西平　C. 雷尼替丁

D. 奥美拉唑　E. 丙谷胺

19. 泮托拉唑用于静脉滴注时应使用的溶剂是

A.5% 葡萄糖注射液　B.10% 葡萄糖注射液　C. 葡萄糖氯化钠注射液

D.0.9% 氯化钠注射液　E. 林格溶液

20. 属于胃黏膜保护剂的是

A. 胶体果胶铋　B. 胃蛋白酶　C. 奥美拉唑

D. 莫沙必利　E. 还原型谷胱甘肽

21. 铋剂连续服用不得超过2个月，是因为长期服用可导致

A. 大便呈黑色　B. 舌苔变黑　C. 神经毒性

D. 肝功能损害　E. 不孕

22. 下列关于铋剂的描述，错误的是

A. 牛奶可以促进铋剂的吸收，服药期间应同服牛奶

B. 不得同食高蛋白食物，如牛奶

C. 剂量过大，可导致铋性脑病现象

D. 两种铋剂不得联合应用

E. 服药期间大便呈灰黑色属于正常现象

23. 容易发生神经毒性的铋剂剂量是

A. 血铋浓度大于0.1μg/mL　B. 血铋浓度大于0.2μg/mL　C. 血铋浓度大于0.5μg/mL

D. 血铋浓度大于0.01μg/mL　E. 血铋浓度大于1.0μg/mL

24. 不能与碱性药物合用的是

A. 硫糖铝　B. 哌仑西平　C. 奥美拉唑

D. 西咪替丁　　E. 米索前列醇

25. 下述药物中不属于助消化药的是

A. 兰索拉唑　　B. 乳酶生　　C. 乳酸菌素

D. 胰酶　　E. 胃蛋白酶

26. 胰酶与下述哪种药物同服时疗效增强

A. 胃酶合剂　　B. 法莫替丁　　C. 叶酸

D. 阿卡波糖　　E. 稀盐酸

27. 干酵母的临床适应证，不包括

A. 消化不良　　B. 食欲减退　　C. 腹泻

D. 胃肠胀气　　E. 消化道出血

28. 属于助消化药的是

A. 胶体果胶铋　　B. 胃蛋白酶　　C. 奥美拉唑

D. 莫沙必利　　E. 还原型谷胱甘肽

29. 下列关于乳酶生的描述，错误的是

A. 是乳酸杆菌的活性制剂

B. 用于消化不良、肠内过度发酵、肠炎、腹泻等

C. 应于餐前服用

D. 与氨基酸联用疗效增强

E. 有抑制胃酸分泌作用

30. 下列不属于胃肠解痉药的是

A. 多潘立酮　　B. 颠茄　　C. 阿托品

D. 山莨菪碱　　E. 东莨菪碱

31. 下列关于解痉药的描述，错误的是

A. 具有拮抗胆碱 M 受体的作用

B. 具有口干、视物模糊等不良反应

C. 青光眼患者禁用

D. 与促胃肠动力药之间没有拮抗作用

E. 重症肌无力患者禁用

32. 具有心脏毒性的药物是

A. 奥美拉唑　　B. 西沙必利　　C. 碳酸氢钠

D. 莫沙必利　　E. 碳酸钙

33. 属于促胃肠动力药的是

A. 胶体果胶铋　　B. 胃蛋白酶　　C. 奥美拉唑

D. 莫沙必利　　E. 还原型谷胱甘肽

34. 下述药物中，不属于促胃肠动力药的是

A. 甲氧氯普胺　　B. 多潘立酮　　C. 氢氧化铝

D. 莫沙必利　　E. 西沙必利

35. 具有中枢和外周抗多巴胺双重作用的是

A. 甲氧氯普胺　　B. 多潘立酮　　C. 西沙必利

D. 莫沙必利　　E. 伊托必利

36. 下述属于外周多巴胺 D_2 受体阻断剂的是

A. 甲氧氯普胺　　B. 西沙必利　　C. 多潘立酮

D. 莫沙必利　　E. 伊托必利

37. 西沙必利的典型不良反应是

A. 嗜睡、倦怠　　B.Q–T 间期延长　　C. 肝肾功能损害

D. 恶心、呕吐　　E. 腹胀

38. 甲氧氯普胺的主要不良反应是

A. 增加泌乳素的释放　　B. 锥体外系反应　　C. 肝功能损害

D. 导致便秘　　E. 消化道症状

39. 甲氧氯普胺的禁忌证，不包括

A. 肠梗阻　　B. 胃穿孔　　C. 帕金森综合征

D. 胃出血　　E. 恶心、呕吐

40. 通过阻断延脑催吐化学感受区（CTZ）D_2 受体而止吐的药物是

A. 多潘立酮　　B. 昂丹司琼　　C. 甲氧氯普胺

D. 西沙比利　　E. 奥美拉唑

41. 关于蒙脱石散的作用特点及临床使用的说法错误的是

A. 不被胃肠道吸收，对中枢神经及心血管系统无不良影响

B. 直接服用或调成糊状、丸状服用

C. 对伴有感染的腹泻患者，应联合应用有效的抗菌药物治疗

D. 腹泻患者宜在两餐之间服用

E. 食管炎患者宜餐后服用

42. 患者，女，43 岁。左乳浸润性导管癌术后放、化疗 3 年复发，左肺门、左锁骨上、左腋窝淋巴结转移，现采用卡培他滨 + 多西他赛行复发后第一周期化疗后第 2 日，患者出现重度恶心、呕吐。根据化疗药物致吐分级，宜选用的对症治疗药物是

A. 地塞米松　　B. 甲氧氯普胺　　C. 奥美拉唑

D. 昂丹司琼　　E. 维生素 B 族

43. 关于右美沙芬药理作用及临床评价的说法，正确的是

A. 通过阻断肺 – 胸膜的牵张感受器产生的肺迷走神经反射而起到镇咳作用

B. 口服吸收缓慢，主要经肝脏代谢，作用时间长

C. 镇咳作用弱于可待因

D. 主要用于干咳，但左旋右美沙芬有镇痛作用

E. 兼有外周和中枢性镇咳作用

44. 患者，男，30 岁。有长期便秘病史，因胃痛就医，诊断为胃溃疡，该患者治疗胃溃疡应避免使用的药物是

A. 西咪替丁　　B. 氢氧化铝　　C. 奥美拉唑

D. 雷贝拉唑　　E. 法莫替丁

45. 患者，女，36 岁，近期经常上腹灼烧痛、反酸，疼痛多出现在上午 10 点及下午 4 点，有时夜间痛醒，进食后缓解，X 线钡餐诊断为十二指肠溃疡。该患者宜使用的治疗药物是

A. 颠茄　　B. 多潘立酮　　C. 奥美拉唑

D. 甲氧氯普胺　　E. 莫沙必利

46. 原发性肾病综合征患者，在院治疗时给予注射用甲泼尼龙 40mg，每日 1 次，静脉滴注，出院前调整为等效剂量的口服药物序贯治疗，适宜的方案是

A. 泼尼松片 50mg qd　　B. 泼尼松片 20mg qd　　C. 泼尼松片 30mg qd

D. 地塞米松片 10mg qd　　E. 地塞米松片 5mg qd

B 型题（配伍选择题，备选答案在前，试题在后，每题若干组。每组均对应同一组备选答案）

［47 ～ 51］

A. 胶体果胶铋　B. 胃蛋白酶　C. 奥美拉唑
D. 莫沙必利　E. 还原型谷胱甘肽

47. 属于助消化药的是
48. 属于抑酸药的是
49. 属于胃黏膜保护药的是
50. 属于保肝药的是
51. 属于促动力药的是

［52 ～ 53］

A. 氢氧化铝　B. 甘露醇　C. 沙丁胺醇
D. 氟西汀　E. 维拉帕米

52. 中和胃酸，治疗消化性溃疡的药物是
53. 激动 β_2 受体，治疗支气管痉挛的药物是

［54 ～ 55］

A. 抗溃疡　B. 平喘　C. 镇咳
D. 祛痰　E. 止吐

54. 右美沙芬用于
55. 多潘立酮用于

［56 ～ 58］

A. 口服给药　B. 栓剂　C. 口服混悬剂
D. 注射剂　E. 口服胶囊

多潘立酮临床应用的注意事项有
56. 慢性消化不良宜选用
57. 急性恶心呕吐宜选用
58. 儿童口服给药宜选用

［59 ～ 63］

A. 硫酸镁　B. 乳果糖　C. 酚酞
D. 甘油　E. 羧甲基纤维素

59. 属于渗透性泻药的是
60. 属于润滑性泻药的是
61. 属于膨胀性泻药的是
62. 属于刺激性泻药的是
63. 属于容积性泻药的是

［64 ～ 68］

A. 餐前服用　B. 餐间服用　C. 餐后服用
D. 清晨服用　E. 睡前服用

双八面体蒙脱石的注意事项
64. 治疗结肠炎宜
65. 治疗腹泻宜
66. 治疗胃－食管反流宜
67. 治疗胃炎宜

68. 治疗肠易激综合征宜

[69～73]

A. 氢氧化铝　　B. 阿托品　　C. 雷尼替丁

D. 奥美拉唑　　E. 丙谷胺

69. 阻断 H_2 受体的药物是

70. 阻断 M 受体的药物是

71. 抑制 H^+，K^+-ATP 酶活性的药物是

72. 中和胃酸的药物是

73. 阻断胃泌素受体的药物是

[74～76]

A. 奥美拉唑　　B. 胶体果胶铋　　C. 替普瑞酮

D. 复方碳酸钙　　E. 法莫替丁

74. 老年患者长期大剂量使用可引起骨折的药物是

75. 服用后易出现呃逆、腹胀和嗳气，甚至引起反跳性胃酸分泌增加的药物是

76. 长期用药易发生低镁血症的药物是

[77～79]

A. 甲氧氯普胺　　B. 甲地孕酮　　C. 格雷司琼

D. 阿瑞匹坦　　E. 奥美拉唑

77. 属于多巴胺受体阻断剂的止吐药物是

78. 属于 5-HT_3 受体阻断剂的止吐药物是

79. 属于 NK-1 受体阻断剂的止吐药物是

[80～82]

A. 甲氧氯普胺　　B. 奥美拉唑　　C. 昂丹司琼

D. 阿瑞匹坦　　E. 铝碳酸镁

80. 属于神经激肽 -1 受体阻断剂的止吐药是

81. 属于多巴胺受体阻断剂的止吐药是

82. 属于 5-HT_3 受体阻断剂的止吐药是

[83～85]

A. 阿瑞匹坦　　B. 苯海拉明　　C. 羧甲司坦

D. 昂丹司琼　　E. 多潘立酮

对于化疗药物引起的呕吐，正确的用药方法是

83. 对于轻度恶心呕吐，可口服

84. 对于严重呕吐，可给予

85. 对于急性或延迟性恶心呕吐发作者，可给予

C 型题（综合分析选择题。每题的备选答案中只有一个最佳答案）

[86～89]

李先生，45 岁。患者 2 年前无明显诱因出现巩膜黄染，伴有腹胀；1 周前患者上述症状加重。胃镜检查：胃溃疡（A2 期）。诊断：酒精性肝硬化；胃溃疡（A2 期）。医嘱：① 5% 葡萄糖注射液 250mL+ 氢化可的松琥珀酸钠 200mg。② 0.9% 氯化钠注射液 100mL+ 还原型谷胱甘肽 1.8g。③ 5% 葡萄糖注射液 100mL+ 复方甘草酸苷注射液 60mL。④奥美拉唑肠溶胶囊 20mg。

86. 上述治疗药物中会加重胃溃疡发展，应停用的是

A. 氢化可的松琥珀酸钠　　B. 还原型谷胱甘肽　　C. 葡萄糖

D. 复方甘草酸苷　　E. 奥美拉唑

87. 属于人类细胞正常合成的一种物质，使用中不良反应少的药物是

A. 氢化可的松琥珀酸钠　　B. 还原型谷胱甘肽　　C. 复方甘草酸苷

D. 奥美拉唑　　E. 以上均不是

88. 治疗 1 周后，患者发现腹胀加重，血压轻微升高，可能是由于下列哪种药物引起的

A. 氢化可的松琥珀酸钠　　B. 还原型谷胱甘肽　　C. 复方甘草酸苷

D. 奥美拉唑　　E. 以上均不是

89. 该患者使用奥美拉唑的目的是

A. 预防消化道出血　　B. 治疗肝硬化　　C. 缓解腹胀

D. 治疗胃溃疡　　E. 保肝、退黄

［90 ～ 94］

患者，男，70 岁，进食后饱胀不知伴反酸 5 年余，黑便 1 天。胃镜检查提示：胃多发性溃疡（A1 期）伴出血。呼气试验：Hp（+）。医嘱：① 0.9% 氯化钠注射液 100mL+ 注射用埃索美拉唑钠 40mg，静脉滴注。②阿莫西林胶囊 1g，口服。③克拉霉素缓释胶囊 0.5g，口服。④胶体果胶铋胶囊 100mg，口服，3 次 / 日。

90. 长期服用可引起老年患者髋骨、腕骨、脊椎骨骨折的是

A. 阿莫西林　　B. 胶体果胶铋胶囊　　C. 埃索美拉唑钠

D. 克拉霉素　　E. 以上均不是

91. 应在餐前 0.5 ～ 1 小时服用或睡前服用的是

A. 阿莫西林　　B. 胶体果胶铋胶囊　　C. 埃索美拉唑钠

D. 克拉霉素　　E. 以上均不是

92. 长期大剂量使用可能导致神经毒性的是

A. 阿莫西林　　B. 胶体果胶铋胶囊　　C. 埃索美拉唑钠

D. 克拉霉素　　E. 以上均不是

93. 服药期间口中有氨味，导致舌、大便变黑的是

A. 阿莫西林　　B. 胶体果胶铋胶囊　　C. 埃索美拉唑钠

D. 克拉霉素　　E. 以上均不是

94. 根除 Hp 的药物不包括

A. 阿莫西林　　B. 胶体果胶铋胶囊　　C. 埃索美拉唑钠

D. 克拉霉素　　E. 氯化钠

［95 ～ 96］

患者，男，19 岁。既往有癫痫病史 2 年，长期服用苯妥英钠控制良好。1 周前，患者无明显诱因感胸骨后灼烧感，无腹痛、腹泻、恶心、呕吐等。胃镜检查提示：胃 – 食管反流病。医嘱：西咪替丁胶囊，400mg，口服，4 次 / 日。

95. 下列关于西咪替丁的描述，不正确的是

A. 具有抗雄激素样作用，剂量过大可出现男性乳房女性化、女性泌乳等

B. 餐后服用比餐前效果佳

C. 餐前服用比餐后效果佳

D. 停药后复发率高

E. 可引起幻觉、定向力障碍，高空作业者慎用

96. 针对该患者的胃 – 食管反流病，可以使用下列哪种抑酸剂治疗

A. 胃蛋白酶　　B. 泮托拉唑　　C. 氢氧化铝

D. 复方碳酸钙　　E. 硫糖铝

［97～98］

患者，女，41岁。进不洁食物后发生腹泻，伴有恶心、呕吐及下腹痛，大便每日6～8次。血常规检查提示：白细胞计数、中性粒细胞百分比明显升高。诊断：急性腹泻。医嘱：复方地芬诺酯片2片，口服，3次/日；诺氟沙星胶囊300mg，口服，2次/日。

97. 地芬诺酯用于治疗急性腹泻的作用机制是

A. 作用于肠壁的阿片受体，抑制肠蠕动

B. 吸附消化道内气体和各种病原体、毒素

C. 平衡消化道正常菌群，提高免疫功能

D. 修复消化道黏膜

E. 增强黏液屏障

98. 下列不属于地芬诺酯使用禁忌证的是

A. 2岁以下婴幼儿　　B. 肠梗阻患者　　C. 细菌性小肠结肠炎患者

D. 急、慢性功能性腹泻　　E. 应用广谱抗菌药物所致的假膜性肠炎

［99～101］

患者，女，28岁。因“多汗、心慌、消瘦、易怒半月余”就诊。实验室检查显示：FT_4和FT_3均升高，TSH降低，甲状腺Ⅰ度肿大，心率92次/分。诊断为“甲状腺功能亢进症”（简称“甲亢”）给予甲巯咪唑片10mg，一日3次；盐酸普萘洛尔片10mg，一日3次。患者1个月后复查，FT_3和FT_4恢复正常，但出现膝关节痛。

99. 该患者出现膝关节疼痛的原因可能是

A. 甲巯咪唑致关节痛的不良反应

B. 甲亢高代谢状态致血钾水平降低

C. 甲亢高代谢状态致血钙水平降低

D. 普萘洛尔致关节痛的不良反应

E. 甲亢纠正后的正常反应

100. 患者用药期间有妊娠计划，药师的合理化建议是

A. 甲状腺激素水平恢复正常后即可停药准备妊娠

B. 可以妊娠，选择适当的抗甲状腺药物以最小剂量维持

C. 不可停药妊娠，应手术切除甲状腺后再准备妊娠

D. 妊娠期间应将甲状腺功能维持在正常下限

E. 停用甲巯咪唑，换用小剂量碘剂治疗

101. 若患者处于哺乳期，但甲亢未愈而继续治疗。关于其用药的说法，正确的是

A. 哺乳期妇女可选用丙硫氧嘧啶

B. 哺乳期妇女禁用甲巯咪唑

D. 哺乳期妇女应停止甲亢的治疗

C. 哺乳期妇女禁用普萘洛尔

E. 甲巯咪唑不经乳汁分泌，哺乳期妇女可以使用

X型题（多项选择题。每题的备选答案中有2个或2个以上正确答案。少选或多选均不得分）

102. 可以增强抗酸剂作用的用药方式包括

A. 饭后服药

B. 两餐之间和睡眠前服药

C. 尽可能使用液体和胶体，片剂宜嚼碎服用

D. 增加日服药次数

E. 尽量使用复方制剂

103. 具有抗消化性溃疡作用的药物有

A. 抑制胃壁细胞质子泵药　B. 阻断 H_1 受体药　C. 促胃肠动力药

D. 保护胃黏膜药　E. 抗酸药

104. 雷尼替丁具有下列哪些作用特点

A. 竞争性拮抗 H_2 受体

B. 选择性阻断 M_1 受体

C. 抑制胃壁细胞 H^+，K^+–ATP 酶功能

D. 抑制胃酸分泌，促进溃疡愈合

E. 作用较西咪替丁强

105. 法莫替丁的作用特点有

A. 作用较西咪替丁强　B. 阻断组胺 H_2 受体　C. 选择性阻断 M_1 受体

D. 不抑制肝药酶　E. 抑制胃酸分泌，促进溃疡愈合

106. 质子泵抑制剂的临床适应证包括

A. 胃及十二指肠溃疡　B. 胃 – 食管反流病　C. 卓 – 艾综合征

D. 消化性溃疡急性出血　E. 与抗菌药物联合用于 Hp 根除治疗

107. 下列药物在使用中会出现舌、大便变黑及短暂牙齿变色的是

A. 氢氧化铝　B. 硫糖铝　C. 胶体果胶铋

D. 枸橼酸铋钾　E. 甲氧氯普胺

108. 硫糖铝及铋剂不宜与下列哪类药物合用

A. 质子泵抑制剂　B.H_2 受体阻断剂　C. 碱性药物

D. 微生态制剂　E. 促胃肠动力药

109. 服用消化酶时应注意

A. 与抗菌药物、吸附剂合用时应间隔 2 ～ 3 小时

B. 禁止同时服用酸、碱性较强的食物或药物

C. 服用胰酶时不可嚼碎，以免导致严重的口腔溃疡

D. 宜餐前或餐时服用

E. 宜餐后服用

110. 下述哪些患者不宜使用胆碱 M 受体阻断剂

A. 胆绞痛　B. 青光眼　C. 前列腺增生

D. 麻痹性肠梗阻　E. 肾绞痛

111. 多潘立酮与下列哪些药物合用，可能增加尖端扭转型室性心动过速的风险

A. 伏立康唑　B. 克拉霉素　C. 胺碘酮

D. 奥美拉唑　E. 泮托拉唑

112. 抗消化性溃疡药硫糖铝与胶体碱式枸橼酸铋的共同特点是

A. 均为黏膜保护药　B. 可引起便秘　C. 促进黏液分泌

D. 均为抗酸药　E. 均可抑制幽门螺杆菌

113. 促胃肠动力药的禁忌证包括

A. 胃肠道出血　B. 机械性梗阻或穿孔　C. 嗜铬细胞瘤

D. 分泌催乳素的垂体肿瘤　E. 妊娠、哺乳期妇女

114. 有促进胃肠动力作用的止吐药是

A. 甲氧氯普胺　　B. 多潘立酮　　C. 昂丹司琼
D. 西沙必利　　E. 氯丙嗪

115. 硫酸镁具有下列哪些药理作用
A. 抗消化性溃疡　　B. 导泻　　C. 利胆
D. 扩张血管　　E. 抗惊厥

116. 微生态制剂的作用特点包括
A. 抑制肠内有害菌，维持人体微生态平衡
B. 维持正常肠蠕动，缓解便秘
C. 可用于肠道菌群失调引起的腹泻
D. 具有屏障作用、营养作用
E. 只可用于腹泻，对便秘无效

117. 下述关于复方甘草酸苷的描述，正确的是
A. 可加重低钾血症和高血压，醛固酮增多症、肌病、低钾血症者禁用
B. 有血氨升高倾向的末期肝硬化患者禁用
C. 使用过程中应注意监测血钾
D. 安全性较高，高龄患者可放心使用
E. 属于抗炎类保肝药

118. 下述关于多烯磷脂酰胆碱的描述，正确的是
A. 属于必需磷脂类药物
B. 属于抗炎类保肝药
C. 严禁使用电解质溶液稀释
D. 制剂中含有苯甲醇，新生儿和早产儿禁用
E. 具有利胆、退黄的作用

119. 熊去氧胆酸的禁忌证包括
A. 妊娠及哺乳期妇女
B. 严重肝功能不全者
C. 胆道完全梗阻者
D. 急性胆囊炎、胆管炎
E. 胆结石钙化者出现胆管痉挛

120. 下述药物中具有促进胆汁分泌、减轻胆汁淤积作用的是
A. 多烯磷脂酰胆碱　　B. 熊去氧胆酸　　C. 腺苷蛋氨酸
D. 联苯双酯　　E. 还原型谷胱甘肽

121. 患者，女，42 岁。诊断为胃溃疡。医师处方雷尼替丁 150mg，每日 2 次；胶体果胶铋 150mg，每日 2 次。关于该患者用药的注意事项，正确的有
A. 雷尼替丁可在早晚餐时服用
B. 胶体果胶铋不能与雷尼替丁同时服用，两药联用时需间隔 1 小时以上
C. 胶体果胶铋须餐前 1 小时及睡前给药
D. 服用胶体果胶铋期间，舌苔或大便可能呈无光泽的灰黑色，停药后可恢复正常
E. 雷尼替丁可能引起幻觉、定向力障碍，司机、高空作业者、精密仪器操作者慎用

122. 下列哪种情况可以用甲氧氯普胺止吐
A. 晕车所致呕吐　　B. 放疗所致呕吐　　C. 胃肠功能失调所致呕吐
D. 顺铂所致呕吐　　E. 大手术后所致恶心呕吐

123. 下列药物中具有止吐或促胃肠运动作用的是

A. 硫酸镁　　B. 多潘立酮　　C. 西沙必利

D. 地芬诺酯　　E. 昂丹司琼

124. 对重度致吐化疗药所引起的恶心、呕吐，可选择的治疗药品有

A. 昂丹司琼　　B. 地塞米松　　C. 阿瑞匹坦

D. 多西他赛　　E. 托瑞米芬

第五章　心血管系统疾病用药

A 型题（最佳选择题，每题的备选答案中只有一个最佳答案）

1. 地高辛对心脏的作用不包括
   A. 抑制左心室肥厚　B. 降低自律性　C. 减慢传导
   D. 减慢心率　E. 加强心肌收缩力
2. 地高辛的作用机制是抑制下列哪个酶
   A. 磷酸二酯酶　B. 鸟苷酸环化酶　C. 腺苷酸环化酶
   D. Na^+–K^+–ATP 酶　E. 血管紧张素转换酶
3. 关于地高辛的说法不正确的是
   A. 加强心肌收缩力　B. 减慢心率　C. 减慢传导
   D. 激动 Na^+–K^+–ATP 酶　E. 降低自律性
4. 应用地高辛或其他强心苷期间，输入大剂量葡萄糖时应同时注意
   A. 补钾　B. 补钠　C. 补钙
   D. 补镁　E. 补锌
5. 关于强心苷的描述，正确的是
   A. 其极性越大，口服吸收率越高
   B. 强心苷的作用与交感神经递质及其受体有关
   C. 具有正性频率作用
   D. 安全范围小，易中毒
   E. 可用于室性心动过速
6. 强心苷的作用机制，不包括
   A. 抑制 Na^+–K^+–ATP 酶
   B. 使细胞内 Na^+ 减少，K^+ 增多
   C. 使细胞内 Na^+ 减少，K^+ 减少
   D. 使细胞内 Ca^{2+} 增多
   E. 促使肌浆网 Ca^{2+} 释放
7. 强心苷对以下哪种心功能不全疗效最好
   A. 甲状腺功能亢进引起的心功能不全
   B. 高度二尖瓣狭窄引起的心功能不全
   C. 伴有心房扑动、颤动的心功能不全
   D. 严重贫血引起的心功能不全
   E. 缩窄性心包炎引起的心功能不全
8. 治疗强心苷中毒所致的快速性心律失常宜用
   A. 普萘洛尔　B. 维拉帕米　C. 苯妥英钠
   D. 奎尼丁　E. 胺碘酮
9. 易产生心脏毒性的抗心力衰竭药是
   A. 米力农　B. 地高辛　C. 依那普利

D. 硝酸甘油　　E. 氢氯噻嗪

10. 能治疗强心苷中毒引起的窦性心动过缓和房室传导阻滞的是

A. 洋地黄毒苷　　B. 地高辛　　C. 阿托品

D. 哌替啶　　E. 考来烯胺

11. 强心苷中毒最早出现的症状是

A. 色觉异常　　B. 厌食、恶心和呕吐　　C. 眩晕、乏力和视力模糊

D. 房室传导阻滞　　E. 神经痛

12. 地高辛适用于

A. 心律失常

B. 心力衰竭伴有快速心室率的心房颤动

C. 急性心肌梗死早期

D. 肺源性心脏病

E. 心肌严重缺血

13. 慢性充血性心力衰竭宜

A. 快速洋地黄化　　B. 停用洋地黄　　C. 不宜使用洋地黄

D. 常规剂量的洋地黄　　E. 维持量洋地黄加用 β 受体阻滞剂

14. 风湿性心脏病重度二尖瓣狭窄宜

A. 快速洋地黄化　　B. 停用洋地黄　　C. 不宜使用洋地黄

D. 常规剂量的洋地黄　　E. 维持量洋地黄加用 β 受体阻滞剂

15. 强心苷治疗心力衰竭的药理学基础是

A. 抑制房室传导　　B. 加强心肌收缩力　　C. 抑制窦房结

D. 缩短心房的有效不应期　　E. 加快房室传导

16. 应用强心苷或停用后 7 日内禁用

A. 氯化钠　　B. 氯化钾　　C. 氯化钙

D. 枸橼酸钾　　E. 门冬氨酸钾镁

17. 起效最快、半衰期短的强心苷类药物是

A. 地高辛　　B. 洋地黄毒苷　　C. 米力农

D. 多巴酚丁胺　　E. 毒毛花苷 K

18. 半衰期 30 ～ 36 小时，最常用于口服的强心苷是

A. 洋地黄毒苷　　B. 米力农　　C. 多巴酚丁胺

D. 毒毛花苷 K　　E. 地高辛

19. 强心苷对心肌耗氧量的描述，正确的是

A. 对正常和衰竭心脏的心肌耗氧量均有明显影响

B. 可增加正常和衰竭心脏的心肌耗氧量

C. 可减少正常和衰竭心脏的心肌耗氧量

D. 仅减少衰竭心脏的心肌耗氧量

E. 仅减少正常人的心肌耗氧量

20. 患者使用药物时需要监测血药浓度的是

A. 地高辛　　B. 呋塞米　　C. 螺内酯

D. 卡托普利　　E. 阿司匹林

21. 通过兴奋 β 受体，升高 cAMP 水平，加强心肌收缩力的非强心苷类药物是

A. 地高辛　　B. 洋地黄毒苷　　C. 米力农

D. 多巴酚丁胺　　E. 毒毛花苷 K

22. 可引起致死性肺毒性和肝毒性的抗心律失常药物是

A. 普萘洛尔　　B. 胺碘酮　　C. 维拉帕米

D. 奎尼丁　　E. 利多卡因

23. 胺碘酮抗心律失常的作用机制是

A. 提高窦房结和浦肯野纤维的自律性

B. 加快浦肯野纤维和窦房结的传导速度

C. 缩短心房和浦肯野纤维的动作电位时程、有效不应期

D. 阻断介导复极的钾通道，延长动作电位时程

E. 激动 α 及 β 受体

24. 下列关于胺碘酮的描述，错误的是

A. 是广谱抗心律失常药　　B. 能明显抑制复极过程　　C. 主要经肾脏排泄

D. 在肝中代谢　　E. 长期用药后，患者角膜可有黄色微粒沉着

25. 与胺腆酮的抗心律失常机制无关的是

A. 抑制 K^+ 外流　　B. 抑制 Na^+ 内流　　C. 抑制 Ca^{2+} 内流

D. 非竞争性阻断 β 受体　　E. 非竞争性阻断 M 受体

26. 下列有关奎尼丁的叙述，不正确的是

A. 抑制 Na^+ 内流和 K^+ 外流

B. 可用于治疗房扑和房颤的复律

C. 具有抗胆碱和 α 受体阻断作用

D. 用于危及生命的室性心律失常

E. 为窄谱抗心律失常药

27. 不能阻滞钠通道的抗心律失常药物是

A. 奎尼丁　　B. 利多卡因　　C. 普罗帕酮

D. 普萘洛尔　　E. 胺碘酮

28. 不能用于治疗室上性心律失常的药物是

A. 丙吡胺　　B. 普罗帕酮　　C. 维拉帕米

D. 利多卡因　　E. 普萘洛尔

29. 关于利多卡因的叙述不正确的是

A. 口服首过效应明显

B. 轻度阻滞钠通道

C. 对慢反应短动作电位时程的心房肌没有作用

D. 适用于急性心肌梗死引起的室性心律失常

E. 适用于室上性心律失常

30. 轻度阻滞 Na^+ 通道的药物是

A. 利多卡因　　B. 普鲁卡因胺　　C. 普萘洛尔

D. 胺碘酮　　E. 丙吡胺

31. 患者，女，41 岁，过度劳累后出现心慌、气短，心电图显示阵发性室性心动过速，宜选用的抗心律失常药物是

A. 普萘洛尔　　B. 利多卡因　　C. 维拉帕米

D. 异丙吡胺　　E. 阿托品

32. 关于利多卡因的描述，正确的是

A. 对室上性心律失常有效
B. 可口服，也可静脉注射
C. 肝脏代谢少，主要以原形经肾排泄
D. 属于Ⅰc类抗心律失常药
E. 为急性心肌梗死引起的室性心律失常的首选药

33. 维拉帕米对下列哪类心律失常疗效最好
A. 房室传导阻滞　B. 阵发性室上性心动过速　C. 强心苷中毒所致心律失常
D. 室性心动过速　E. 室性早搏

34. 维拉帕米的药理作用是
A. 促进 Ca^{2+} 内流
B. 增加心肌收缩力
C. 直接抑制 Na^{+} 内流
D. 延长窦房结和房室结的有效不应期
E. 升高血压

35. 能引起金鸡纳反应的药物是
A. 胺碘酮　B. 普鲁卡因胺　C. 奎尼丁
D. 普萘洛尔　E. 普罗帕酮

36. 患者，男，32 岁，长期工作劳累，睡眠不足，出现心慌、心悸，心电图显示窦性心动过速，宜选用的抗心律失常药物是
A. 奎尼丁　B. 普萘洛尔　C. 美西律
D. 洋地黄　E. 苯妥英钠

37. 能有效防止和逆转心衰患者心肌重构的抗慢性心衰药物是
A. 地高辛　B. 多巴酚丁胺　C. 米力农
D. 氢氯噻嗪　E. 依那普利

38. 通过阻断血管紧张素Ⅱ受体而治疗慢性心功能不全的药物是
A. 地高辛　B. 氨力农　C. 氯沙坦
D. 美托洛尔　E. 卡托普利

39. 患者，女，57 岁，高血压病史 20 年，伴慢性心功能不全，给予地高辛每日维持量治疗，突然出现窦性心动过缓，宜选用的治疗药物是
A. 苯妥英钠　B. 阿托品　C. 维拉帕米
D. 普萘洛尔　E. 胺碘酮

40. 伴有脑血管病的高血压患者宜选用
A. 硝苯地平　B. 维拉帕米　C. 尼莫地平
D. 尼群地平　E. 非洛地平

41. 易引起顽固性干咳的抗高血压药是
A. 普萘洛尔　B. 卡托普利　C. 氯沙坦
D. 氨氯地平　E. 米诺地尔

42. 卡托普利的主要降压机制是
A. 抑制血管紧张素转化酶　B. 促进前列腺素合成　C. 促进缓激肽的水解
D. 促进醛固酮的释放　E. 抑制内源性阿片肽的水解

43. 可乐定的降压机制是
A. 激动中枢突触后膜和外周突触前膜 α_2 受体

B. 激动外周 α 受体
C. 激动 β 受体
D. 阻断 β 受体
E. 阻断 α_1 受体

44. 对 α 和 β 受体均有阻断作用的抗高血压药物是
A. 酚妥拉明 B. 普萘洛尔 C. 拉贝洛尔
D. 去氧肾上腺素 E. 哌唑嗪

45. 氯沙坦的降压作用机制是
A. 阻断 α 受体 B. 阻断 β 受体 C. 阻断 AT_1 受体
D. 阻断 AT_2 受体 E. 阻断 M 受体

46. 硝酸甘油舒张血管平滑肌的作用机制是
A. 对血管的直接舒张作用
B. 产生一氧化氮，使细胞内环磷酸鸟苷升高
C. 阻断 α 肾上腺素受体
D. 阻断 β 肾上腺素受体
E. 阻断钙离子通道

47. 高血压合并痛风者不宜使用
A. 阿替洛尔 B. 依那普利 C. 硝苯地平
D. 氢氯噻嗪 E. 哌唑嗪

48. 高血压首选的利尿剂是
A. 呋塞米 B. 氨苯蝶啶 C. 乙酰唑胺
D. 氢氯噻嗪 E. 螺内酯

49. 患者，男，51 岁，体检诊断为“高血压”，并伴有左心室肥厚。该患者最宜服用的抗高血压药物是
A. 钙拮抗剂 B. 利尿药 C. 神经节阻断药
D. 中枢性降压药 E. 血管紧张素转化酶抑制剂

50. 可单独用于轻度早期高血压的是
A. 甘露醇 B. 氢氯噻嗪 C. 呋塞米
D. 阿米洛利 E. 螺内酯

51. 硝酸酯类药物舒张血管的作用机制是
A. 阻断 β 受体 B. 直接作用于血管平滑肌 C. 促进前列环素的生成
D. 使一氧化氮产生增加 E. 阻断 Ca^{2+} 通道

52. 硝酸酯类和钙通道阻滞药治疗心绞痛均能
A. 减慢心率 B. 收缩冠状动脉 C. 缩小心室容积
D. 降低心肌耗氧量 E. 抑制心肌收缩力

53. 患者，女，49 岁，胸闷、气短反复发作 3 月余，休息时突发胸骨后压榨性疼痛，心电图检查示 ST 段抬高，诊断为“变异型心绞痛”。首选的药物是
A. 普萘洛尔 B. 硝酸甘油 C. 硝苯地平
D. 吗啡 E. 阿司匹林

54. 不宜用于变异型心绞痛的药物是
A. 普萘洛尔 B. 硝苯地平 C. 维拉帕米
D. 硝酸甘油 E. 硝酸异山梨酯

55. 抗心绞痛药物的主要目的是
A. 减慢心率 B. 缩小心室容积 C. 扩张冠脉
D. 降低心肌耗氧量 E. 抑制心肌收缩力
56. 可与硝酸酯类药物发生相互作用的是
A. 坎利酮 B. 西地那非 C. 呋塞米
D. 丙酸睾酮 E. 特拉唑嗪
57. 可导致间质性肺炎或肺纤维化的抗心律失常药物是
A. 腺苷 B. 利多卡因 C. 胺碘酮
D. 普萘洛尔 E. 维拉帕米
58. 维拉帕米抗心律失常的作用机制是
A. 降低窦房结和房室结的自律性
B. 增加心肌收缩力
C. 升高血压
D. 直接抑制 Na^+ 内流
E. 促进 Ca^{2+} 内流
59. 不属于普罗帕酮作用特点的是
A. 阻滞 Na^+ 内流，降低自律性
B. 弱的 β_2 肾上腺素受体拮抗作用
C. 无肝首过效应
D. 适用于室上性和室性心律失常
E. 降低 0 相去极化速度和幅度，减慢传导
60. 通过非竞争性抑制肾上腺素 β 受体治疗心绞痛的药物是
A. 洋地黄毒苷 B. 米力农 C. 卡托普利
D. 普萘洛尔 E. 氯沙坦
61. 患者，男，58 岁，因 2 天前突发严重头痛、恶心、呕吐，伴有颈项强直而入院，腰椎穿刺检查示脑压增高。除一般治疗外，为防治脑血管痉挛，宜选用
A. 硝苯地平 B. 维拉帕米 C. 地尔硫䓬
D. 尼卡地平 E. 氟桂利嗪
62. 具有预防和逆转血管平滑肌增厚及左心室肥厚的抗高血压药物是
A. 呋塞米 B. 卡托普利 C. 阿利克仑
D. 氨氯地平 E. 哌唑嗪
63. 硝酸甘油没有下列哪一种作用
A. 扩张容量血管 B. 减少回心血量 C. 连续用药不产生耐受性
D. 降低心肌耗氧量 E. 降低左心衰患者的每搏输出量
64. 一位 70 岁高血压男性患者，尿常规提示有尿蛋白（++）。对该患者首选的降压药是
A. 苯磺酸氨氯地平片 B. 硝苯地平缓释片 C. 酒石酸美托洛尔片
D. 氢氯噻嗪片 E. 缬沙坦片
65. 以下哪项不属于硝酸酯类药物的使用禁忌证
A. 发作频繁的心绞痛采用静脉给药
B. 收缩压小于 90mmHg 的严重低血压
C. 肥厚型梗阻性心肌病
D. 重度主动脉瓣和二尖瓣狭窄

E. 对硝酸酯类过敏

66. 维拉帕米降低心肌自律性是因为

A. 促进 Na^+ 内流　B. 促进 K^+ 外流　C. 抑制 Na^+ 内流

D. 抑制 Ca^{2+} 内流　E. 抑制 K^+ 内流

67. 适用于心力衰竭患者短期支持治疗的药物是

A. 氢氯噻嗪　B. 米力农　C. 氯沙坦

D. 卡维地洛　E. 茶碱

68. 推荐为慢性心衰第一线治疗药的是

A. 卡维地洛　B. 氯沙坦　C. 多巴酚丁胺

D. 维拉帕米　E. 米力农

69. 直接舒张小动脉平滑肌的药物是

A. 可乐定　B. 利血平　C. 哌唑嗪

D. 肼屈嗪　E. 卡托普利

70. 属于Ⅰb类抗心律失常药且具有抗癫痫作用的是

A. 普鲁卡因胺　B. 苯妥英钠　C. 利多卡因

D. 维拉帕米　E. 胺碘酮

71. 能降低血压但伴有反射性心率加快，易导致心肌缺血的药物是

A. 硝苯地平　B. 卡托普利　C. 普萘洛尔

D. 氯沙坦　E. 氢氯噻嗪

72. 属于非肽类 AT_1 受体拮抗的药物是

A. 硝苯地平　B. 卡托普利　C. 普萘洛尔

D. 氯沙坦　E. 氢氯噻嗪

73. 常在用药 1 周后出现刺激性干咳的是

A. 地高辛　B. 卡托普利　C. 哌唑嗪

D. 氨氯地平　E. 美托洛尔

74. 下列不属于降压药的是

A. 阿利克仑　B. 利血平　C. 左旋多巴

D. 肼屈嗪　E. 硝普钠

75. 适用于高血压急症，可缓解心肌重构的药物是

A. 普萘洛尔　B. 硝苯地平　C. 肼屈嗪

D. 卡托普利　E. 氢氯噻嗪

76. 对伴有哮喘的心绞痛患者更适用的药物是

A. 普萘洛尔　B. 哌唑嗪　C. 硝苯地平

D. 硝酸甘油　E. 氯沙坦

77. 选择性阻断 α_1 受体，进而使小动脉和小静脉平滑肌松弛的是

A. 硝普钠　B. 肼屈嗪　C. 哌唑嗪

D. 可乐定　E. 普萘洛尔

78. 激动 α_2 受体的中枢性抗高血压药是

A. 硝普钠　B. 肼屈嗪　C. 哌唑嗪

D. 可乐定　E. 普萘洛尔

79. 口服有效的 AT_1 受体拮抗药是

A. 卡托普利　B. 普萘洛尔　C. 哌唑嗪

D. 氯沙坦　　E. 硝苯地平

80. 高血压合并消化性溃疡不宜选用
A. 普萘洛尔　　B. 肼屈嗪　　C. 氢氯噻嗪
D. 胍乙啶　　E. 利血平

81. 高血压合并慢性阻塞性肺疾病不宜选用
A. 普萘洛尔　　B. 肼屈嗪　　C. 氢氯噻嗪
D. 胍乙啶　　E. 利血平

82. 高血压伴甲状腺功能亢进者宜选用
A. 普萘洛尔　　B. 尼莫地平　　C. 利血平
D. 硝苯地平　　E. 氢氯噻嗪

83. 高血压伴变异型心绞痛宜选用
A. 普萘洛尔　　B. 尼莫地平　　C. 利血平
D. 硝苯地平　　E. 氢氯噻嗪

84. 各种类型心绞痛都可选用
A. 普萘洛尔　　B. 硝苯地平　　C. 维拉帕米
D. 地尔硫䓬　　E. 硝酸甘油

85. 高血压伴糖尿病不宜选用
A. 普萘洛尔　　B. 尼莫地平　　C. 利血平
D. 硝苯地平　　E. 氢氯噻嗪

86. 易产生耐受性的抗心绞痛药是
A. 普萘洛尔　　B. 硝酸甘油　　C. 维拉帕米
D. 双嘧达莫　　E. 硝苯地平

87. 长期用药可引起狼疮样面部皮疹的药物是
A. 普罗帕酮　　B. 苯妥英钠　　C. 利多卡因
D. 维拉帕米　　E. 胺碘酮

88. 对小动脉和小静脉平滑肌都有直接松弛作用的是
A. 硝普钠　　B. 肼屈嗪　　C. 哌唑嗪
D. 可乐定　　E. 普萘洛尔

89. 高血压伴精神抑郁者不宜选用
A. 普萘洛尔　　B. 尼莫地平　　C. 利血平
D. 硝苯地平　　E. 氢氯噻嗪

90. 高血压合并冠心病不宜选用
A. 普萘洛尔　　B. 肼屈嗪　　C. 氢氯噻嗪
D. 胍乙啶　　E. 利血平

91. 抑制 HMG–CoA 还原酶的药物是
A. 卡托普利　　B. 米力农　　C. 氯沙坦
D. 洛伐他汀　　E. 阿司匹林

92. 伴有糖尿病肾病的高血压患者首选降压药是
A. 氢氯噻嗪　　B. 吲达帕胺　　C. 氯沙坦
D. 氨氯地平　　E. 利血平

93. 伴有脑血管病的高血压患者宜选用
A. 硝苯地平　　B. 维拉帕米　　C. 尼莫地平

D. 尼群地平　　E. 非洛地平

94. 适用于各型高血压，对原发性或肾性高血压均有效的是

A. 依那普利　　B. 氢氯噻嗪　　C. 肼屈嗪

D. 拉贝洛尔　　E. 硝苯地平

95. 突然停药可导致反跳现象的是

A. 地高辛　　B. 哌唑嗪　　C. 卡托普利

D. 硝酸甘油　　E. 氯沙坦

96. 硝普钠的哪种表现为氰化物中毒先兆

A. 乏力、厌食　　B. 偶尔出现耐受性　　C. 直立性低血压

D. 眩晕、头痛　　E. 心悸

97. 显著降低高血压患者发生脑卒中风险的药物是

A. 硝苯地平　　B. 沙拉新　　C. 缬沙坦

D. 氢氯噻嗪　　E. 普萘洛尔

98. 可引起下肢及踝部水肿的抗高血压药物是

A. 硝酸甘油　　B. 洛伐他汀　　C. 普萘洛尔

D. 硝苯地平　　E. 胍乙啶

99. 他汀类药物不用于

A. 2 型糖尿病引起的高胆固醇血症

B. 肾病综合征引起的高胆固醇血症

C. 杂合子家族性高脂蛋白血症

D. 高甘油三酯血症

E. 预防心脑血管急性事件

100. 不宜口服给药的药物是

A. 硝酸甘油　　B. 洛伐他汀　　C. 普萘洛尔

D. 硝苯地平　　E. 胍乙啶

101. 下列药物中不属于调节血脂药物的是

A. 瑞舒伐他汀　　B. 非诺贝特　　C. 依折麦布

D. 烟酸　　E. 他克莫司

102. 调节血脂药中，升高 HDL 作用最强，且具有降低脂蛋白作用的是

A. 阿昔莫司　　B. 依折麦布　　C. 苯扎贝特

D. 烟酸　　E. 瑞舒伐他汀

103. 治疗高胆固醇血症首选

A. 氯贝丁酯　　B. 考来烯胺　　C. 洛伐他汀

D. 苯扎贝特　　E. 烟酸

104. 以降低甘油三酯为主要治疗目标时，首选的调节血脂药是

A. 非诺贝特　　B. 依折麦布　　C. 辛伐他汀

D. 瑞舒伐他汀　　E. 阿昔莫司

105. 患者，女，55 岁，2 型糖尿病史 5 年，心律失常病史 2 年，长期使用胺碘酮治疗。关于胺碘酮的不良反应的说法，错误的是

A. 可致肺毒性，早期一般表现为咳嗽，但病情发展时可出现发热和呼吸困难，表现为急性肺炎

B. 可致甲状腺功能减退，较为常见，发病隐匿

C. 可掩盖低血糖症状（如心悸、手抖），但低血糖的其他症状（如出汗）仍然存在

D. 可致甲状腺功能亢进，同时会加重心房颤动或出现快速室性心律失常

E. 可致光过敏反应，日光暴露部位皮肤呈蓝灰色，应避免日晒或使用防晒用品

106. 患者，女，58 岁，血糖升高 10 年，口服二甲双胍治疗；高血压病史 5 年，未规律治疗。近期查体：血压 158/95mmHg，尿常规示蛋白尿（+++）。适宜该忠者使用的降压药物是

A. 硝苯地平　　B. 普萘洛尔　　C. 甲基多巴

D. 依那普利　　E. 特拉唑嗪

107. 关于钙通道阻滞剂（CCB 类）的说法错误的是

A. CCB 类主要扩张小动脉，对小静脉和毛细血管作用较小，可导致下肢或脚踝水肿

B. 对既往有脑卒中病史的老年高血压患者，优先选择 CCB 类降压药

C. 红霉素可显著增加硝苯地平或非洛地平的生物利用度

D. CCB 类对冠状动脉痉挛所致的变异型心绞痛无效

E. 硝苯地平可用于外周血管痉挛性疾病，改善大多数雷诺综合征患者的症状

108. 关于地高辛作用特点的说法，正确的是

A. 地高辛不经细胞色素 P450 酶代谢，以原形药物从肾脏排泄

B. 地高辛通过激动 Na^+-K^+-ATP 酶增强心肌收缩力

C. 地高辛口服生物利用度小于 50%

D. 地高辛消除半衰期为 12 小时

E. 地高辛静脉注射后作用持续时间为 2 ～ 3 小时

109. 不属于血管紧张素转换酶抑制剂（ACEI）类药物作用特点是

A. ACEI 禁用于双侧肾动脉狭窄者

B. ACEI 对肾脏有保护作用

C. ACEI 可引起反射性心率加快

D. ACEI 可防治高血压患者心肌细胞肥大

E. ACEI 能降低循环组织中的血管紧张素Ⅱ水平

B 型题（配伍选择题，备选答案在前，试题在后，每题若干组。每组均对应同一组备选答案）

［110 ～ 113］

A. 强心苷类　　B. β 受体阻断剂　　C. 醛固酮受体阻断剂

D. AT_1 受体阻断剂　　E. 利尿剂

110. 抑制心肌重构，降低心脏性猝死率的药物是

111. 对重度心衰有利的药物是

112. 用于因咳嗽不能耐受 ACEI 者的药物是

113. 用于控制心衰患者液体潴留的药物是

［114 ～ 115］

A. 洋地黄毒苷　　B. 地高辛　　C. 阿托品

D. 哌替啶　　E. 考来烯胺

114. 能治疗强心苷中毒引起的窦性心动过缓和房室传导阻滞的药物是

115. 主要经肝脏代谢的强心苷类药物是

［116 ～ 118］

A. 呋塞米　　B. 地高辛　　C. 依那普利

D. 米力农　　E. 多巴酚丁胺

116. 激动心肌及 β 受体的抗心力衰竭药是

117. 治疗房颤的抗心力衰竭药是

118. 抑制心肌血管重构的抗心力衰竭药是

[119～121]

A. 奎尼丁　B. 硝酸甘油　C. 地高辛

D. 卡托普利　E. 硝苯地平

119. 增加细胞内 Ca^{2+} 浓度，具有正性肌力作用的药物是

120. 减少细胞内 Ca^{2+} 浓度，为一线降压药的是

121. 通过产生 NO，减少细胞内 Ca^{2+} 浓度的药物是

[122～123]

A. 米力农　B. 多巴酚丁胺　C. 依那普利

D. 地高辛　E. 氢氯噻嗪

122. 对伴有心房扑动、心房颤动的心功能不全疗效较好的药物是

123. 能防止或逆转心肌重构，降低心力衰竭患者病死率的药物是

[124～126]

A. 去乙酰毛花苷　B. 奎尼丁　C. 米力农

D. 腺苷　E. 地尔硫䓬

124. 主要用于心房颤动、心房扑动复律治疗的广谱抗心律失常药物是

125. 用于慢性心衰急性加重的药物是

126. 与茶碱合用，正性肌力作用减弱的药物是

[127～131]

A. 利多卡因　B. 维拉帕米　C. 胺碘酮

D. 普萘洛尔　E. 美西律

127. 阵发性室上性心动过速主要选用

128. 急性室性心动过速可选用

129. 广谱抗心律失常药有

130. 慢性室性心动过速宜选用

131. 窦性心动过速主要选用

[132～134]

A. 普罗帕酮　B. 地尔硫䓬　C. 多巴胺

D. 普萘洛尔　E. 地高辛

132. 长期应用易产生耐受性的药物是

133. 阻滞钠通道的抗心律失常药是

134. 阻滞钙通道的抗心律失常药是

[135～137]

A. 普萘洛尔　B. 苯妥英钠　C. 奎尼丁

D. 利多卡因　E. 胺碘酮

135. 久用可产生金鸡纳反应的药物是

136. 长期服用可引起甲状腺功能紊乱的药物是

137. 唯一能降低心脏性猝死而降低总死亡率的抗心律失常药物是

[138～140]

A. 胺碘酮　B. 普鲁卡因胺　C. 普萘洛尔

D. 普罗帕酮　E. 维拉帕米

138. 对交感神经兴奋所致的心律失常疗效较好的药物是

139. 经肝、肾双途径排泄的抗心律失常药物是
140. 抑制 Ca^{2+} 内流，延长窦房结、房室结有效不应期的抗心律失常药物是
[141 ～ 144]
A. 苯妥英钠 B. 胺碘酮 C. 维拉帕米
D. 普萘洛尔 E. 利多卡因
141. 抗室性心律失常、抗癫痫的药物是
142. 仅用于室性心律失常的药物是
143. 用于危及生命的阵发性室性心动过速的药物是
144. 有下肢间歇性跛行的绝对禁忌证的药物是
[145 ～ 148]
A. 普罗帕酮 B. 美西律 C. 洛伐他汀
D. 多巴酚丁胺 E. 利血平
145. 对折返性心律失常加重风险最高的药物是
146. 可引起复视、眼球震颤、发音困难的抗心律失常药是
147. 轻、中度早期高血压可选用的药物是
148. 治疗急性心力衰竭可选用的药物是
[149 ～ 150]
A. 奎尼丁 B. 美西律 C. 普罗帕酮
D. 卡托普利 E. 利血平
149. 可引起狼疮样面部皮疹的抗心律失常药是
150. 肾动脉狭窄慎用的抗高血压药物是
[151 ～ 152]
A. 普萘洛尔 B. 哌唑嗪 C. 硝苯地平
D. 硝酸甘油 E. 氯沙坦
151. 可用于交感神经兴奋相关的室性心律失常的药物是
152. 对伴有哮喘的心绞痛患者更适用的药物是
[153 ～ 157]
A. 甲基多巴 B. 硝苯地平 C. 哌唑嗪
D. 尼莫地平 E. 卡托普利
153. 通过抑制 Ca^{2+} 内流，对变异型心绞痛疗效好的药物是
154. 缺血性脑血管病、偏头痛可选用的药物是
155. 与留钾利尿剂合用可加重高钾血症的药物是
156. 适用于肾功能不良高血压的药物是
157. 老年高血压伴有前列腺增生者可选用的药物是
[158 ～ 162]
A. 硝苯地平 B. 卡托普利 C. 哌唑嗪
D. 可乐定 E. 利血平
158. 作用于肾上腺素能神经中枢部位的抗高血压药是
159. 影响肾上腺素能神经末梢递质的抗高血压药是
160. 肾上腺素受体阻断药是
161. 钙拮抗药是
162. 影响血管紧张素Ⅱ形成的抗高血压药是

［163～167］

A. 硝普钠　　B. 哌唑嗪　　C. 利血平

D. 卡托普利　　E. 钙拮抗剂

163. 可特异性抑制肾素血管紧张素转换酶的药物是

164. 易发生氰化物中毒的药物是

165. 用于重度顽固性高血压的药物是

166. 可耗竭肾上腺素能神经末梢递质的药物是

167. 抗高血压药中预防脑卒中作用最强的药物是

［168～172］

A. 硝苯地平　　B. 利血平　　C. 硝普钠

D. 卡托普利　　E. 肼屈嗪

168. 高血压合并胃溃疡的患者不宜选用

169. 可引起踝关节水肿，晨轻午重的抗高血压药是

170. 高血压合并冠心病的患者不宜选用

171. 严重心力衰竭者降压在首剂治疗时可能出现低血压反应的是

172. 高血压危象患者宜选用

［173～175］

A. 氢氯噻嗪　　B. 哌唑嗪　　C. 氨氯地平

D. 硝酸甘油　　E. 拉贝洛尔

173. 突然停药可导致反跳现象的扩血管药物是

174. 首次用药可出现首剂现象的是

175. 主要不良反应为踝关节水肿的药物是

［176～180］

A. 缬沙坦　　B. 利血平　　C. 维生素 B_{12}

D. 甲基多巴　　E. 硝苯地平

176. 可引起抑郁症和消化道溃疡的降压药是

177. 妊娠高血压的首选药物是

178. 可预防硝普钠氰化物中毒的药物是

179. 预防脑卒中作用最强的降压药是

180. 具有肾保护作用的降压药是

［181～184］

A. 普萘洛尔　　B. 哌唑嗪　　C. 甲基多巴

D. 氨氯地平　　E. 卡托普利

181. 伴有支气管哮喘的高血压患者禁用的药物是

182. 部分患者首次用药后可出现直立性低血压、眩晕、出汗、心悸等反应的药物是

183. 主要用于伴有外周血管痉挛性疾病的抗心绞痛药物是

184. 唯一干预 RAAS 和激肽释放酶激肽系统的双系统保护药是

［185～188］

A. 烟酸　　B. 洛伐他汀　　C. 考来烯胺

D. 氯贝丁酯　　E. 依折麦布

185. 久用可诱发胆结石的药物是

186. 应定期检测肝功能和肌磷酸激酶的药物是

187. 消化性溃疡患者禁用的药物是

188. 可抑制胆固醇转运蛋白活性，有效减少胆固醇吸收的药物是

[189 ～ 192]

A. TG ＞ 1.70mmol

B. TG ≥ 2.26mmol

C. LDL 未达标者

D. LDL 已达标，而 HDL 较低者

E. 贝丁酸类与他汀类合用

189. 首选非诺贝特的指标是

190. 首选他汀类的指标是

191. 首选贝丁酸类的指标是

192. 启动药物治疗的指标是

[193 ～ 194]

A. 阿托伐他汀　　B. 格列齐特　　C. 贝那普利

D. 布洛芬　　E. 奥美拉唑

193. 因为存在与 CYP2C19 相关的相互作用，使用氯吡格雷时应避免合用的药物是

194. 长期大剂量使用，会降低阿司匹林对心血管的保护作用，应避免合用的药物是

[195 ～ 196]

A. 洛伐他汀　　B. 瑞舒伐他汀　　C. 辛伐他汀

D. 阿托伐他汀　　E. 普伐他汀

195. 不经过肝脏 CYP450 酶系代谢的药物是

196. 严重肾功能不全患者使用时无须调整剂量的药物是

C 型题（综合分析选择题。每题的备选答案中只有一个最佳答案）

[197 ～ 201]

患者，男，62 岁。半年内出现胸闷、气短症状。1 个月前心脏彩超检查提示为风心病、二尖瓣狭窄。心电图显示心房纤颤，心室率快。1 周前行二尖瓣膜置换术，术后恢复良好。医嘱：地高辛 0.25mg，口服，1 次 / 日；呋塞米 20mg，口服，1 次 / 日；螺内酯 2mg，口服，1 次 / 日；卡托普利 12.5mg，口服，3 次 / 日；华法林 3mg，口服，1 次 / 日。

197. 具有正性肌力作用的药物是

A. 地高辛　　B. 呋塞米　　C. 螺内酯

D. 卡托普利　　E. 华法林

198. 患者使用的药物中需要监测血浆药物浓度的是

A. 地高辛　　B. 呋塞米　　C. 螺内酯

D. 卡托普利　　E. 华法林

199. 下列药物中可引起干咳的是

A. 地高辛　　B. 呋塞米　　C. 螺内酯

D. 卡托普利　　E. 华法林

200. 长期使用易致低血钾的利尿药是

A. 地高辛　　B. 呋塞米　　C. 螺内酯

D. 卡托普利　　E. 华法林

201. 华法林过量可用下列哪种药物对抗

A. 鱼精蛋白　　B. 维生素 K　　C. 维生素 A

D. 糜蛋白酶　　E. 氨甲环酸

[202～203]

患者，女，55岁。晨练时突发心前区剧烈疼痛，症状持续不缓解，紧急入院。查体：血压138/90mmHg，心率88次/分。心电图示：V_1～V_4ST段弓背向上抬高。急查血：血清总胆固醇（TC）4.9mmol/L，甘油三酯（TG）2.8mmol/L，高密度脂蛋白固醇（HDL-ch）0.8mmol/L，低密度脂蛋白固醇（LDL-ch）2.5mmol/L。医嘱：阿司匹林100mg，口服，1次/日；氯吡格雷75mg，口服，1次/日；美托洛尔25mg，口服，1次/日；硝酸异山梨酯10mg，口服，3次/日；阿托伐他汀20mg，口服，1次/日。

202. 小剂量阿司匹林预防血栓形成的机制是

A. 抑制磷脂酶　　B. 抑制TXA_2的合成　　C. 减少PGI_2的合成
D. 抑制凝血酶原　　E. 减少花生四烯酸的合成

203. 可用于抗动脉粥样硬化的药物有

A. 阿司匹林　　B. 氯吡格雷　　C. 美托洛尔
D. 阿托伐他汀　　E. 硝酸异山梨酯

[204～206]

患者，男，60岁。诊断为房性心律失常，医生给予胺碘酮治疗。近日，因胃溃疡开始用西咪替丁，出现窦性心动过缓症状。

204. 口服胺碘酮的正确用法是

A. 一日0.4～0.6g，分2～3次：1～2周后减至一日0.2～0.4g
B. 一次0.2～0.5g，每4小时1次
C. 首次0.2～0.3g，必要时2小时后加服0.1～0.2g
D. 一日0.24～0.32g，分3～4次服，逐渐加至每日0.5g
E. 一次0.01～0.03g，一日3～4次，根据耐受程度调整剂量

205. 胺碘酮典型不良反应：①光敏反应，治疗期间避免暴露于阳光下。②肺纤维化。③血糖升高。④甲状腺功能减退。⑤甲状腺功能亢进。其中正确的是

A. ①②④⑤　　B. ①③⑤　　C. ②④⑤
D. ③④⑤　　E. ①②③④

206. 合用西咪替丁，出现窦性心动过缓，原因是

A. 西咪替丁抑制CYP1A2，升高胺碘酮血浆药物浓度
B. 西咪替丁诱导CYP2C9，升高胺碘酮血浆药物浓度
C. 胺碘酮与西咪替丁竞争CYP2C19，减慢胺碘酮的代谢
D. 西咪替丁抑制CYP3A4，升高胺碘酮血浆药物浓度
E. 胺碘酮与西咪替丁竞争CYP2D6，减慢胺碘酮的代谢

X型题（多项选择题。每题的备选答案中有2个或2个以上正确答案。少选或多选均不得分）

207. 苯妥英钠的禁忌证包括

A. 阿－斯综合征　　B. 二至三度房室传导阻滞　　C. 窦房结阻滞
D. 窦性心动过速　　E. 脂肪肝

208. 具有减慢心率、减慢传导和加强心肌收缩力的药物是

A. 洋地黄毒苷　　B. 奎尼丁　　C. 毒毛花苷K
D. 维拉帕米　　E. 毛花苷C

209. 地高辛心脏毒性的诱因包括

A. 低血钾　　B. 高血钙　　C. 低血镁
D. 低血钠　　E. 高血钾

210. 抗心律失常药的基本电生理作用包括

A. 降低自律性　B. 减少后除极与触发活动　C. 增加后除极与触发活动

D. 改变传导，消除折返　E. 影响心肌细胞 Na^+、K^+、Ca^{2+} 的转运

211. 胺碘酮的药理作用包括

A. 延长动作电位时程和有效不应期

B. 降低窦房结自律性

C. 属于广谱抗心律失常药

D. 加快心房和浦肯野纤维的传导

E. 促进 Na^+、Ca^{2+} 内流

212. 可用于治疗室上性快速型心律失常的药物有

A. 普萘洛尔　B. 维拉帕米　C. 地高辛

D. 奎尼丁　E. 普鲁卡因胺

213. 奎尼丁的不良反应包括

A. 消化道反应　B. 心血管反应　C. 金鸡纳反应

D. 甲状腺功能紊乱　E. 凝血障碍

214. 胺碘酮可引起的不良反应包括

A. 显著的光过敏　B. 甲状腺功能亢进　C. 阵发性室性心动过速

D. 复视、眼球震颤　E. 慢性肺间质纤维化

215. 可引起尖端扭转型心律失常的药物是

A. 奎尼丁　B. 美西律　C. 普罗帕酮

D. 卡托普利　E. 利血平

216. 普萘洛尔可用于治疗

A. 心房颤动或扑动

B. 窦性心动过速

C. 阵发性室上性心动过速

D. 运动或情绪变动所引发的室性心律失常

E. 高血压

217. 普罗帕酮的适应证包括

A. 阵发性室性心动过速

B. 阵发性室上性心动过速

C. 预激综合征伴室上性心动过速

D. 心房扑动、心房颤动的预防

E. 各类早搏

218. 关于血管紧张素Ⅱ受体阻断剂作用特点的描述，正确的是

A. 能逆转心肌肥厚，减轻心力衰竭症状

B. 能改善高血压患者的胰岛素抵抗

C. 可促进尿酸排泄

D. 可引起低血压和减少肾血流量

E. 具有脑血管保护作用

219. 卡托普利治疗高血压的作用机制有

A. 抑制血管紧张素转换酶活性

B. 减少醛固酮分泌

C. 减少缓激肽水解

D. 抑制血管平滑肌增殖

E. 阻断血管紧张素 AT_1 受体

220. 卡托普利的作用机制与下列哪些有关

A. 减少血管紧张素Ⅱ的形成 B. 减少缓激肽失活 C. 减少血管紧张素Ⅰ的形成

D. 阻断血管紧张素Ⅱ受体 E. 抑制肾素活性

221. 血管紧张素Ⅱ转换酶抑制剂具有

A. 血管扩张作用

B. 增加尿量

C. 逆转慢性心功能不全的心肌肥厚

D. 适用于伴有糖尿病肾病的高血压患者

E. 止咳作用

222. 通过抑制磷酸二酯酶而加强心肌收缩力的药物是

A. 地高辛 B. 米力农 C. 醛固酮

D. 维司力农 E. 氨苯蝶啶

223. 直接作用于血管平滑肌的抗高血压药物有

A. 哌唑嗪 B. 肼屈嗪 C. 阿利克仑

D. 利血平 E. 硝普钠

224. 高血压合并支气管哮喘者可选用的治疗药物有

A. 氢氯噻嗪 B. 利血平 C. 硝苯地平

D. 普萘洛尔 E. 拉贝洛尔

225. 硝酸甘油的不良反应包括

A. 反射性心率加快 B. 直立性低血压 C. 溶血性贫血

D. 头痛 E. 血硝酸盐水平升高

226. 关于硝苯地平作用特点的描述，正确的是

A. 用于高血压的治疗

B. 可显著降低高血压患者发生脑卒中的风险

C. 不影响肾功能和脂质代谢

D. 与 ACEI 合用可减轻体液淤积，缓解下肢水肿

E. 可增加变异型心绞痛的病死率

227. 钙拮抗药的临床应用包括

A. 心律失常

B. 心绞痛

C. 高血压

D. 与 ACEI 合用可改善高血压合并的心肌肥厚

E. 脑血管疾病

228. 硝酸甘油可用于治疗

A. 心绞痛

B. 急性心肌梗死

C. 高血压

D. 静脉滴注用于急性充血性心力衰竭

E. 预防心绞痛

229. 既可治疗高血压，又能治疗心绞痛的药物是
A. 地高辛　B. 依那普利　C. 可乐定
D. 硝苯地平　E. 普萘洛尔
230. 血管紧张素Ⅱ受体阻断剂的作用包括
A. 降压作用　B. 减轻左室肥厚　C. 肾保护作用
D. 脑血管保护作用　E. 抗心律失常作用
231. 下列关于卡托普利的描述，正确的是
A. 降低外周血管阻力
B. 预防和逆转血管平滑肌增殖
C. 预防和逆转左心室肥厚
D. 改善高血压患者生活质量
E. 对脂质代谢无明显影响
232. 贝丁酸类药物的典型不良反应有
A. 肌痛、肌病　B. 血管形成术后再狭窄　C. 肝脏转氨酶升高
D. 多形性红斑　E. 胆石症、胆囊炎
233. HMG–CoA 还原酶抑制剂可降低以下哪些指标
A.TC　B.HDL　C.Apo
D.TG　E.LDL
234. 阿利克仑的作用机制有
A. 作用于 RAAS 初始环节，从源头上减少血管紧张素Ⅱ的生成
B. 能对抗 ACEI 或 ARB 升高肾素活性的作用
C. 降低血浆和尿液的醛固酮水平
D. 促进尿钠排泄，尿钾排泄不变
E. 显著升高血浆肾素浓度
235. 依折麦布的作用特点有
A. 可使胆固醇吸收有效降低 50%，但不影响胆汁分泌
B. 很少与其他药物相互影响
C. 具良好的安全性和耐受性
D. 作用机理与他汀类互补
E. 不能与葡萄柚汁合用
236. 可用于抗动脉粥样硬化的药物有
A. 考来烯胺　B. 硝普钠　C. 依折麦布
D. 烟酸　E. 肼屈嗪
237. 关于合理使用硝酸酯类药物的说法，正确的有
A. 单硝酸异山梨酯口服吸收完全，无肝脏首过效应
B. 硝酸异山梨酯主要的药理作用源于其活性代谢产物 5– 单硝酸异山梨酯
C. 为减缓耐药性的发生，应采用偏心给药方法，即每天有 8 ～ 12 小时无药期
D. 禁止与 5 型磷酸二酯酶抑制剂合用
E. 硝酸甘油舌下给药是治疗心绞痛急性发作的首选措施

第六章 血液系统疾病用药

A 型题（最佳选择题，每题的备选答案中只有一个最佳答案）

1. 关于氨基己酸的描述，错误的是
   A. 对慢性渗血效果较差
   B. 高剂量直接抑制纤溶酶的蛋白溶解酶活性
   C. 低剂量抑制纤溶酶原的活化作用
   D. 口服或静脉给药起效较快
   E. 口服生物利用率较高
2. 通过促进或恢复凝血过程而止血的药物是
   A. 酚磺乙胺 B. 氨基己酸 C. 氨甲苯酸
   D. 卡巴克络 E. 氨甲环酸
3. 下列药物中属于抗纤维蛋白溶解药的是
   A. 维生素 K_1 B. 酚磺乙胺 C. 卡巴克络
   D. 氨甲环酸 E. 凝血酶
4. 蛇毒血凝酶的给药方式不包括
   A. 口服
   B. 局部应用
   C. 静脉注射
   D. 肌内注射、皮下注射及腹腔注射
   E. 灌肠
5. 下列关于蛇毒血凝酶的描述，错误的是
   A. 妊娠期妇女出血时，应避免使用维生素 K_1 和蛇毒血凝酶
   B. 易引起弥散性血管内凝血（DIC）
   C. 用于新生儿出血时，宜在补充维生素 K 后再用本品
   D. 在完整无损的血管内无促进血小板聚集的作用
   E. 用药期间应监测患者的出血、凝血时间
6. 氨甲苯酸的作用机制是
   A. 抑制纤溶酶原 B. 对抗纤溶酶原激活因子 C. 增加血小板聚集
   D. 促使毛细血管收缩 E. 促进肝脏合成凝血酶原
7. 使用氨基己酸可导致
   A. 高胆红素血症 B. 支气管痉挛 C. 肺动脉高压
   D. 血栓形成 E. 耳鸣
8. 下列药物中与酚磺乙胺合用可引起中毒的是
   A. 氨甲苯酸 B. 维生素 K_1 C. 维生素 C
   D. 氨基己酸 E. 蛇毒血凝酶
9. 关于华法林的描述，错误的是
   A. 口服华法林真正起作用至少需 3 天

B. 应用过量易致出血

C. 长期服用可增加女性骨质疏松性骨折

D. 用药期间进食富含维生素 K 食物应尽量稳定

E. 不宜同服部分活血化瘀的中药饮片

10. 与肝素相比，华法林的作用特点不包括

A. 口服有效，应用方便　B. 价格便宜　C. 起效快

D. 作用持久　E. 在体外无抗凝血作用

11. 对抗华法林过量引起的出血可选用

A. 垂体后叶素　B. 维生素 C　C. 鱼精蛋白

D. 维生素 K_1　E. 氨甲苯酸

12. 主要用于预防静脉血栓的口服药物是

A. 尿激酶　B. 链激酶　C. 华法林

D. 低分子肝素　E. 肝素

13. 应用华法林抗凝过程中，出现严重出血时，可应用急救的药物是

A. 维生素 K_1　B. 维生素 K_2　C. 维生素 K_4

D. 维生素 B_1　E. 维生素 B_{12}

14. 应用华法林时，为掌握好剂量，应测定

A. 凝血酶原时间　B. 部分凝血活酶时间　C. 出血时间

D. 凝血时间　E. 止血时间

15. 在体外无抗凝作用，在体内有抗凝作用的是

A. 肝素　B. 华法林　C. 噻氯匹定

D. 尿激酶　E. 维生素 K

16. 华法林治疗窗窄，使用时应监测国际标准化比值（INR）。其理想的 INR 应维持在

A. 0.8 ～ 1.5　B. 1.5 ～ 2　C. 2 ～ 3

D. 3 ～ 4　E. ＞ 4

17. 双香豆素与维生素 K_1 合用可

A. 产生协同作用

B. 与其竞争结合血浆蛋白

C. 诱导肝药酶加速灭活，作用减弱

D. 竞争性对抗

E. 减少吸收

18. 双香豆素与阿司匹林合用可

A. 产生协同作用　B. 与其竞争结合血浆蛋白　C. 诱导肝药酶加速灭活，作用减弱

D. 竞争性对抗　E. 减少吸收

19. 可与甲巯咪唑发生药物相互作用的是

A. 华法林　B. 阿司匹林　C. 头孢类抗生素

D. 噻嗪类利尿剂　E. 糖皮质激素

20. 双香豆素与保泰松合用可

A. 产生协同作用

B. 与其竞争结合血浆蛋白

C. 诱导肝药酶加速灭活，作用减弱

D. 竞争性对抗

E. 减少吸收

21. 有关维生素K的描述，错误的是

A. 天然维生素K为脂溶性

B. 参与凝血因子的合成

C. 对于应用链激酶所致的出血有特效

D. 维生素K_1注射过快可出现呼吸困难

E. 较大剂量维生素K_1可致新生儿溶血

22. 关于维生素K_1的描述，下列说法错误的是

A. 维生素K_1为促凝血因子合成药

B. 维生素K_1缺乏可引起出血倾向和凝血酶原时间（PT）延长

C. 有镇痛作用

D. 注射后1～2小时起效，3～6小时止血效应明显

E. 维生素K_1主要在小肠内吸收

23. 防治新生儿出血应选用

A. 氨甲环酸　B. 维生素C　C. 维生素K_1

D. 垂体后叶素　E. 硫酸亚铁

24. 维生素K_1的作用机制是

A. 抑制血小板聚集

B. 促进四氢叶酸类辅酶的循环利用

C. 促进凝血因子合成

D. 促进纤溶

E. 阻止凝血因子合成

25. 防止急性血栓的首选药物是

A. 维生素B_{12}　B. 肝素　C. 香豆素类

D. 维生素K_1　E. 阿司匹林

26. 肝素过量可选用的拮抗药是

A. 维生素K_1　B. 鱼精蛋白　C. 葡萄糖酸钙

D. 氨甲苯酸　E. 叶酸

27. 关于肝素的叙述，错误的是

A. 抗凝血作用缓慢而持久

B. 体内、体外均有抗凝血作用

C. 临床用于防治血栓栓塞性疾病

D. 临床用于弥散性血管内凝血的高凝期

E. 常用给药途径为皮下注射或静脉注射

28. 下述药物中抗凝作用最强、最快的是

A. 肝素　B. 双香豆素　C. 华法林

D. 噻氯匹定　E. 链激酶

29. 关于达比加群酯的描述，错误的是

A. 应用期间不能口服奎尼丁类药物

B. 胺碘酮可使达比加群酯血浆浓度提高50%

C. 与阿司匹林联用不会增加出血风险

D. 用药期间应监测凝血功能、肝功能

E. 无特效拮抗剂

30. 关于利伐沙班注意事项的描述，不正确的是

A. 用药期间需定期测定血红蛋白

B. 如伤口已止血，首次用药应于术后立即给药

C. 用药过量可导致出血并发症

D. 对于不同的手术，选择疗程不同

E. 可在进餐时服用，也可单独服用

31. 下列药物中不属于凝血因子X抑制剂的是

A. 依诺肝素　B. 磺达肝癸钠　C. 依达肝素

D. 阿哌沙班　E. 利伐沙班

32. 下列关于直接凝血酶抑制剂的优势描述，错误的是

A. 选择性高

B. 有强大抗凝血作用

C. 影响已形成的凝血酶的正常生理止血功能

D. 可预测抗凝效果，无须监测 INR

E. 半衰期长，每日仅服 1～2 次

33. 溶栓药的使用禁忌证，不包括

A. 活动性内脏出血

B. 月经期间

C. 既往有出血性脑卒中史

D. 1 年内发生过缺血性脑卒中或脑血管事件

E. 颅内肿瘤

34. 对抗新产生的血栓应首选

A. 肝素　B. 华法林　C. 尿激酶

D. 右旋糖酐　E. 双香豆素

35. 与二代溶栓酶相比，瑞替普酶的作用优势，不包括

A. 血浆半衰期长，栓塞开通率高，给药方便

B. 具有较强的、特异的纤维蛋白选择性

C. 给药较方便，可以为抢救患者赢得时间

D. 全身纤溶活性大于链激酶、阿替普酶

E. 治疗时间窗宽，溶栓效果好且安全

36. 下列哪种药物不是促纤维蛋白溶解剂或纤溶酶原的直接激活剂

A. 链激酶　B. 尿激酶　C. 阿替普酶

D. 瑞替普酶　E. 肝素

37. 下述不属于抗血小板类药物的是

A. 环氧酶抑制剂

B. 二磷酸腺苷 P2Y12 受体激动剂

C. 磷酸二酯酶抑制剂

D. 整合素受体阻断剂

E. 血小板腺苷环化酶刺激剂及血栓烷合成酶抑制剂

38. 阿司匹林抗血栓形成的机制是

A. 直接对抗血小板聚集

B. 使环氧酶失活，减少 TXA_2 生成，产生抗血栓形成作用
C. 降低凝血酶
D. 激活抗凝血酶
E. 增强维生素 K_1 的作用

39. 被称为心血管事件一、二级预防的“基石”的药物是
A. 尿激酶　B. 阿司匹林　C. 对乙酰氨基酚
D. 维生素 K_1　E. 肌苷

40. 下列关于阿司匹林的描述，错误的是
A. 对所有诊断为冠心病或缺血性脑卒中的患者均应长期服用阿司匹林
B. 冠状动脉移植术后长期服用阿司匹林，每日 100mg
C. 阿司匹林为 50 岁以上心肌梗死患者的一级预防用药
D. 口服吸收迅速，生物利用度约 70%
E. 推荐在溶栓治疗 24 小时内应用阿司匹林作为辅助治疗

41. 下述药物中，可用于防治长期服用阿司匹林引起的出血的是
A. 维生素 C　B. 维生素 E　C. 维生素 B_{12}
D. 维生素 D　E. 维生素 K_1

42. 第一个快速并在所有急性冠状动脉综合征人群中均能降低心血管事件发生和死亡率的抗血小板药是
A. 噻氯匹定　B. 替格雷洛　C. 氯吡格雷
D. 阿那格雷　E. 双嘧达莫

43. 对阿司匹林过敏或不耐受的患者可选用
A. 噻氯匹定　B. 替格雷洛　C. 氯吡格雷
D. 替罗非班　E. 双嘧达莫

44. 第 3 代二磷酸腺苷 P2Y12 受体阻断剂是
A. 噻氯匹定　B. 替格雷洛　C. 氯吡格雷
D. 替罗非班　E. 双嘧达莫

45. 双嘧达莫最主要的抗凝作用机制是
A. 抑制凝血酶
B. 抑制磷酸二酯酶，使 cAMP 降解减少
C. 激活腺苷酸环化酶，使 cAMP 生成增多
D. 激活纤溶酶
E. 抑制纤溶酶

46. 人体存在前列环素时才有效的是
A. 噻氯匹定　B. 替格雷洛　C. 氯吡格雷
D. 替罗非班　E. 双嘧达莫

47. 双嘧达莫的药理作用为
A. 抑制血小板功能　B. 溶解纤维蛋白　C. 抑制凝血因子的合成
D. 激活抗凝血酶　E. 加速凝血因子耗竭

48. 维生素 B_{12} 的适应证为
A. 弥散性血管内凝血
B. 纤溶亢进所致的出血
C. 双香豆素类过量引起的出血
D. 恶性贫血和巨幼红细胞贫血

E. 血栓栓塞性疾病

49. 巨幼红细胞贫血应首选

A. 维生素 B_{12}　　B. 维生素 B_6　　C. 亚叶酸钙

D. 叶酸 + 维生素 B_{12}　　E. 铁剂

50. 口服铁剂最常见的不良反应是

A. 胃肠道反应　　B. 便秘　　C. 坏死性胃肠炎

D. 血性腹泻　　E. 血压下降

51. 治疗慢性失血（如钩虫）所致的贫血宜选用

A. 叶酸　　B. 维生素 K　　C. 硫酸亚铁

D. 维生素 B_{12}　　E. 卡巴克络

52. 叶酸可用于治疗

A. 小细胞低色素性贫血

B. 妊娠期巨幼红细胞贫血

C. 溶血性贫血

D. 甲氨蝶呤、乙胺嘧啶所致的巨幼红细胞贫血

E. 再生障碍性贫血

53. 用于甲氨蝶呤引起的巨幼红细胞贫血的是

A. 硫酸亚铁　　B. 叶酸　　C. 维生素 B_{12}

D. 红细胞生成素　　E. 亚叶酸钙

54. 用于慢性肾功能不全引起的贫血的药物是

A. 硫酸亚铁　　B. 叶酸　　C. 维生素 B_{12}

D. 重组人促红素　　E. 亚叶酸钙

55. 下列属于重组人促红素禁忌证的是

A. 低血压　　B. 心律失常　　C. 中性粒细胞减少

D. 难以控制的高血压　　E. 贫血

56. 不属于升白细胞药物的是

A. 肌苷　　B. 粒细胞集落刺激因子　　C. 重组人促红素

D. 非格司亭　　E. 利可君

57. 可促进白细胞生长、提高白细胞计数的药物是

A. 尿激酶　　B. 阿司匹林　　C. 对乙酰氨基酚

D. 维生素 K_1　　E. 肌苷

58. 放疗时白细胞减少可选用

A. 肝素

B. 阿司匹林

C. 重组人促红素

D. 重组组织型纤维蛋白溶酶原激活剂

E. 重组人粒细胞集落刺激因子

59. 硫酸亚铁的适应证是

A. 恶性贫血　　B. 产后大出血　　C. 缺铁性贫血

D. 巨幼细胞性贫血　　E. 再生障碍性贫血

60. 维生素 B_{12} 主要用于治疗的疾病是

A. 缺铁性贫血　　B. 慢性失血性贫血　　C. 再生障碍性贫血

D. 巨幼细胞贫血　E. 地中海贫血

61. 叶酸主要用于治疗

A. 缺铁性贫血　B. 溶血性贫血　C. 再生障碍性贫血

D. 妊娠期巨幼红细胞贫血　E. 甲氨蝶呤所致的巨幼红细胞贫血

62. 重组人促红素的最佳适应证是

A. 慢性肾衰竭所致贫血　B. 化疗药物所致贫血　C. 严重缺铁性贫血

D. 严重再生障碍性贫血　E. 恶性贫血

63. 临床常用的巨幼红细胞贫血治疗药物是

A. 维生素 B_{12}　B. 肝素　C. 香豆素类

D. 维生素 K　E. 尿激酶

64. 治疗巨幼红细胞贫血应首选

A. 维生素 B_{12}　B. 叶酸 + 维生素 B_{12}　C. 亚叶酸钙

D. 铁剂　E. 输血

65. 对由应用叶酸拮抗剂引起的巨幼红细胞贫血需要下列哪个药物治疗

A. 铁剂　B. 叶酸辅以维生素 B_{12} 治疗　C. 亚叶酸钙

D. 输血　E. 以上都可以

66. 补充铁剂在血红蛋白恢复正常后，仍需继续服用多长时间

A.1 ～ 2 个月　B.2 ～ 3 个月　C.3 ～ 6 个月

D.4 ～ 5 个月　E.7 ～ 12 个月

67. 关于叶酸的不良反应，下列说法正确的是

A. 低血压　B. 高尿酸血症　C. 过敏性休克

D. 荨麻疹　E. 以上都正确

68. 关于重组人促红素的功能，下列说法不正确的是

A. 促进红细胞成熟

B. 促进红细胞的繁殖和分化

C. 增加红细胞和血红蛋白含量

D. 稳定红细胞膜

E. 降低红细胞膜抗氧化酶功能

69. 铁剂用于治疗

A. 溶血性贫血

B. 巨幼红细胞贫血

C. 再生障碍性贫血

D. 小细胞低血红蛋白性贫血

E. 恶性贫血

70. 妨碍铁剂在肠道吸收的物质是

A. 维生素 C　B. 枸橼酸钠　C. 食物中半胱氨酸

D. 食物中高磷、鞣酸等　E. 稀盐酸

71. 口服铁剂最常见的不良反应是

A. 胃肠道反应　B. 便秘　C. 坏死性胃肠炎

D. 血性腹泻　E. 血压下降

72. 长期大量应用双嘧达莫治疗缺血性心脏病时，可能导致患者缺血加重甚至病情恶化，可能的原因是

A. 冠状动脉窃血　　B. 双嘧达莫抵抗　　C. 抗血小板药物继发失效
D. 治疗反应变异　　E. 血小板高反应性

73. 可与奎尼丁发生与 P- 糖蛋白有关的相互作用的药物是
A. 华法林　　B. 达比加群酯　　C. 低分子肝素
D. 肝素钠　　E. 维生素 K

74. 肝素过量所致出血的解救药物是
A. 蛇毒血凝酶　　B. 维生素 K　　C. 鱼精蛋白
D. 酚磺乙胺　　E. 氨甲环酸

75. 阿哌沙班属于
A. 凝血因子Ⅹ抑制剂　　B. 维生素 K 拮抗剂　　C. 直接凝血酶抑制剂
D. 环氧酶抑制剂　　E. 整合素受体阻断剂

B 型题（配伍选择题，备选答案在前，试题在后，每题若干组。每组均对应同一组备选答案）

[76 ～ 78]
A. 肝素　　B. 华法林　　C. 噻氯匹定
D. 尿激酶　　E. 维生素 K

76. 仅在体内有抗凝血作用的药物是
77. 可抑制血小板聚集和释放的药物是
78. 在体内、体外均有抗凝血作用的药物是

[79 ～ 83]
A. 维生素 K　　B. 酚磺乙胺　　C. 氨甲环酸
D. 卡巴克络　　E. 蛇毒血凝酶

79. 影响血管通透性的药物是
80. 促进肝脏Ⅱ、Ⅶ、Ⅸ、Ⅹ因子合成的药物是
81. 促使血小板释放凝血活性物质的是
82. 促进血管破损部位血小板凝集的是
83. 抗纤维蛋白溶解的药物是

[84 ～ 87]
A. 高胆红素血症
B. 可见血栓形成（急性溶血性贫血）
C. 头晕耳鸣，视力减退
D. 过敏反应
E. 心动过缓，面部潮红，血压降低

84. 卡巴克络常见的不良反应为
85. 鱼精蛋白少见的不良反应为
86. 甲萘氢醌的不良反应为
87. 蛇毒血凝酶偶见的不良反应为

[88 ～ 91]
A. 达比加群酯　　B. 依诺肝素　　C. 华法林
D. 酚磺乙胺　　E. 鱼精蛋白

88. 防治各种手术前后出血的药物是
89. 用于预防及治疗深静脉血栓及肺栓塞的药物是
90. 血液透析体外循环中防止血栓形成的药物是

91. 用于全膝关节置换术，预防静脉血栓的药物是

［92～96］

A. 阿司匹林　B. 替罗非班　C. 双嘧达莫

D. 肌苷　E. 奥扎格雷钠

92. 整合素受体阻断剂

93. 环氧酶抑制剂

94. 血栓烷合成酶抑制剂

95. 磷酸二酯酶抑制剂

96. 血小板腺苷环化酶刺激剂

［97～101］

A. 华法林　B. 肝素　C. 达比加群酯

D. 依达肝素　E. 维生素 K

97. 导致血小板减少的是

98. 治疗窗窄，应严格实行剂量个体化的是

99. 对蛇咬伤所致的 DIC 无效的是

100. 用药期间不能口服奎尼丁类药的是

101. 因作用无相应阻滞剂，一旦发生出血极难处理的是

［102～106］

A. 硫酸亚铁　B. 小檗胺　C. 沙格司亭

D. 重组人促红素　E. 叶酸＋维生素 B_{12}

102. 缺铁性贫血

103. 巨幼红细胞贫血

104. 肾性贫血

105. 防治肿瘤化疗（环磷酰胺等）、放疗、苯中毒引起的白细胞减少症

106. 粒细胞巨噬细胞集落刺激因子

［107～109］

A. 硫酸亚铁　B. 叶酸　C. 维生素 B_{12}

D. 重组人促红素　E. 维生素 K

107. 恶性贫血和巨幼红细胞贫血选用

108. 慢性失血性贫血宜选用

109. 肾性贫血宜选用

［110～111］

A. 恶性贫血　B. 巨幼红细胞贫血　C. 再生障碍性贫血

D. 缺铁性贫血　E. 产后大出血

110. 由于体内铁缺乏的贫血类型是

111. 由于体内缺乏叶酸和维生素 B_{12} 等造血因子的贫血类型是

［112～115］

A. 硫酸亚铁片　B. 琥珀酸亚铁胶囊　C. 硫酸亚铁糖浆

D. 硫酸亚铁缓释片　E. 蔗糖铁

112. 易使牙齿变黑的是

113. 胃肠道不良反应较轻的是

114. 需要迅速纠正缺铁的患者宜选用

115. 有严重消化道疾患的患者宜选用

［116 ～ 117］

A. 蛇毒血凝酶　　B. 甲萘氢醌　　C. 鱼精蛋白

D. 卡巴克络　　E. 氨基己酸

116. 能使凝血因子Ⅰ降解为纤维蛋白单体的药物是

117. 属于促凝血因子合成的药物是

C 型题（综合分析选择题。每题的备选答案中只有一个最佳答案）

［118 ～ 120］

患者，男，68 岁。发热伴咳嗽 1 周；表情淡漠，气急。近 2 天全身散在出血点及瘀斑，血压 60/40mmHg，血红蛋白 120g/L，白细胞 12×10^9/L，血小板 30×10^9/L，血涂片可见少量红细胞碎片，凝血酶原时间 18 秒（正常值 13 秒）；骨髓穿刺示增生活跃，巨核细胞多。诊断为弥散性血管内凝血。

118. 该患者应选用下列哪种药物治疗

A. 维生素 K

B. 氨甲苯酸 + 大量维生素 C

C. 雄激素 + 抗生素

D. 皮质激素

E. 肝素

119. 关于肝素，下列说法中错误的是

A. 口服无效

B. 可采用静脉滴注和深部皮下注射

C. 用药期间避免注射其他药品，以防止注射部位出血

D. 早期过量表现为黏膜、齿龈出血、皮肤瘀斑或紫癜、鼻出血、月经量过多等

E. 可口服给药

120. 发生肝素过量时，应选用下述哪种药物进行拮抗

A. 鱼精蛋白　　B. 维生素 K_1　　C. 维生素 C

D. 低分子肝素　　E. 阿替普酶

［121 ～ 123］

患者，30 岁。头昏乏力，粪中钩虫卵（+++），血红蛋白 60g/L。诊断为钩虫感染、缺铁性贫血。

121. 该患者的药物治疗方案应包括

A. 驱钩虫

B. 驱钩虫 + 口服铁剂

C. 驱钩虫 + 注射右旋糖酐铁

D. 输血 + 注射右旋糖酐铁

E. 口服叶酸和注射维生素 B_{12}

122. 关于硫酸亚铁注意事项的描述，错误的是

A. 宜在餐后或餐时服用

B. 应用铁剂治疗期间，大便颜色变黑，应注意与消化道便血相区别

C. 治疗期间应定期检查血象和血清铁水平

D. 铁剂不应与浓茶同服

E. 维生素 C 可降低铁剂吸收

123. 关于铁剂的说法，错误的是

A. 尽量选择三价铁

B. 注意预防铁负荷过重

C. 选择适宜的病期、疗程和监测

D. 对胃酸缺乏者，宜与稀盐酸并用

E. 口服铁剂不能起效者，可选用注射铁剂

[124 ～ 125]

患者，30 岁，农民。头昏无力，粪中钩虫卵（+++），血红蛋白 60g/L。诊断为钩虫感染、缺铁性贫血。

124. 该患者的药物治疗方案应包括

A. 驱钩虫

B. 驱钩虫 + 口服铁剂

C. 驱钩虫 + 注射右旋糖酐铁

D. 输血 + 注射右旋糖酐铁

E. 口服叶酸和注射维生素 B_{12}

125. 关于口服铁剂注意事项的描述，错误的是

A. 宜在餐后或餐时服用

B. 应用铁剂治疗期间，大便颜色变黑，潜血试验阳性，应注意与上消化道出血相鉴别

C. 治疗期间应定期检查血象和血清铁水平

D. 铁剂不应与浓茶同服，浓茶中含有的鞣酸，可与铁剂形成沉淀，使铁剂的吸收减少

E. 维生素 C 可降低铁剂的吸收

[126 ～ 127]

周某，男，31 岁。胃溃疡伴有慢性出血，大便潜血（+）。患者近日感无力、心悸。诊断为慢性失血性贫血。

126. 在原有治疗胃溃疡药物的基础上，应加用何种药物治疗

A. 叶酸　　B. 维生素 B_{12}　　C. 四氢叶酸

D. 硫酸亚铁　　E. 复合维生素 B

127. 关于铁剂的说法，错误的是

A. 尽量选择三价铁

B. 注意预防铁负荷过重

C. 选择适宜的病期、疗程和监测

D. 对胃酸缺乏者，宜与稀盐酸并用，有利于铁剂的解离

E. 口服铁剂不能起效者，可选用注射铁剂

X 型题（多项选择题。每题的备选答案中有 2 个或 2 个以上正确答案。少选或多选均不得分）

128. 应用氨基己酸时应注意以下哪些方面

A. 有血栓形成倾向或过去有血管栓塞者、弥散性血管内凝血高凝期患者禁用

B. 对于急性肾衰竭患者，宜在肝素化的基础上应用

C. 尿道手术后出血者慎用

D. 本品排泄快，需持续给药

E. 静脉注射过快可引起明显血压降低、心律失常

129. 华法林用药期间需注意

A. 初始治疗宜联合肝素

B. 过量引起的出血，可用维生素 K_1 对抗

C. 有增加男性骨质疏松性骨折的风险

D. 应稳定进食富含维生素 K 的果蔬
E. 应配合服活血化瘀的中药饮片

130. 香豆素类药物的抗凝作用特点是
A. 口服抗凝药　　B. 具有体内抗凝血作用　　C. 不具有体外抗凝血作用
D. 作用维持时间长　　E. 起效快

131. 肝素体内抗凝最常用的给药途径是
A. 口服　　B. 肌内注射　　C. 深部皮下注射
D. 静脉注射　　E. 舌下含服

132. 肝素的临床用途有
A. 脑栓塞　　B. 心肌梗死　　C.DIC 晚期
D. 体外抗凝　　E. 蛇咬伤所致弥散性血管内凝血

133. 肝素的主要用途有
A. 治疗缺铁性贫血
B. 防止血栓栓塞
C. 弥散性血管内凝血早期使用
D. 拮抗香豆素类药物的作用
E. 增强维生素 K 的作用

134. 肝素的药理作用特点是
A. 口服无效　　B. 抗凝血作用慢而持久　　C. 体内外均有抗凝作用
D. 抗凝作用强　　E. 有促纤溶作用

135. 防治血栓性疾病的药物包括
A. 肝素　　B. 阿司匹林　　C. 华法林
D. 链激酶　　E. 氨甲苯酸

136. 达比加群酯抗凝作用的优势为
A. 选择性高
B. 治疗量下不会引起血小板减少
C. 与纤维蛋白结合的凝血酶仍可被灭活
D. 较少与血浆蛋白结合
E. 长期口服安全性较好

137. 抗血小板药包括
A. 环氧酶抑制剂　　B. 整合素受体阻断剂　　C. 磷酸二酯酶抑制剂
D. 血栓烷合成酶抑制剂　　E. 血小板腺苷环化酶刺激剂

138. 阿司匹林的适应证包括
A. 急性心梗　　B. 不稳定型心绞痛　　C. 缺血性脑卒中
D. 维生素 K 缺乏症　　E. 一过性脑缺血发作

139. 为减少阿司匹林所致的消化道黏膜损伤，应做到
A. 识别高危人群
B. 将剂量调到最小
C. 注意监测出血
D. 服用前先根治幽门螺杆菌感染
E. 可联合服用硫糖铝

140. 应对阿司匹林抵抗，可采用的措施有

A. 规范应用阿司匹林
B. 用药期间避免服用其他非甾体抗炎药
C. 控制血压、血糖、血脂
D. 尽量服用肠溶阿司匹林制剂
E. 提高用药依从性，实施个体化治疗

141. 下列哪种药物与阿司匹林合用可能增加出血风险
A. 肝素　B. 华法林　C. 氯吡格雷
D. 噻氯匹定　E. 雷尼替丁

142. 下列哪类人群服用阿司匹林时容易引起溃疡
A. 既往使用过阿司匹林者
B. 女性、65 岁及以上老年人
C. 有消化道溃疡或出血病史、合并幽门螺杆菌感染
D. 联合抗血小板药或抗凝血药治疗者
E. 合用非甾体抗炎药、糖皮质激素治疗者

143. 下列哪种人群比较容易发生缺铁
A. 育龄妇女　B. 生长发育时期儿童　C. 青少年
D. 成年人　E. 胃及十二指肠疾病患者

144. 临床最常使用的治疗缺铁性贫血的铁剂是
A. 硫酸亚铁　B. 多糖铁复合物　C. 富马酸亚铁
D. 琥珀酸亚铁　E. 有机铁

145. 下列哪类患者禁忌使用铁剂
A. 对铁剂过敏者
B. 严重肝肾功能不全患者
C. 铁负荷过高、血色病或含铁血黄素沉着症患者
D. 非缺铁性贫血（如地中海贫血）患者
E. 便秘患者

146. 下列哪些药物可增加替罗非班的出血风险
A. 肝素　B. 阿司匹林　C. 阿加曲班
D. 溶栓酶　E. 中药饮片

147. 下列说法中正确的是
A. 对诊断不明的贫血者也可选用叶酸治疗
B. 大剂量服用叶酸时需同时补充维生素 B_{12}
C. 服用叶酸、维生素 B_{12} 治疗后宜补钾
D. 妊娠期妇女应避免使用维生素 B_{12}
E. 妊娠期妇女可使用维生素 B_{12}

148. 氯吡格雷的作用特点包括
A. 与肝素之间存在药效学的相互作用
B. 质子泵抑制剂可增加其心血管不良反应事件
C. 用药期间若发生严重出血，必要时可输入血小板
D. 适用于伴有活动性消化道溃疡的心肌梗死
E. 抗血小板作用无浓度依赖性

149. 非格司亭的适应证有

A. 肿瘤化疗等原因导致的中性粒细胞减少症
B. 促进骨髓移植后的中性粒细胞数升高
C. 骨髓发育不良综合征引起的中性粒细胞减少症
D. 再生障碍性贫血
E. 血小板减少

150. 重组人粒细胞集落刺激因子（rhG–CSF）可用于
A. 缺铁性贫血　B. 化疗后白细胞下降　C. 再生障碍性贫血
D. 血小板减少　E. 巨幼红细胞贫血

151. 属于抗贫血药的是
A. 维生素 B_{12}　B. 叶酸　C. 硫酸亚铁
D. 维生素 K　E. 重组人促红素

152. 可用于治疗巨幼红细胞贫血的抗贫血药是
A. 硫酸亚铁　B. 叶酸　C. 维生素 C
D. 右旋糖酐铁　E. 维生素 B_{12}

153. 属于兴奋骨髓造血功能药的是
A. 肌苷　B. 腺嘌呤　C. 小檗胺
D. 硫酸亚铁　E. 叶酸

154. 缺铁性贫血多见于
A. 育龄妇女　B. 生长发育时期的儿童　C. 胃及十二指肠溃疡患者
D. 青壮年男性　E. 以上都正确

155. 铁剂常见的不良反应是
A. 恶心　B. 胃部或腹部疼痛　C. 腹泻
D. 便秘　E. 食欲减退

156. 关于铁剂的说法，正确的是
A. 口服铁剂与碳酸氢钠同用，易产生沉淀而影响吸收
B. 口服铁剂与饮料同用，易产生沉淀而影响吸收
C. 与西咪替丁同用，可影响铁的吸收
D. 铁剂可影响四环素类、氟喹诺酮类、青霉胺及锌剂的吸收
E. 与维生素 C 同服，可增加本品的吸收，但也易导致胃肠道反应

157. 关于硫酸亚铁的说法，下列正确的是
A. 口服铁剂有轻度的胃肠道反应，重者于餐后服用，对药物吸收无影响
B. 乙醇中毒、肝炎、急性感染、肠道炎症、胰腺炎、消化性溃疡者慎用
C. 因为老年患者胃液分泌减少，自肠黏膜吸收减少，可适当增加口服铁剂剂量
D. 颗粒剂不宜用热开水冲服，以免影响吸收，包装开封后应在 2 日内服完
E. 以上都正确

158. 关于叶酸和维生素 B_{12} 的说法，正确的是
A. 均不宜与维生素 C 同服
B. 治疗前应确定患者缺乏两者中何种物质及其程度后再行治疗
C. 小剂量叶酸用于妊娠期妇女以预防胎儿神经管畸形
D. 叶酸可迅速纠正巨幼红细胞贫血的异常现象，但不能阻止因维生素 B_{12} 缺乏所致的神经损害
E. 在服用叶酸、维生素 B_{12} 治疗后，尤其是严重病例在血红蛋白恢复正常时，可出现血钾降低或突然降低

159. 关于维生素 B_{12} 的注意事项，正确的是

A. 对恶性贫血者口服给药无效，须采用肌内注射给药，并终身使用

B. 治疗巨幼红细胞贫血，在起始 48 小时监测血钾水平，以防止低钾血症

C. 维生素 B_{12} 缺乏可同时伴有叶酸缺乏，如以维生素 B_{12} 治疗，血象虽能改善，但可掩盖叶酸缺乏的临床表现，对该类患者宜同时补充叶酸，才能取得较好疗效

D. 应避免与氯霉素合用，否则可抵消维生素 B_{12} 的造血功能

E. 氨基糖苷类抗生素、对氨基水杨酸类、苯巴比妥、苯妥英钠及秋水仙碱等可减少维生素 B_{12} 从肠道的吸收

160. 重组人促红素的典型不良反应包括

A. 血压升高　B. 脑出血　C. 血栓形成

D. 类流感样症状　E. 嗜酸性粒细胞增多

161. 重组人促红素的注意事项是

A. 静脉滴注重组人促红素速度宜慢，因快速注射可引起虚脱

B. 对肾性贫血患者须监测红细胞比容，如增加过快，应减少重组人促红素的用量

C. 过大剂量静脉注射治疗急性铁负荷过重及地中海贫血，易致成人呼吸窘迫综合征

D. 患者用药后可能出现头晕或其他中枢神经系统症状，用药期间不宜驾车或操作机械

E. 重组人促红素可引起血压升高，在用药前要先控制血压达标

162. 下列哪些因素可促进铁剂的吸收

A. 维生素 C　B. 抗酸药　C. 食物中的果糖

D. 四环素　E. 半胱氨酸

163. 下列说法中正确的是

A. 对诊断不明的贫血者也可选用叶酸治疗

B. 大剂量服用叶酸时需同时补充维生素 B_{12}

C. 服用叶酸、维生素 B_{12} 治疗后宜补钾

D. 妊娠期妇女应避免使用维生素 B_{12}

E. 妊娠期妇女可使用维生素 B_{12}

164. 下列关于叶酸的描述，正确的是

A. 水溶性维生素 B

B. 骨髓红细胞成熟和分裂所必需的物质

C. 妊娠期妇女的预防用药

D. 可用于各种原因引起的叶酸缺乏及由叶酸缺乏所致的巨幼红细胞贫血

E. 小剂量用于妊娠期妇女可预防胎儿神经管畸形

165. 关于尿激酶应用的说法，正确的有

A. 使用尿激酶时应注意监测出血风险

B. 为防止出血事件的发生，尿激酶溶栓后不可使用肝素类药物

C. 尿激酶可用于预防房颤者发生血栓

D. 用于急性心肌梗死溶栓时，尿激酶可与阿司匹林合用以增强疗效

E. 尿激酶尽早（6 ～ 12 小时）使用，可用于治疗冠状动脉栓塞

166. 华法林是临床常用的口服抗凝药物，关于华法林合理使用的说法，正确的有

A. 华法林对凝血因子充分抑制需要数天时间，因此起效缓慢

B. 华法林和肝素类似，在体外也有抗凝活性

C. 为了加快华法林起效，临床一般通过增加初始给药剂量的方法，加速已合成的凝血因子Ⅰ的

清除

D. 华法林的抗凝作用能被维生素 K 所拮抗，因此在用药期间不应进食富含维生素 K_1 的绿色果蔬，如菠菜等

E. 华法林应用过量易致出血，对于严重的出血可以使用维生素 K_1、新鲜血浆或凝血酶原复合物对抗治疗

167. 应用“多糖铁复合物胶囊”治疗缺铁性贫血，服药的注意事项包括

A. 可在餐时或餐后服用

B. 可用牛奶或咖啡送服

C. 不应与浓茶同服

D. 铁剂可能会引起粪便颜色变黑

E. 与维生素 C 同服可增加铁剂的吸收

第七章 利尿药和泌尿系统疾病用药

A 型题(最佳选择题,每题的备选答案中只有一个最佳答案)

1. 下列哪种利尿药与氨基糖苷类抗生素合用会加重耳毒性
   A. 呋塞米　B. 乙酰唑胺　C. 螺内酯
   D. 氢氯噻嗪　E. 阿米洛利
2. 布美他尼属于下列哪类利尿药
   A. 高效利尿药　B. 中效利尿药　C. 渗透性利尿药
   D. 碳酸酐酶抑制药　E. 留钾利尿药
3. 呋塞米利尿作用机制主要是
   A. 抑制 Na^+–K^+–$2Cl^-$ 转运系统
   B. 抑制 Na^+–H^+ 交换
   C. 抑制碳酸酐酶
   D. 特异性阻滞 Na^+ 通道
4. 主要作用于髓袢升支粗段皮质部和髓质部的利尿药是
   A. 螺内酯　B. 氨苯蝶啶　C. 氢氯噻嗪
   D. 呋塞米　E. 甘露醇
5. 下列关于袢利尿剂不良反应的描述,错误的是
   A. 多数患者长期使用可出现高尿酸血症
   B. 当低血钾和低血镁同时存在时,如不纠正低血镁,即使补充钾也不易纠正低钾血症
   C. 常见水、电解质紊乱
   D. 耳毒性与剂量无关
   E. 对磺胺类药物过敏者应慎用呋塞米
6. 能减少房水生成,降低眼内压的药物是
   A. 氨苯蝶啶　B. 布美他尼　C. 氢氯噻嗪
   D. 阿米洛利　E. 乙酰唑胺
7. 下列关于袢利尿剂使用的描述中,不正确的是
   A. 可多次应用最小有效剂量
   B. 出现利尿剂抵抗时,可使用低效利尿剂增大剂量
   C. 单独使用可能会使利尿作用降低
   D. 可联合作用部位不同的利尿剂
   E. 合用血管紧张素转换酶抑制剂可增加利尿作用
8. 抑制 Na^+–K^+–$2Cl^-$ 同向转运的药物是
   A. 乙酰唑胺　B. 氢氯噻嗪　C. 氨苯蝶啶
   D. 螺内酯　E. 呋塞米
9. 伴有糖尿病的水肿患者,不宜选用
   A. 氢氯噻嗪　B. 呋塞米　C. 氨苯蝶啶
   D. 乙酰唑胺　E. 螺内酯

10. 氢氯噻嗪的主要作用部位是
A. 集合管　B. 近曲小管　C. 髓袢升支
D. 髓袢升支粗段　E. 远曲小管的近端
11. 易引起低血钾的利尿药是
A. 山梨醇　B. 氨苯蝶啶　C. 氢氯噻嗪
D. 阿米洛利　E. 螺内酯
12. 伴有痛风的水肿患者，不宜选用哪种利尿剂
A. 氢氯噻嗪　B. 呋塞米　C. 螺内酯
D. 布美他尼　E. 氨苯蝶啶
13. 下述种类的利尿药中，利尿作用最强的是
A. 留钾利尿剂　B. 噻嗪类利尿剂　C. 袢利尿剂
D. 碳酸酐酶抑制剂　E. 以上药物作用强度相同
14. 下述关于螺内酯作用特点的描述，正确的是
A. 具有抑制心肌纤维化的功能
B. 利尿作用强，药效持久
C. 对肝硬化者无效
D. 利尿作用与体内醛固酮浓度无关
E. 对肾小管其他各段作用较弱
15. 氨苯蝶啶可导致的不良反应是
A. 低氯碱血症　B. 血小板增多　C. 高钾血症
D. 低血糖　E. 高钠血症
16. 可引起男子乳房女性化和妇女多毛症的药物是
A. 呋塞米　B. 螺内酯　C. 甘露醇
D. 糖皮质激素　E. 氢氯噻嗪
17. 螺内酯临床常用于
A. 脑水肿　B. 尿崩症　C. 醛固酮升高引起的水肿
D. 急性肾功能衰竭　E. 高血压
18. 通过竞争醛固酮受体而发挥利尿作用的药物是
A. 氨苯蝶啶　B. 乙酰唑胺　C. 布美他尼
D. 阿米洛利　E. 螺内酯
19. 氨苯蝶啶的作用部位是
A. 髓袢升支粗段　B. 近曲小管　C. 远曲小管和集合管
D. 髓袢升支粗段皮质部　E. 髓袢升支粗段髓质部
20. 保钾利尿作用最强的药物是
A. 坎利酮　B. 螺内酯　C. 依普利酮
D. 阿米洛利　E. 氨苯蝶啶
21. 乙酰唑胺的不良反应，不包括
A. 过敏　B. 骨髓功能抑制　C. 皮肤毒性
D. 高血糖　E. 中枢神经抑制
22. 具有降压作用的中效利尿药是
A. 阿米洛利　B. 氢氯噻嗪　C. 呋塞米
D. 氨苯蝶啶　E. 螺内酯

23. 长期使用可使血钾水平升高的药物是
A. 氨苯蝶啶 B. 呋塞米 C. 吲达帕胺
D. 乙酰唑胺 E. 氢氯噻嗪

24. 作用于髓袢升支粗段的利尿药是
A. 氢氯噻嗪 B. 呋塞米 C. 氨苯蝶啶
D. 阿米洛利 E. 螺内酯

25. 可用于治疗尿崩症的药物是
A. 氨苯蝶啶 B. 螺内酯 C. 氢氯噻嗪
D. 呋塞米 E. 甘露醇

26. 乙酰唑胺的不良反应，不包括
A. 中枢神经系统抑制 B. 骨髓功能抑制 C. 皮肤毒性
D. 高血糖 E. 过敏

27. 通过抑制碳酸酐酶发挥利尿作用的药物是
A. 乙酰唑胺 B. 吲达帕胺 C. 托拉塞米
D. 氢氯噻嗪 E. 螺内酯

28. 噻嗪类利尿剂的作用机制是
A. 增加肾小球滤过率
B. 抑制远曲小管 K^+–Na^+ 交换
C. 抑制远曲小管近端 Na^+–Cl^- 同向转运系统
D. 抑制近曲小管碳酸酐酶，减少 H^+–Na^+ 交换
E. 抑制髓袢升支粗段 Na^+–K^+–$2Cl^-$ 共同转运子

29. 下列关于噻嗪类利尿剂的降压机制，说法错误的是
A. 使血管平滑肌对缩血管物质反应减弱
B. 通过利尿作用，减少血容量而产生降压作用
C. 通过利尿作用，使细胞外液容量减少而降压
D. 通过减少醛固酮的分泌发挥利尿降压作用
E. 平滑肌细胞内的 Na^+ 浓度降低，通过 Na^+–Ca^{2+} 交换，使细胞内的 Ca^{2+} 浓度降低

30. 易引起低血钾的利尿药是
A. 山梨醇 B. 阿米洛利 C. 氢氯噻嗪
D. 氨苯蝶啶 E. 螺内酯

31. 可引起听力减退或暂时耳聋的利尿药是
A. 螺内酯 B. 呋塞米 C. 乙酰唑胺
D. 氢氯噻嗪 E. 氨苯蝶啶

32. 以下不属于呋塞米不良反应的是
A. 耳毒性 B. 降低血糖 C. 胃肠道反应
D. 高尿酸血症 E. 水和电解质紊乱

33. 下列关于呋塞米叙述，错误的是
A. 可治疗早期的急性肾衰竭
B. 可引起水和电解质紊乱
C. 迅速解除左心衰竭所致的急性肺水肿
D. 抑制髓袢升支粗段部位的 Na^+–K^+–$2Cl^-$ 同向转运子
E. 抑制远曲小管 Na^+–Cl^- 转运系统

34. 属于留钾利尿剂的是

A. 氢氯噻嗪　B. 螺内酯　C. 甘露醇　D. 呋塞米　E. 乙酰唑胺

35. 可竞争性地与胞浆中的醛固酮受体结合，拮抗醛固酮的留钾利尿剂是

A. 螺内酯　B. 氨苯蝶啶　C. 呋塞米　D. 氢氯噻嗪　E. 乙酰唑胺

36. 可纠正呼吸性酸中毒继发的代谢性碱中毒，利尿作用极弱，也可以治疗青光眼的药物是

A. 乙酰唑胺　B. 氢氯噻嗪　C. 阿米洛利　D. 氨苯蝶啶　E. 阿托品

37. 下列不属于中效利尿剂的是

A. 氢氯噻嗪　B. 氢氟噻嗪　C. 吲达帕胺　D. 氨苯蝶啶　E. 环戊噻嗪

38. 急、慢性肾衰竭的首选药物是

A. 呋塞米　B. 乙酰唑胺　C. 螺内酯　D. 氢氯噻嗪　E. 吲达帕胺

39. 可用于肝硬化腹水以及加速某些毒物排泄的药物是

A. 氢氯噻嗪　B. 托拉塞米　C. 乙酰唑胺　D. 氨苯蝶啶　E. 甘露醇

40. 联用可增强睾酮毒性的是

A. 氢氯噻嗪　B. 华法林　C. 西咪替丁　D. 青霉素　E. 特拉唑嗪

41. 用于前列腺增生症的选择性 α_1 受体阻断剂是

A. 奥昔布宁　B. 依立雄胺　C. 特拉唑嗪　D. 托特罗定　E. 以上均是

42. 下列症状中，可视为良性前列腺增生症的早期信号的是

A. 痔疮　B. 脱肛　C. 尿路感染　D. 夜尿量增多　E. 夜尿次数多

43. 选择治疗良性前列腺增生症的药物的主要依据是

A. 残尿量　B. 日尿量　C. 雄激素的水平　D. 雌激素的水平　E. 前列腺特异抗原（PSA）的水平

44. 用于前列腺增生症的高选择性 α_1 受体阻滞剂是

A. 索利那新　B. 坦索罗辛　C. 特拉唑嗪　D. 托特罗定　E. 雌三醇

45. 良性前列腺增生症是中老年男性出现下尿路症状的最常见病因，其药物治疗的目标是

A. 彻底治愈　B. 缓解患者的下尿路症状　C. 缓解患者的上尿路症状　D. 预防急性尿潴留　E. 延缓疾病临床进展

46. α_1 受体阻断剂的典型不良反应是

A. 直立性低血压　B. 心率加快　C. 性功能障碍　D. 体重增加　E. 高血钾

47. 下列药物中属于第三代 α_1 受体阻断剂的是

A. 十一酸睾酮　B. 酚苄明　C. 哌唑嗪　D. 坦洛新　E. 特拉唑嗪

48. 能够促进头发生长，临床上用于治疗雄性激素源性脱发的是
A. 非那雄胺　B. 坦洛新　C. 西洛多辛
D. 哌唑嗪　E. 特拉唑嗪
49. 下列关于 5α 还原酶抑制剂的描述，错误的是
A. 作用是不可逆的
B. 可引起前列腺上皮细胞的萎缩
C. 与 α_1 受体阻断剂相比，更易引起性功能障碍
D. 对膀胱颈和平滑肌没有作用
E. 不适用于急性症状的患者
50. 坦洛新的作用机制是
A. 松弛血管平滑肌　B. 缩小前列腺体积　C. 抑制双氢睾酮
D. 抑制 5α 还原酶　E. 松弛前列腺和膀胱颈括约肌
51. 下列不可用于治疗前列腺增生症的是
A. 西地那非　B. 特拉唑嗪　C. 非那雄胺
D. 坦洛新　E. 度他雄胺
52. 下列哪项不属于十一酸睾酮的适应证
A. 男性雄激素缺乏症
B. 女性进行性乳腺癌
C. 乳腺癌转移的姑息性治疗
D. 前列腺增生引起的排尿障碍
E. 中老年部分性雄激素缺乏综合征
53. 良性前列腺增生症药物治疗的短期目标是
A. 延缓疾病临床进展　B. 缓解患者的下尿路症状　C. 缓解患者的上尿路症状
D. 预防急性尿潴留　E. 彻底治愈
54. 与 α_1 受体阻断剂无相互作用的是
A. 第三代头孢菌素　B. 西咪替丁　C. 卡马西平
D. 地尔硫䓬　E. 他达拉非

B 型题（配伍选择题，备选答案在前，试题在后，每题若干组。每组均对应同一组备选答案）

[55 ～ 58]
A. 呋塞米　B. 乙酰唑胺　C. 氢氯噻嗪
D. 螺内酯　E. 阿米洛利
55. 治疗轻度尿崩症的药物是
56. 预防急性肾功能衰竭的药物是
57. 化学结构与醛固酮相似的药物是
58. 治疗青光眼可选用的药物是
[59 ～ 62]
A. 呋塞米　B. 螺内酯　C. 甘露醇
D. 氢氯噻嗪　E. 阿米洛利
59. 可单独用于轻度早期高血压的药物是
60. 竞争性结合醛固酮受体的药物是
61. 糖尿病和高脂血症患者应慎用的药物是
62. 属低效利尿剂，但是作用最强的留钾利尿药物是

［63～65］

A. 螺内酯　　B. 甘露醇　　C. 氨苯蝶啶

D. 阿米洛利　　E. 呋塞米

63. 急性肾功能衰竭早期及时应用

64. 治疗醛固酮升高引起的顽固性水肿的药物是

65. 治疗脑水肿，降低颅内压的首选药物是

［66～67］

A. 拮抗醛固酮

B. 抑制碳酸酐酶

C. 抑制 Na^+–K^+–$2Cl^-$ 转运系统

D. 抑制 Na^+–K^+–$2Cl^-$ 同向转运子

E. 抑制远曲小管和集合管对 Na^+ 的吸收

66. 螺内酯利尿的作用机制是

67. 氨苯蝶啶利尿的作用机制是

［68～69］

A. 呋塞米　　B. 氢氯噻嗪　　C. 阿米洛利

D. 氨苯蝶啶　　E. 螺内酯

68. 临床用于治疗醛固酮升高引起的顽固性水肿的药物是

69. 利尿作用强，常用于治疗严重水肿的药物是

［70～71］

A. 呋塞米　　B. 氢氯噻嗪　　C. 甘露醇

D. 螺内酯　　E. 氨苯蝶啶

70. 可引起血脂紊乱的降压药是

71. 可引起耳毒性的药物是

［72～73］

A. 呋塞米　　B. 螺内酯　　C. 乙酰唑胺

D. 氢氯噻嗪　　E. 甘露醇

72. 利尿作用较弱，具有排钠留钾作用，可用于慢性心力衰竭治疗的利尿剂是

73. 利尿作用较弱，具有降低眼内压作用，可用于青光眼治疗的利尿剂是

［74～76］

A. 呋塞米　　B. 氢氯噻嗪　　C. 螺内酯

D. 乙酰唑胺　　E. 阿米洛利

74. 对多种类型的青光眼有效的是

75. 属于醛固酮受体阻断剂和肾小管上皮细胞钠离子通道抑制剂的是

76. 急、慢性肾衰竭的首选药物是

C 型题（综合分析选择题。每题的备选答案中只有一个最佳答案）

［77～81］

患者，女，74 岁。以“间断性腹胀 1 个月”为主诉入院。患者 1 个月前无明显诱因出现腹胀，既往有乙肝病史 14 年。诊断：肝硬化失代偿期；腹水（大量）。医嘱：螺内酯片 20mg，口服，2 次 / 日；注射用还原型谷胱甘肽 1200mg，静脉滴注，1 次 / 日；呋塞米片 20mg，口服，1 次 / 日；注射用胸腺肽 120mg，静脉滴注，1 次 / 日。

77. 患者联合使用螺内酯和呋塞米的目的是

A. 预防低钾　　B. 预防低钠　　C. 预防低镁
D. 预防耳毒性　　E. 预防高尿酸血症

78. 下列不属于呋塞米适应证的是
A. 充血性心力衰竭　　B. 预防急性肾衰竭　　C. 高钾血症
D. 高钠血症　　E. 急性药物中毒

79. 长期服用呋塞米不需定期监测的是
A. 血压　　B. 血糖　　C. 血尿酸
D. 听力　　E. 肝功能

80. 长期服用螺内酯可导致
A. 高血钠　　B. 碱中毒　　C. 高血钾
D. 高血镁　　E. 骨质疏松

81. 下列不属于螺内酯禁忌证的是
A. 磺酰胺类过敏　　B. 肝功能不全　　C. 高血钾
D. 无尿　　E. 急、慢性肾衰竭

[82 ～ 84]

患者，女，35 岁。5 年前患高血压，近 1 年来双下肢经常水肿，血压 180/125mmHg，腹水征阳性，实验室检查血钾降低至 2.4mmol/L，静脉血浆中醛固酮显著增高至 12μg/dL。

82. 此患者最宜选用的利尿药是
A. 呋塞米　　B. 氨苯蝶啶　　C. 氢氯噻嗪
D. 螺内酯　　E. 乙酰唑胺

83. 如长期应用上题中药物疗效下降，还可选用的利尿药物是
A. 呋塞米　　B. 氨苯蝶啶　　C. 氢氯噻嗪
D. 螺内酯　　E. 乙酰唑胺

84. 为增强利尿效果，可与上述两题中药物联合应用的利尿药物是
A. 呋塞米　　B. 氨苯蝶啶　　C. 氢氯噻嗪
D. 螺内酯　　E. 乙酰唑胺

[85 ～ 87]

患者，男，35 岁，体重 65kg。以“右肩疼痛、肿胀、无力 1 天”为主诉入院。术前诊断为右肩关节损伤，拟在全身麻醉关节镜下行右肩关节盂韧带及盂唇缝合术。患者既往无心、肺等相关病史，无药物过敏史。心电图检查显示窦性心律，胸部 X 线片未见异常，其他实验室检查指标均未见异常。考虑为急性肺水肿。

85. 最适于治疗肺水肿的药物是
A. 呋塞米　　B. 氢氯噻嗪　　C. 乙酰唑胺
D. 螺内酯　　E. 氨苯蝶啶

86. 使用利尿剂期间不需要定期监测的是
A. 血压　　B. 血糖　　C. 肾功能
D. 电解质　　E. 肝功能

87. 下列禁用呋塞米的是
A. 脑梗死　　B. 高血压　　C. 肾功能受损
D. 肝硬化腹水　　E. 试验剂量无反应的无尿者

X 型题（多项选择题。每题的备选答案中有 2 个或 2 个以上正确答案。少选或多选均不得分）

88. 呋塞米的主要临床应用包括

A. 高钙血症　B. 高脂血症　C. 苯巴比妥中毒

D. 急性肺水肿和脑水肿　E. 预防急性肾功能衰竭

89. 能增强利尿效果并可以减少 K^+ 丢失的组合是

A. 噻嗪类和螺内酯　B. 呋塞米和吲达帕胺　C. 噻嗪类和氨苯蝶啶

D. 呋塞米和阿米洛利　E. 呋塞米和噻嗪类

90. 下列不会引起低血钾的利尿药有

A. 呋塞米　B. 螺内酯　C. 氨苯蝶啶

D. 氢氯噻嗪　E. 阿米洛利

91. 氢氯噻嗪对尿中离子的影响为

A. 排 Na^+ 增多　B. 排 K^+ 增多　C. 排 Cl^- 增多

D. 排 Mg^{2+} 增多　E. 排 Ca^{2+} 增多

92. 利尿药的降压作用机制包括

A. 排钠利尿，减少血容量

B. 减少细胞内钙离子的含量，使血管平滑肌扩张

C. 诱导血管壁产生缓激肽

D. 诱导血管壁产生前列环素

E. 降低血管平滑肌对缩血管物质的反应性

93. 呋塞米的主要不良反应是

A. 水与电解质紊乱　B. 高钾血症　C. 高尿酸血症

D. 耳毒性　E. 心脏毒性

94. 袢利尿剂常见于与水、电解质紊乱有关的症状，包括

A. 低血容量　B. 低钾血症　C. 高钾血症

D. 低钠血症　E. 低氯性碱中毒

95. 使用袢利尿剂需定期监护体液的电解质平衡，应注意

A. 定期检查体液，监测患者血压

B. 定期监护血糖水平

C. 定期监护肾功能

D. 定期监护血钾和其他电解质、碳酸氢盐水平

E. 若患者出现肌痛或肌痉挛、听力障碍，应立即停药，到医院救治

96. 为减少利尿剂抵抗，可采取的方法是

A. 多次应用最小有效剂量，或持续静脉滴注或超滤

B. 利尿剂抵抗出现于肾功能不全时，增加高效利尿剂用量

C. 袢利尿剂单独使用或每天使用，利尿作用降低，可合用 ACEI、ARB 或醛固酮受体阻断剂增加利尿，并持久维持利尿作用

D. 联合应用作用于肾小管不同节段的利尿剂

E. 若心功能不全患者出现利尿剂抵抗，使用卡托普利，有利于恢复利尿剂的作用

97. 呋塞米的适应证是

A. 充血性心力衰竭、肝硬化、肾脏疾病，与其他药物合用治疗急性肺水肿和急性脑水肿等

B. 高血压危象

C. 预防急性肾衰竭，用于各种原因导致的肾脏血流灌注不足

D. 高钾血症、高钙血症、稀释性低钠血症

E. 抗利尿激素分泌过多症

98. 关于噻嗪类用药的安全性，正确的是
A. 为避免夜尿过多，应白天给药
B. 为避免尿量过多，应晚上给药
C. 服药期间，从卧位或坐位起身时要缓慢，防止体位性低血糖的发生
D. 可引起光敏反应，应注意防护日光照射
E. 由于具有磺胺类相似结构，可能与其他磺胺类药发生交叉过敏反应
99. 以下所列症状中，药物治疗良性前列腺增生症之前，需要排除的是
A. 尿潴留 B. 前列腺炎 C. 前列腺癌
D. 尿路狭窄 E. 膀胱张力低下
100. 治疗良性前列腺增生症常用的联合治疗方案为
A. 特拉唑嗪和非那雄胺合用
B. 索利那新和多沙唑嗪合用
C. 坦索罗辛和依立雄胺合用
D. 奥昔布宁和普适泰合用
E. 奥昔布宁和度他雄胺合用
101. 关于良性前列腺增生症的药物治疗，下列说法正确的有
A. α_1 受体阻断剂有利于快速控制下尿路症状
B. α_1 受体阻断剂与5型磷酸二酯酶抑制剂联用，注意预防直立性低血压
C. 5α 还原酶抑制剂需要长时间使用控制前列腺的体积
D. 正在使用酮康唑的患者，建议使用奥昔布宁治疗良性前列腺增生症
E. 药物治疗的短期目标是缓解下尿路症状，长期目标是延缓疾病的临床进展，预防并发症
102. 下列药物中可用于治疗前列腺增生症的是
A. 西洛多辛 B. 特拉唑嗪 C. 非那雄胺
D. 坦洛新 E. 度他雄胺
103. 下列对5α 还原酶抑制剂的描述正确的是
A. 适用于临床确诊前列腺增生大于40g者
B. 使膀胱最大容积得到改善
C. 干扰睾酮对前列腺的刺激作用，减少膀胱出口梗阻
D. 缩小前列腺体积，没有心血管不良反应
E. 可引起性功能障碍
104. 应对5α 还原酶抑制剂所致的性功能障碍，下列说法正确的是
A. 用前应将风险告知患者，由患者选择
B. 对有意保持性功能的患者尽量不用5α 还原酶抑制剂
C. 对患者加强健康教育和药学监护
D. 在育龄的女药师，由于工作关系必须接触此类药物时候，应戴乳胶手套
E. 准备怀孕的女性可接触5α 还原酶抑制剂
105. 下列可以抗前列腺增生症的药物有
A. β 受体阻断剂 B. M胆碱受体激动药 C. α_1 受体阻断剂
D. 5α 还原酶抑制剂 E. 植物制剂
106. 下列关于睾酮的药物相互作用的描述，正确的是
A. 与环孢素、抗凝血药合用，可增强后者毒性
B. 对神经肌肉阻滞剂有拮抗作用

C. 本类药物可抑制地高辛的代谢
D. 苯巴比妥可加速本类药物代谢
E. 葡萄柚汁可影响本类药物代谢

107. 下列关于 5α 还原酶抑制剂与 α_1 受体阻断剂联用的描述，正确的是
A. 联合用药有拮抗作用
B. 联合应用后量－效曲线下面积明显减少
C. 临床长期联合治疗疗效优于单药治疗
D. 联合用药有协同作用
E. 必须是有前列腺增生合并尿道压迫症状者

第八章　内分泌系统疾病用药

第一节　肾上腺糖皮质激素类药物

A 型题（最佳选择题，每题的备选答案中只有一个最佳答案）

1. 肾上腺皮质激素诱发和加重感染的主要原因是
A. 抑制 ACTH 的释放
B. 促使许多病原微生物繁殖
C. 用量不足，无法控制症状而造成的
D. 患者对激素不敏感而未反映出相应的疗效
E. 抑制炎症反应和免疫反应，降低机体的防御功能

2. 糖皮质激素诱发或加重感染的主要原因是
A. 激素促使许多病原微生物繁殖
B. 抑制机体的免疫功能
C. 激素用量不足，无法控制症状
D. 患者对激素不敏感，未反映出相应的疗效
E. 使用激素时，未用足量有效的抗生素

3. 糖皮质激素的禁忌证，不包括
A. 角膜炎、虹膜炎　B. 创伤或手术恢复期　C. 严重高血压、糖尿病
D. 妊娠初期和产褥期　E. 活动性消化性溃疡

4. 某患者，突发高热、呕吐、惊厥，数小时后出现面色苍白、四肢厥冷、脉搏细数、血压下降至休克水平。经实验室检查诊断为暴发型流脑所致的感染中毒性休克，应采取的抗休克药物为
A. 阿托品　B. 酚妥拉明　C. 右旋糖酐
D. 糖皮质激素　E. 肾上腺素

5. 根据时间药理学的理论，糖皮质激素隔日疗法的给药时间为
A. 下午 4 时　B. 晚上 7 时　C. 凌晨 4 时
D. 上午 7 时　E. 中午 12 时

6. 下列不属于糖皮质激素的药理作用的是
A. 抗炎作用　B. 免疫抑制　C. 抗菌作用
D. 抗毒素作用　E. 兴奋中枢作用

7. 糖皮质激素短期大剂量突击疗法的适应证是
A. 肾病综合征　B. 急性淋巴细胞性白血病　C. 类风湿关节炎
D. 肾上腺皮质功能减退症　E. 感染中毒性休克

8. 原则上不能选用糖皮质激素治疗的疾病是
A. 乙型脑炎　B. 暴发型流脑　C. 重症伤寒
D. 结核性脑膜炎　E. 中毒性痢疾

9. 严重肝功能不全的患者，不宜选用

A. 泼尼松　　B. 氢化可的松　　C. 地塞米松
D. 倍他米松　　E. 波尼松龙

10. 糖皮质激素类化学结构特征与盐皮质激素不同的是
A. C17 上有 α－羟基、C11 上有氧或羟基
B. C3 上有酮基
C. C20 上有羰基
D. 基本结构为甾核
E. A 环 C4、C5 为双键

11. 糖皮质激素对血液和造血系统的作用
A. 使红细胞和血红蛋白减少
B. 使血小板减少
C. 使中性粒细胞减少
D. 肾上腺皮质功能亢进者，使淋巴细胞减少
E. 刺激骨髓造血功能

12. 糖皮质激素小剂量代替疗法适于
A. 肾上腺皮质功能减退症　　B. 急性淋巴细胞白血病　　C. 肾病综合征
D. 类风湿关节炎　　E. 感染中毒性休克

13. 关于糖皮质激素的叙述，错误的是
A. 抑制炎症递质生成　　B. 中和细菌内毒素　　C. 提高心肌收缩力
D. 减轻炎症早期反应　　E. 解除血管痉挛

14. 禁用糖皮质激素的眼科疾病是
A. 视网膜炎　　B. 角膜溃疡　　C. 角膜炎
D. 视神经炎　　E. 虹膜炎

15. 糖皮质激素治疗过敏性支气管哮喘的主要作用机制是
A. 抑制人体内抗体的生成
B. 干扰补体参与免疫反应
C. 可直接松弛支气管平滑肌
D. 使细胞内 cAMP 含量明显升高
E. 抑制抗原－抗体反应引起的组织损害与炎症过程

16. 采用糖皮质激素隔日疗法的目的是
A. 防止肾上腺皮质萎缩、功能减退
B. 防止机体防御功能降低
C. 与内源性皮质激素产生协同作用
D. 用药方便、经济
E. 防止肾上腺皮质功能亢进

17. 关于糖皮质激素作用机理的叙述，正确的是
A. 与胞浆受体结合的复合物进入核内，引起基因转录增加或减少
B. 与胞浆受体结合的复合物进入核内，引起基因转录增加
C. 与膜受体结合的复合物进入核内，引起基因转录减少
D. 与胞浆受体结合的复合物进入核内，引起基因转录减少
E. 与膜受体结合的复合物进入核内，引起基因转录增加

18. 糖皮质激素不适于下列哪种疾病

A. 对胰岛素耐受的糖尿病　B. 急性淋巴细胞白血病　C. 非典型肺炎
D. 难治性哮喘　E. 再生障碍性贫血

19. 地塞米松药理作用特点是
A. 有弱的水盐代谢作用
B. 有弱的抗炎作用和弱的水盐代谢作用
C. 有弱的抗炎作用
D. 有弱的抗炎作用和强的水盐代谢作用
E. 有强的抗炎作用和弱的水盐代谢作用

20. 糖皮质激素一般剂量长期应用可治疗
A. 肾病综合征　B. 重症伤寒　C. 严重的传染性肝炎
D. 急性粟粒性肺结核　E. 感染中毒性休克

21. 治疗感染中毒性休克应用糖皮质激素，应注意
A. 合用多巴胺　B. 应用小剂量　C. 缓慢停药
D. 合用足量有效抗菌药　E. 合用肾上腺素

22. 糖皮质激素适于治疗
A. 再生障碍性贫血　B. 水痘　C. 糖尿病
D. 霉菌感染　E. 骨质疏松

23. 糖皮质激素诱发或加重感染的主要原因是
A. 促使许多病原微生物繁殖
B. 抑制炎症反应和免疫反应，降低机体的防御功能
C. 患者对激素不敏感而未反映出相应的效应
D. 抑制 ACTH 的释放
E. 用量不足，无法控制症状所致

24. 长效的抗炎作用较强而对水盐代谢影响小的药物是
A. 醛固酮、去氧皮质酮　B. 可的松、氢化可的松　C. 地塞米松、倍他米松
D. 泼尼松、泼尼松龙　E. 氟氢可的松、氟氢松

25. 糖皮质激素抗炎作用的基本机理是
A. 抑制黏附因子
B. 影响与炎症有关的基因转录
C. 影响细胞凋亡
D. 使细胞因子生成减少
E. 使炎症递质生成减少

26. 下列与糖皮质激素抑制炎性递质白三烯、前列腺素生成有关的因素是
A. 诱导脂皮素的生成　B. 抑制细胞因子的生成　C. 抑制黏附因子的生成
D. 诱导炎症细胞凋亡　E. 抑制一氧化氮合成酶的生成

27. 下列哪项不属于糖皮质激素的不良反应
A. 诱导或加重感染
B. 肾上腺皮质萎缩、功能不全
C. 诱发、加重溃疡
D. 类肾上腺皮质功能亢进综合征
E. 抑制骨髓造血

28. 糖皮质激素具有下列哪种作用

A. 使肿瘤坏死因子-α 增加　B. 使血小板增加　C. 使白三烯增加
D. 使白介素增加　E. 使前列腺素增加

29. 使用糖皮质激素治疗的患者宜采用
A. 低盐、低糖、高蛋白饮食
B. 高盐、高糖、高蛋白饮食
C. 低盐、高糖、低蛋白饮食
D. 低盐、低糖、低脂肪饮食
E. 低盐、高糖、高脂肪饮食

30. 属于中效的糖皮质激素类药物是
A. 可的松、氢化可的松　B. 泼尼松、泼尼松龙　C. 氟氢可的松、氟氢松
D. 醛固酮、去氧皮质酮　E. 地塞米松、倍他米松

31. 泼尼松用于炎症后期的目的是
A. 促进炎症区的血管收缩，降低其通透性
B. 稳定溶酶体膜，减少蛋白水解酶释放
C. 抑制白细胞浸润和吞噬反应
D. 抑制肉芽组织生长，防止粘连和瘢痕形成
E. 抑制花生四烯酸释放，使炎症递质 PG 合成减少

32. 外科手术后应用大剂量糖皮质激素导致的后果是
A. 促进伤口愈合　B. 防止伤口出血　C. 消肿止痛
D. 延迟伤口愈合　E. 防止伤口感染

33. 下列哪种疾病禁用糖皮质激素类
A. 感染性休克　B. 重症伤寒　C. 活动性消化性溃疡
D. 以上都不是　E. 中毒性菌痢

34. 米托坦的作用特点，不包括
A. 不影响醛固酮分泌
B. 选择性破坏束状带、网状带
C. 引起中枢抑制性运动失调
D. 引起中枢兴奋、欣快
E. 是肾上腺皮质激素的抑制剂

35. 与糖皮质激素治疗感染中毒性休克的机理无关的因素是
A. 抑制或杀灭细菌
B. 减少心肌抑制因子的生成
C. 强大的抗炎作用
D. 扩张痉挛收缩的血管
E. 提高机体对细菌内毒素的耐受力

36. 关于糖皮质激素引起肾上腺皮质功能不全的叙述，错误的是
A. 与反馈兴奋垂体前叶有关
B. 与长期大剂量连续应用有关
C. 与突然停药或减量过快有关
D. 与应激时发生肾上腺危象有关
E. 与皮质萎缩有关

37. 糖皮质激素不适于治疗的疾病是

A. 损伤性关节炎
B. 一般病毒感染，如水痘、麻疹等
C. 自身免疫性疾病
D. 防治器官移植排异反应
E. 肾上腺皮质功能减退症

38. 糖皮质激素治疗哪种休克效果最佳
A. 过敏性休克 B. 心源性休克 C. 低血容量性休克
D. 肾上腺危象休克 E. 感染中毒性休克

39. 糖皮质激素隔日疗法的依据在于
A. 与靶细胞受体结合牢固，作用持久
B. 体内代谢灭活缓慢，有效血药浓度持久
C. 口服吸收缓慢而完全
D. 体内激素分泌有昼夜节律
E. 存在肝 – 肠循环，有效血药浓度持久

40. 糖皮质激素适于下列哪种患者的治疗
A. 支气管哮喘兼高血压
B. 精神病患者服用氯丙嗪引起的粒细胞减少
C. 急性淋巴细胞白血病合并风湿性关节炎
D. 癫痫患者服用苯妥英钠出现过敏反应
E. 类风湿关节炎新近胃肠吻合术

41. 糖皮质激素不具有的药理作用是
A. 兴奋骨髓造血
B. 对抗各种原因引起的炎症
C. 提高机体免疫功能
D. 对抗炎症各期
E. 促进胃酸、胃蛋白酶分泌

42. 糖皮质激素的停药反应是
A. 严重精神障碍 B. 消化道溃疡 C. 骨质疏松
D. 医源性皮质功能不全 E. 糖尿病

43. 长期服用糖皮质激素不产生下列哪种副作用
A. 肾上腺皮质萎缩 B. 高血钾 C. 溃疡或穿孔出血
D. 满月脸 E. 糖尿

44. 糖皮质激素通过抑制下列哪种物质抑制白三烯的合成
A. 磷脂酶 A_2 B. 血管紧张素转换酶 C. 脂皮素
D. 前列腺素 E. 白细胞介素

45. 长期应用糖皮质激素，突然停药产生反跳现象，其原因是
A. 患者对激素产生依赖性或病情未充分控制
B. ACTH 突然分泌增多
C. 肾上腺素皮质功能亢进
D. 甲状腺功能亢进
E. 垂体功能亢进

46. 关于糖皮质激素禁忌证的描述，错误的是

A. 粒细胞减少症　　B. 严重精神病和癫痫　　C. 病毒感染
D. 骨质疏松　　E. 妊娠初期

47. 糖皮质激素抗休克机理与下列因素有关，但有一种因素除外
A. 扩张痉挛收缩的血管
B. 降低对缩血管物质的敏感性
C. 稳定溶酶体膜，减少心肌抑制因子释放
D. 抑制心脏的收缩力
E. 提高机体对细菌内毒素的耐受力

48. 长期使用糖皮质激素可使下列疾病或症状加重，哪一项除外
A. 胃溃疡　　B. 高血压　　C. 浮肿
D. 系统性红斑狼疮　　E. 糖尿病

49. 糖皮质激素可治疗下列疾病，哪一种除外
A. 难治性哮喘　　B. 急性淋巴细胞白血病　　C. 再生障碍性贫血
D. 重症感染　　E. 对胰岛素耐受的糖尿病

50. 糖皮质激素可引起下列病症，但哪一种除外
A. 精神病　　B. 风湿病　　C. 高血糖
D. 骨质疏松　　E. 低血钾

51. 下列关于糖皮质激素的描述，哪一项是错误的
A. 减轻炎症早期反应　　B. 抑制免疫反应　　C. 中和细菌内毒素
D. 抑制蛋白质合成　　E. 解除血管痉挛

52. 泼尼松用于炎症后期的机制是
A. 促进炎症消散　　B. 降低毛细血管通透性　　C. 降低毒素对机体的损害
D. 稳定溶酶体膜　　E. 抑制成纤维细胞增生和肉芽组织形成

53. 糖皮质激素联合抗菌药物治疗感染的目的是
A. 增强机体对疾病的防御能力
B. 增强抗菌药物的抗菌活性
C. 增强机体的应激性
D. 避免感染灶扩散
E. 对抗抗生素的副作用

54. 糖皮质激素治疗过敏性支气管哮喘的主要作用机制是
A. 干扰补体参与免疫反应
B. 抑制人体内抗体的生成
C. 直接扩张支气管平滑肌
D. 使细胞内 cAMP 含量明显升高
E. 抑制抗原 – 抗体反应引起的组织损害和炎症过程

55. 糖皮质激素抗毒素作用的机制是
A. 对抗内毒素对机体的刺激反应
B. 中和细菌内毒素
C. 中和细菌外毒素
D. 抑制磷脂酶
E. 稳定肥大细胞膜

56. 不属于糖皮质激素禁忌证的是

A. 曾患严重精神病　B. 活动性消化性溃疡　C. 角膜炎、虹膜炎
D. 创伤修复期、骨折　E. 严重高血压、糖尿病

57. 糖皮质激素临床用于治疗
A. 胃溃疡　B. 低血压　C. 支气管哮喘
D. 肺结核　E. 糖尿病

58. 糖皮质激素可用于治疗
A. 各种休克　B. 严重精神病　C. 活动性消化性溃疡
D. 病毒感染　E. 严重高血压、糖尿病

59. 关于糖皮质激素的描述，错误的是
A. 口服和注射均可吸收
B. 可从皮肤、眼结膜等部位吸收，大量导致全身中毒
C. 氢化可的松入血后大部分与血浆白蛋白结合
D. 皮质激素的基本结构是类固醇或甾体化合物
E. 可的松需转化为氢化可的松才能发挥作用

60. 长期使用泼尼松的不良反应是
A. 血小板减少　B. 心力衰竭　C. 肾功能不全
D. 骨质疏松　E. 再生障碍性贫血

61. 泼尼松可治疗的疾病是
A. 高血压　B. 心律失常　C. 风湿性及类风湿关节炎
D. 骨质疏松症　E. 粒细胞增多症

62. 地塞米松的禁忌证是
A. 抑郁症　B. 支气管哮喘　C. 荨麻疹
D. 心绞痛　E. 活动性消化性溃疡

63. 某患者有严重的精神病，不能使用下列哪些药品
A. 氨基己酸　B. 阿司匹林　C. 喷托维林
D. 地塞米松　E. 丙磺舒

B 型题（配伍选择题，备选答案在前，试题在后，每题若干组。每组均对应同一组备选答案）

［64 ～ 66］
A. 移植器官，抑制急性排异危象
B. 湿疹
C. 变态反应性疾病
D. 肾病综合征
E. 急、慢性肾上腺皮质功能不全

64. 大剂量糖皮质激素冲击疗法用于
65. 糖皮质激素隔日疗法用于
66. 小剂量代替疗法用于

［67 ～ 70］
A. 糖皮质激素替代疗法
B. 早期、大剂量、短期应用糖皮质激素
C. 抗菌药物与糖皮质激素合用
D. 抗结核药与糖皮质激素合用
E. 糖皮质激素与肾上腺素合用

67. 肾上腺皮质功能不全采用
68. 感染中毒性休克采用
69. 严重感染采用
70. 过敏性休克采用

[71 ～ 75]

A. 水、钠潴留　　B. 抑制蛋白质合成　　C. 促进胃酸分泌
D. 抑制免疫功能　　E. 兴奋中枢神经

71. 糖皮质激素治疗暴发型流脑必须合用足量、有效的抗生素是因为
72. 糖皮质激素禁用于精神病是因为
73. 糖皮质激素禁用于胃溃疡是因为
74. 糖皮质激素禁用于创伤修复期是因为
75. 糖皮质激素禁用于高血压是因为

[76 ～ 80]

A. 醛固酮　　B. 氢化可的松　　C. 泼尼松
D. 地塞米松　　E. 氟轻松

76. 对水盐代谢影响小，内服抗炎作用最强的药物是
77. 需肝转化后才生效的药物是
78. 外用治疗湿疹的药物是
79. 常用于感染性休克的药物是
80. 对水盐代谢影响最大的药物是

[81 ～ 82]

A. 甲泼尼松　　B. 地塞米松　　C. 氢化可的松
D. 氟氢可的松　　E. 泼尼松

81. 不宜外用的糖皮质激素是
82. 属于短效糖皮质激素的是

C 型题（综合分析选择题。每题的备选答案中只有一个最佳答案）

[83 ～ 85]

糖皮质激素管理要求：①严格掌握适应证。②冲击疗法，需主治及以上医师决定。③长程糖皮质激素治疗，需由内分泌科主治及以上医师决定；终身替代治疗，需三级医院内分泌专业主治及以上医师决定。④紧急情况下，临床医师可以高于权限使用糖皮质激素，但仅限于 3 天内用量。

83. 适用于危重症患者的抢救，如暴发性感染、过敏性休克、严重哮喘持续状态等的是
A. 冲击治疗　　B. 短程治疗　　C. 中程治疗
D. 长程治疗　　E. 终身替代治疗

84. 适用于原发性或继发性慢性肾上腺皮质功能减退症，并于各种应激情况下适当增加剂量的是
A. 冲击治疗　　B. 短程治疗　　C. 中程治疗
D. 长程治疗　　E. 终身替代治疗

85. 适于病程较长且多器官受累性疾病，如风湿热等，生效后减至维持剂量，停药时需要逐渐递减的是
A. 冲击治疗　　B. 短程治疗　　C. 中程治疗
D. 长程治疗　　E. 终身替代治疗

X 型题（多项选择题。每题的备选答案中有 2 个或 2 个以上正确答案。少选或多选均不得分）

86. 应用糖皮质激素出现反跳现象的主要原因包括
A. 用量不足　　B. 用量过大　　C. 出现应激现象

D. 长期用药减量过快　　E. 长期用药突然停药

87. 禁用糖皮质激素的是

A. 肾病综合征　　B. 骨折　　C. 精神病患者

D. 孕妇　　E. 过敏性紫癜

88. 糖皮质激素突然停药产生反跳现象的原因是

A. 产生了依赖性　　B. ACTH 分泌减少　　C. 病情尚未完全控制

D. 心理作用　　E. 肾上腺皮质萎缩

89. 糖皮质激素的适应证包括

A. 溃疡病　　B. 骨质疏松　　C. 全身性红斑狼疮

D. 急性淋巴细胞白血病　　E. 异体器官移植后的排异反应

90. 长期应用糖皮质激素抑制儿童生长发育的原因是

A. 促进钙、磷排泄

B. 引起钙、磷功能紊乱

C. 影响维生素的吸收和利用

D. 抑制生长激素的分泌

E. 抑制蛋白质合成和促进其分解

91. 糖皮质激素的药理作用有

A. 抗休克作用

B. 提高中枢神经系统兴奋性

C. 抗免疫作用

D. 中和毒素作用

E. 抑制各种炎症反应

92. 糖皮质激素的生理作用的描述正确的是

A. 促进蛋白质的合成，造成负氮平衡

B. 减少机体对葡萄糖的利用

C. 促进脂肪分解，使脂肪重新分配

D. 增高血中胆固醇含量

E. 增加肝糖原的合成，使血糖降低

93. 糖皮质激素禁用于

A. 严重高血压　　B. 糖尿病　　C. 角膜溃疡

D. 孕妇　　E. 严重精神病

94. 为防止后遗症，下列哪些疾病可使用糖皮质激素

A. 视神经炎　　B. 结核性脑膜炎　　C. 角膜溃疡

D. 粟粒性肺结核　　E. 急性心包炎

95. ACTH 促进肾上腺皮质分泌的主要激素是

A. 去氧皮质酮　　B. 氢化可的松　　C. 可的松

D. 皮质酮　　E. 醛固酮

96. 糖皮质激素可引起与蛋白质代谢相关的不良反应是

A. 肌肉萎缩

B. 向心性肥胖

C. 精神失常

D. 骨质疏松、伤口愈合迟缓

E. 高血压

97. 糖皮质激素解热的作用机制是
A. 抑制机体的产热过程
B. 促进汗腺分泌
C. 抑制中性粒细胞释放致热因子
D. 扩张血管，促进散热过程
E. 抑制体温中枢对致热因子的敏感性

98. 糖皮质激素对血液和造血系统的作用
A. 使血小板增加
B. 使红细胞和血红蛋白增加
C. 刺激骨髓造血功能
D. 使纤维蛋白原浓度增加
E. 使中性粒细胞增加

99. 糖皮质激素抗炎作用的主要机制是
A. 抑制前列腺素、白三烯等合成
B. 抑制或杀灭细菌
C. 降低毛细血管通透性
D. 稳定肥大细胞膜，抑制脱颗粒
E. 抑制肉芽组织形成

100. 糖皮质激素的抗炎作用表现为
A. 中和内毒素，提高机体防御能力
B. 减轻局部红、肿、热、痛
C. 对免疫性炎症和非免疫性炎症均有效
D. 抑制肉芽组织增生
E. 使毛细血管通透性降低，组织液渗出减少

101. 长期应用皮质激素引起骨质疏松、肌肉萎缩，是由于
A. 增加钙、磷排泄　B. 促进蛋白质分解　C. 抑制蛋白质合成
D. 增加蛋白质合成　E. 抑制蛋白质分解

102. 长期用糖皮质激素突然停药可引起
A. 肾上腺危象
B. 诱发精神病
C. 出现反跳现象或停药症状
D. 引起肾上腺皮质萎缩
E. 诱发癫痫

103. 糖皮质激素对水、电解质的影响是
A. 低血镁　B. 水钠潴留　C. 高血钾
D. 低血钙　E. 高血钙

104. 长期应用糖皮质激素常见的不良反应是
A. 肾功能损害　B. 诱发或加重感染　C. 胃、十二指肠溃疡
D. 动脉粥样硬化　E. 伤口愈合迟缓

105. 长期使用糖皮质激素，突然停药或减量过快可引起
A. 反跳现象

B. 原病情恶化
C. 原病情复发
D. 肾上腺皮质萎缩和功能不全
E. 应激状态下易发生肾上腺危象

106. 糖皮质激素的免疫抑制作用包括
A. 对人体淋巴细胞无溶解作用
B. 不影响血淋巴细胞数目
C. 小剂量主要抑制体液免疫，大剂量主要抑制细胞免疫
D. 促进淋巴细胞移行到人体组织内
E. 抑制巨噬细胞对抗原的吞噬和处理

107. 糖皮质激素的免疫抑制作用机制是
A. 溶解淋巴细胞
B. 小剂量主要抑制细胞免疫，大剂量干扰体液免疫
C. 在治疗剂量时直接抑制抗体产生
D. 抑制巨噬细胞对抗原的吞噬和处理
E. 稳定溶酶体膜

108. 糖皮质激素的主要不良反应有
A. 血压下降
B. 骨质疏松
C. 诱发或加重消化性溃疡
D. 诱发或加重感染
E. 类肾上腺皮质功能亢进

109. 糖皮质激素对血液成分的影响包括
A. 红细胞增多 B. 血红蛋白增多 C. 纤维蛋白原减少
D. 中性粒细胞减少 E. 淋巴细胞减少

110. 糖皮质激素可治疗的休克包括
A. 感染性休克 B. 心源性休克 C. 过敏性休克
D. 低血容量性休克 E. 神经源性休克

111. 糖皮质激素的药理作用包括
A. 抗炎作用 B. 抗毒素作用 C. 抗休克作用
D. 退热作用 E. 免疫抑制作用

112. 糖皮质激素类药物临床应用包括
A. 肾上腺皮质功能减退症
B. 中毒性菌痢、暴发型流行性脑膜炎
C. 风湿性心瓣膜炎
D. 肾病综合征
E. 重症支气管哮喘

113. 糖皮质激素与水盐代谢相关的不良反应有
A. 向心性肥胖 B. 尿糖 C. 高血压
D. 动脉粥样硬化 E. 骨质疏松

114. 糖皮质激素禁用于
A. 严重精神病

B. 活动性消化性溃疡、新近胃肠吻合术
C. 骨折、创伤修复期、角膜溃疡
D. 严重高血压、糖尿病
E. 抗菌药物不能控制的感染，如水痘、真菌感染

第二节 甲状腺激素类药和抗甲状腺药

A 型题（最佳选择题，每题的备选答案中只有一个最佳答案）

1. 甲状腺素的合成需要
A. 碳酸酐酶　B. 过氧化物酶　C. 环氧化酶
D. 蛋白水解酶　E. 单胺氧化酶
2. 硫脲类抗甲状腺药的主要药理作用是
A. 影响碘的摄取　B. 抑制甲状腺素的释放　C. 干扰甲状腺素的作用
D. 抑制甲状腺素的生物合成　E. 干扰甲状腺素的分泌
3. 幼儿甲状腺素不足易患
A. 侏儒症　B. 呆小病　C. 黏液性水肿
D. 单纯性甲状腺肿　E. 肢端肥大症
4. 下列对放射性碘应用的描述，哪一项不正确
A. 广泛用于检查甲状腺功能
B. 易致甲状腺功能低下
C. 不宜手术的甲亢治疗
D. 手术后复发应用硫脲类药物无效者
E. 用于治疗甲状腺功能低下
5. 下列关于硫脲类抗甲状腺药的不良反应的描述，哪一项是错误的
A. 粒细胞缺乏　B. 药疹、瘙痒　C. 中毒性肝炎
D. 咽痛、发热　E. 肾功能减退
6. 下列关于大剂量碘剂的描述，哪一项是错误的
A. 抑制甲状腺激素的释放　B. 抑制甲状腺激素的合成　C. 甲亢术前应用
D. 治疗单纯性甲状腺肿　E. 甲状腺危象治疗
7. 甲亢患者术前服用丙硫氧嘧啶，出现甲状腺肿大时应如何处理
A. 停服硫脲类药物　B. 减量加服甲状腺激素　C. 停药改用甲巯咪唑
D. 加服大剂量碘剂　E. 加用放射性碘
8. 碘剂不能长期单独用于甲亢治疗的原因是
A. 为甲状腺激素合成提供原料
B. 失去抑制甲状腺激素合成的效应，诱发甲亢
C. 使 T_4 转化为 T_3
D. 使腺体血管增生，腺体增大
E. 引起慢性碘中毒
9. 下列哪一种疾病禁用碘制剂
A. 甲亢危象　B. 甲亢患者术前准备　C. 单纯性甲状腺肿
D. 甲状腺炎　E. 粒细胞缺乏症
10. 抑制甲状腺球蛋白水解而减少甲状腺激素分泌的药物是

A. 甲硫氧嘧啶　B. ^{131}I　C. 甲巯咪唑
D. 碘化钾　E. 甲状腺素

11. 老年人服用甲状腺素过量时，可出现下列哪一种不良反应
A. 心绞痛和心肌梗死　B. 血管神经栓塞性水肿　C. 甲状腺功能不全
D. 致癌作用　E. 粒细胞缺乏症

12. 甲巯咪唑的作用有
A. 能对抗甲状腺素的作用
B. 抑制甲状腺素的释放
C. 能引起粒细胞减少
D. 手术前应用可减少甲状腺组织的肿大
E. 抑制外周组织中 T_4 转变为 T_3

13. 有关碘剂作用的说法正确的是
A. 小剂量促进甲状腺激素的合成，也促进甲状腺激素的释放
B. 小剂量促进甲状腺激素的合成，大剂量促进甲状腺激素的释放
C. 小剂量抑制甲状腺激素的合成，大剂量抑制甲状腺激素的释放
D. 大剂量促进甲状腺激素的合成，也促进甲状腺激素的释放
E. 小剂量促进甲状腺激素的合成，大剂量抑制甲状腺激素的释放

14. 丙硫氧嘧啶的作用机制是
A. 抑制促甲状腺素的分泌　B. 抑制甲状腺摄取碘　C. 抑制甲状腺激素的生物合成
D. 抑制甲状腺激素的释放　E. 破坏甲状腺实质

15. 不属于甲状腺激素应用的是
A. 呆小病　B. 黏液性水肿　C. 单纯性甲状腺肿
D. 地方性甲状腺肿　E. 甲状腺功能亢进症

16. 能诱发甲亢的抗甲状腺药是
A. 卡比马唑　B. 普萘洛尔　C. 甲巯咪唑
D. 甲硫氧嘧啶　E. 大剂量碘化钾

17. 甲亢术前准备的正确给药方法是
A. 只给硫脲类
B. 只给碘化物
C. 先给碘化物，术前 2 周再给硫脲类
D. 先给硫脲类，术前 2 周再给碘化物
E. 同时给碘化物和硫脲类

18. 甲状腺功能亢进症的内科治疗宜选用
A. ^{131}I　B. 大剂量碘剂　C. 甲状腺素
D. 甲巯咪唑　E. 小剂量碘剂

19. 硫脲类抗甲状腺药的主要药理作用是
A. 影响碘的摄取　B. 抑制甲状腺素的合成　C. 干扰甲状腺素的作用
D. 促进甲状腺素的释放　E. 干扰促甲状腺素的分泌

20. 硫脲类药物的不良反应，不包括
A. 过敏反应　B. 发热　C. 粒细胞减少
D. 诱发甲亢　E. 咽痛

21. 可在外周阻止 T_4 转化为 T_3 的抗甲状腺药是

A. 卡比马唑　　B. 碘化钾　　C. 甲巯咪唑
D. 丙硫氧嘧啶　　E. 甲硫氧嘧啶

22. 下列关于抗甲状腺药的说法，错误的是
A. 丙硫氧嘧啶、甲巯咪唑和卡比马唑均可引起白细胞减少症
B. 抗甲状腺引起的白细胞减少症可突然发生，一般不能预防
C. 抗甲状腺引起的白细胞减少症逐渐发生
D. 抗甲状腺药引起的粒细胞缺乏症治愈后，还可用抗甲状腺药治疗甲亢
E. 左甲状腺素的吸收易受饮食中钙、铁等金属离子的影响，应晨起空腹服用全天的左甲状腺素钠

B 型题（配伍选择题，备选答案在前，试题在后，每题若干组。每组均对应同一组备选答案）

[23 ～ 27]
A. 单纯性甲状腺肿　　B. 甲状腺危象　　C. 甲亢术前
D. 黏液性水肿昏迷者　　E. 甲亢术后复发及硫脲类药物无效者
23. 丙硫氧嘧啶用于
24. 立即静注大量 T_3 用于
25. ^{131}I 用于
26. 小剂量碘剂用于
27. 甲硫氧嘧啶 + 大剂量碘剂用于

[28 ～ 32]
A. 维持正常生长发育　　B. 抑制甲状腺激素释放　　C. 黏液性水肿治疗
D. 抑制甲状腺过氧化物酶　　E. 甲状腺功能检查
28. 甲状腺激素的作用是
29. 大剂量碘剂的作用是
30. 丙硫氧嘧啶的作用是
31. 甲状腺素的临床应用是
32. ^{131}I 的作用是

[33 ～ 36]
A. 粒细胞缺乏　　B. 甲状腺功能亢进　　C. 甲状腺功能低下
D. 中枢抑制　　E. 血管神经性水肿
33. 甲状腺激素的不良反应是
34. 放射性碘的不良反应是
35. 硫脲类最严重的不良反应是
36. 碘制剂的不良反应是

[37 ～ 40]
A. 甲状腺素　　B. 小剂量碘制剂　　C. 大剂量碘制剂
D. ^{131}I　　E. 普萘洛尔
37. 用于治疗呆小病的药物是
38. 用于预防单纯性甲状腺肿的药物是
39. 常与硫脲类合用的甲亢治疗的辅助药是
40. 重症甲状腺功能亢进症病情未控制者宜使用

[41 ～ 43]
A. 在体内生物转化后才有活性
B. 抑制甲状腺素释放

C. 损伤甲状腺实质细胞
D. 抑制 TSH 释放
E. 能抑制 T_4 脱碘成 T_3
41. 丙硫氧嘧啶
42. 大剂量碘剂
43. 卡比马唑
[44 ~ 45]
A. 卡比马唑片　B. 复方碘口服液　C. 甲巯咪唑片
D. 甲状腺片　E. 丙硫氧嘧啶片
44. 可引起胰岛素自身免疫综合征的抗甲状腺药是
45. 可引起中性粒细胞胞浆抗体相关性血管炎的抗甲状腺药是
[46 ~ 48]
A. 粒细胞下降　B. 小剂量碘制剂　C. 卡比马唑
D. 甲状腺功能亢进症状　E. 甲硫氧嘧啶
46. 用于治疗单纯性甲状腺肿的是
47. 甲亢危象选用
48. 碘化物的主要不良反应是
[49 ~ 53]
A. 甲状腺素　B. 丙硫氧嘧啶　C. 血管神经性水肿
D. 粒细胞下降　E. 甲状腺功能亢进症
49. 碘化物的主要不良反应是
50. 甲状腺素的不良反应是
51. 硫脲类最重要的不良反应是
52. 黏液性水肿选用
53. 甲状腺危象选用
[54 ~ 57]
A. 使甲状腺腺泡上皮萎缩、分泌减少
B. 使甲状腺组织退化、血管减少、腺体缩小变韧
C. 抑制甲状腺过氧化物酶，从而抑制甲状腺素的生物合成
D. 对甲状腺激素代谢无作用，仅能改善甲状腺功能亢进的症状
E. 使摄碘率升高，摄碘高峰前移
54. 大剂量碘剂
55. 丙硫氧嘧啶
56. 放射性碘
57. 普萘洛尔

X 型题（多项选择题。每题的备选答案中有 2 个或 2 个以上正确答案。少选或多选均不得分）

58. 甲状腺功能亢进症的治疗药物是
A. 丙硫氧嘧啶　B. 甲巯咪唑　C. 甲状腺素
D. 放射性碘　E. 碘化物
59. 甲状腺素主要用于治疗
A. 甲状腺癌　B. 呆小病　C. 侏儒症
D. 黏液性水肿　E. 单纯性甲状腺肿

60. 丙硫氧嘧啶抗甲状腺作用的机制为
A. 抑制甲状腺过氧化物酶，阻止碘离子氧化
B. 降低促甲状腺素分泌
C. 不影响已合成的 T_3、T_4 的释放与利用
D. 破坏甲状腺组织
E. 在周围组织中抑制 T_4 转化成 T_3
61. 硫脲类抗甲状腺药在临床主要用于
A. 甲状腺功能亢进症的内科治疗
B. 呆小病的替代治疗
C. 甲状腺手术前准备
D. 黏液性水肿的治疗
E. 甲状腺危象的辅助治疗
62. 丙硫氧嘧啶的主要临床适应证有
A. 单纯性甲状腺肿 B. 甲状腺功能亢进症 C. 甲状腺危象
D. 甲状腺功能亢进症术前准备 E. 黏液性水肿
63. 关于大剂量碘剂的应用错误的是
A. 甲状腺功能亢进症的术前准备
B. 单纯性甲状腺肿
C. 甲状腺功能亢进症的内科治疗
D. 甲状腺危象
E. 黏液性水肿
64. 碘和碘化物的药理作用，正确的是
A. 小剂量时可用于单纯性甲状腺肿
B. 大剂量时有抗甲状腺的作用
C. 大剂量时用于甲亢术前准备
D. 大剂量时抑制甲状腺激素的合成
E. 大剂量时抑制甲状腺激素的释放
65. 甲状腺素的临床应用为
A. 单纯性甲状腺肿 B. 甲状腺术前准备 C. 黏液性水肿
D. 呆小病 E. 甲状腺危象
66. 治疗甲状腺功能亢进症的药物有
A. 瑞格列奈 B. 丙硫氧嘧啶 C. 放射性碘
D. 酚妥拉明 E. 普萘洛尔
67. 甲状腺激素主要用于治疗
A. 甲减
B. 单纯性甲状腺肿
C. 甲状腺癌手术后导致甲减的辅助治疗
D. 诊断甲状腺功能亢进的抑制实验
E. 甲状腺危象的辅助治疗
68. 丙硫氧嘧啶的主要适应证是
A. 甲状腺危象 B. 中、轻度甲亢 C. 甲亢术前准备
D. 单纯性甲状腺肿 E. 黏液性水肿

69. 下列对甲状腺激素的描述，正确的是

A. 甲状腺激素口服不吸收　B. 可用于黏液性水肿　C. T_4 活性是 T_3 的 4 倍

D. 可用于呆小病　E. 包括 T_3 和 T_4

70. 属于甲状腺激素生物活性的反应是

A. 促进代谢　B. 促进生长发育　C. 可引起克汀病

D. 提高神经兴奋性　E. 促进 Na^+、Cl^- 潴留

第三节　降血糖药物

A 型题（最佳选择题，每题的备选答案中只有一个最佳答案）

1. 胰岛素的不良反应有

A. 高血糖高渗性昏迷　B. 酮症酸中毒　C. 骨髓抑制

D. 低血糖昏迷　E. 乳酸血症

2. 胰岛素对糖代谢的影响主要是

A. 促进糖原分解和异生

B. 抑制葡萄糖的氧化分解

C. 增加糖原的合成和储存

D. 抑制葡萄糖的转运，减少组织的摄取

E. 抑制葡萄糖排泄

3. 属于短效胰岛素制剂的是

A. 普通胰岛素　B. 甘精胰岛素　C. 精蛋白锌胰岛素

D. 地特胰岛素　E. 门冬胰岛素

4. 不属于胰岛素适应证的是

A. 口服降血糖药无效的非胰岛素依赖型糖尿病

B. 2 型糖尿病重症

C. 糖尿病合并严重感染

D. 糖尿病合并酮症酸中毒

E. 促进伤口愈合

5. 患重度感染的重症糖尿病患者宜选用

A. 苯乙双胍　B. 格列本脲　C. 甲苯磺丁脲

D. 胰岛素　E. 精蛋白锌胰岛素

6. 关于胰岛素的说法，错误的是

A. 未开瓶使用的胰岛素应在 2 ～ 10℃条件下冷藏保存

B. 混悬型胰岛素注射液禁用于静脉注射

C. 经常更换注射部位

D. 应用胰岛素应从小剂量开始

E. 仅用于 1 型糖尿病

7. 瑞格列奈可用于治疗

A. 高血压　B. 高脂血症　C.1 型糖尿病

D. 2 型糖尿病　E. 甲状腺功能亢进症

8. 磺酰脲类降糖药的作用机制是

A. 抑制胰岛 B 细胞功能　B. 抑制胰岛素降解　C. 加速胰岛素合成

D. 刺激胰岛 B 细胞释放胰岛素 E. 促进胰岛素与受体结合

9. 糖尿病合并肾病患者宜选择的药品是

A. 胰岛素 B. 伏格列波糖 C. 瑞格列奈

D. 二甲双胍 E. 格列喹酮

10. 下列属于磺酰脲类口服降糖药的是

A. 阿卡波糖 B. 吡格列酮 C. 格列美脲

D. 瑞格列奈 E. 二甲双胍

11. 关于磺酰脲类促胰岛素分泌药，说法错误的是

A. 存在“继发失效”问题

B. 继发失效的原因可能是胰岛 B 细胞对磺酰脲类药物的敏感性上升

C. 继发失效的原因可能是磺酰脲类药物导致 B 细胞功能进一步衰竭

D. 继发失效的原因可能是胰岛素抵抗加重

E. 磺酰脲类促胰岛素分泌药使用后口腔可能有金属味

12. 降糖作用强、持续时间长的是

A. 格列喹酮 B. 胰岛素 C. 格列本脲

D. 格列齐特 E. 格列吡嗪

13. 关于非磺酰脲类促胰岛素分泌药的说法，错误的是

A. 与磺酰脲类相比，具有吸收快、起效快和作用时间短的特点

B. 餐前即刻服用

C. 常见不良反应是低血糖和体重增加

D. 吸收快，起效快，作用时间长

E. 服用期间不宜饮酒

14. 不是双胍类药物降糖机制的是

A. 增加基础状态下糖的无氧酵解

B. 抑制肠道内葡萄糖的吸收

C. 减少糖原生成和肝糖输出

D. 改善胰岛素的敏感性

E. 刺激胰岛 B 细胞分泌胰岛素

15. 以下属于胰高血糖素样肽 -1 受体激动剂的是

A. 二甲双胍 B. 利拉鲁肽 C. 吡格列酮

D. 瑞格列奈 E. 阿卡波糖

16. 阿卡波糖的降糖作用机制是

A. 与胰岛 B 细胞受体结合，促进胰岛素释放

B. 提高靶细胞膜上胰岛素受体的数目和亲和力

C. 抑制胰高血糖素分泌

D. 在小肠上皮处竞争性抑制碳水化合物水解酶，使葡萄糖生成速度减慢、血糖峰值降低

E. 促进组织摄取葡萄糖，使血糖水平下降

17. 关于 α－葡萄糖苷酶抑制剂作用特点的描述，不正确的是

A. 口服吸收很少

B. 易导致低血糖

C. 临床用于各型糖尿病

D. 可单用于老年患者或餐后高血糖患者

E. 通常与口服降糖药合用

18. 下列降糖药不能用于口服的是

A. 阿卡波糖　　B. 格列美脲　　C. 瑞格列奈

D. 艾塞那肽　　E. 吡格列酮

19. 下列不是二肽基肽酶 –4 抑制剂作用特点的是

A. 与胰岛 B 细胞受体结合，促进胰岛素释放

B. 在联合用药上更加随机方便

C. 使胰岛素的分泌增加，并能减少肝葡萄糖的合成

D. 可中效、稳定地降低糖化血红蛋白

E. 刺激胰岛素分泌，具有血糖依赖性

20. 阿卡波糖的降糖作用机制是

A. 增加胰岛素的信号传递

B. 抑制胰高血糖素分泌

C. 刺激胰岛 B 细胞释放胰岛素

D. 促进组织对葡萄糖的摄取和利用

E. 抑制 α – 葡萄糖苷酶，抑制低聚糖分解，减少小肠中淀粉等的吸收

21. 单纯餐后血糖升高的首选治疗药是

A. 格列本脲　　B. 格列齐特　　C. 二甲双胍

D. 阿卡波糖　　E. 罗格列酮

22. 需慎用司坦唑醇的是

A. 低血压患者　　B. 代谢性酸中毒患者　　C. 肝、肾病患者

D. 高血压患者　　E. 高钾血症患者

23. 以下不属于胰岛素不良反应的是

A. 低血糖　　B. 高钾血症　　C. 脂肪萎缩与肥厚

D. 胰岛素抵抗　　E. 变态反应

24. 胰岛素对代谢的作用，叙述错误的是

A. 减少酮体生成　　B. 抑制脂肪的合成　　C. 抑制糖原分解

D. 促进糖原合成　　E. 促进蛋白质合成

25. 合并重度感染的糖尿病应使用

A. 普通胰岛素　　B. 那格列奈　　C. 二甲双胍

D. 阿卡波糖　　E. 甲苯磺丁脲

26. 主要用于轻症 2 型糖尿病，尤其适用于肥胖者的药物是

A. 阿卡波糖　　B. 格列本脲　　C. 格列齐特

D. 二甲双胍　　E. 格列吡嗪

27. 下列药物具有乳酸血症和口内金属味等不良反应的是

A. 瑞格列奈　　B. 罗格列酮　　C. 普通胰岛素

D. 那格列奈　　E. 二甲双胍

28. 双胍类降血糖作用的机制是

A. 抑制胰高血糖素的分泌　　B. 刺激胰岛 B 细胞　　C. 增强胰岛素的作用

D. 促进葡萄糖的排泄　　E. 抑制糖原异生，促进组织摄取葡萄糖

29. 关于磺酰脲类降血糖作用的说法，正确的是

A. 可增加肌肉组织对血糖的利用

B. 增加组织对胰岛素的敏感性
C. 抑制糖原的分解和糖异生
D. 对胰岛功能完全丧失者也有效
E. 直接刺激胰岛 B 细胞释放胰岛素，使内源性胰岛素增加

30. 磺酰脲类药物的不良反应，不包括
A. 低血糖　B. 腹痛、腹泻　C. 共济失调
D. 眩晕、嗜睡　E. 高钠血症

31. 对非磺酰脲类胰岛素促泌剂的描述正确的是
A. 格列美脲属于本类药物
B. 此类药物可降低 2 型糖尿病患者的餐前血糖
C. 此类药物需在餐前即刻服用
D. 此类药物不能单独服用
E. 此类药物不会出现低血糖反应

32. 关于艾塞那肽的注意事项，不正确的是
A. 与磺酰脲类合用时，可降低后者用量
B. 服药期间应警惕急性胰腺炎症状
C. 应注意是否有过敏症状
D. 肾移植患者慎用
E. 本品可肌内注射

33. 增加肌肉和脂肪组织对胰岛素的敏感性而降低血糖的是
A. 阿卡波糖　B. 那格列奈　C. 罗格列酮
D. 瑞格列奈　E. 格列齐特

34. 以下哪个药物属于二肽基肽酶 –4 抑制剂
A. 那格列奈　B. 二甲双胍　C. 罗格列酮
D. 艾塞那肽　E. 西格列汀

35. 竞争性抑制胃肠道的 α – 葡萄糖苷酶活性减慢肠道内多糖、寡糖或双糖的降解从而延缓单糖的吸收，可降低餐后血糖的药物是
A. 二甲双胍　B. 吡格列酮　C. 伏格列波糖
D. 格列吡嗪　E. 利拉鲁肽

36. 属于短效胰岛素或短效胰岛素类似物的是
A. 甘精胰岛素　B. 地特胰岛素　C. 低精蛋白锌胰岛素
D. 普通胰岛素　E. 精蛋白锌胰岛素

B 型题（配伍选择题，备选答案在前，试题在后，每题若干组。每组均对应同一组备选答案）

[37 ～ 38]
A. 单纯性甲状腺肿　B. 糖尿病酮症酸中毒　C. 甲状腺危象
D. 甲亢　E. 高血糖

37. 胰岛素临床用于治疗
38. 大剂量碘剂临床用于

[39 ～ 43]
A. 地特胰岛素　B. 低精蛋白锌胰岛素　C. 赖脯胰岛素
D. 常规胰岛素　E. 精蛋白锌胰岛素

39. 属于超短效胰岛素的是

40. 属于短效胰岛素的是
41. 属于中效胰岛素的是
42. 属于长效胰岛素的是
43. 属于超长效胰岛素的是

[44～46]

A. 瑞格列奈　B. 格列美脲　C. 二甲双胍
D. 普萘洛尔　E. 格列喹酮

44. 2型糖尿病伴轻、中度肾功能不全者适宜选用的降糖药是
45. 降糖作用迅速，被称为“餐时血糖调节剂”的降糖药是
46. 单纯饮食控制及体育锻炼无效的2型糖尿病肥胖者首先选用的降糖药是

[47～49]

A. 阿卡波糖　B. 二甲双胍　C. 罗格列酮
D. 西格列汀　E. 格列吡嗪

47. 属于二肽基肽酶-4抑制剂的是
48. 属于α-葡萄糖苷酶抑制剂的是
49. 属于胰岛素增敏剂的是

[50～51]

A. 阿卡波糖　B. 二甲双胍　C. 甲巯咪唑
D. 硫唑嘌呤　E. 格列本脲

50. 促进组织对葡萄糖摄取和利用的药物是
51. 刺激胰岛B细胞分泌胰岛素的药物是

[52～55]

A. 格列喹酮　B. 胰岛素　C. 格列本脲
D. 格列齐特　E. 格列吡嗪

52. 应激状态下降糖主要是
53. 降糖作用强、持续时间长的是
54. 空腹血糖较高的时候应用
55. 存在心血管疾病高危因素的是

[56～57]

A. 利拉鲁肽　B. 西格列汀　C. 二甲双胍
D. 瑞格列奈　E. 司坦唑醇

56. 可增加基础状态下糖的无氧酵解的是
57. 仅用于皮下注射的是

[58～61]

A. 抑制葡萄糖苷酶
B. 刺激胰岛B细胞释放胰岛素
C. 胰岛素皮下注射
D. 二甲双胍
E. 增加组织对胰岛素的敏感性

58. 糖尿病合并酮症酸中毒患者应选
59. 肥胖型2型糖尿病患者首选的降糖药是
60. 格列本脲的降糖作用机制是

61. 吡格列酮的降糖作用机制是

［62 ～ 64］

A. 普通胰岛素注射液　　B. 精蛋白锌胰岛素注射液　　C. 预混胰岛素注射液

D. 甘精胰岛素注射液　　E. 低精蛋白锌胰岛素注射液

62. 可用于静脉给药的胰岛素 / 胰岛素类似物是

63. 同时具有短效和长效双时相作用的胰岛素 / 胰岛素类似物是

64. 具有长效、平稳、血药浓度无峰值特点的胰岛素 / 胰岛素类似物是

C 型题（综合分析选择题。每题的备选答案中只有一个最佳答案）

［65 ～ 67］

患者，男，66 岁。体检时发现血糖高，前来就诊，有磺胺药物过敏史，体型肥胖。医嘱：二甲双胍片 0.5g，每日 3 次，控制血糖。

65. 二甲双胍片的适宜服用时间是

A. 餐前半个小时　　B. 随餐服用　　C. 餐后半小时

D. 餐后 2 小时　　E. 空腹服用

66. 该患者复诊后发现糖耐量异常及餐后血糖升高，单药控制未达标，建议联合应用的降糖药是

A. 格列喹酮　　B. 格列本脲　　C. 胰岛素

D. 阿卡波糖　　E. 罗格列酮

67. 联合用药应注意监测的主要不良反应是

A. 光敏反应　　B. 低血糖反应　　C. 糖尿病酮症酸中毒

D. 急性胰腺炎　　E. 尿路感染

［68 ～ 69］

患者，男，56 岁。既往有糖尿病史 15 年，近日并发肺炎，呼吸 35 次 / 分，心率 105 次 / 分，血压 160/90mmHg，呼出气体有丙酮味，意识模糊，尿酮呈强阳性，血糖 500mg/dL。

68. 治疗药物应选用

A. 三碘甲状腺原氨酸　　B. 精蛋白锌胰岛素　　C. 普通胰岛素

D. 格列齐特　　E. 低精蛋白锌胰岛素

69. 此药的给药途径是

A. 口服　　B. 皮下注射　　C. 静脉注射

D. 舌下含服　　E. 灌肠

X 型题（多项选择题。每题的备选答案中有 2 个或 2 个以上正确答案。少选或多选均不得分）

70. 治疗糖尿病的药物是

A. 阿卡波糖　　B. 甲巯咪唑　　C. 氨鲁米特

D. 瑞格列奈　　E. 吡格列酮

71. 口服降血糖的药物是

A. 精蛋白锌胰岛素　　B. 格列本脲　　C. 格列齐特

D. 二甲双胍　　E. 阿卡波糖

72. 可影响磺酰脲类药物降血糖作用的药物是

A. 保泰松　　B. 西咪替丁　　C. 双香豆素

D. 氢氧化镁　　E. 青霉素

73. 使用磺酰脲类药物应注意

A. 合用保泰松等药时应调整用药量

B. 水杨酸钠、吲哚美辛、双香豆素等均能与血浆蛋白结合，同时合用磺酰脲类可使后者在血浆

内游离型药物浓度升高，引起低血糖反应

C. 合用糖皮质激素时，本类药物降糖作用增强

D. 老年患者、肝肾功能不良者可发生低血糖反应

E. 老年糖尿病患者不宜使用氯磺丙脲

74. 适用于餐前半小时服用的降糖药是

A. 甲苯磺丁脲　　B. 氯磺丙脲　　C. 格列本脲

D. 二甲双胍　　E. 阿卡波糖

75. 适用于餐中服用的降糖药有

A. 格列齐特　　B. 伏格列波糖　　C. 瑞格列奈

D. 二甲双胍　　E. 阿卡波糖

76. 下列仅用于皮下注射的降糖药是

A. 瑞格列奈　　B. 格列本脲　　C. 利拉鲁肽

D. 罗格列酮　　E. 艾塞那肽

77. 下列是西格列汀的不良反应的是

A. 上呼吸道感染　　B. 泌尿系统感染　　C. 体重增加

D. 皮疹、荨麻疹　　E. 腹泻、关节痛

78. 胰高血糖素样肽 -1 受体激动剂的作用优势是

A. 增加葡萄糖依赖性胰岛素分泌

B. 控制患者收缩压

C. 抑制 2 型糖尿病患者不适当的胰高血糖素的分泌

D. 增加胰岛素的生物合成

E. 有降低体重的作用

79. 使用利拉鲁肽应注意

A. 与磺酰脲类药物合用时应减少后者剂量

B. 有胰腺炎病史患者慎用

C. 密切关注降糖效果

D. 严重肾功能损害患者慎用

E. 应在餐前服用

80. 下列属于胰岛素增敏剂的是

A. 格列美脲　　B. 阿卡波糖　　C. 罗格列酮

D. 二甲双胍　　E. 吡格列酮

81. 下列属于艾塞那肽不良反应的是

A. 低血糖反应　　B. 消化不良　　C. 腹泻

D. 低血糖　　E. 体重减轻

82. 下列属于阿卡波糖不良反应的是

A. 胃胀、腹痛　　B. 腹泻、肠梗阻　　C. 便秘

D. 低血糖　　E. 体重减轻

83. 下列属于口服降糖药的是

A. 阿卡波糖　　B. 格列本脲　　C. 艾塞那肽

D. 利拉鲁肽　　E. 二甲双胍

84. 服用阿格列汀时应注意

A. 密切监测急性坏死性胰腺炎

B. 重度肾功能不全者需调整剂量
C. 应用前应接受肝功能监测
D. 合理控制体重
E. 妊娠及哺乳期妇女慎用

85. 下列需要用胰岛素治疗的是
A. 糖尿病合并妊娠及分娩
B. 初发的 2 型糖尿病
C. 1 型糖尿病
D. 糖尿病合并重度感染和消耗性疾病
E. 糖尿病酮症及糖尿病昏迷

86. 下列属于胰岛素禁忌证的是
A. 心律失常　B. 中枢神经系统感染　C. 胰腺炎
D. 过敏者　E. 低血糖

87. 可以静脉给药的胰岛素有
A. 混悬型胰岛素　B. 低精蛋白锌胰岛素　C. 门冬胰岛素
D. 赖脯胰岛素　E. 短效胰岛素

88. 精蛋白锌胰岛素作用持久的原因是
A. 与血浆蛋白结合率高
B. 肝脏代谢减慢
C. 不易经肾脏排泄
D. 溶解度更低，释放更加缓慢
E. 更接近人的体液 pH

89. 可用胰岛素治疗的疾病和控制的症状是
A. 水盐代谢失调　B. 糖尿病　C. 甲状腺功能亢进症
D. 高钾血症　E. 细胞内缺钾

90. 胰岛素的常见不良反应有
A. 过敏反应　B. 胃肠道反应　C. 低血糖反应
D. 胰岛素耐受性　E. 注射部位脂肪萎缩

91. 磺酰脲类的用药注意事项，正确的是
A. 合用保泰松等药时应调整用药量
B. 合用糖皮质激素时，本类药物降糖作用增强
C. 老年患者、肝肾功能不良者可发生低血糖反应
D. 老年糖尿病患者不宜使用氯磺丙脲
E. 双香豆素合用磺酰脲类可使后者在血浆内游离型药物浓度升高，引起低血糖反应

92. 下列药物具有口服降血糖作用的是
A. 格列吡嗪　B. 二甲双胍　C. 胰岛素
D. 阿卡波糖　E. 瑞格列奈

第四节　抗骨质疏松药物

A 型题（最佳选择题，每题的备选答案中只有一个最佳答案）

1. 可导致“类流感样”反应的药物是

A. 阿仑膦酸钠　B. 依替膦酸二钠　C. 氯屈膦酸二钠
D. 帕米膦酸二钠　E. 钙剂

2. 下列不属于双膦酸盐类药物的是
A. 阿仑膦酸钠　B. 阿法骨化醇　C. 帕米膦酸二钠
D. 依替膦酸二钠　E. 氯屈膦酸二钠

3. 双膦酸盐类药物的作用机制，不包括
A. 与骨骼表面的羟磷灰石结合
B. 增加小肠和肾小管对钙的重吸收
C. 直接改变破骨细胞的形态学
D. 与骨基质理化结合，干扰骨吸收
E. 直接抑制骨细胞介导的细胞因子产生

4. 维生素 D 的不良反应，不包括
A. 软弱　B. 血压下降　C. 肌无力
D. 血肌酐升高　E. 失眠

5. 关于钙制剂临床应用中注意事项的描述，错误的是
A. 同时补充维生素 D
B. 补钙应选用含钙量高、生物利用度好、溶出度高的制剂
C. 钙在体内吸收随着钙的摄入量增加而增加
D. 钙制剂与肾上腺皮质激素、异烟肼、四环素或含铝抗酸药不宜同时服用
E. 食物中尤其是蔬菜水果中含有较多的草酸和磷酸盐，可影响钙的吸收

6. 以下哪项不是雷洛昔芬的禁忌证
A. 肝、肾功能不全者
B. 有子宫内膜癌症状和体征者
C. 正在或既往患有静脉血栓栓塞性疾病者
D. 心力衰竭患者
E. 妊娠期妇女

7. 维生素 D 依赖性佝偻病患者，可使用
A. 静脉滴注降钙素　B. 口服碳酸钙　C. 骨化三醇替代性治疗
D. 口服阿仑膦酸钠　E. 口服雷洛昔芬

8. 下列对于补钙的叙述，错误的是
A. 钙剂 + 维生素 D 是骨质疏松的基础治疗方案
B. 人体对钙的需要量因年龄、性别、种族的不同而有差异
C. 在计算给药剂量的时候要考虑食物中钙的摄入
D. 补钙以清晨和睡前各服 1 次为佳
E. 钙的吸收会一直随着摄入量的增加而增加

9. 与钙剂合用，易发生高钙血症的药物是
A. 肾上腺皮质激素　B. 氢氯噻嗪　C. 异烟肼
D. 四环素　E. 含铝的抗酸药

10. 下列对双膦酸盐类药物给药方法的描述，错误的是
A. 长期卧床患者应选口服给药
B. 不宜与牛奶、咖啡、茶同服
C. 为避免产生消化道的不良反应，最好用静脉方式给药

D. 口服应于早晨空腹给药，并给予足量水送服
E. 服后30分钟内不宜进食或卧床

11. 治疗钙缺乏症可选用
A. 阿法骨化醇　B. 依降钙素　C. 葡萄糖酸钙
D. 阿仑膦酸钠　E. 帕米膦酸二钠

12. 依据生物钟规律，补充钙剂的适宜时间是
A. 清晨或睡前各服1次　B. 清晨顿服　C. 睡前顿服
D. 餐后给药　E. 餐中给药

13. 长期服用钙剂可导致
A. 腹泻　B. 低钠血症　C. 高钙血症
D. 骨质疏松　E. 肝功能异常

14. 不属于防治骨质疏松的药物是
A. 依替膦酸二钠　B. 阿仑膦酸钠　C. 雌激素类
D. 生长激素　E. 糖皮质激素

15. 骨化三醇的药理作用不包括
A. 与肠壁细胞内的胞浆受体结合发挥作用
B. 可促进细胞大量合成钙结合蛋白
C. 促进肠细胞的钙转运
D. 是钙在肠道中被主动吸收的调节剂
E. 抑制肠钙入血

16. 促进钙剂吸收可选用
A. 阿法骨化醇　B. 依降钙素　C. 葡萄糖酸钙
D. 阿仑膦酸钠　E. 帕米膦酸二钠

17. 治疗绝经后妇女的骨质疏松可选用
A. 糖皮质激素　B. 甲状腺素　C. 肾上腺素
D. 阿仑膦酸钠　E. 促皮质激素

18. 一般成人一日维生素D的摄取量应为
A.1万～5万U　B.5万～15万U　C.2万～5万U
D.100万～200万U　E.200万～300万U

19. 关于骨质疏松症说法错误的是
A. 按照病因分为原发性、继发性及特发性骨质疏松症
B. 原发性骨质疏松症包括妇女绝经后和老年性骨质疏松症
C. 大量和长期饮酒、喝咖啡及吸烟可能诱发骨质疏松症
D. 妇女雌激素分泌减少与诱发骨质疏松症无关
E. 继发性骨质疏松症是由疾病或药物损害骨代谢诱发的

20. 阿法骨化醇的作用机制，不包括
A. 增加小肠对钙的重吸收　B. 抑制甲状旁腺增生　C. 抑制骨吸收
D. 抑制肌细胞分化　E. 增加肌力

B型题（配伍选择题，备选答案在前，试题在后，每题若干组。每组均对应同一组备选答案）

[21～25]
A. 阿法骨化醇　B. 依降钙素　C. 葡萄糖酸钙
D. 阿伦膦酸钠　E. 帕米膦酸二钠

21. 治疗钙缺乏症可选用
22. 促进钙剂吸收可选用
23. 治疗绝经后妇女骨质疏松症可选用
24. 治疗恶性肿瘤患者骨转移疼痛可选用
25. 治疗维生素 D 中毒导致的变形性骨炎可选用

C 型题（综合分析选择题。每题的备选答案中只有一个最佳答案）

[26 ～ 30]

患儿，男，6 个月 23 天，体重 6kg。以“发育落后 5 月余”为主诉入院。临床诊断为“精神运动发育迟滞；亚临床甲状腺功能低下；原发性肾上腺皮质功能不全”。入院查体：T 6.8℃，P 130 次 / 分，R 22 次 / 分。发育评估结果：言语能、应人能均较正常落后，膝腱及跟腱反射不易引出，肌张力异常，游离 T_3、T_4 升高，总 T_3、T_4 升高，促甲状腺激素升高，尿液激素异常。医嘱：醋酸泼尼松片 5mg，口服，1 次 / 日；左甲状腺素钠片 0.1mg，口服，1 次 / 日；碳酸钙泡腾片 1 片，口服，1 次 / 日；赖氨肌醇维 B_{12} 口服溶液 2.5mL，口服，2 次 / 日；神经节苷脂钠注射液 20mg，静滴，1 次 / 日。

26. 左甲状腺素的不良反应，不包括
A. 心动过速　B. 心绞痛　C. 高血压
D. 骨质疏松　E. 甲状腺功能亢进症

27. 下列属于左甲状腺素禁忌证的是
A. 快速型心律失常　B. 糖尿病　C. 肾功能异常
D. 肝功能异常　E. 高脂血症

28. 下列关于左甲状腺素的描述，错误的是
A. 吸收易受饮食中钙、铁的影响
B. 应在夜间睡前服用
C. 有心绞痛病史者应从小剂量开始
D. 对心肌功能不全者应监护用药
E. 妊娠期妇女服用过多可对胎儿造成不良影响

29. 碳酸钙的适应证不包括
A. 骨质疏松　B. 手足抽搐症　C. 佝偻病
D. 哺乳期妇女补钙　E. 缓解肿瘤患者骨转移疼痛

30. 以下关于补钙方法的叙述，错误的是
A. 补钙同时宜补充维生素 D
B. 补钙应选用含钙量高、吸收好的药物
C. 人体对钙的需求量因年龄、性别等有所不同
D. 食物中的脂肪可增加钙的吸收
E. 食物中的草酸和磷酸盐可减少钙的吸收

X 型题（多项选择题。每题的备选答案中有 2 个或 2 个以上正确答案。少选或多选均不得分）

31. 骨化三醇的药理作用包括
A. 恢复肠道对钙的正常吸收　B. 缓解肌肉骨骼疼痛　C. 抑制骨骼中成骨细胞活性
D. 提高血清钙浓度　E. 减少锥体骨折的发生率

32. 治疗老年骨质疏松症的常用药物包括
A. 钙制剂　B. 维生素 D　C. 维生素 E
D. 阿仑膦酸钠　E. 左甲状腺素钠

33. 降钙素的作用机制是

A. 可促进肠道转运钙
B. 抑制肾小管对钙和磷的重吸收
C. 直接抑制破骨细胞的活性
D. 有明显的镇痛作用
E. 具有中枢镇痛作用

34. 降钙素的禁忌证包括
A. 高镁血症 B. 低钠血症 C. 高钙血症
D. 心律失常 E.14 岁以下儿童

35. 下列药物中，可与降钙素发生相互作用的有
A. 含铝剂 B. 维生素 D C. 氨基糖苷类
D. 双膦酸盐类 E. 含镁制剂

36. 下列关于降钙素的叙述中，正确的有
A. 使用前应做皮试
B. 在治疗骨质疏松期间需要补充钙剂
C. 肌内注射应避开神经
D. 不宜皮下注射
E. 可诱发哮喘

37. 下列关于阿仑膦酸钠的描述中，正确的是
A. 本品属于第一代氨基二膦酸盐类骨代谢调节剂
B. 与骨内羟基磷灰石有较强的亲和力
C. 能抑制破骨细胞活性
D. 没有骨矿化抑制作用
E. 抗骨吸收作用较依替膦酸钠弱

38. 服用双膦酸盐类可导致
A. 食管炎 B. 高钙血症 C. 血压升高
D. 有症状的胃－食管反流病 E. 肝功能异常

39. 下列药物中，可影响钙剂吸收的有
A. 氢氯噻嗪 B. 四环素 C. 卡马西平
D. 雌激素 E. 青霉素

40. 雷洛昔芬的作用机制包括
A. 对雌激素作用的组织有选择性地激动
B. 对下丘脑表现为拮抗作用
C. 对骨骼起激动作用
D. 能够降低椎体骨折的发生率
E. 口服吸收较慢

41. 服用雷洛昔芬的注意事项包括
A. 治疗中应监测肝功能
B. 可缓解雌激素有关的绝经期症状
C. 可用于男性患者
D. 仅用于绝经后的妇女
E. 可引起子宫内膜增生

第九章　抗菌药物

第一节　青霉素类抗菌药物

A 型题（最佳选择题，每题的备选答案中只有一个最佳答案）

1. 下列药物组合有协同作用的是
A. 青霉素+红霉素　B. 青霉素+四环素　C. 青霉素+氯霉素
D. 青霉素+阿米卡星　E. 青霉素+林可霉素

2. 治疗流行性细菌性脑膜炎最合适的联合用药是
A. 青霉素+克林霉素　B. 青霉素+四环素　C. 青霉素+链霉素
D. 青霉素+磺胺嘧啶　E. 青霉素+诺氟沙星

3. 对 β－内酰胺酶有抑制作用的药物是
A. 阿莫西林　B. 亚胺培南　C. 氨曲南
D. 克拉维酸　E. 替莫西林

4. 属于耐酸、耐酶的青霉素类药物是
A. 青霉素　B. 阿莫西林　C. 甲氧西林
D. 丙匹西林　E. 羧苄西林

5. 主要作用是抗革兰阴性杆菌的半合成青霉素是
A. 阿莫西林　B. 哌拉西林　C. 替卡西林
D. 替莫西林　E. 苯唑西林

6. 患者，男，35 岁，大面积烧伤后铜绿假单胞菌感染，同时伴肾功能严重损害，应选用的药物是
A. 氯霉素　B. 哌拉西林　C. 庆大霉素
D. 林可霉素　E. 氨苄西林

7. 有关阿莫西林特点的说法，正确的是
A. 耐酸、耐酶
B. 对耐药金黄色葡萄球菌有效
C. 口服吸收差，生物利用度小
D. 广谱青霉素，对革兰阴性菌也有效
E. 对幽门螺杆菌无效

8. 下列对青霉素 G 的叙述，错误的是
A. 抑制细胞壁合成　B. 对革兰阳性菌作用强　C. 易引起变态反应
D. 杀菌力强大　E. 口服吸收好

9. 临床治疗铜绿假单胞菌感染可选用的抗生素是
A. 氨苄西林　B. 阿莫西林　C. 哌拉西林
D. 苯唑西林　E. 青霉素 V

10. 青霉素可杀灭
A. 立克次体　B. 支原体　C. 螺旋体

D. 病毒　　E. 大多数革兰阴性杆菌

11. 与青霉素相比，阿莫西林
    A. 对革兰阳性杆菌作用强
    B. 对革兰阴性杆菌作用强
    C. 对 β－内酰胺酶稳定
    D. 对耐药金葡菌有效
    E. 对铜绿假单胞菌有效
12. 克拉维酸与阿莫西林配伍使用是因前者可
    A. 减少阿莫西林的不良反应
    B. 扩大阿莫西林的抗菌谱
    C. 抑制 β－内酰胺酶
    D. 延缓阿莫西林经肾小管的分泌
    E. 提高阿莫西林的生物利用度
13. 抗铜绿假单胞菌较强的药物是
    A. 氯唑西林　　B. 替莫西林　　C. 阿莫西林
    D. 美西林　　E. 哌拉西林
14. 与丙磺舒联合应用，有增强作用的药物是
    A. 四环素　　B. 氯霉素　　C. 青霉素
    D. 红霉素　　E. 罗红霉素
15. 青霉素类最严重的不良反应是
    A. 电解质紊乱　　B. 青霉素脑病　　C. 菌群失调
    D. 药疹　　E. 过敏性休克
16. 下列哪种药物属于繁殖期杀菌药
    A. 氨基糖苷类　　B. 青霉素类　　C. 氯霉素类
    D. 多黏菌素 B　　E. 四环素类
17. 下列属于长效青霉素的是
    A. 青霉素 V　　B. 苯唑西林　　C. 阿莫西林
    D. 苄星青霉素　　E. 哌拉西林
18. 青霉素的抗菌谱不包括
    A. 溶血性链球菌　　B. 肺炎球菌　　C. 破伤风杆菌
    D. 伤寒杆菌　　E. 钩端螺旋体
19. 耐酸、耐酶的青霉素是
    A. 青霉素 V　　B. 氨苄西林　　C. 双氯西林
    D. 羧苄西林　　E. 磺苄西林
20. 抗菌药联合用药的目的不包括
    A. 提高疗效　　B. 扩大抗菌范围　　C. 减少耐药性的发生
    D. 延长作用时间　　E. 降低毒性
21. 主要用于敏感细菌所致的尿路感染和伤寒的药物是
    A. 美西林　　B. 阿莫西林　　C. 氯唑西林
    D. 替卡西林　　E. 氨苄西林
22. 抗菌药物的作用机制不包括
    A. 抑制细菌细胞壁的合成

B. 抑制或干扰蛋白质合成

C. 抑制细胞膜功能

D. 影响核酸代谢

E. 抑制受体介导的信息传递

23. 化疗指数是指

A. LD_{50}/ED_{50}　　B. ED_{95}/LD_5　　C. LD_5/ED_{50}

D. ED_{50}/LD_{50}　　E. LD_5/ED_{95}

24. 抗微生物药对病原微生物抑制作用持续到最低抑菌浓度以下或脱离接触之后的现象称为

A. 抗菌后效应　　B. 耐药性　　C. 二重感染

D. 抗菌活性　　E. 最低抑菌浓度

25. 用于衡量化疗药物的临床应用价值和安全性评价的参数是

A.MBC　　B.MIC　　C.CI

D.PAE　　E.TDM

B 型题（配伍选择题，备选答案在前，试题在后，每题若干组。每组均对应同一组备选答案）

［26 ～ 28］

A. 甲硝唑　　B. 四环素　　C. 苯唑西林

D. 喹诺酮类　　E. 氨苄西林

26. 抑制 DNA 回旋酶和拓扑异构酶Ⅳ的抗菌药是

27. 可用于治疗厌氧菌感染和阴道滴虫病的药物是

28. 对耐药金葡菌感染有效的 β – 内酰胺类抗生素是

［29 ～ 30］

A. 链霉素和异烟肼　　B. 链霉素和磺胺嘧啶　　C. 青霉素和链霉素

D. 青霉素和磺胺嘧啶　　E. 氯霉素和两种球蛋白

29. 联用治疗肺结核的是

30. 联用治疗细菌性心内膜炎的是

［31 ～ 32］

A. 青霉素 G　　B. 氟氯西林　　C. 羧苄西林

D. 青霉素 V　　E. 美西林

31. 对铜绿假单胞菌作用强的是

32. 对革兰阴性菌作用强的是

［33 ～ 36］

A. 对 G^+、G^- 球菌和螺旋体等有效

B. 对 G^+、G^- 球菌，特别是对 G^- 杆菌有效

C. 对铜绿假单胞菌特别有效

D. 抗菌作用强，对厌氧菌有效

E. 耐酸、耐酶，对耐药金黄色葡萄球菌有效

33. 青霉素 G

34. 哌拉西林

35. 氯唑西林

36. 氨苄西林

［37 ～ 39］

A. 青霉素　　B. 庆大霉素　　C. 诺氟沙星

D. 四环素　　E. 氯霉素

37. 易引起吉海反应的药物是
38. 有明显肾毒性的药物是
39. 最易引起严重二重感染的药物是

[40 ～ 43]

A. 对 G^+、G^- 球菌、螺旋体等有效
B. 对 G^+、G^- 球菌，特别是对 G^- 杆菌有效
C. 对支原体有效
D. 抗菌作用强，对铜绿假单胞菌、厌氧菌有效
E. 耐酸、耐酶，对耐青霉素酶金黄色葡萄球菌有效

40. 青霉素 G
41. 哌拉西林
42. 苯唑西林
43. 氨苄西林

[44 ～ 47]

A. 双氯西林　　B. 苄星青霉素　　C. 万古霉素
D. 阿莫西林　　E. 羧苄西林

44. 患者，男，22 岁，诊断为风湿热，可选用
45. 患者，男，45 岁，因“咳嗽、咳痰 1 周，发热 2 天”入院，诊断为社区获得性肺炎，两次痰培养为金黄色葡萄球菌（MSRA），适合选用
46. 患者，女，65 岁，因“反复咳嗽、咳痰 10 年，气喘 2 年，再发加重伴发热 2 天”入院，多次因上述症状住院治疗，诊断为 AECOPD，痰培养示铜绿假单胞菌，可选用
47. 患者，女，十二指肠溃疡，幽门螺杆菌（+），可选用

[48 ～ 51]

A. 抗菌药　　B. 抗生素　　C. 抑菌药
D. 杀菌药　　E. 抗菌谱

48. 由某些微生物产生的具有抗病原体作用和其他活性物质的药物是
49. 对病原菌生长繁殖有抑制作用的药物是
50. 对病原菌能抑制且杀灭的药物是
51. 抗菌药物的抗菌范围是

C 型题（综合分析选择题。每题的备选答案中只有一个最佳答案）

[52 ～ 54]

患者，男，17 岁。拔牙 2 天后，出现寒战、高热，伴咳嗽、咳痰，迁延未愈；12 天后突然咳出大量脓臭痰及坏死组织，并有咯血，遂来诊。查体：体温 39℃，脉搏 89 次 / 分，右肺部叩诊呈浊音，可于右肺底听到湿啰音。实验室检查：白细胞计数 28×10^9/L，中性粒细胞 0.92，核左移明显，并有毒性颗粒，痰液留置可分层。

52. 该患者应考虑为

A. 大叶性肺炎　　B. 肺结核　　C. 支气管扩张
D. 支气管肺癌　　E. 肺脓肿

53. 如欲明确是何种致病菌，宜作的检查是

A. 痰细胞学检查
B. 咳出的痰直接涂片

C. 咳出的痰进行细胞培养

D. 通过环甲膜穿刺吸取痰液，进行痰涂片和需氧、厌氧菌检查

E. 以上都不对

54. 如结果证实是金黄色葡萄球菌感染，治疗宜首选

A. 红霉素　B. 万古霉素　C. 灰黄霉素

D. 庆大霉素　E. 青霉素 G

[55 ～ 57]

患者，男，29 岁。阴茎头部出现下疳 2 个月就诊。有不洁性接触史。临床诊断为梅毒。立即给予青霉素注射治疗，10 分钟后患者出现心慌气短、全身皮疹、呼吸急促。查体：血压 85/60mmHg，脉搏 110 次 / 分。

55. 该患者目前发生了

A. 特异质反应　B. 过敏反应　C. 反跳现象

D. 吉海反应　E. 心血管不良反应

56. 患者出现上述表现的原因最可能是

A. 药物剂量过大　B. 给药方式错误　C. 未做皮肤过敏试验

D. 使用药物缺乏针对性　E. 患者体质特殊

57. 下一步的处理，最重要的是

A. 减少药物剂量　B. 给予糖皮质激素　C. 吸氧，给予普萘洛尔

D. 给予肾上腺素　E. 换用头孢类药物

[58 ～ 60]

患者，男，25 岁，咽炎。注射青霉素后 1 分钟，呼吸急促，面部发绀，心率 130 次 / 分，血压 60/40mmHg。

58. 抢救药物是

A. 地塞米松 + 去甲肾上腺素

B. 地塞米松 + 多巴胺

C. 曲安西龙 + 异丙肾上腺素

D. 地塞米松 + 肾上腺素

E. 地塞米松 + 山莨菪碱

59. 青霉素发生过敏反应的机制是

A. 青霉素本身诱导机体发生变态反应

B. 青霉素降解产物诱导机体发生变态反应

C. 青霉素加速抗原抗体结合

D. 青霉素促进机体释放组胺、白三烯等致敏物质

E. 青霉素促进肥大细胞脱颗粒

60. 避免发生青霉素过敏反应的主要措施，以下不正确的是

A. 仔细询问过敏史，对青霉素过敏者禁用

B. 避免饥饿时注射青霉素

C. 皮试阳性者，注射青霉素前先预备肌注急救药物

D. 初次使用或换批号者必须做皮肤过敏试验

E. 注射液临用现配

[61 ～ 62]

患者，男，30 岁。既往有先天性心脏病，1 个月前牙痛拔牙后，出现发热、全身乏力症状。查体：

皮肤有出血点，手掌和足部有小结节状出血点，心尖区可闻及双期杂音。诊断为亚急性感染性心内膜炎。连续 4 次血培养为草绿色链球菌感染。

61. 可作为首选的抗生素组合是
A. 青霉素 + 氯霉素 B. 青霉素 + 庆大霉素 C. 青霉素 + 四环素
D. 青霉素 + 红霉素 E. 青霉素 + 磺胺类

62. 两药联合用药需要注意的是
A. 两药联合拮抗，需要增加药量
B. 两药联合协同，需要减少药量
C. 两药联合不良反应叠加
D. 两药不能置于同一容器内给药
E. 两药联合可延长青霉素的血浆半衰期

X 型题（多项选择题。每题的备选答案中有 2 个或 2 个以上正确答案。少选或多选均不得分）

63. 青霉素可以作为哪些感染的首选药
A. 溶血性链球菌感染 B. 炭疽 C. 梅毒
D. 钩端螺旋体病 E. 破伤风

64. 易引起过敏性休克等变态反应的抗菌药物是
A. 罗红霉素 B. 青霉素 C. 庆大霉素
D. 阿米卡星 E. 链霉素

65. 抑制细菌细胞壁合成的抗菌药物有
A. 磷霉素 B. 青霉素 C. 林可霉素
D. 头孢菌素 E. 四环素

66. 以下哪些属于青霉素的不良反应
A. 过敏反应 B. 吉海反应 C. 周围神经炎
D. 青霉素脑病 E. 二重感染

67. 下列细菌对青霉素敏感的是
A. 革兰阳性球菌 B. 革兰阳性杆菌 C. 革兰阴性球菌
D. 革兰阴性杆菌 E. 螺旋体

68. 以下对耐药金葡菌有特效的包括
A. 阿莫西林 B. 双氯西林 C. 氟氯西林
D. 氯唑西林 E. 氨苄西林

69. 下列属于 β – 内酰胺类抗生素的药物有
A. 青霉素 V B. 头孢他啶 C. 亚胺培南
D. 氨曲南 E. 拉氧头孢

70. 下列防治青霉素过敏反应的措施，正确的是
A. 详细询问病史、用药史及药物过敏史等
B. 做皮肤过敏试验
C. 皮试液应提前配制好备用
D. 必要时可加用糖皮质激素和抗组胺药
E. 发生休克，应立即注射肾上腺素，严重者稀释后静滴

71. 青霉素的抗菌谱为
A. 敏感的革兰阳性和阴性球菌
B. 革兰阳性杆菌

C. 螺旋体
D. 支原体、立克次体
E. 革兰阴性杆菌

72. 抗菌药物联合用药的指征有
A. 未明病原菌的细菌性严重感染
B. 较长期用药，细菌可能产生耐药性
C. 单一抗菌药物不能有效控制的感染性心内膜炎或败血症
D. 单一抗菌药物不能控制的严重混合感染
E. 减少药物的毒性反应

73. 防治青霉素过敏反应的措施包括
A. 详细询问病史、用药史、药物过敏史及家族过敏史
B. 做皮肤过敏试验
C. 皮试液应临时配制
D. 注射后观察 20 ～ 30 分钟
E. 一旦发生过敏性休克，应当立即皮下或肌内注射肾上腺素，严重者稀释后静脉滴注

74. 哪些人群容易出现青霉素脑病
A. 婴儿　B. 老年人　C. 肾功能不全者
D. 孕妇　E. 哺乳期妇女

75. 易引起过敏性休克的是
A. 红霉素　B. 青霉素 G　C. 庆大霉素
D. 卡那霉素　E. 链霉素

76. 抗菌药物的合理应用包括
A. 明确病因，针对性选药
B. 根据药物代谢动力学特征合理选用
C. 根据患者情况合理选用
D. 预防应用要有一定的适应证
E. 发热严重时可自行使用抗菌药

77. 细菌产生耐药的机制有
A. 产生钝化酶　B. 改变对药物的通透性　C. 改变靶位结构
D. 改变代谢途径　E. 产生水解酶

第二节　头孢菌素类抗菌药物

A 型题（最佳选择题，每题的备选答案中只有一个最佳答案）

1. 对革兰阳性菌作用强，对革兰阴性菌作用弱的药物是
A. 第一代头孢菌素　B. 第二代头孢菌素　C. 第三代头孢菌素
D. 第四代头孢菌素　E. 第五代头孢菌素

2. 具有较强抗铜绿假单胞菌作用的头孢菌素是
A. 头孢孟多　B. 头孢他啶　C. 头孢唑啉
D. 头孢克洛　E. 头孢羟氨苄

3. 对铜绿假单胞菌作用较强的头孢菌素是
A. 头孢哌酮　B. 头孢拉定　C. 头孢唑啉

D. 头孢噻吩　　E. 头孢孟多

4. 属于第四代头孢菌素的药物是

A. 头孢哌酮　　B. 头孢噻肟　　C. 头孢吡肟

D. 头孢噻吩　　E. 头孢呋辛

5. 与注射用头孢曲松钠混合后可产生肉眼难以观测到的白色细微沉淀，有可能导致致死性结果的注射液是

A. 5% 葡萄糖

B. 10% 葡萄糖

C. 0.9% 氯化钠

D. 0.45% 氯化钠 +2.5% 葡萄糖

E. 乳酸钠林格注射液

6. 以下对头孢菌素类说法错误的是

A. 头孢菌素类属于繁殖期杀菌剂

B. 头孢菌素类属于时间依赖型抗菌药物

C. 第三代头孢菌素比第一代头孢菌素对革兰阳性菌的作用强

D. 头孢曲松、头孢他啶、头孢哌酮属于第三代头孢菌素

E. 对一种头孢菌素过敏者对其他头孢菌素也可能过敏

7. 属于繁殖期杀菌药的是

A. 头孢菌素　　B. 氯霉素　　C. 磺胺嘧啶

D. 异烟肼　　E. 庆大霉素

8. 以下属于第三代头孢菌素的是

A. 头孢噻吩　　B. 头孢羟苄　　C. 头孢克洛

D. 头孢噻肟　　E. 头孢匹罗

9. 对革兰阳性菌、革兰阴性菌、厌氧菌等的作用均很强的头孢类药物是

A. 第一代头孢菌素　　B. 第二代头孢菌素　　C. 第三代头孢菌素

D. 第四代头孢菌素　　E. 碳青霉烯类抗生素

10. 抗菌谱和药理作用特点均类似于第三代头孢菌素的药物是

A. 头孢孟多　　B. 头孢氨苄　　C. 氨曲南

D. 拉氧头孢　　E. 头孢吡肟

11. 下列头孢菌素中，半衰期最长的药物是

A. 头孢克洛　　B. 头孢孟多　　C. 头孢曲松

D. 头孢氨苄　　E. 头孢唑啉

12. 患者血培养结果回报为铜绿假单胞菌，不宜选用的药物是

A. 头孢哌酮　　B. 头孢唑啉　　C. 头孢他啶

D. 哌拉西林他唑巴坦　　E. 羧苄西林

13. 下列属于第三代头孢菌素的是

A. 头孢噻吩　　B. 头孢羟氨苄　　C. 头孢克洛

D. 头孢噻肟　　E. 头孢匹罗

14. 具有最强抗铜绿假单胞菌作用的头孢菌素是

A. 头孢孟多　　B. 头孢他啶　　C. 拉氧头孢

D. 头孢呋辛　　E. 头孢氨苄

15. 下列哪种头孢菌素为口服剂型

A. 头孢吡肟　B. 头孢哌酮　C. 头孢克洛
D. 头孢替安　E. 头孢他啶

16. 头孢克洛不宜用于
A. 脑膜炎　B. 中耳炎　C. 呼吸道感染
D. 泌尿系统感染　E. 皮肤软组织感染

17. 下列对铜绿假单胞菌作用最强的抗菌药物是
A. 头孢曲松　B. 头孢噻肟　C. 头孢哌酮
D. 头孢甲肟　E. 头孢美唑

18. 主要经胆汁排泄的抗生素是
A. 青霉素　B. 美洛西林　C. 头孢甲肟
D. 头孢哌酮　E. 氨曲南

19. 长期大量应用头孢菌素类抗菌药物的患者，需注意适当补充
A. 维生素 A 和维生素 D
B. 复合维生素 B 和维生素 K
C. 维生素 C 和烟酸
D. 维生素 E 和叶酸
E. 维生素 B_{12} 和叶酸

20. 患者，55 岁，诊断为“慢性支气管炎急性发作”，痰培养为“铜绿假单胞菌”。下列哪种药物对铜绿假单胞菌无效
A. 哌拉西林　B. 头孢克肟　C. 头孢哌酮
D. 头孢他啶　E. 头孢曲松

B 型题（配伍选择题，备选答案在前，试题在后，每题若干组。每组均对应同一组备选答案）

［21 ～ 24］
A. 对革兰阳性菌作用强，有肾毒性
B. 对铜绿假单胞菌作用强，几乎无肾毒性
C. 超广谱的头孢菌素类药
D. 对革兰阴性菌作用较强，肾毒性较小
E. 对革兰阴性菌作用很强，没有肾毒性

21. 头孢拉定
22. 头孢他啶
23. 头孢呋辛
24. 头孢吡肟

［25 ～ 28］
A. 对一、二代大环内酯类耐药肺炎链球菌有很强的作用
B. 与庆大霉素合用于铜绿假单胞菌感染时不能混合静脉滴注
C. 与多种药物存在配伍禁忌，故一般单独给药
D. 肾毒性较大
E. 口服吸收好，适用于肺炎链球菌所致的下呼吸道感染

25. 头孢唑啉
26. 阿莫西林
27. 头孢曲松
28. 泰利霉素

[29 ～ 32]

A. 头孢噻肟　B. 头孢哌酮　C. 庆大霉素

D. 阿莫西林　E. 替考拉宁

29. 主要经胆汁排泄的是
30. 肾毒性大的是
31. 主要用于口服的广谱青霉素类药物是
32. 血浆蛋白结合率高的是

[33 ～ 36]

A. 氟康唑　B. 万古霉素　C. 克林霉素

D. 阿奇霉素　E. 头孢哌酮

33. 支原体、衣原体引起的肺炎宜选用
34. 铜绿假单胞菌引起的肺炎宜选用
35. 耐甲氧西林金黄色葡萄球菌引起的肺炎宜选用
36. 厌氧菌引起的肺炎宜选用

[37 ～ 40]

A. 第一代头孢菌素　B. 第二代头孢菌素　C. 第三代头孢菌素

D. 第四代头孢菌素　E. 碳青霉烯类抗生素

37. 抗菌谱最广，与青霉素和头孢无交叉耐药性的药物是
38. 对革兰阳性菌作用强，而对革兰阴性菌作用弱的药物是
39. 对革兰阳性菌作用弱，而对革兰阴性菌作用强的药物是
40. 对革兰阳性菌、革兰阴性菌、厌氧菌等的作用均很强的头孢类药物是

[41 ～ 44]

A. 用于非典型病原体感染

B. 与庆大霉素合用与铜绿假单胞菌感染时不能混合静脉滴注

C. 脑脊液中浓度较高，酶稳定性高，适用于严重脑膜感染

D. 肾毒性较大

E. 口服吸收好，适用于肺炎链球菌所致的下呼吸道感染

41. 头孢唑啉
42. 阿莫西林
43. 头孢曲松
44. 阿奇霉素

[45 ～ 48]

A. 头孢曲松　B. 头孢呋辛　C. 拉氧头孢

D. 头孢唑啉　E. 头孢吡肟

45. 属于第一代头孢菌素的是
46. 属于第二代头孢菌素的是
47. 属于第三代头孢菌素的是
48. 属于第四代头孢菌素的是

C 型题（综合分析选择题。每题的备选答案中只有一个最佳答案）

[49 ～ 53]

患者，女，12 岁，身高 140cm，体重 32kg，因“脊柱侧弯”入院。入院后完善相关检查，拟行“脊柱侧弯截骨矫形植骨融合内固定术”。既往有头孢类药物过敏史。

49. 该患者宜选择哪种抗菌药物预防切口感染

A. 依替米星　　B. 阿奇霉素　　C. 左氧氟沙星

D. 克林霉素　　E. 美洛西林

50. 预防用抗菌药物的给药时机是

A. 术前 3 天　　B. 术前 24 小时　　C. 术前 0.5 ～ 2 小时

D. 切皮时　　E. 手术结束回到病房后

51. 给该患者使用克林霉素时的注意事项不包括

A. 应按患者体重计算给药剂量

B. 0.6g 的本品应加入不少于 100mL 的输液中

C. 静脉给药速度不宜过快，至少滴注 30 分钟

D. 应密切观察患者有无皮疹、发热等现象

E. 监测是否有听力改变

52. 患者术后第 7 天出现发热、头痛、恶心、呕吐，呈喷射状，呕吐物为胃内容物，考虑中枢神经系统感染，选用抗菌药物时需考虑的因素不包括

A. 骨科术后常见的致病菌

B. 哪些药物对该致病菌敏感

C. 抗菌药物透过血 - 脑屏障的能力

D. 是否适用于未成年患者

E. 药物是否经肾脏排泄

53. 脑脊液细菌培养结果为耐甲氧西林金黄色葡萄球菌，宜选用的药物是

A. 氨曲南　　B. 万古霉素　　C. 替考拉宁

D. 左氧氟沙星　　E. 苯唑西林

[54 ～ 58]

一位 30 周早产的男婴，体重 1.2kg，疑有败血症被送往新生儿 ICU，拟使用氨苄西林进行经验性治疗。

54. 下列哪项参数最适宜计算该男婴所用抗菌药物的剂量

A. 身高　　B. 血肌酐　　C. 体重

D. 年龄　　E. 体表面积

55. 关于氨苄西林的使用说法不正确的是

A. 使用前应进行皮试

B. 皮试结果阴性时仍应密切观察患者有无过敏反应

C. 必须使用原药液皮试

D. 皮试液的浓度为 500U/mL

E. 皮试阴性者一定不会发生过敏反应

56. 最合适该患儿的给药方式是

A. 口服　　B. 静脉注射　　C. 肌内注射

D. 静脉滴注　　E. 皮下注射

57. 3 天后患者血培养结果回报为铜绿假单胞菌，不宜选用的药物是

A. 头孢哌酮　　B. 头孢甲肟　　C. 头孢他啶

D. 哌拉西林他唑巴坦　　E. 美洛西林舒巴坦

58. 关于新生儿抗菌药物应用的注意事项，不正确的是

A. 新生儿肝脏未发育成熟，肝酶的分泌不足，因此新生儿感染时应避免应用肝毒性大的抗菌药物

B. 新生儿避免应用或禁用可能发生严重不良反应的抗菌药物

C. 新生儿由于肾功能尚不完善，肾排出增加，使用主要经肾排泄的药物应增加剂量

D. 新生儿的体重增加且组织器官日益成熟，抗菌药物在新生儿的药代动力学亦随日龄增长而变化，因此使用抗菌药物时应按日龄调整给药方案

E. 新生儿使用抗菌药物时最好进行血药浓度监测进行个体化给药

X 型题（多项选择题。每题的备选答案中有 2 个或 2 个以上正确答案。少选或多选均不得分）

59. 关于第二代头孢菌素，以下说法正确的是

A. 对革兰阳性菌的作用较第一代强

B. 对厌氧菌和铜绿假单胞菌的抗菌活性强

C. 对铜绿假单胞菌无效

D. 肾毒性比第一代增加

E. 对多种 β－内酰胺酶较稳定

60. 有关头孢菌素类叙述正确的是

A. 对 β－内酰胺酶较不稳定

B. 抑制细菌蛋白质合成

C. 与青霉素有部分交叉过敏反应

D. 对繁殖期的细菌有杀菌作用

E. 具有和青霉素一样的 β－内酰胺环

61. 头孢哌酮抗菌作用的特点是

A. 对铜绿假单胞菌有较强的作用

B. 对厌氧菌有较强的作用

C. 对 β－内酰胺酶稳定性差

D. 对革兰阳性菌、金黄色葡萄球菌抗菌作用强

E. 对肾基本无毒性

62. 下列属于第三代头孢菌素的有

A. 头孢呋辛酯　B. 头孢哌酮　C. 头孢他啶

D. 头孢噻肟　E. 头孢克洛

63. 下列药物中，可用于眼部抗感染的包括

A. 妥布霉素　B. 头孢他啶　C. 托吡卡胺

D. 环丙沙星　E. 阿托品

64. 容易发生“双硫仑样”反应的药物包括

A. 头孢孟多　B. 头孢哌酮　C. 头孢甲肟

D. 拉氧头孢　E. 甲硝唑

65. β－内酰胺类抗生素的抗菌作用机制是

A. 抑制二氢叶酸合成酶　B. 抑制细菌核酸代谢　C. 触发细菌自溶酶活性

D. 抑制胞壁黏肽合成酶　E. 抑制细菌蛋白合成酶

66. 第四代头孢菌素的特点包括

A. 对革兰阴性菌作用强　B. 对革兰阳性菌作用强　C. 对 β－内酰胺酶稳定

D. 无肾毒性　E. 可作为第三代头孢菌素替代药

67. 患者，男，62 岁，因 COPD 急性加重入住呼吸内科，头孢哌酮舒巴坦抗感染治疗，1 周后出现上消化道出血，排除了其他因素，考虑药物不良反应，以下说法正确的是

A. 头孢哌酮抑制了肠道正常菌群，减少了维生素 K 的产生，减弱了凝血功能

B. 头孢哌酮具有甲硫四氮唑侧链，可与维生素K竞争，从而阻碍谷氨酸的羧化，生成不正常的凝血酶而致凝血障碍，引起意外出血
C. 头孢哌酮在浓度高时有抗血小板凝集的作用
D. 注射鱼精蛋白可以纠正
E. 注射维生素K可以纠正

68. 关于围术期抗菌药物的应用，下列说法正确的是
A. 必须选择杀菌剂，首选头孢类
B. 应在术前0.5～2小时给药
C. 一般使用静脉滴注方式，滴注时间为30分钟左右
D. 术后使用时间不宜过长
E. 清洁手术，无明显高危因素时可不预防使用抗菌药物

第三节　其他β－内酰胺类抗菌药物

A型题（最佳选择题，每题的备选答案中只有一个最佳答案）

1. 抗菌谱和抗菌活性与第二代头孢菌素相似的其他β－内酰胺类药物是
A. 亚胺培南　B. 氨曲南　C. 氟氧头孢
D. 拉氧头孢　E. 头孢西丁

2. 与丙戊酸钠合用可能引发癫痫的β－内酰胺类药物是
A. 拉氧头孢　B. 氨曲南　C. 头孢西丁
D. 亚胺培南　E. 青霉素

3. 作为氨基糖苷类的替代品，与其合用可加强对铜绿假单胞菌和大肠杆菌作用的药物是
A. 阿莫西林　B. 氨曲南　C. 亚胺培南
D. 克拉维酸　E. 替莫西林

4. 克拉维酸与阿莫西林配伍使用是因前者可
A. 减少阿莫西林的不良反应
B. 扩大阿莫西林的抗菌谱
C. 抑制β－内酰胺酶
D. 延缓阿莫西林经肾小管的分泌
E. 提高阿莫西林的生物利用度

5. 对青霉素过敏的患者革兰阴性菌感染宜选用
A. 头孢氨苄　B. 头孢噻吩　C. 双氯西林
D. 克拉维酸　E. 氨曲南

6. β－内酰胺类抗生素的主要作用靶位是
A. 细菌核蛋白体50S亚基　B. 细菌胞浆膜上特殊蛋白PBPs　C. 二氢叶酸合成酶
D. DNA螺旋酶　E. 细菌核蛋白体30S亚基

7. 抗菌谱和药理作用特点均类似于第三代头孢菌素的药物是
A. 头孢孟多　B. 头孢氨苄　C. 氨曲南
D. 拉氧头孢　E. 头孢吡肟

8. 下列属于窄谱抗菌药物的是
A. 环丙沙星　B. 头孢唑啉　C. 氨曲南
D. 阿莫西林　E. 头孢曲松

9. 人工合成的单环 β－内酰胺类药物有

A. 哌拉西林　B. 亚胺培南　C. 头孢氨苄

D. 氨曲南　E. 舒巴坦

10. 为了保护亚胺培南，防止其在肾中破坏，应与其配伍的药物是

A. 克拉维酸　B. 舒巴坦　C. 他唑巴坦

D. 西司他丁　E. 苯甲酰氨基丙酸

B 型题（配伍选择题，备选答案在前，试题在后，每题若干组。每组均对应同一组备选答案）

[11～14]

A. 第一代头孢菌素　B. 第二代头孢菌素　C. 第三代头孢菌素

D. 第四代头孢菌素　E. 碳青霉烯类抗生素

11. 抗菌谱最广、抗菌作用最强的药物是

12. 对革兰阳性菌作用强，而对革兰阴性菌作用弱，肾毒性强的药物是

13. 对革兰阳性菌作用弱，而对革兰阴性菌包括铜绿假单胞菌作用强的药物是

14. 头孢吡肟属于

[15～18]

A. 头孢美唑　B. 氨曲南　C. 头孢吡肟

D. 氟氧头孢　E. 美罗培南

15. 单酰胺菌素类药物是

16. 头孢菌素类药物是

17. 抗菌谱最广的 β－内酰胺类药物是

18. 抗菌活性与第三代头孢菌素中的头孢噻肟相似的β－内酰胺类药物是

[19～22]

A. 氨苄西林　B. 美罗培南　C. 氨曲南

D. 他唑巴坦　E. 替莫西林

19. 常作为氨基糖苷类的替代品，与其合用可加强对铜绿假单胞菌作用的药物是

20. 抗菌谱广，对厌氧菌也有强大抗菌活性，对 β－内酰胺酶高度稳定的药物是

21. 对 β－内酰胺酶有抑制作用的药物是

22. 主要用于革兰阴性菌感染，而对革兰阳性菌作用差的半合成青霉素类药物是

[23～26]

A. 阿莫西林　B. 亚胺培南　C. 氨曲南

D. 克拉维酸　E. 替莫西林

23. 作为氨基糖苷类的替代品，与其合用可加强对铜绿假单胞菌和肠杆菌作用的药物是

24. 对革兰阳性菌、革兰阴性菌、厌氧菌均有强大抗菌活性的药物是

25. 对 β－内酰胺酶有抑制作用的药物是

26. 对 β－内酰胺酶稳定，主要用于革兰阴性杆菌感染，而对革兰阳性菌作用差的青霉素类药物是

C 型题（综合分析选择题。每题的备选答案中只有一个最佳答案）

患者，女，66 岁。5 天前无明显诱因出现发热，最高 39℃，伴寒战，无咳嗽、咳痰。入院后给予亚胺培南西司他丁 0.5g，每 6 小时 1 次。

27. 患者使用亚胺培南期间的注意事项，不包括

A. 询问过敏史，使用期间密切关注过敏反应

B. 有可能引起维生素 D 缺乏症状

C. 如需连续给药 1 周以上，应进行肝功能检查

D. 需关注中枢神经系统不良反应

E. 长期使用应警惕真菌感染发生

X 型题（多项选择题。每题的备选答案中有 2 个或 2 个以上正确答案。少选或多选均不得分）

28. 下列对氨曲南的描述，正确的有

A. 氨曲南可用于对青霉素类、头孢类过敏的患者

B. 氨曲南与萘夫西林、头孢拉定、甲硝唑有配伍禁忌

C. 氨曲南与青霉素之间无交叉过敏反应

D. 氨曲南属于窄谱抗菌药，对需氧革兰阴性菌有效

E. 氨曲南可作为氨基糖苷类药物的替代品

29. 具有抗厌氧菌作用的药物有

A. 氨曲南　B. 舒巴坦　C. 头孢拉定

D. 亚胺培南　E. 甲硝唑

30. 下列属于繁殖期杀菌的药物有

A. 氯霉素　B. 头孢菌素　C. 氨曲南

D. 四环素　E. 磺胺嘧啶

31. 符合亚胺培南的叙述是

A. 抗菌谱与青霉素 G 相似

B. 对多数革兰阳性菌、革兰阴性菌都有效

C. 在体内被肾脱氢肽酶 I 灭活

D. 与酶抑制剂克拉维酸合用，可防止亚胺培南在肾中被破坏

E. 对 β－内酰胺酶高度稳定

32. 属于 β－内酰胺类抗生素的药物有

A. 青霉素　B. 红霉素　C. 亚胺培南

D. 头孢拉定　E. 庆大霉素

第四节　氨基糖苷类抗菌药物

A 型题（最佳选择题，每题的备选答案中只有一个最佳答案）

1. 临床主要用于鼠疫杆菌和结核杆菌感染的抗生素为

A. 庆大霉素　B. 妥布霉素　C. 阿米卡星

D. 卡那霉素　E. 链霉素

2. 下列哪类药物属于快速杀菌药

A. 氨基糖苷类　B. 红霉素　C. 氯霉素类

D. 多黏菌素 B　E. 四环素类

3. 氨基糖苷类抗菌药的作用机制是

A. 阻碍细菌细胞壁的合成　B. 抑制核酸合成　C. 改变细胞膜的通透性

D. 抑制二氢叶酸还原酶　E. 阻碍细菌蛋白质合成的多个环节

4. 氨基糖苷类抗菌药对其无效的是

A. 需氧革兰阴性菌　B. 铜绿假单胞菌　C. 结核杆菌

D. 厌氧菌和肠球菌　E. 耐甲氧西林金葡菌

5. 对革兰阳性菌作用较差，对结核分枝杆菌作用强的氨基糖苷类药物是

A. 庆大霉素　B. 奈替米星　C. 大观霉素

D. 链霉素　　E. 红霉素

6. 下列对氨基糖苷类抗菌药物叙述错误的是

A. 胃肠道吸收差，用于治疗全身性感染时必须注射给药

B. 主要作用机制为抑制细菌蛋白质的合成

C. 对铜绿假单胞菌无效

D. 有肾毒性和耳毒性

E. 水溶性及稳定性良好

7. 患者诊断为感染性心内膜炎，血液细菌培养为草绿色链球菌，拟用青霉素 G 和下列其中一药合用，应选

A. 阿莫西林　　B. 红霉素　　C. 链霉素

D. 奈替米星　　E. 羧苄西林

8. 链霉素主要用于

A. 伤寒、副伤寒　　B. 斑疹伤寒　　C. 鼠疫、兔热病

D. 钩端螺旋体病　　E. 军团菌病

9. 联用治疗肺部结核的是

A. 链霉素和异烟肼　　B. 链霉素和磺胺嘧啶　　C. 青霉素和链霉素

D. 青霉素和磺胺嘧啶　　E. 氯霉素和丙种球蛋白

10. 将乙胺丁醇与链霉素合用治疗结核病的目的是

A. 延长链霉素作用时间

B. 有利于药物进入结核感染病灶

C. 阻止或延迟结核杆菌对链霉素产生耐药性

D. 延迟肾脏排泄链霉素

E. 减轻注射时的疼痛

11. 不属于时间依赖性抗菌药物的是

A. 青霉素　　B. 庆大霉素　　C. 头孢曲松

D. 头孢美唑　　E. 氨曲南

12. 口服用于肠道感染或肠道手术前准备的药物是

A. 妥布霉素　　B. 庆大霉素　　C. 新霉素

D. 链霉素　　E. 林可霉素

13. 毒性较大，尤其对第Ⅷ对脑神经和肾损害严重的药物是

A. 卡那霉素　　B. 对氨基水杨酸　　C. 利福平

D. 异烟肼　　E. 乙胺丁醇

14. 下述哪种药物与氨基糖苷类抗生素合用可能出现呼吸抑制或停止

A. 西咪替丁　　B. 硫糖铝　　C. 奥美拉唑

D. 多潘立酮　　E. 甲氧氯普胺

15. 氨基糖苷类抗生素对哪类细菌无效

A. 革兰阴性杆菌　　B. 铜绿假单胞菌　　C. 结核杆菌

D. 厌氧菌　　E. 革兰阳性球菌

16. 下列氨基糖苷类抗菌药物中，引起耳蜗神经损伤发生率最高的是

A. 卡那霉素　　B. 链霉素　　C. 新霉素

D. 妥布霉素　　E. 西索米星

17. 氨基糖苷类抗生素的作用机制是

A. 阻碍细菌细胞壁的合成　B. 抑制 DNA 螺旋酶　C. 增加细胞膜的通透性
D. 抑制二氢叶酸合成酶　E. 阻碍细菌蛋白质的合成

18. 下列哪种抗菌药物与新斯的明联用可加重后者的不良反应
A. 阿米卡星　B. 头孢曲松　C. 头孢他啶
D. 亚胺培南　E. 氨曲南

19. 氨基糖苷类抗生素的主要消除途径是
A. 被单胺氧化酶代谢
B. 以原形经肾小球滤过排出
C. 以原形经肾小管分泌排出
D. 经肝药酶氧化
E. 与葡萄糖醛酸结合后排除

20. 治疗鼠疫的首选药物是
A. 氯霉素　B. 四环素　C. 罗红霉素
D. 链霉素　E. 头孢他啶

21. 氨基苷类药物的不良反应，不包括
A. 耳毒性　B. 肝毒性　C. 肾毒性
D. 过敏反应　E. 神经肌肉阻断作用

22. 抢救链霉素过敏性休克宜选用的药物是
A. 葡萄糖酸钙　B. 地高辛　C. 间羟胺
D. 地塞米松　E. 去甲肾上腺素

23. 耳、肾毒性最低的药物是
A. 西索米星　B. 庆大霉素　C. 妥布霉素
D. 阿米卡星　E. 奈替米星

24. 关于氨基糖苷类药物作用特点的说法，错误的是
A. 氨基糖苷类药物主要抑制细菌蛋白质合成，影响细菌细胞壁黏肽的合成
B. 氨基糖苷类药物是浓度依赖型速效杀菌剂
C. 氨基糖苷类药物对多数需氧的革兰阴性杆菌具有很强的杀菌作用
D. 氨基糖苷类药物常见的不良反应为耳毒性和肾毒性
E. 氨基糖苷类药物具有较强的抗生素后效应

B 型题（配伍选择题，备选答案在前，试题在后，每题若干组。每组均对应同一组备选答案）

[25 ～ 28]
A. 伤寒、副伤寒　B. 布鲁菌病　C. 鼠疫、土拉菌病
D. 钩端螺旋体病　E. 百日咳

25. 链霉素首选用于
26. 青霉素用于
27. 四环素类首选用于
28. 左氧氟沙星用于

[29 ～ 30]
A. 庆大霉素　B. 链霉素　C. 奈替米星
D. 妥布霉素　E. 小诺米星

29. 与其他抗结核病药联合应用的是
30. 口服可用于肠道感染的药物是

[31 ～ 32]

A. 磺胺嘧啶　　B. 链霉素　　C. 万古霉素

D. 苯巴比妥　　E. 水杨酸钠

31. 口服碳酸氢钠，增加其乙酰化代谢物溶解度的药物是

32. 碱性环境可增加其抗菌活性的药物是

[33 ～ 37]

A. 禁用于早产儿、新生儿

B. 禁用于 8 岁以下儿童

C. 禁用于 18 岁以下儿童及青少年

D. 禁用于胆道阻塞患者

E. 禁用于单纯疱疹性角膜炎患者

33. 氨基糖苷类

34. 利福平

35. 氟喹诺酮类

36. 四环素可的松

37. 氯霉素类

[38 ～ 40]

A. 链霉素和异烟肼　　B. 链霉素和磺胺嘧啶　　C. 青霉素和链霉素

D. 青霉素和磺胺嘧啶　　E. 氯霉素和丙种球蛋白

38. 联用治疗布鲁氏菌感染的是

39. 联用治疗肺结核的是

40. 联用治疗细菌性心内膜炎的是

[41 ～ 43]

A. 妥布霉素　　B. 新霉素　　C. 庆大霉素

D. 链霉素　　E. 林可霉素

41. 用于抗结核杆菌的药物是

42. 口服用于肠道感染或肠道手术前准备的药物是

43. 不属于氨基糖苷类的药物是

[44 ～ 46]

A. 庆大霉素　　B. 链霉素　　C. 奈替米星

D. 卡那霉素　　E. 阿米卡星

44. 治疗革兰阴性杆菌感染（如败血症）的首选药物是

45. 氨基糖苷类抗生素中抗菌谱最广的药物是

46. 耳毒性与肾毒性最小的氨基糖苷类药物是

[47 ～ 49]

A. 妥布霉素　　B. 新霉素　　C. 庆大霉素

D. 链霉素　　E. 阿米卡星

47. 治疗兔热病（土拉菌病）的首选药物是

48. 首选用于沙雷菌属的氨基糖苷类药物是

49. 对多种氨基糖苷类钝化酶稳定的药物是

[50 ～ 51]

A. 克拉霉素　　B. 替考拉宁　　C. 美罗培南

D. 大观霉素　　E. 氯霉素

50. 可与PP、铋剂联合使用治疗幽门螺杆菌感染的药物是

51. 用于治疗播散性淋病临用前需用0.9%苯甲醇稀释的药物是

C型题（综合分析选择题。每题的备选答案中只有一个最佳答案）

［52～53］

患者，男，23岁。5日前出现尿急、尿频、尿痛症状，尿中检查到白细胞和尿蛋白。现突发高热，伴心率加快、血压下降、呼吸加快、出冷汗及尿量明显减少等症状，血中检测到变形杆菌，诊断为败血症。

52. 感染治疗应首选

A. 庆大霉素　　B. 羧苄西林　　C. 万古霉素

D. 红霉素　　E. 链霉素

53. 药物口服可用于治疗

A. 胆道感染　　B. 肠道感染　　C. 支原体肺炎

D. 梅毒　　E. 骨髓炎

X型题（多项选择题。每题的备选答案中有2个或2个以上正确答案。少选或多选均不得分）

54. 关于庆大霉素的作用，错误的叙述是

A. 口服吸收充分

B. 可用于治疗结核病

C. 主要不良反应是耳毒性

D. 抗菌谱广，对革兰阴性菌和阳性菌均有杀灭作用

E. 严重的革兰阴性杆菌感染引起的败血症、肺炎等可作为首选药

55. 关于氨基苷类药物的不良反应是

A. 耳毒性　　B. 肾毒性　　C. 灰婴综合征

D. 骨髓抑制　　E. 神经肌肉阻断作用

56. 关于氨基糖苷类抗生素神经肌肉阻滞作用的描述，正确的是

A. 与抑制突触前膜乙酰胆碱释放有关

B. 与降低突触后膜对乙酰胆碱敏感性有关

C. 可用新斯的明解救

D. 表现为肌肉麻痹、呼吸暂停

E. 新霉素神经肌肉阻断作用严重

57. 用以治疗结核病的氨基糖苷类药物有

A. 阿米卡星　　B. 庆大霉素　　C. 大观霉素

D. 链霉素　　E. 阿奇霉素

58. 关于大观霉素的描述，正确的有

A. 不得静脉注射给药，应该做深部肌内注射

B. 稀释剂中含苯甲醇，可能引起新生儿致命性喘息综合征

C. 注射时一次注射量不超过5g

D. 与青霉素类无交叉过敏性

E. 妊娠期妇女禁用

59. 关于庆大霉素的作用，正确的有

A. 口服用于肠道杀菌　　B. 是治疗鼠疫的首选药　　C. 对铜绿假单胞菌有效

D. 有耳毒性　　E. 是治疗各种革兰阴性杆菌的主要药物

60. 氨基糖苷类抗生素影响蛋白质合成的环节包括
A. 抑制核蛋白体的 70S 亚基始动复合物的形成
B. 与核蛋白体的 30S 亚基上的靶蛋白结合，导致无功能的蛋白质合成
C. 阻碍药物与细菌核蛋白体的 50S 亚基结合
D. 使细菌细胞膜缺损，细胞内重要物质外漏
E. 阻碍已合成肽链的释放

61. 关于庆大霉素作用的描述，正确的有
A. 口服用于肠道杀菌
B. 可用于治疗结核病
C. 对铜绿假单胞菌有效
D. 抗菌谱广，对革兰阴性菌和阳性菌均有杀灭作用
E. 严重的革兰阴性杆菌感染引起的败血症、肺炎等可作为首选药

62. 关于氨基糖苷类抗菌药物的描述，正确的是
A. 口服胃肠道不吸收
B. 为浓度依赖性药物
C. 肾皮质内药物浓度高于血药浓度
D. 不能进入内耳外淋巴液
E. 在体内不被代谢，主要经肾排泄

63. 关于氨基糖苷类抗生素，下列说法正确的是
A. 对阴性杆菌有良好抗菌作用
B. 可作为社区获得性感染的经验治疗
C. 新生儿、老年人应尽量避免使用，有明确指征时应根据血液浓度调整给药方案
D. 本类药物不宜与强效利尿剂合用
E. 妊娠期、哺乳期患者避免使用

64. 氨基糖苷类抗生素的共性有
A. 由氨基环醇和氨基糖分子结合而成
B. 口服难吸收
C. 易进入细胞
D. 主要用于需氧革兰阴性杆菌感染
E. 主要消除途径为肝代谢

65. 可起过敏性休克等超敏反应的药物是
A. 罗红霉素　B. 青霉素　C. 庆大霉素
D. 阿米卡星　E. 链霉素

第五节　大环内酯类抗菌药物

A 型题（最佳选择题，每题的备选答案中只有一个最佳答案）

1. 下述对于大环内酯类药物的叙述，错误的是
A. 第二、三代大环内酯类对酸的稳定性较高
B. 大环内酯类药物在肝、肾、脾、胆汁中的药物浓度较高
C. 大环内酯类药物不易进入脑脊液和脑组织
D. 红霉素对酸稳定，口服吸收好，生物利用度高

E. 大环内酯类药物应尽量避免与其他肝毒性药物合用

2. 下列与红霉素、乙醇合用加重神经运动功能损害的是

A. 唑吡坦 B. 佐匹克隆 C. 扎来普隆
D. 水合氯醛 E. 甲喹酮

3. 可用于耐青霉素的金葡菌引起的轻、中度感染或青霉素过敏者的药物是

A. 万古霉素 B. 克林霉素 C. 氯霉素
D. 红霉素 E. 拉氧头孢

4. 与敏感菌核糖体结合阻断转肽作用和 mRNA 移位的药物是

A. 磺胺嘧啶 B. 氧氟沙星 C. 利福平
D. 两性霉素 B E. 红霉素

5. 红霉素在下列哪种组织中浓度较低

A. 脑 B. 肝 C. 肺
D. 胆汁 E. 脾

6. 不耐酸，口服剂型多制成酯化物的是

A. 红霉素 B. 罗红霉素 C. 克拉霉素
D. 克林霉素 E. 四环素

7. 与奥美拉唑 – 替硝唑三联治疗胃溃疡的是

A. 红霉素 B. 罗红霉素 C. 克拉霉素
D. 克林霉素 E. 四环素

8. 红霉素不是下列哪些疾病的治疗药物

A. 白喉带菌者 B. 骨髓炎 C. 空肠弯曲杆菌肠炎
D. 婴幼儿支原体肺炎 E. 军团菌病

9. 克林霉素与红霉素合用

A. 药理作用拮抗
B. 不良反应叠加
C. 后者血药浓度升高，不良反应增加
D. 后者血药浓度下降，药效降低
E. 无明显药物相互作用

10. 下列药物中，不属于蒽环类抗肿瘤抗生素的是

A. 柔红霉素 B. 多柔比星 C. 表柔比星
D. 红霉素 E. 吡柔比星

11. 无抗结核作用的是

A. 异烟肼 B. 红霉素 C. 乙胺丁醇
D. 吡嗪酰胺 E. 链霉素

12. 红霉素的作用机制是

A. 与核蛋白 30S 亚基结合，抑制细菌蛋白质的合成
B. 与核蛋白 50S 亚基结合，抑制细菌蛋白质的合成
C. 与核蛋白 70S 亚基结合，抑制细菌蛋白质的合成
D. 抑制细菌蛋白质合成的全过程
E. 影响细菌细胞膜的通透性

13. 下列情况不应首选红霉素的是

A. 支原体肺炎 B. 白喉带菌者 C. 军团菌肺炎

D. 肠道痢疾杆菌感染　E. 百日咳带菌者

14. 下列对红霉素的说法，错误的是
A. 容易透过血 – 脑屏障
B. 作用机制是抑制蛋白质合成
C. 对革兰阳性菌作用强大
D. 是治疗军团菌病的首选药
E. 与其他大环内酯类药物之间存在交叉耐药性

15. 下列药物不属于大环内酯类的是
A. 泰利霉素　B. 大观霉素　C. 罗红霉素
D. 阿奇霉素　E. 克拉霉素

16. 对军团菌有效的药物是
A. 阿奇霉素　B. 链霉素　C. 甲硝唑
D. 两性霉素 B　E. 替考拉宁

17. 大环内酯类抗生素对下列哪类细菌作用较差
A. 军团菌　B. 革兰阴性菌　C. 革兰阳性菌
D. 衣原体和支原体　E. 大肠埃希菌和变形杆菌

18. 对青霉素过敏的革兰阳性菌感染者可用
A. 红霉素　B. 氨苄西林　C. 羧苄西林
D. 苯唑西林　E. 以上都可以

19. 对大环内酯类抗生素不敏感的微生物是
A. 军团菌　B. 链球菌　C. 支原体
D. 变形杆菌　E. 厌氧菌

20. 治疗支原体肺炎宜首选的药物是
A. 链霉素　B. 氯霉素　C. 红霉素
D. 青霉素 G　E. 磺胺嘧啶

21. 以下有关罗红霉素的叙述，错误的是
A. 耐酸，口服吸收较好
B. 体内分布广泛，肺、扁桃体内浓度较高
C. 抑制细菌核酸合成
D. 用于敏感菌所致的呼吸道感染、耳鼻喉感染等
E. 胃肠道反应较红霉素少

22. 治疗军团菌应首选的药物是
A. 氯霉素　B. 四环素　C. 庆大霉素
D. 红霉素　E. 青霉素 G

23. 以下关于大环内酯类抗生素的叙述，错误的是
A. 细菌对本类药物间有完全的交叉耐药性
B. 酯化衍生物可增加口服吸收率
C. 口服主要不良反应为胃肠道反应
D. 不易透过血 – 脑屏障
E. 抗菌谱窄，比青霉素略广

B 型题（配伍选择题，备选答案在前，试题在后，每题若干组。每组均对应同一组备选答案）

[24～26]

A. 磺胺嘧啶　　B. 氧氟沙星　　C. 利福平
D. 两性霉素 B　　E. 红霉素

24. 与敏感菌 50S 核糖体亚基的供位相结合，阻断转肽作用和 mRNA 移位的药物是
25. 抑制细菌依赖性 DNA 的 RNA 聚合酶，阻碍 mRNA 合成的药物是
26. 可与对氨基苯甲酸竞争二氢叶酸合成酶，阻碍叶酸合成的药物是

[27～28]

A. 青霉素　　B. 磺胺甲噁唑　　C. 甲氧苄啶
D. 红霉素　　E. 异烟肼

27. 抑制二氢叶酸合成酶的药物是
28. 与 50S 亚基结合，阻断转肽作用的药物是

[29～33]

A. 异烟肼　　B. 红霉素　　C. 乙胺丁醇
D. 吡嗪酰胺　　E. 链霉素

29. 无抗结核作用的是
30. 有耳、肾毒性的是
31. 可使尿酸浓度升高，引起痛风急性发作的是
32. 可导致红绿色盲的是
33. 增加维生素 B_6 经肾排出量的是

[34～37]

A. 红霉素　　B. 罗红霉素　　C. 克拉霉素
D. 克林霉素　　E. 四环素

34. 临床上可取代林可霉素的是
35. 长期大量使用可引起肝损害及维生素缺乏的是
36. 不耐酸，口服剂型多制成酯化物的是
37. 与奥美拉唑 - 替硝唑三联治疗胃溃疡的是

[38～41]

A. 替硝唑　　B. 万古霉素　　C. 克林霉素
D. 红霉素　　E. 多黏菌素

38. 对衣原体有效的是
39. 属于多肽类慢性杀菌药的是
40. 可用于治疗伪膜性肠炎的是
41. 在骨组织中分布浓度高，可用于骨和关节感染的是

[42～45]

A. 万古霉素　　B. 克林霉素　　C. 克拉霉素
D. 红霉素　　E. 拉氧头孢

42. 与奥美拉唑 - 替硝唑组成三联疗法治疗胃溃疡的是
43. 治疗厌氧菌引起的严重感染的是
44. 用于耐青霉素的金葡菌引起的轻、中度感染或青霉素过敏者的是
45. 用于耐青霉素的金葡菌引起的严重感染的是

C 型题（综合分析选择题。每题的备选答案中只有一个最佳答案）

［46～47］

患者，男，5 岁。以咳嗽、咳痰就诊。咽红，查血象白细胞高。诊断为呼吸道感染，选用阿奇霉素治疗。

46. 为了维持药物的有效浓度，应该

A. 服用加倍的维持剂量

B. 根据消除半衰期制定给药方案

C. 每天 3 次或 3 次以上给药

D. 服用负荷剂量

E. 每 4 小时用药 1 次

47. 阿奇霉素属何种抗生素

A. 头孢菌素类　　B. 大环内酯类　　C. 氨基糖苷类

D. 四环素类　　E. 喹诺酮类

［48～52］

患者，男，70 岁。进食后饱胀不适伴反酸 5 年余，黑便 1 天。胃镜检查提示：胃多发性溃疡（A1 期）伴出血。^{13}C 呼气试验：Hp（+）。患者既往有高血压病史 8 年，口服替米沙坦、美托洛尔及硝苯地平控制血压。医嘱：0.9% 氯化钠注射液 100mL+ 注射用埃索美拉唑钠 40mg，静脉滴注，2 次 / 日；阿莫西林胶囊 1g，口服，2 次 / 日；克拉霉素缓释胶囊 0.5g，口服，2 次 / 日；注射用蛇毒血凝酶 1kU，静脉注射，1 次 / 日；替米沙坦 40mg，口服，1 次 / 日；硝苯地平缓释片 30mg，口服，1 次 / 日；美托洛尔 12.5mg，口服，2 次 / 日；胶体果胶铋胶囊 100mg，口服，3 次 / 日。

48. 对患者症状判断有影响，出血期不宜使用的是

A. 替米沙坦　　B. 胶体果胶铋胶囊　　C. 埃索美拉唑钠

D. 美托洛尔　　E. 克拉霉素

49. 与西沙必利联用可能诱发心律失常，二者不宜同时使用的是

A. 替米沙坦　　B. 胶体果胶铋胶囊　　C. 埃索美拉唑钠

D. 美托洛尔　　E. 克拉霉素

50. 根除 Hp 治疗的药物不包括

A. 阿莫西林　　B. 克拉霉素　　C. 胶体果胶铋胶囊

D. 埃索美拉唑　　E. 美托洛尔

51. 对苯并咪唑类药物过敏的患者禁用的是

A. 克拉霉素　　B. 胶体果胶铋胶囊　　C. 埃索美拉唑钠

D. 硝苯地平缓释片　　E. 阿莫西林

52. 长期大剂量使用可能导致神经毒性的是

A. 胶体果胶铋胶囊　　B. 克拉霉素缓释胶囊　　C. 阿莫西林胶囊

D. 埃索美拉唑钠　　E. 替米沙坦

［53～55］

患儿，5 岁。诉咽痛、肌肉酸痛、咳嗽 3 天。查体：体温 37.5℃，脉搏 80 次 / 分。X 线胸片示肺部斑片状浸润影呈节段性分布，双肺下野多见。实验室检查：冷凝集试验阳性，滴定效价大于 1∶32。

53. 该患者可能的诊断是

A. 肺炎支原体肺炎　　B. 肺炎链球菌肺炎　　C. 葡萄球菌肺炎

D. 肺炎克雷伯菌肺炎　　E. 铜绿假单胞菌肺炎

54. 进一步诊断有价值的检查方法是

A. 痰细胞学检查
B. 血常规检查
C. 咳出的痰进行细菌培养
D. 血清中支原体 IgM 抗体检查
E. 以上都不对

55. 如结果证实是肺炎支原体肺炎，治疗宜首选
A. 红霉素 B. 氯霉素 C. 甲硝唑
D. 庆大霉素 E. 青霉素 G

[56 ～ 57]
患儿，男，6 岁。有高热、呼吸困难，双肺有广泛小水泡音，诊断为支气管肺炎。

56. 若该患者青霉素皮试阳性，宜选用
A. 阿莫西林 B. 红霉素 C. 庆大霉素
D. 头孢氨苄 E. 氯霉素

57. 该药物最主要的不良反应是
A. 耳毒性 B. 肝损伤 C. 过敏反应
D. 胃肠道反应 E. 二重感染

X 型题（多项选择题。每题的备选答案中有 2 个或 2 个以上正确答案。少选或多选均不得分）

58. 红霉素与下列哪些药物合用时可导致后者血药浓度升高
A. 丙戊酸钠 B. 卡马西平 C. 环孢素
D. 茶碱 E. 地高辛

59. 抑制细菌蛋白质合成的抗菌药物有
A. 链霉素 B. 庆大霉素 C. 林可霉素
D. 红霉素 E. 四环素

60. 多潘立酮与下列哪些药物合用，可能增加尖端扭转型室性心动过速的风险
A. 伏立康唑 B. 克拉霉素 C. 胺碘酮
D. 红霉素 E. 泮托拉唑

61. 合用可增强多奈哌齐血浆药物浓度的有
A. 伊曲康唑 B. 红霉素 C. 氟西汀
D. 奎尼丁 E. 利福平

62. 属于浓度依赖性的大环内酯类药物有
A. 克拉霉素 B. 头孢他啶 C. 红霉素
D. 多西环素 E. 阿奇霉素

63. 治疗脑膜炎临床可选用的药物包括
A. 庆大霉素 B. 磺胺嘧啶 C. 红霉素
D. 氯霉素 E. 青霉素

64. 以红霉素作为首选药的是
A. 百日咳 B. 白喉带菌者 C. 空肠弯曲菌肠炎
D. 肺炎支原体肺炎 E. 军团菌病

65. 下列属于大环内酯类抗生素的是
A. 红霉素 B. 克拉霉素 C. 卡那霉素
D. 米诺环素 E. 氯霉素

66. 大环内酯类药物的作用特点包括

A. 都具有 14 ～ 16 个碳骨架的大环内酯
B. 在碱性环境中抗菌作用增强
C. 对革兰阳性菌作用强
D. 易产生耐药性
E. 容易通过血 – 脑屏障

67. 第二代大环内酯类抗生素的药理学特征有
A. 抗菌谱扩大
B. 组织、细胞内药物浓度高
C. 抗菌活性增强
D. 对酸稳定，口服吸收好
E. 对红霉素耐药菌有效

68. 大环内酯类的不良反应包括
A. 胃肠道反应 B. 肝毒性 C. 心脏毒性
D. 耳毒性 E. 前庭功能受损

69. 不属于大环内酯类抗生素的是
A. 罗红霉素 B. 克拉霉素 C. 阿奇霉素
D. 庆大霉素 E. 多西环素

第六节 四环素类抗菌药物

A 型题（最佳选择题，每题的备选答案中只有一个最佳答案）

1. 四环素的作用机制是
A. 阻碍细菌细胞壁的合成 B. 抑制 DNA 回旋酶 C. 改变细胞膜的通透性
D. 抑制二氢叶酸还原酶 E. 阻碍细菌蛋白质的合成

2. 治疗立克次体感染所致的斑疹伤寒应首选
A. 氯霉素 B. 诺氟沙星 C. 链霉素
D. 四环素 E. 多黏菌素

3. 关于四环素的不良反应，叙述错误的是
A. 可引起消化道反应 B. 不引起光敏反应 C. 可引起前庭反应
D. 可引起二重感染 E. 具有肝毒性和肾毒性

4. 下列关于多西环素的叙述，错误的是
A. 是半合成的长效四环素类抗生素
B. 是衣原体和螺旋体感染的首选药
C. 口服吸收量少且不规则
D. 与四环素的抗菌谱相似
E. 抗菌活性比四环素强

5. 使用四环素无效的是
A. 变形杆菌 B. 螺旋体 C. 衣原体
D. 支原体 E. 立克次体

6. 下列抗菌谱最广的药物是
A. 四环素 B. 庆大霉素 C. 青霉素 G
D. 红霉素 E. 奈替米星

7. 下列四环素类药物的不良反应中，错误的是

A. 长期应用可发生二重感染

B. 会产生光敏反应

C. 幼儿乳牙釉质发育不全

D. 长期大量静脉给药不引起严重肝脏损害

E. 空腹口服易发生胃肠道反应

8. 氯霉素的下述不良反应中，哪项是与剂量和疗程无关的严重反应

A. 不可逆的再生障碍性贫血　B. 灰婴综合征　C. 可逆的各类血细胞减少

D. 溶血性贫血　E. 出血现象

9. 氯霉素抗菌谱广，而最主要的不良反应是

A. 二重感染　B. 胃肠道反应　C. 对肝脏严重损害

D. 对造血系统的毒性　E. 影响骨、牙生长

10. 与氯霉素特点不符的是

A. 口服难吸收　B. 易透过血 - 脑屏障　C. 适用于伤寒的治疗

D. 骨髓毒性明显　E. 对早产儿、新生儿可引起灰婴综合征

B 型题（配伍选择题，备选答案在前，试题在后，每题若干组。每组均对应同一组备选答案）

[11 ～ 14]

A. 四环素　B. 链霉素　C. 氯霉素

D. 多西环素　E. 米诺环素

11. 抑制骨髓造血功能的是

12. 可引起可逆性的前庭反应的是

13. 影响骨和牙齿生长的是

14. 静脉注射可出现舌头麻木及口内特殊气味的是

[15 ～ 18]

A. 链霉素　B. 青霉素 G　C. 头孢他啶

D. 四环素　E. 氯霉素

15. 梅毒治疗的首选药物是

16. 敏感菌所致伤寒、副伤寒选用的药物是

17. 抗结核病的药物是

18. 治疗铜绿假单胞菌引起的败血症宜选用的药物是

X 型题（多项选择题。每题的备选答案中有 2 个或 2 个以上正确答案。少选或多选均不得分）

19. 影响四环素吸收的因素有

A. 饭后服用　B. 与铁剂同服　C. 与钙片同服

D. 与氢氧化铝、三硅酸镁同服　E. 与牛奶、奶制品同服

20. 四环素类的不良反应包括

A. 肾毒性　B. 肝损伤　C. 二重感染

D. 对骨、牙生长有影响　E. 可引起维生素缺乏

21. 四环素的抗菌谱是

A. 真菌　B. 立克次体　C. 支原体

D. 衣原体　E. 铜绿假单胞菌

22. 四环素类抗生素的特点是

A. 四环素类口服吸收不完全，并受食物的影响

B. 能沉积于骨和牙组织
C. 多经肾代谢后排出
D. 可形成肝肠循环
E. 可用于立克次体、衣原体、支原体感染

23. 关于氯霉素的叙述，正确的是
A. 与核糖体 50S 亚基结合，抑制蛋白质合成
B. 细菌不会对其产生耐药性
C. 属广谱抗生素
D. 可引起严重的骨髓抑制
E. 对细菌性脑膜炎有效

24. 氯霉素的不良反应主要包括
A. 中枢神经系统兴奋　B. 可逆性骨髓抑制　C. 灰婴综合征
D. 再生障碍性贫血　E. 听力损害

25. 氯霉素的作用特点是
A. 对厌氧菌无效
B. 可进入细胞内发挥作用
C. 抑制肽酰转移酶，从而抑制蛋白质合成
D. 脑脊液浓度较其他抗生素高
E. 对革兰阳性菌、革兰阴性菌均有抑制作用

第七节　林可霉素类抗菌药物

A 型题（最佳选择题，每题的备选答案中只有一个最佳答案）

1. 治疗金黄色葡萄球菌感染导致的骨髓炎首选
A. 青霉素　B. 头孢克洛　C. 阿米卡星
D. 克林霉素　E. 米诺环素

2. 治疗厌氧菌引起的严重感染可选
A. 万古霉素　B. 克林霉素　C. 克拉霉素
D. 红霉素　E. 庆大霉素

3. 将林可霉素作为首选药的是
A. 呼吸道感染　B. 金葡菌所致的骨髓炎　C. 皮肤感染
D. 胆道感染　E. 泌尿系统感染

4. 对林可霉素叙述不正确的是
A. 治疗溶血性链球菌感染时，疗程至少为 10 日
B. 静脉滴注不能少于 1 小时
C. 可引起抗生素相关性腹泻
D. 可引起肝脏转氨酶 ALT 及 AST 升高
E. 大剂量静脉滴注可引起血压升高

5. 下列对克林霉素描述，错误的是
A. 与大环内酯类无交叉耐药
B. 与林可霉素呈完全交叉耐药
C. 化学稳定性好，对光稳定

D. 口服后不被胃酸破坏，进食亦不影响药物吸收
E. 活性比林可霉素强 4 ～ 8 倍

6. 常作为根除幽门螺杆菌治疗的抗菌药物之一的是
A. 万古霉素 B. 克林霉素 C. 克拉霉素
D. 红霉素 E. 阿奇霉素

7. 厌氧菌引起的肺炎宜选用
A. 氟康唑 B. 万古霉素 C. 克林霉素
D. 阿奇霉素 E. 头孢哌酮

8. 与奥美拉唑 – 替硝唑组成三联疗法治疗胃溃疡的是
A. 红霉素 B. 罗红霉素 C. 克拉霉素
D. 克林霉素 E. 四环素

9. 临床上可取代林可霉素应用的是
A. 红霉素 B. 罗红霉素 C. 克拉霉素
D. 克林霉素 E. 四环素

10. 克林霉素与红霉素合用
A. 药理作用拮抗
B. 不良反应叠加
C. 后者血药浓度升高，不良反应增加
D. 后者血药浓度下降，药效降低
E. 无明显药物相互作用

11. 在骨组织中分布浓度高，可用于骨和关节感染的是
A. 替硝唑 B. 万古霉素 C. 克林霉素
D. 红霉素 E. 多黏菌素

12. 属于林可霉素类抗生素的是
A. 阿奇霉素 B. 克林霉素 C. 氨苄西林
D. 替考拉宁 E. 多西环素

13. 林可霉素与葡萄糖酸钙合用
A. 增加后者的用药剂量 B. 拮抗，不宜合用 C. 产生配伍禁忌
D. 减少后者的用药剂量 E. 导致呼吸抑制延长

14. 林可霉素与大环内酯类药物合用
A. 增加后者的用药剂量 B. 拮抗，不宜合用 C. 产生配伍禁忌
D. 减少后者的用药剂量 E. 导致呼吸抑制延长

15. 林可霉素与新斯的明合用
A. 增加后者的用药剂量 B. 拮抗，不宜合用 C. 产生配伍禁忌
D. 减少后者的用药剂量 E. 导致呼吸抑制延长

16. 林可霉素与吗啡合用
A. 增加后者的用药剂量 B. 拮抗，不宜合用 C. 产生配伍禁忌
D. 减少后者的用药剂量 E. 导致呼吸抑制延长

17. 与奥美拉唑 – 替硝唑组成三联疗法治疗胃溃疡的是
A. 万古霉素 B. 克林霉素 C. 克拉霉素
D. 红霉素 E. 庆大霉素

18. 治疗厌氧菌引起的严重感染的是

A. 万古霉素　B. 克林霉素　C. 克拉霉素
D. 红霉素　E. 庆大霉素

19. 耐药厌氧菌严重感染首选
A. 克林霉素　B. 奥硝唑　C. 万古霉素
D. 罗红霉素　E. 氟康唑

20. 给患者使用克林霉素时的注意事项，不包括
A. 应按患者体重计算给药剂量
B. 0.6g 的本品应加入不少于 100mL 的输液中
C. 静脉给药速度不宜过快，至少滴注 30 分钟
D. 应密切观察患者有无皮疹、发热等现象
E. 监测是否有听力改变

B 型题（配伍选择题，备选答案在前，试题在后，每题若干组。每组均对应同一组备选答案）

［21 ～ 24］
A. 增加后者的用药剂量　B. 拮抗，不宜合用　C. 产生配伍禁忌
D. 减少后者的用药剂量　E. 导致呼吸抑制延长

21. 林可霉素与葡萄糖酸钙合用
22. 林可霉素与大环内酯类药物合用
23. 林可霉素与新斯的明合用
24. 林可霉素与吗啡合用

［25 ～ 28］
A. 万古霉素　B. 克林霉素　C. 克拉霉素
D. 红霉素　E. 庆大霉素

25. 与奥美拉唑－替硝唑组成三联疗法治疗胃溃疡的药物是
26. 治疗厌氧菌引起的严重感染的药物是
27. 用于耐青霉素的金葡菌引起的轻、中度感染或青霉素过敏的药物是
28. 用于耐青霉素的金葡菌引起的严重感染的药物是

C 型题（综合分析选择题。每题的备选答案中只有一个最佳答案）

患者，女，11 岁，身高 135cm，体重 30kg。因“脊柱侧弯”入院，拟行“截骨矫形植骨融合内固定术”，既往有头孢类过敏史。

29. 该患者宜选择哪种抗菌药物预防切口感染
A. 依替米星　B. 阿奇霉素　C. 左氧氟沙星
D. 克林霉素　E. 美洛西林

X 型题（多项选择题。每题的备选答案中有 2 个或 2 个以上正确答案。少选或多选均不得分）

30. 下列对林可霉素、克林霉素的描述，错误的是
A. 两药对革兰阴性菌都无效
B. 林可霉素与红霉素合用呈拮抗作用
C. 林可霉素口服吸收较克林霉素好
D. 治疗厌氧菌无效
E. 林可霉素抗菌作用强于克林霉素

31. 克林霉素的抗菌谱包括
A. 革兰阴性杆菌　B. 耐青霉素金葡菌　C. 革兰阳性球菌
D. 真菌　E. 多数厌氧菌

32. 对林可霉素类药物的叙述，正确的有
A. 对青霉素过敏或不宜用青霉素的患者可用林可霉素替代治疗
B. 克林霉素不能透过血－脑脊液屏障，不能用于脑膜炎治疗
C. 林可霉素有神经肌肉阻断作用
D. 林可霉素临床主要用于厌氧菌感染的治疗
E. 林可霉素类药物属于时间依赖性抗菌药物

33. 可以抑制细菌核糖体 50S 亚基，阻碍细菌蛋白质合成的抗菌药物有
A. 林可霉素类　B. 大环内酯类　C. 头孢菌素类
D. 酰胺醇类（氯霉素）　E. 氨基糖苷类

第八节　多肽类抗菌药物

A 型题（最佳选择题，每题的备选答案中只有一个最佳答案）

1. 对于万古霉素的描述，错误的是
A. 可用于耐青霉素的金黄色葡萄球菌引起的严重感染
B. 口服给药可用于伪膜性肠炎
C. 作用机制是阻碍细菌细胞壁的合成
D. 对革兰阴性杆菌和真菌有一定作用
E. 与氨基糖苷类合用产生协同作用

2. 治疗 MRSA 感染的首选药物是
A. 红霉素　B. 克林霉素　C. 万古霉素
D. 林可霉素　E. 克拉霉素

3. 属快速杀菌药的抗菌药是
A. 万古霉素和林可霉素　B. 万古霉素和氯霉素　C. 氯霉素和替考拉宁
D. 万古霉素和替考拉宁　E. 红霉素和万古霉素

4. 下列不属于糖肽类药物不良反应的是
A. 肾衰竭、间质性肾炎　B. 皮疹、瘙痒等过敏样症状　C. 红人综合征
D. 听力减退，甚至耳聋　E. 视物模糊、色弱

5. 口服可用于难辨梭状芽孢杆菌及其毒素引起的伪膜性肠炎的药物是
A. 克林霉素　B. 红霉素　C. 多西环素
D. 万古霉素　E. 庆大霉素

6. 常用于治疗耐甲氧西林的葡萄球菌引起的严重感染的药物是
A. 羧苄西林　B. 青霉素　C. 万古霉素
D. 罗红霉素　E. 氨苄西林

7. 对甲氧西林耐药的葡萄球菌引起的感染有效的抗生素为
A. 哌拉西林　B. 氨曲南　C. 阿莫西林
D. 万古霉素　E. 庆大霉素

8. 静脉滴注过快易发生红人综合征的是
A. 万古霉素　B. 克林霉素　C. 阿奇霉素
D. 庆大霉素　E. 青霉素

9. 由于严重的肾毒性，仅限于局部应用的是
A. 万古霉素　B. 去甲万古霉素　C. 替考拉宁

D. 杆菌肽　E. 多黏菌素 E

10. 万古霉素的不良反应不包括
A. 听力损害　B. 视神经损害　C. 红人综合征
D. 皮疹　E. 肾毒性

11. 脑脊液细菌培养结果为耐甲氧西林金黄色葡萄球菌，宜选用的药物是
A. 克林霉素　B. 万古霉素　C. 替考拉宁
D. 左氧氟沙星　E. 苯唑西林

12. 仅限于局部应用的是
A. 万古霉素　B. 去甲万古霉素　C. 替考拉宁
D. 杆菌肽　E. 多黏菌素 E

13. 耐甲氧西林金黄色葡萄球菌引起的肺炎宜选用
A. 氟康唑　B. 万古霉素　C. 克林霉素
D. 阿奇霉素　E. 头孢哌酮

14. 可用于治疗伪膜性肠炎的是
A. 替硝唑　B. 万古霉素　C. 克林霉素
D. 红霉素　E. 多黏菌素

15. 用于耐青霉素的金黄色葡萄球菌引起的严重感染的药物是
A. 万古霉素　B. 克林霉素　C. 克拉霉素
D. 红霉素　E. 阿奇霉素

16. 属于多肽类的慢性杀菌药是
A. 替硝唑　B. 万古霉素　C. 克林霉素
D. 红霉素　E. 多黏菌素

17. 可用于治疗耐甲氧西林金黄色葡萄球菌的是
A. 阿奇霉素　B. 链霉素　C. 甲硝唑
D. 两性霉素 B　E. 替考拉宁

18. 关于万古霉素的描述，错误的是
A. 可用于耐青霉素的金黄色葡萄球菌引起的严重感染
B. 肾功能不全者无须调整剂量
C. 作用机制是阻碍细菌细胞壁的合成
D. 属于快速杀菌药
E. 与其他抗生素间无交叉耐药性

19. 下列不属于多肽类抗生素的是
A. 万古霉素　B. 去甲万古霉素　C. 利奈唑胺
D. 多黏菌素 B　E. 替考拉宁

20. 属于多肽类抗生素的是
A. 阿奇霉素　B. 克林霉素　C. 氨苄西林
D. 替考拉宁　E. 多西环素

21. 用于耐青霉素的金葡菌引起的严重感染的是
A. 万古霉素　B. 克林霉素　C. 克拉霉素
D. 红霉素　E. 庆大霉素

22. 万古霉素可引起
A. Q-T 间期延长及尖端扭转型室性心动过速

B. 双硫仑样反应
C. 吉海反应
D. 红人综合征
E. 肺毒性

23. 静脉滴注速度过快可能发生“红人综合征”的药品是
A. 夫西地酸　B. 磷霉素　C. 万古霉素
D. 莫西沙星　E. 氯霉素

B型题（配伍选择题，备选答案在前，试题在后，每题若干组。每组均对应同一组备选答案）

［24～27］
A. 阿奇霉素　B. 克林霉素　C. 氨苄西林
D. 替考拉宁　E. 多西环素

24. 属于多肽类抗生素的是
25. 属于林可霉素类抗生素的是
26. 属于四环素类抗生素的是
27. 属于大环内酯类抗生素的是

［28～31］
A. Q–T间期延长及尖端扭转型室性心动过速
B. 双硫仑样反应
C. 吉海反应
D. 红人综合征
E. 肺毒性

28. 万古霉素可引起
29. 红霉素可引起
30. 青霉素可发生
31. 甲硝唑可发生

［32～34］
A. 万古霉素　B. 克林霉素　C. 克拉霉素
D. 红霉素　E. 庆大霉素

32. 与奥美拉唑－替硝唑组成三联疗法治疗胃溃疡的是
33. 用于耐青霉素的金黄色葡萄球菌引起的轻、中度感染的是
34. 用于耐青霉素的金黄色葡萄球菌引起的严重感染的是

C型题（综合分析选择题。每题的备选答案中只有一个最佳答案）

［35～36］
患者，男，26岁。因“咳嗽伴间断发热1周”入院。查体：T 38.9℃，P 90次/分，R 21次/分，BP 110/70mmHg。血常规：白细胞16.9×10^9/L，中性粒细胞百分比84.6%。胸部CT示右下肺炎症。诊断为“右侧肺炎”。

35. 莫西沙星治疗3日后患者仍有高热，复查CT示病灶增大，加用万古霉素1g，静脉滴注。下列不正确的是
A. 万古霉素对结核杆菌无效
B. 万古霉素对耐甲氧西林金黄色葡萄球菌有效
C. 万古霉素对大肠埃希菌无效
D. 万古霉素对支原体无效

E. 万古霉素属氨基糖苷类抗生素

36. 换用万古霉素 4 日后仍体温控制不佳，次日测得万古霉素谷浓度为 3.7mg/L。下列说法错误的是
A. 万古霉素谷浓度可协助调整给药方案
B. 该用法不能维持全天稳定的血药浓度
C. 万古霉素是浓度依赖性抗菌药物
D. 该患者万古霉素浓度偏低
E. 应适当增加给药剂量

X 型题（多项选择题。每题的备选答案中有 2 个或 2 个以上正确答案。少选或多选均不得分）

37. 万古霉素的不良反应包括
A. 消化道反应　B. 过敏反应　C. 耳损害
D. 肾损害　E. 呼吸系统毒性

38. 下列属于杀菌剂的抗菌药物有
A. 头孢哌酮　B. 氯霉素　C. 万古霉素
D. 青霉素　E. 庆大霉素

第九节　酰胺醇类抗菌药物

A 型题（最佳选择题，每题的备选答案中只有一个最佳答案）

1. 严重损害骨髓造血功能的药物是
A. 青霉素　B. 庆大霉素　C. 琥乙红霉素
D. 链霉素　E. 甲砜霉素

2. 与氯霉素特点不符的是
A. 口服难吸收　B. 易透过血 – 脑屏障　C. 适用于伤寒的治疗
D. 骨髓毒性明显　E. 对早产儿、新生儿可引起灰婴综合征

3. 氯霉素抗菌谱广，而最主要的不良反应是
A. 二重感染　B. 胃肠道反应　C. 对肝脏损害严重
D. 对造血系统的毒性　E. 影响骨、牙生长

4. 氯霉素与剂量和疗程无关的严重不良反应是
A. 严重的再生障碍性贫血　B. 灰婴综合征　C. 可逆性骨髓抑制
D. 二重感染　E. 诱发胃肠道出血

5. 氯霉素不可作为下列哪种疾病的治疗药
A. 流感嗜血杆菌感染　B. 立克次体感染　C. 厌氧菌感染
D. 沙门菌感染　E. 分枝杆菌感染

6. 氯霉素的抗菌作用机制是
A. 抑制二氢叶酸还原酶，阻碍叶酸的合成
B. 改变细菌胞浆膜通透性，使重要的营养物质外漏
C. 与细菌核糖体 50S 亚基结合，抑制肽酰基转移酶的活性，从而阻止蛋白质合成
D. 阻止氨基酰 tRNA 细菌核糖体 30S 亚基结合，影响蛋白质的合成
E. 影响细菌细胞壁黏肽的合成

7. 有拮抗维生素 B_6 的作用，可致周围神经炎的抗菌药物是
A. 氯霉素　B. 甲硝唑　C. 大观霉素
D. 替考拉宁　E. 多西环素

8. 氯霉素的抗菌作用机制是
A. 抑制细菌的DNA合成　B. 抑制细菌的蛋白质合成　C. 干扰细菌的RNA转录
D. 干扰细菌的细胞壁合成　E. 增加细菌的细胞膜通透性

9. 可导致灰婴综合征的药物是
A. 青霉素　B. 庆大霉素　C. 琥乙红霉素
D. 链霉素　E. 氯霉素

10. 氯霉素用于
A. 伤寒、副伤寒　B. 斑疹伤寒　C. 鼠疫、兔热病
D. 钩端螺旋体病　E. 军团菌病

11. 氯霉素最严重的不良反应是
A. 肝脏损害　B. 二重感染　C. 抑制骨髓造血功能
D. 胃肠道反应　E. 过敏反应

12. 能抑制骨髓造血功能的是
A. 四环素　B. 链霉素　C. 氯霉素
D. 多西环素　E. 米诺环素

13. 氯霉素可能会引起
A. 赫氏反应　B. 口中有金属味　C. 灰婴综合征
D. 跟腱炎症　E. 肺毒性

14. 可引起骨髓抑制的抗菌药是
A. 氯霉素　B. 甲氧苄啶　C. 红霉素
D. 四环素　E. 阿奇霉素

B型题（配伍选择题，备选答案在前，试题在后，每题若干组。每组均对应同一组备选答案）

［15～18］
A. 四环素　B. 链霉素　C. 氯霉素
D. 多西环素　E. 米诺环素

15. 抑制骨髓造血功能的是
16. 可引起可逆性前庭反应的是
17. 影响骨和牙齿生长的是
18. 静脉注射可出现舌头麻木及口内特殊气味的是

［19～22］
A. 赫氏反应　B. 口中有金属味　C. 灰婴综合征
D. 跟腱炎症　E. 肺毒性

19. 氯霉素可能会引起
20. 环丙沙星可能会引起
21. 青霉素治疗梅毒时可能会引起
22. 甲硝唑服用后可能会引起

X型题（多项选择题。每题的备选答案中有2个或2个以上正确答案。少选或多选均不得分）

23. 氯霉素的作用特点是
A. 对厌氧菌无效
B. 可进入细胞内发挥作用
C. 抑制肽酰基转移酶，从而抑制蛋白质合成
D. 脑脊液浓度较其他抗生素高

E. 对革兰阳性菌、革兰阴性菌均有抑制作用

24. 氯霉素的不良反应主要包括
A. 横纹肌溶解症 B. 可逆性骨髓抑制 C. 灰婴综合征
D. 再生障碍性贫血 E. 听力损害

25. 关于氯霉素的叙述，正确的是
A. 与核糖体 70S 亚基结合，抑制蛋白质合成
B. 较强的血－脑屏障穿透能力
C. 属广谱抗生素
D. 不良反应较轻
E. 可用于敏感菌所致的伤寒、副伤寒的治疗

26. 氯霉素的主要不良反应有
A. 不可逆的再生障碍性贫血
B. 骨髓毒性反应
C. 抑制婴儿骨骼生长
D. 对早产儿和新生儿可引起循环衰竭
E. 耳毒性

27. 与乙酰脲类抗癫痫药合用需调整抗癫痫药剂量的抗菌药物有
A. 琥乙红霉素 B. 氯霉素 C. 甲砜霉素
D. 万古霉素 E. 替考拉宁

28. 可能导致再生障碍性贫血的抗菌药有
A. 青霉素 B. 氯霉素 C. 甲砜霉素
D. 头孢呋辛 E. 红霉素

第十节 人工合成抗菌药物

A 型题（最佳选择题，每题的备选答案中只有一个最佳答案）

1. 不属于氟喹诺酮类药物共同特点的是
A. 口服吸收好 B. 细菌对其不产生耐药性 C. 抗菌谱广
D. 抗菌作用强 E. 不良反应少

2. 体外抗菌活性最强的药物是
A. 环丙沙星 B. 氧氟沙星 C. 诺氟沙星
D. 洛美沙星 E. 氟罗沙星

3. 喹诺酮类药物不宜应用于
A. 溃疡病患者 B. 肝病患者 C. 婴幼儿
D. 老年人 E. 妇女

4. 喹诺酮类药物抗菌的作用机制是
A. 抑制细菌转肽酶
B. 抑制细菌 DNA 回旋酶
C. 抑制细菌二氢叶酸还原酶
D. 抑制细菌蛋白质合成
E. 抑制细菌二氢叶酸合成酶

5. 对氟喹诺酮类最敏感的是

A. 革兰阳性球菌　　B. 革兰阳性杆菌　　C. 厌氧菌
D. 革兰阴性球菌　　E. 革兰阴性杆菌

6. 不属于第三代氟喹诺酮的是
A. 环丙沙星　　B. 吡哌酸　　C. 依诺沙星
D. 洛美沙星　　E. 氧氟沙星

7. 不符合氟喹诺酮类的叙述的是
A. 大多口服吸收良好　　B. 口服吸收受多价阳离子影响　　C. 血浆蛋白结合率高
D. 可进入骨、关节等组织　　E. 大多主要以原形经肾排出

8. 属非氟喹诺酮类药物的是
A. 培氟沙星　　B. 诺氟沙星　　C. 环丙沙星
D. 依诺沙星　　E. 吡哌酸

9. 作用机制是抑制DNA回旋酶和拓扑异构酶Ⅳ的药物是
A. 阿莫西林　　B. 氧氟沙星　　C. 异烟肼
D. 红霉素　　E. 氯霉素

10. 禁用于妊娠妇女和小儿的药物是
A. 头孢菌素类　　B. 氟喹诺酮类　　C. 大环内酯类
D. 氨基糖苷类　　E. 林可霉素类

11. 以原形从肾脏排泄率最高的喹诺酮类药物是
A. 诺氟沙星　　B. 环丙沙星　　C. 培氟沙星
D. 氧氟沙星　　E. 洛美沙星

12. 可用于治疗伤寒的药物是
A. 四环素类　　B. 氨基糖苷类　　C. 青霉素类
D. 氟喹诺酮类　　E. 大环内酯类

13. 喹诺酮类抗菌药的抗菌原理是
A. 抗细菌的叶酸代谢　　B. 抗细菌的嘌呤代谢　　C. 抑制细菌的RNA回旋酶
D. 抑制细菌的蛋白质合成　　E. 抑制细菌的DNA回旋酶和拓扑异构酶Ⅳ

14. 下列关于氟喹诺酮类药物的叙述，错误的是
A. 对革兰阴性菌、革兰阳性菌均有效
B. 多属于浓度依赖性抗菌药物
C. 抗菌谱窄，对厌氧菌无效
D. 主要作用靶位在细菌的DNA旋转酶，可影响DNA合成而致细菌死亡
E. 临床可用于混合感染

15. 下述药物中，与非甾体抗炎药同服可致中枢神经系统兴奋和惊厥危险性增大的药物是
A. 红霉素　　B. 头孢呋辛　　C. 诺氟沙星
D. 大观霉素　　E. 阿奇霉素

16. 在服用氟喹诺酮类药物时，需要注意的事项不包括
A. 关注跟腱炎症和肌腱断裂
B. 注意监测血糖
C. 警惕心脏毒性
D. 避免日光直射，防止光毒性
E. 监测肝肾功能

17. 下列会导致跟腱断裂，禁用于青少年的药物是

A. 头孢克肟
B. 氨曲南
C. 林可霉素
D. 左氧氟沙星
E. 米诺环素

18. 可替代氯霉素用于治疗伤寒的药物是
A. 四环素类
B. 氨基糖苷类
C. 青霉素类
D. 氟喹诺酮类
E. 大环内酯类

19. 通过抑制 DNA 合成而导致细菌死亡的药物是
A. 甲氧苄啶
B. 诺氟沙星
C. 利福平
D. 红霉素
E. 对氨基水杨酸钠

20. 氟喹诺酮类药物的抗菌机制是
A. 抑制 DNA 聚合酶
B. 抑制肽酰转移酶
C. 抑制拓扑异构酶
D. 抑制 DNA 依赖的 RNA 多聚酶
E. 抑制 DNA 旋转酶

21. 关于氟喹诺酮类药物的说法，不正确的是
A. 抗菌谱广，抗菌力强
B. 口服吸收好，组织药物浓度高
C. 不良反应少
D. 与其他药物有交叉耐药性
E. 多数为浓度依赖性

22. 可致光敏反应的抗菌药物是
A. 克林霉素
B. 美罗培南
C. 阿米卡星
D. 头孢哌酮
E. 莫西沙星

23. 环丙沙星可能会引起
A. 赫氏反应
B. 口中有金属味
C. 灰婴综合征
D. 跟腱炎症
E. 肺毒性

24. 抑制 DNA 回旋酶和拓扑异构酶Ⅳ的抗菌药是
A. 甲硝唑
B. 四环素
C. 苯唑西林
D. 喹诺酮类
E. 氨苄西林

25. 可致双相性血糖紊乱的是
A. 琥乙红霉素
B. 甲硝唑
C. 多西环素
D. 加替沙星
E. 氯霉素

26. 可导致跟腱炎或跟腱断裂的药品是
A. 克林霉素
B. 美罗培南
C. 阿米卡星
D. 头孢哌酮
E. 环丙沙星

27. 诺氟沙星又名氟哌酸，属于
A. 磺胺类药
B. 喹诺酮类药
C. 硝基呋喃类药
D. 巴比妥类药
E. 四环素类

28. 易导致血糖异常的药品是
A. 庆大霉素
B. 加替沙星
C. 多西环素
D. 头孢哌酮
E. 阿莫西林

29. 与呋喃妥因特性不符的叙述是

A. 有广谱抗菌活性　B. 在小肠吸收迅速　C. 主要用于泌尿系感染
D. 碱性尿液中杀菌作用增强　E. 可引起周围神经炎

30. 呋喃唑酮的抗菌机制是
A. 干扰细菌的 RNA 转录　B. 抑制细菌的蛋白质合成　C. 损伤细菌 DNA
D. 干扰细菌的细胞壁合成　E. 增加细菌的细胞膜通透性

31. 口服吸收少，用于肠道感染的是
A. 甲氧苄啶　B. 氧氟沙星　C. 磺胺嘧啶
D. 呋喃唑酮　E. 环丙沙星

32. 属于硝基呋喃类的是
A. 甲硝唑　B. 磺胺甲唑　C. 呋喃妥因
D. 夫西地酸　E. 磺胺米隆

33. 关于硝基呋喃类，下列叙述错误的是
A. 抗菌谱广　B. 耐药率低　C. 口服吸收好
D. 血浆药物浓度低　E. 主要药物有呋喃妥因、呋喃唑酮

34. 呋喃妥因的抗菌作用机制为
A. 破坏细菌细胞壁
B. 抑制细菌蛋白质合成
C. 抑制细菌细胞膜的通透性
D. 影响 RNA 合成
E. 干扰细菌代谢并损伤 DNA

35. 不属于烷化剂类抗肿瘤药物的结构类型是
A. 氮芥类　B. 乙撑亚胺类　C. 亚硝基脲类
D. 甲磺酸酯类　E. 硝基咪唑类

36. 对甲氧苄啶的叙述中，错误的是
A. 有较强的抗菌作用
B. 能增强磺胺药的作用
C. 能增强某些抗生素的作用
D. 抑制细菌二氢叶酸合成酶
E. 常与 SMZ 合用

37. 服用磺胺时，同服碳酸氢钠是为了
A. 减少不良反应　B. 增强抗菌活性　C. 扩大抗菌谱
D. 促进磺胺药的吸收　E. 延缓磺胺药的排泄

38. 可对抗磺胺药抗菌作用的物质是
A. TMP　B. 叶酸　C. PABA
D. GABA　E. 单胺氧化酶

39. 磺胺类药物不具有的特点是
A. 可供口服
B. 性质稳定
C. 价格低廉
D. 对某些感染性疾病（如流行性脑膜炎、鼠疫）有特效
E. 过敏反应少

40. 细菌对磺胺产生耐药的原因是

A. 产生钝化酶　B. 改变细胞膜通透性　C. 改变代谢途径
D. 改变核糖体结构　E. 产生水解酶

41. 不符合磺胺类药物的叙述是
A. 进入体内的磺胺多在肝中乙酰化
B. 抗菌谱较广，包括革兰阳性菌、革兰阴性菌等
C. 可用于衣原体感染
D. 可用于立克次体感染
E. 抑制细菌二氢叶酸合成酶，妨碍二氢叶酸合成

42. 磺胺类药物的抗菌机制是
A. 抑制二氢叶酸合成酶　B. 抑制四氢叶酸还原酶　C. 改变细菌细胞膜通透性
D. 抑制二氢叶酸还原酶　E. 改变细菌胞浆膜通透性

43. 关于莫西沙星作用特点的说法，错误的是
A. 莫西沙星抗菌谱广，对常见革兰阴性及革兰阳性菌均具有良好抗菌活性
B. 莫西沙星可经验性用于社区获得性肺炎的治疗
C. 莫西沙星组织分布广泛，但不能透过血－脑屏障
D. 莫西沙星属于浓度依赖性抗菌药物
E. 莫西沙星可导致血糖紊乱

44. 关于甲硝唑作用特点和用药注意事项的说法，错误的是
A. 甲硝唑有致突变和致畸作用
B. 甲硝唑半衰期比奥硝唑短
C. 甲硝唑属于时间依赖性抗菌药物
D. 甲硝唑代谢产物可能使尿液颜色加深
E. 服用甲硝唑期间禁止饮酒

45. 患者，女，12 岁。3 天前开始发热，伴有咳嗽咳痰。T 39.2℃，WBC 15.1×10^9L，中性粒细胞百分比 77%，诊断为社区获得性肺炎。该患儿不宜使用的药物是
A. 头孢克洛　B. 头孢呋辛　C. 左氧氟沙星
D. 阿莫西林　E. 阿奇霉素

B 型题（配伍选择题，备选答案在前，试题在后，每题若干组。每组均对应同一组备选答案）

［46～48］
A. 甲硝唑　B. 四环素　C. 苯唑西林
D. 喹诺酮类　E. 氨苄西林

46. 抑制 DNA 回旋酶和拓扑异构酶Ⅳ的抗菌药是
47. 可用于治疗厌氧菌感染和阴道滴虫病的药物是
48. 对耐药金葡菌感染有效的 β－内酰胺类抗生素是

［49～50］
A. 琥乙红霉素　B. 甲硝唑　C. 多西环素
D. 加替沙星　E. 氯霉素

49. 可致双相血糖紊乱的是
50. 可致口腔金属味的是

［51～53］
A. 克林霉素　B. 奥硝唑　C. 万古霉素
D. 罗红霉素　E. 氟康唑

51. 厌氧菌感染首选

52. 耐药厌氧菌严重感染首选

53. 阴道滴虫病首选

C 型题（综合分析选择题。每题的备选答案中只有一个最佳答案）

患者，女，20 岁。因“发热、咳嗽、咳痰”于门诊就诊，诊断为社区获得性肺炎。

54. 下列药物应给患者使用的是

A. 头孢唑啉　B. 阿奇霉素　C. 莫西沙星

D. 阿莫西林　E. 克林霉素

X 型题（多项选择题。每题的备选答案中有 2 个或 2 个以上正确答案。少选或多选均不得分）

55. 喹诺酮类药物的抗菌机制主要是抑制细菌

A.DNA 回旋酶　B.DNA 聚合酶　C.RNA 聚合酶

D. 转肽酶　E. 拓扑异构酶

56. 关于喹诺酮类药物，叙述正确的是

A. 有较长 PAE

B. 不良反应少

C. 抗菌谱广，抗菌力强

D. 口服吸收好，组织药物浓度高

E. 与其他抗菌药物有交叉耐药性

57. 喹诺酮类药可治疗的疾病有

A. 伤寒

B. 复杂性尿路感染

C. 敏感细菌引起的呼吸道感染

D. 革兰阳性菌引起的骨髓和关节炎

E. 梅毒

58. 可引起“双硫仑样”反应，服药期间禁止饮酒的抗菌药物有

A. 头孢哌酮　B. 甲硝唑　C. 呋喃妥因

D. 磷霉素　E. 头孢他啶

59. 不属于硝基咪唑类抗菌药物结构类型的是

A. 替硝唑　B. 磺胺甲噁唑　C. 利奈唑胺

D. 小檗碱　E. 伏立康唑

第十一节　抗结核分枝杆菌药

A 型题（最佳选择题，每题的备选答案中只有一个最佳答案）

1. 不符合异烟肼特点的叙述是

A. 抑制分枝杆菌酸合成　B. 治疗结核病的首选药　C. 常单独用于治疗结核病

D. 可有神经毒性　E. 可有肝脏毒性

2. 异烟肼不具有的作用是

A. 口服吸收快而完全

B. 主要经肝乙酰化代谢

C. 对结核分枝杆菌有高度选择性

D. 对细胞外的结核杆菌作用强，对细胞内的结核杆菌作用弱

E. 与其他抗结核药无交叉耐药性

3. 乙胺丁醇与利福平合用，目的在于

A. 加快药物的排泄速度

B. 有利于药物进入结核感染病灶

C. 有协同作用，并能延缓耐药性的产生

D. 延长利福平的作用时间

E. 减轻注射时的疼痛

4. 可引起视神经炎的抗结核药是

A. 异烟肼　B. 对氨基水杨酸（PAS）　C. 乙胺丁醇

D. 利福平　E. 卡那霉素

5. 抗结核的一线药是

A. 异烟肼、利福平、对氨基水杨酸（PAS）

B. 异烟肼、链霉素、卡那霉素

C. 异烟肼、乙胺丁醇、环丙沙星

D. 异烟肼、链霉素、乙硫异烟胺

E. 异烟肼、利福平、链霉素

6. 异烟肼体内过程的特点是

A. 乙酰化代谢速度个体差异大　B. 大部分以原形由肾排泄　C. 与血浆蛋白结合率高

D. 口服易被破坏　E. 以上都不是

7. 抗麻风病最常用的药是

A. 氨苯砜　B. 利福平　C. 氯法齐明

D. 麻风宁　E. 苯丙砜

8. 可诱导肝药酶活性的抗结核病药是

A. 异烟肼　B. 利福平　C. 吡嗪酰胺

D. 对氨基水杨酸　E. 链霉素

9. 化学结构、抗菌作用和抗菌机制均与磺胺类药物相似的抗麻风病药物是

A. 利福平　B. 氯法齐明　C. 沙利度胺

D. 阿奇霉素　E. 氨苯砜

10. 下列不属于异烟肼不良反应的是

A. 神经肌肉阻滞　B. 肝损伤　C. 皮疹

D. 血小板减少　E. 周围神经炎

11. 异烟肼抗结核杆菌的机制是

A. 抑制分枝杆菌细胞壁的合成

B. 抑制分枝杆菌蛋白质合成

C. 抑制分枝杆菌核酸代谢

D. 抑制分枝杆菌分枝菌酸合成

E. 影响分枝杆菌胞浆膜的通透性

12. 对利福平不敏感的病原微生物有

A. 结核杆菌　B. 麻风杆菌　C. 链球菌

D. 沙眼衣原体　E. 疱疹病毒

B 型题（配伍选择题，备选答案在前，试题在后，每题若干组。每组均对应同一组备选答案）

［13～15］

A. 对氨基水杨酸　　B. 乙胺丁醇　　C. 吡嗪酰胺

D. 利福平　　E. 青霉素

13. 在细胞内作用强于细胞外

14. 与 Mg^{2+} 结合，干扰菌体 RNA 的合成

15. 有广谱抗菌作用

X 型题（多项选择题。每题的备选答案中有 2 个或 2 个以上正确答案。少选或多选均不得分）

16. 合理应用抗结核药应注意

A. 早期用药　　B. 预防用药　　C. 联合用药

D. 规律性用药　　E. 长期疗法

17. 利福平临床应用的特点是

A. 能抑制细胞壁合成

B. 肝药酶抑制剂

C. 单用于结核杆菌易产生耐药性

D. 既可治疗结核病也可治疗麻风病

E. 属广谱抗生素

18. 下列关于异烟肼的正确叙述有

A. 对结核分枝杆菌选择性高，作用强

B. 对繁殖期和静止期的细菌有杀灭作用

C. 对细胞内的结核杆菌无作用

D. 单用易产生耐药性

E. 抗菌作用的机制是抑制分枝杆菌酸的合成

19. 关于异烟肼不良反应的叙述，正确的是

A. 可有昏迷、惊厥、神经错乱

B. 可有外周神经炎

C. 可有肾损伤

D. 暂时性转氨酶值升高

E. 妨碍维生素的利用，影响氨基酸代谢

20. 异烟肼的作用特点是

A. 杀菌力强

B. 穿透性能好

C. 单用易产生抗药性

D. 乙酰化速率有明显个体差异

E. 选择性高

第十二节　抗真菌药

A 型题（最佳选择题，每题的备选答案中只有一个最佳答案）

1. 口服吸收差，静脉给药不良反应多，仅局部用于治疗浅部真菌病和皮肤黏膜念珠菌感染的是

A. 两性霉素 B　　B. 多黏菌素 B　　C. 克霉唑

D. 灰黄霉素　　E. 制霉菌素

2. 以下不属于抗真菌药的是

A. 酮康唑　B. 灰黄霉素　C. 两性霉素 B

D. 制霉菌素　E. 多黏菌素

3. 对浅表和深部真菌感染均有较好疗效的药物是

A. 灰黄霉素　B. 两性霉素 B　C. 制霉菌素

D. 氟胞嘧啶　E. 酮康唑

4. 唑类抗真菌药的作用机制是

A. 抑制以 DNA 为模板的 RNA 多聚酶，阻碍 mRNA 合成

B. 影响二氢叶酸合成

C. 影响真菌细胞膜通透性

D. 竞争性抑制鸟嘌呤进入 DNA 分子中，阻断核酸合成

E. 替代尿嘧啶进入 DNA 分子中，阻断核酸合成

5. 与两性霉素 B 合用可减少复发率，产生协同作用的药物是

A. 氟胞嘧啶　B. 酮康唑　C. 灰黄霉素

D. 阿昔洛韦　E. 制霉菌素

6. 两性霉素 B 的作用机制是

A. 抑制真菌 DNA 合成

B. 抑制真菌细胞膜麦角固醇的合成

C. 抑制真菌细胞壁的合成

D. 抑制真菌蛋白质的合成

E. 选择性地与真菌细胞膜麦角固醇结合

7. 可渗透过甲板的抗真菌药是

A. 联苯苄唑　B. 益康唑　C. 特比萘芬

D. 克霉唑　E. 环吡酮胺

B 型题（配伍选择题，备选答案在前，试题在后，每题若干组。每组均对应同一组备选答案）

［8 ～ 10］

A. 咪康唑　B. 制霉菌素　C. 两性霉素 B

D. 灰黄霉素　E. 伊曲康唑

8. 静注可致血栓性静脉炎的药物是

9. 治疗真菌性脑膜炎，需加用小剂量鞘内注射的药物是

10. 目前抗真菌作用最强的唑类抗真菌药是

［11 ～ 13］

A. 两性霉素 B　B. 氟胞嘧啶　C. 氟康唑

D. 特比萘芬　E. 咪康唑

11. 口服吸收好的抗浅部真菌感染药是

12. 阻断真菌核酸合成的药是

13. 对中枢神经系统真菌感染疗效好的药是

［14 ～ 17］

A. 多西环素　B. 红霉素　C. 磺胺嘧啶

D. 庆大霉素　E. 两性霉素 B

14. 治疗流行性脑脊髓膜炎选用

15. 治疗立克次体感染选用

16. 治疗真菌所致的深部感染选用

17. 治疗铜绿假单胞菌感染选用

［18 ～ 20］

A. 氟康唑　　B. 卡泊芬净　　C. 伏立康唑

D. 两性霉素 B　　E. 伊曲康唑

18. 不能用于曲霉菌感染的抗真菌药是

19. 配制静脉输液时，应先用灭菌注射用水溶解，然后用 5% 葡萄糖注射液稀释，不可用氯化钠注射液稀释的抗真菌药是

20. 配制静脉输液时，应选择氯化钠注射液或乳酸钠林格注射液稀释，不得使用葡糖注射液稀释的抗真菌药是

［21 ～ 22］

A. 卡泊芬净　　B. 氟胞嘧啶　　C. 特比萘芬

D. 氟康唑　　E. 制霉菌素

21. 易产生耐药性，极少单独用药，临床常与两性霉素 B 合用的抗真菌药物是

22. 患者，女，55 岁，诊断为“甲癣”，宜使用的药物是

X 型题（多项选择题。每题的备选答案中有 2 个或 2 个以上正确答案。少选或多选均不得分）

23. 可口服的抗深部真菌感染的药物是

A. 灰黄霉素　　B. 两性霉素 B　　C. 酮康唑

D. 氟康唑　　E. 乙胺丁醇

24. 酮康唑具有的特征是

A. 口服易吸收

B. 抑制细胞膜麦角固醇的合成

C. 在酸性条件下易吸收

D. 偶有严重的肝毒性

E. 对念珠菌和浅表真菌有强大的抗菌力

25. 下列有关两性霉素 B 的叙述，错误的是

A. 肌内注射容易吸收

B. 口服易吸收

C. 首选治疗深部真菌感染

D. 静滴会出现高热、寒战、头痛、呕吐，为减轻反应，静滴液应新鲜配制

E. 滴注前预防性服用解热镇痛药和抗组胺药，静滴液应稀释，防止静滴过快引起的惊厥和心律失常

第十章 抗病毒药

A 型题（最佳选择题，每题的备选答案中只有一个最佳答案）

1. 抗乙型肝炎病毒药最常见的不良反应是
   A. 肝炎恶化　B. 血肌酐升高　C. 急性肾衰竭
   D. 纯红细胞再生障碍性贫血　E. 胰腺炎
2. 以下为广谱抗病毒药的是
   A. 金刚烷胺　B. 利巴韦林　C. 碘苷
   D. 氟胞嘧啶　E. 齐多夫定
3. 既可抗乙肝病毒又可以抗 HIV 病毒的药物为
   A. 金刚烷胺　B. 利巴韦林　C. 拉米夫定
   D. 碘苷　E. 阿糖腺苷
4. 抗病毒药不包括
   A. 碘苷　B. 氟尿嘧啶　C. 阿糖腺苷
   D. 阿昔洛韦　E. 拉米夫定
5. 能抑制病毒 DNA 多聚酶的抗病毒药是
   A. 沙奎那韦　B. 金刚烷胺　C. 阿昔洛韦
   D. 金刚乙烷　E. 奥司他韦
6. 下列关于广谱抗病毒药不良反应的叙述，错误的是
   A. 常见肾损害　B. 能使粒细胞计数减少　C. 少见结膜炎
   D. 少见低血压　E. 常见结晶尿
7. 下列关于金刚乙胺的叙述，错误的是
   A. 易透过血 – 脑屏障
   B. 仅对亚洲甲型流感病毒有效
   C. 抗病毒作用强于金刚烷胺
   D. 常见精神异常、抽搐等不良反应
   E. 作用于具有离子通道的 M_2 蛋白而影响病毒脱壳
8. 下列药物作用机制是抑制流感病毒神经氨酸酶的是
   A. 金刚烷胺　B. 金刚乙烷　C. 阿比多尔
   D. 阿昔洛韦　E. 奥司他韦
9. 治疗单纯疱疹性脑炎一般选用
   A. 拉米夫定　B. 利巴韦林　C. 齐多夫定
   D. 阿昔洛韦　E. 金刚烷胺
10. 对阿昔洛韦不敏感的病毒是
    A. 带状疱疹病毒　B. 单纯疱疹病毒　C. 艾滋病并发带状疱疹
    D. RNA 病毒　E. 生殖器疱疹病毒
11. 下列药物中，属于抗乙型肝炎病毒的药物是
    A. 奥司他韦　B. 齐多夫定　C. 喷昔洛韦

D. 阿德福韦酯　E. 更昔洛韦

12. 关于奥司他韦作用特点的说法，错误的是

A. 奥司他韦可用于甲型和乙型流感的治疗

B. 应严格掌握奥司他韦适应证，不能用于流感的预防

C. 1 岁以上儿童可以使用奥司他韦

D. 治疗流感时，首次使用奥司他韦应当在流感症状出现后的 48 小时以内

E. 奥司他韦治疗流感时，成人一次 75mg，一日 2 次，疗程 5 日

13. 吸收后代谢成活性产物而发挥抗甲型和乙型流感病毒的前体药物是

A. 金刚烷胺　B. 金刚乙胺　C. 扎那米韦

D. 奥司他韦　E. 阿昔洛韦

14. 某患儿因高热就医，诊断为重症流感，医生对患儿进行治疗的同时，建议与患儿有密切接触的家属预防服用奥司他韦。关于奥司他韦预防用药的说法，正确的是

A. 应于密切接触流感患儿的 2 日以内预防服用，每日 1 次，每次 75mg

B. 应于密切接触流感患儿的 2 日以内预防服用，每日 1 次，每次 150mg

C. 应于密切接触流感患儿的 2 日以内预防服用，每日 2 次，每次 75mg

D. 应于密切接触流感患儿的 3 日以内预防服用，每日 2 次，每次 150mg

E. 应于密切接触流感患儿的 3 日以内预防服用，每日 3 次，每次 50mg

B 型题（配伍选择题，备选答案在前，试题在后，每题若干组。每组均对应同一组备选答案）

[15 ～ 18]

A. 奥司他韦　B. 阿昔洛韦　C. 拉米夫定

D. 金刚烷胺　E. 氟康唑

15. 仅对亚洲甲型流感病毒有效的是

16. 既可用于抗 HIV 病毒又可用于抗乙肝病毒的药物是

17. 本身是前药，可用于甲型或乙型流感病毒的药物是

18. 不属于抗病毒药物的是

[19 ～ 22]

A. 氟胞嘧啶　B. 阿糖腺苷　C. 阿糖胞苷

D. 吡喹酮　E. 头孢他啶

19. 对病毒感染有效的药物是

20. 对真菌感染有效的药物是

21. 具有抗肿瘤作用的药物是

22. 对细菌感染有效的药物是

[23 ～ 26]

A. 利巴韦林　B. 拉米夫定　C. 金刚乙胺

D. 西多福韦　E. 齐多夫定

23. 属嘌呤核苷类的广谱抗病毒药是

24. 仅对亚洲甲型流感病毒有效的抗流感病毒药物是

25. 既可用于抗乙型肝炎病毒，又可以抗 HIV 病毒的药物是

26. 可用于单纯疱疹病毒、水痘的抗病毒药是

X 型题（多项选择题。每题的备选答案中有 2 个或 2 个以上正确答案。少选或多选均不得分）

27. 下列不属于阿昔洛韦适应证的是

A. 艾滋病病毒感染　B. 流感病毒感染　C. 疱疹病毒感染

D. 肝炎病毒感染　E. 铜绿假单胞菌感染

28. 下列药物作用机制是抑制流感病毒神经氨酸酶的是
A. 金刚烷胺　B. 金刚乙烷　C. 奥塞米韦
D. 扎那米韦　E. 奥司他韦

29. 可用于抗艾滋病毒的药物有
A. 齐多夫定　B. 拉米夫定　C. 去羟肌苷
D. 扎西他滨　E. 司坦夫定

30. 下列药物中的抗病毒药有
A. 利巴韦林　B. 干扰素　C. 齐多夫定
D. 阿糖腺苷　E. 扎西他滨

31. 下列病毒对金刚烷胺无效的是
A. 甲型流感病毒　B. 乙型流感病毒　C.HIV 病毒
D. 肝炎病毒　E. 单纯疱疹病毒

32. 广谱抗病毒药的不良反应包括
A. 急性肾衰竭　B. 骨髓造血功能抑制　C. 视网膜炎
D. 血肌酐及尿素氮升高　E. 类流感样症状

第十一章 抗寄生虫药

A 型题（最佳选择题，每题的备选答案中只有一个最佳答案）

1. 对甲硝唑无效或有禁忌的肠外阿米巴病患者可选用
   A. 氯喹　B. 替硝唑　C. 吡喹酮
   D. 乙胺嗪　E. 乙酰胂胺
2. 通过抑制疟原虫的二氢叶酸还原酶，阻碍核酸合成的药物是
   A. 氯喹　B. 奎宁　C. 磺胺嘧啶
   D. 甲氧苄啶　E. 乙胺嘧啶
3. 主要用于控制复发和传播的首选抗疟药是
   A. 氯喹　B. 奎宁　C. 青蒿素
   D. 伯氨喹　E. 乙胺嘧啶
4. 作用机制与甲氧苄啶相同的抗疟药是
   A. 氯喹　B. 左旋咪唑　C. 乙胺嘧啶
   D. 青蒿素　E. 伯氨喹
5. 关于氯喹下列说法，错误的是
   A. 用于控制症状的抗疟药
   B. 对红细胞外期也有效
   C. 对疟原虫红细胞内期裂殖体有杀灭作用
   D. 具有在红细胞内浓集的特点，有利于杀灭疟原虫
   E. 具有抗阿米巴病的作用
6. 对伯氨喹的描述，错误的是
   A. 可控制疟疾症状发作
   B. 控制疟疾传播有效
   C. 与氯喹合用可根治间日疟
   D. 疟原虫对其很少产生耐药性
   E. 少数特异质者可发生急性溶血性贫血
7. 氯喹与哪个药物合用可根治间日疟
   A. 奎宁　B. 哌喹　C. 青蒿素
   D. 伯氨喹　E. 乙胺嘧啶
8. 洋地黄化后，用哪种药物可引起心脏房室传导阻滞
   A. 奎宁　B. 氯喹　C. 青蒿素
   D. 伯氨喹　E. 乙胺嘧啶
9. 与抗精神病药氯丙嗪合用，可能引起抽搐的驱虫药是
   A. 左旋咪唑　B. 哌嗪　C. 甲苯咪唑
   D. 吡喹酮　E. 噻嘧啶
10. 神经系统疾病患者禁用的驱虫药是
   A. 阿苯达唑　B. 左旋咪唑　C. 噻嘧啶

D. 哌嗪　　E. 吡喹酮

11. 绦虫病（猪、牛绦虫病）的首选药是

A. 噻嘧啶　　B. 吡喹酮　　C. 伊维菌素

D. 阿苯达唑　　E. 三苯双脒

12. 钩虫病的首选药是

A. 噻嘧啶　　B. 吡喹酮　　C. 伊维菌素

D. 阿苯达唑　　E. 三苯双脒

13. 蛲虫病的首选药是

A. 噻嘧啶　　B. 甲苯咪唑　　C. 伊维菌素

D. 吡喹酮　　E. 哌嗪

14. 下列对于吡喹酮药理作用的叙述，错误的是

A. 口服吸收迅速而完全

B. 对血吸虫成虫有杀灭作用，对未成熟的幼虫无效

C. 对其他吸虫及各类绦虫感染也有效

D. 促进 Ca^{2+} 内流，使虫体肌肉产生痉挛性麻痹

E. 促进血吸虫的肝转移，并在肝内被灭活

15. 属于去极化神经肌肉阻断剂及胆碱酯酶抑制剂的驱肠虫药是

A. 左旋咪唑　　B. 噻苯达唑　　C. 噻嘧啶

D. 乙胺嗪　　E. 吡喹酮

16. 对蛔虫、蛲虫、鞭虫、钩虫、绦虫感染均有效的药物是

A. 依米丁　　B. 吡喹酮　　C. 阿苯达唑

D. 噻嘧啶　　E. 伊维菌素

B 型题（配伍选择题，备选答案在前，试题在后，每题若干组。每组均对应同一组备选答案）

[17 ～ 19]

A. 氯喹　　B. 甲氟喹　　C. 伯氨喹

D. 乙胺嘧啶　　E. 青蒿素

17. 疗效高，生效快，控制疟疾症状的首选药是

18. 可引起巨幼红细胞贫血的药物是

19. 高效，低毒，通过产生自由基破坏疟原虫生物膜、蛋白质等的药物是

[20 ～ 21]

A. 青蒿素　　B. 奎宁　　C. 伯氨喹

D. 吡喹酮　　E. 氯喹

20. 葡萄糖 -6- 磷酸脱氢酶缺乏者、系统性红斑狼疮患者禁用的药物是

21. 与肝素或青霉胺合用可增加出血危险的药物是

[22 ～ 24]

A. 氯喹　　B. 青蒿素　　C. 乙胺嘧啶

D. 伯氨喹　　E. 奎宁

22. 控制疟疾症状发作的首选药是

23. 用于疟疾病因性预防的药物是

24. 防止疟疾复发和传播的药物是

[25 ～ 27]

A. 吡喹酮　　B. 乙胺嗪　　C. 甲硝唑

D. 氯喹　　E. 阿苯达唑

25. 治疗血吸虫病的药物是
26. 治疗蛔虫病的药物是
27. 治疗疟疾的药物是

[28～30]

A. 哌嗪　　B. 噻嘧啶　　C. 氯硝柳胺
D. 甲苯咪唑　　E. 吡喹酮

28. 对绦虫、血吸虫感染均有良效的是
29. 对蛔虫、蛲虫、钩虫、鞭虫感染有良效的是
30. 仅对蛔虫、蛲虫混合感染有效的是

X 型题（多项选择题。每题的备选答案中有 2 个或 2 个以上正确答案。少选或多选均不得分）

31. 用于控制疟疾症状的抗疟药是
A. 乙胺嘧啶　　B. 氯喹　　C. 氨苯砜
D. 青蒿素　　E. 伯氨喹

32. 下列关于青蒿素的叙述，正确的是
A. 对红细胞内期裂殖体有强大而迅速的杀灭作用
B. 对耐氯喹虫株感染有良好疗效
C. 口服吸收迅速，有首过效应
D. 易透过血－脑屏障，对脑型疟有效
E. 属于病因性预防首选药

33. 氯喹的药理作用特点，正确的是
A. 具有免疫抑制作用
B. 可用于甲硝唑治疗无效或有禁忌的阿米巴肝炎
C. 大剂量用于类风湿关节炎
D. 在红细胞内药物浓度比血浆内高 10～20 倍
E. 对红细胞外期效果也较好

34. 氯喹的临床应用包括
A. 抗疟疾　　B. 抗滴虫病　　C. 抗肠道外阿米巴
D. 抗厌氧菌　　E. 免疫抑制作用

35. 氯喹的药理作用特点为
A. 对疟原虫红细胞内期裂殖体具有杀灭作用
B. 可用于甲硝唑治疗无效或有禁忌的阿米巴肝炎
C. 偶尔用于类风湿关节炎
D. 在体内代谢和排泄缓慢，作用持久
E. 大剂量可用于治疗系统性红斑狼疮和肾病综合征

36. 阿苯达唑可用于治疗的寄生虫是
A. 鞭虫　　B. 蛔虫　　C. 绦虫
D. 囊虫　　E. 钩虫

37. 吡喹酮的临床应用是
A. 短膜壳绦虫感染的治疗
B. 血吸虫病、华支睾吸虫病的治疗
C. 猪肉绦虫感染的治疗

D. 牛肉绦虫感染的治疗
E. 裂头绦虫感染的治疗

38. 蛔虫感染宜选用
A. 氯硝柳胺 B. 哌嗪 C. 阿苯达唑
D. 噻嘧啶 E. 甲苯达唑

39. 钩虫感染宜选用
A. 氯硝柳胺 B. 哌嗪 C. 阿苯达唑
D. 噻嘧啶 E. 甲苯咪唑

第十二章 抗肿瘤药

A型题（最佳选择题，每题的备选答案中只有一个最佳答案）

1. 阻止微管解聚的抗癌药是
A. 氟尿嘧啶 B. 环磷酰胺 C. 巯嘌呤
D. 甲氨蝶呤 E. 紫杉醇
2. 较常引起外周神经炎的抗癌药是
A. 甲氨蝶呤 B. 氟尿嘧啶 C. 巯嘌呤
D. 长春新碱 E.L- 门冬酰胺酶
3. 主要作用于M期，抑制细胞有丝分裂的药物是
A. 放线菌素D B. 阿霉素 C. 拓扑特肯
D. 依托泊苷 E. 长春碱
4. 下列哪种抗恶性肿瘤药可促进微管装配，抑制微管解聚，阻止有丝分裂
A. 长春碱 B. 顺铂 C. 紫杉醇
D. 地塞米松 E. 高三尖杉酯碱
5. 下列通过干扰蛋白质合成产生抗肿瘤作用的药物是
A. 阿糖胞苷 B. 柔红霉素 C. 白消安
D. 他莫昔芬 E.L- 门冬酰胺酶
6. 长春新碱主要作用于细胞周期的
A. G_0 期 B. G_1 期 C. S期
D. G_2 期 E. M期
7. 对于羟喜树碱的描述，错误的是
A. 用药期间严格监测血象
B. 妊娠期妇女慎用
C. 静脉给药时外渗会引起局部疼痛及炎症
D. 应用0.9%氯化钠注射液稀释
E. 宜用葡萄糖等酸性溶液溶解和稀释
8. 伊立替康的监护要点不包括
A. 迟发性腹泻 B. 脱发 C. 骨髓抑制
D. 急性胆碱能综合征 E. 肝功能
9. 伊立替康的禁忌证不包括
A. 对伊立替康过敏者
B. 慢性肠炎或肠梗阻
C. 胆红素超过正常值上限1.5倍者、严重骨髓功能衰竭者
D.WHO行为状态评分为1分的患者
E. 妊娠及哺乳期妇女
10. 在体外没有抗癌作用的抗恶性肿瘤药是
A. 甲氨蝶呤 B. 柔红霉素 C. 他莫司汀

D. 环磷酰胺　　E. 长春新碱

11. 关于环磷酰胺抗肿瘤作用特点的叙述，正确的是
A. 干扰转录过程
B. 干扰有丝分裂
C. 在体内、外均有活性
D. 在体内代谢为醛磷酰胺后有抗肿瘤作用
E. 在体外有抑杀癌细胞作用

12. 治疗指数较其他烷化剂高，具有致畸、致癌、致突变作用的药物
A. 卡莫司汀　　B. 顺铂　　C. 白消安
D. 环磷酰胺　　E. 司莫司汀

13. 环磷酰胺对下列哪种肿瘤疗效显著
A. 实体瘤　　B. 恶性淋巴瘤　　C. 膀胱癌
D. 乳腺癌　　E. 神经母细胞瘤

14. 主要用于治疗各种实体瘤的抗肿瘤抗生素是
A. 卡莫司汀　　B. 丝裂霉素　　C. 博来霉素
D. 环磷酰胺　　E. 奥沙利铂

15. 可引起肺毒性的抗肿瘤抗生素是
A. 卡莫司汀　　B. 丝裂霉素　　C. 博来霉素
D. 环磷酰胺　　E. 奥沙利铂

16. 主要不良反应是心脏毒性的抗肿瘤药物是
A. 氟尿嘧啶　　B. 甲氨蝶呤　　C. 白消安
D. 氮芥　　E. 多柔比星

17. 下列可干扰核酸生物合成的抗肿瘤药是
A. 环磷酰胺　　B. 丝裂霉素　　C. 长春新碱
D. 他莫昔芬　　E. 甲氨蝶呤

18. 抗肿瘤药最常见的严重不良反应是
A. 肾毒性　　B. 肝毒性　　C. 神经毒性
D. 骨髓抑制　　E. 呼吸系统毒性

19. 下列不属于抗肿瘤药的是
A. 长春碱　　B. 氟胞嘧啶　　C. 长春新碱
D. 高三尖杉酯碱　　E. 氟尿嘧啶

20. 甲氨蝶呤抗肿瘤作用机制是抑制
A. 二氢叶酸还原酶　　B. 二氢叶酸合成酶　　C. 四氢叶酸还原酶
D. 四氢叶酸合成酶　　E. 二氢蝶酸合成酶

21. 下列抗肿瘤药物中存在高致吐风险的是
A. 依托泊苷　　B. 顺铂　　C. 甲氨蝶呤
D. 吉西他滨　　E. 氟尿嘧啶

22. 停经后乳腺癌的首选治疗药物是
A. 他莫昔芬　　B. 氨氯米特　　C. 雄激素
D. 雌激素　　E. 氟他胺

23. 下列说法中错误的是
A. 他莫昔芬是目前临床上最常见的乳腺癌内分泌治疗药

B. 雌激素受体（ER）阳性者，绝经前后均可使用他莫昔芬
C. 芳香胺酶抑制剂可用于绝经前乳腺癌患者
D. 芳香胺酶抑制剂主要包括来曲唑和阿那曲唑
E. 氟他胺适用于晚期前列腺癌患者

24. 下列药物中，不能增强他莫昔芬活性和疗效的是
A. 氟尿嘧啶　B. 西咪替丁　C. 甲氨蝶呤
D. 长春新碱　E. 多柔比星

25. 下列与激素水平无关的肿瘤是
A. 乳腺癌　B. 前列腺癌　C. 甲状腺癌
D. 小细胞肺癌　E. 睾丸肿瘤

26. 关于酪氨酸激酶小分子抑制剂的描述，错误的是
A. 不良反应以皮肤毒性和腹泻最为常见
B. 皮疹的严重程度可以预示其疗效
C. 发生中、重度腹泻者可予口服洛哌丁胺，同时补充液体和电解质
D. 治疗期间有发生间质性肺炎的可能
E. 主要通过 CYP1A2 酶代谢

27. 下列关于吉非替尼的描述，错误的是
A. 用于治疗经含有铂类或多西他赛治疗失败的晚期非小细胞肺癌患者
B. 常见典型不良反应是皮肤毒性、腹泻
C. 与传统化疗药存在交叉耐药
D. 与细胞毒类药物如铂类、紫杉类有协同作用
E. 属于酪氨酸激酶小分子抑制剂

28. 下列关于单克隆抗体抗肿瘤药物的描述，错误的是
A. 优点是选择性“杀灭”，就是只对癌细胞起作用而对正常体细胞几乎没有伤害
B. 对癌细胞和正常体细胞都有“杀灭”作用
C. 静脉滴注可致患者发生过敏样反应或其他超敏反应
D. 贝伐单抗作用机制较为特殊，作用于血管内皮生长因子
E. 建议单抗药在用前尽可能先做基因筛查

29. 单克隆抗体抗肿瘤药不包括
A. 英夫利昔单抗　B. 利妥昔单抗　C. 曲妥珠单抗
D. 贝伐珠单抗　E. 西妥昔单抗

30. 可用于治疗非何杰金（非霍奇金）淋巴瘤的单克隆抗体是
A. 曲妥珠单抗　B. 利妥昔单抗　C. 贝伐单抗
D. 西妥昔单抗　E. 英夫利昔单抗

31. 蒽醌类抗肿瘤药柔红霉素可引起心脏毒性，临床应用的解毒方案是
A. 在用柔红霉素后 30 分钟，使用柔红霉素 2 倍量的右雷佐生
B. 在用柔红霉素前 30 分钟，使用柔红霉素 2 倍量的氟马西尼
C. 在用柔红霉素前 30 分钟，使用柔红霉素 10 倍量的右雷佐生
D. 在用柔红霉素同时，使用柔红霉素等量的右雷佐生
E. 在用柔红霉素同时，使用柔红霉素等量的氟马西尼

32. 酪氨酸激酶抑制剂吉非替尼的特征性不良反应是
A. 痤疮样皮疹　B. 血压升高　C. 骨髓抑制

D. 心肌损伤　　E. 麻痹性肠梗阻

33. 紫杉醇抗肿瘤的作用机制是

A. 与 DNA 发生共价结合，使其失去活性或使 DNA 分子发生断裂

B. 干扰微管蛋白的合成

C. 直接抑制拓扑异构酶，并与拓扑异构酶形成复合物

D. 抑制二氢叶酸还原酶，使二氢叶酸不能被还原成四氢叶酸

E. 抑制芳香氨酶的活性

34. 有些化疗药物存在心脏毒性，在每个化疗周期前应该进行心电图或超声心动检查，排除心脏病变。下列化疗药物中，具有典型心脏毒性的是

A. 吉西他滨　　B. 卡铂　　C. 表柔比星

D. 奥沙利铂　　E. 环磷酰胺

B 型题（配伍选择题，备选答案在前，试题在后，每题若干组。每组均对应同一组备选答案）

［35 ～ 37］

A. 顺铂　　B. 紫杉醇　　C. 放线菌素 D

D. 氟尿嘧啶　　E. 高三尖杉酯碱

35. 可阻断 RNA 多聚酶对 DNA 转录的抗肿瘤药物是

36. 促使细胞中微管装配，抑制微管解聚的抗肿瘤药物是

37. 主要作用于 S 期，但对其他期的细胞亦有作用的抗肿瘤药物是

［38 ～ 41］

A. 顺铂　　B. 长春碱　　C. 氮芥

D. 阿糖胞苷　　E. 环磷酰胺

38. 属于 S 期细胞周期特异性的抗肿瘤药是

39. 属于 M 期细胞周期特异性的抗肿瘤药是

40. 属于金属配合物类的抗肿瘤药是

41. 常可引起膀胱炎的烷化剂类抗肿瘤药物是

［42 ～ 44］

A. 干扰核酸生物合成

B. 直接破坏 DNA 结构和功能

C. 干扰 RNA 转录

D. 影响蛋白质合成和功能

E. 影响体内激素平衡

42. 顺铂

43. 长春新碱

44. 多柔比星

［45 ～ 48］

A. 环磷酰胺　　B. 顺铂　　C. 丝裂霉素

D. 喜树碱类　　E. 放线菌素 D

45. 属于烷化剂的是

46. 属于抗肿瘤抗生素的是

47. 属于铂类化合物的是

48. 属于拓扑异构酶抑制剂的是

［49 ～ 50］

A. 顺铂　　B. 吉非替尼　　C. 奥沙利铂

D. 氟尿嘧啶　　E. 卡铂

49. 属于高致吐风险的抗肿瘤药物是

50. 典型不良反应为皮肤毒性，属于酪氨酸激酶抑制剂的药物是

C 型题（综合分析选择题。每题的备选答案中只有一个最佳答案）

［51 ～ 53］

患者，男，24 岁。右睾丸非精原细胞瘤术后，治疗方案为依托泊苷 + 顺铂 + 博来霉素。

51. 下列哪项不属于依托泊苷的禁忌证

A. 骨髓功能抑制者

B. 心、肝、肾功能严重障碍者

C. 妊娠期妇女

D. 慢性胃炎患者

E. 儿童肌内注射

52. 博来霉素的毒性作用主要为

A. 药物性肝炎　　B. 出血性膀胱炎　　C. 骨髓抑制

D. 肺纤维化　　E. 中毒性心肌炎

53. 下列关于顺铂的描述中错误的是

A. 可与 DNA 结合，破坏其结构与功能

B. 细胞增殖周期非特异性抑制剂

C. 是非小细胞肺癌、头颈部及食管癌、胃癌等实体癌的首选药之一

D. 与奥沙利铂无交叉耐药性

E. 典型不良反应为神经毒性

X 型题（多项选择题。每题的备选答案中有 2 个或 2 个以上正确答案。少选或多选均不得分）

54. 下列不属于长春新碱抗恶性肿瘤作用机制的是

A. 影响激素功能　　B. 干扰核糖体功能　　C. 干扰核酸合成

D. 影响微管蛋白合成功能　　E. 破坏 DNA 的结构和功能

55. 抑制肿瘤细胞有丝分裂的药物有

A. 放线菌素 D　　B. 长春新碱　　C. 长春碱

D. 紫杉醇　　E. 门冬酰胺酶

56. 影响蛋白质合成的抗肿瘤药有

A. 顺铂　　B. 阿霉素　　C. 长春碱

D. 紫杉醇　　E.L– 门冬酰胺酶

57. 抗肿瘤药物作用机制可能是

A. 抑制核酸生物合成

B. 直接破坏 DNA 结构与功能

C. 干扰转录过程，阻止 RNA 合成

D. 影响蛋白质合成与功能

E. 影响激素平衡

58. 环磷酰胺的临床应用是

A. 乳腺癌　　B. 卵巢癌　　C. 急性淋巴细胞白血病

D. 多发性骨髓瘤　　E. 恶性淋巴瘤

59. 环磷酰胺的不良反应是
A. 骨髓抑制　B. 胃肠道反应　C. 血尿
D. 脱发　E. 肝功能损害
60. 丝裂霉素的临床应用是
A. 肺癌　B. 乳腺癌　C. 宫颈癌
D. 头颈部肿瘤　E. 胃癌
61. 治疗睾丸癌首选的药物组合是
A. 博来霉素　B. 顺铂　C. 白消安
D. 环磷酰胺　E. 长春碱
62. 多柔比星的特点为
A. 抑制肿瘤细胞 DNA 及 RNA 的合成
B. 可能引起骨髓抑制及脱发
C. 可能引起中毒性心肌炎
D. 属细胞周期非特异性药物
E. 属细胞周期特异性药物
63. 干扰肿瘤细胞 RNA 转录的药物有
A. 长春新碱　B. 放线菌素　C. 米托蒽醌
D. 多柔比星　E. 柔红霉素
64. 影响核酸生物合成的抗恶性肿瘤药是
A. 紫杉醇　B. 巯嘌呤　C. 甲氨蝶呤
D. 噻替哌　E. 阿糖胞苷
65. 氟尿嘧啶的临床应用是
A. 绒毛膜上皮癌　B. 肺癌　C. 乳腺癌
D. 膀胱癌及皮肤癌　E. 消化道肿瘤
66. 符合甲氨蝶呤的叙述是
A. 为二氢叶酸合成酶抑制剂
B. 为二氢叶酸还原酶抑制剂
C. 选择性作用于细胞周期的 M 期
D. 主要用于急性白血病
E. 早期不良反应是消化道反应
67. 干扰核酸合成的药物是
A. 甲氨蝶呤　B. 甲氧苄啶　C. 紫杉醇
D. 阿糖胞苷　E. 长春新碱
68. 治疗急性淋巴细胞白血病有效的药物包括
A. 甲氨蝶呤　B. 肾上腺皮质激素　C. 柔红霉素
D. 长春新碱　E. 环磷酰胺
69. 下列药物中与昂丹司琼合用可增强止吐效果的是
A. 甲氧氯普胺　B. 地塞米松　C. 维生素类
D. 抗生素　E. 钙剂
70. 下列止吐药属于 5-HT_3 受体阻断剂的是
A. 昂丹司琼　B. 格雷司琼　C. 雷莫司琼
D. 甲氧氯普胺　E. 托烷司琼

71. 下列可以用于治疗乳腺癌的是

A. 他莫昔芬　B. 氨氯米特　C. 雄激素

D. 雌激素　E. 促性腺激素释放激素

72. 单克隆抗体抗肿瘤药物所致的单抗药综合征包括

A. 过敏反应

B. 利妥昔单抗可致细胞因子释放综合征

C. 肿瘤溶解综合征

D. 西妥昔单抗所致的严重皮肤反应

E. 曲妥珠单抗所致的心功能减退

73. 下列关于西妥昔单抗的描述，正确的是

A. 与伊立替康联用治疗表达表皮生长因子受体（EGFR），经伊立替康治疗失败的转移性结直肠癌

B. 一旦发生严重超敏反应，应立即并永久停用

C. 体能状况低下或伴有心肺疾病的患者慎用

D. 首次滴注之前，患者需接受抗组胺药物治疗

E. 注意监测血清中镁的水平，需要时应补充镁

74. 抗肿瘤药氟他胺的不良反应包括

A. 男性乳房发育、乳房触痛　B. 恶心、呕吐　C. 骨髓抑制

D. 肝功能损害　E. 失眠、疲倦

第十三章　糖类、盐类、酸碱平衡调节药与营养药

A 型题（最佳选择题，每题的备选答案中只有一个最佳答案）

1. 大剂量应用下列哪种维生素时，可使尿液呈黄色
   A. 维生素 B_1　B. 维生素 B_2　C. 维生素 B_6
   D. 维生素 C　E. 叶酸
2. 下列药物中，能促进小肠对维生素 D 吸收的药物是
   A. 矿物油　B. 雌激素　C. 硫糖铝
   D. 考来烯胺　E. 考来替泊
3. 维生素 A 的适应证不包括
   A. 甲状旁腺功能不全引起的低钙血症
   B. 角膜软化
   C. 眼干燥症
   D. 夜盲症
   E. 皮肤角质粗糙
4. 下列哪种维生素可用于慢性铁中毒的治疗
   A. 维生素 B_1　B. 维生素 B_2　C. 维生素 E
   D. 维生素 C　E. 维生素 B_{12}
5. 不属于维生素 B_2 缺乏的临床表现的是
   A. 口角炎　B. 脚气病　C. 唇干裂
   D. 结膜炎　E. 脂溢性皮炎
6. 维生素 C 的主要适应证是
   A. 防止坏血病　B. 治疗脂溢性皮炎　C. 治疗佝偻病
   D. 治疗厌食症　E. 治疗脚气病
7. 体内缺乏维生素 B_1 会导致
   A. 贫血　B. 脚气病　C. 不孕症
   D. 脂溢性皮炎　E. 骨折
8. 可以防治夜盲症的是
   A. 维生素 D　B. 维生素 A　C. 维生素 B 族
   D. 维生素 C　E. 维生素 E
9. 下列几组药物中同服可以促进吸收的是
   A. 维生素 B_6 与左旋多巴　B. 苯巴比妥与叶酸　C. 阿司匹林与叶酸
   D. 维生素 C 与维生素 B_{12}　E. 维生素 C 与铁剂
10. 体内缺乏维生素 E 会导致
    A. 不孕症　B. 佝偻病　C. 夜盲症
    D. 脚气病　E. 口腔炎
11. 下述不属于水溶性维生素的是
    A. 维生素 B_1　B. 维生素 B_6　C. 维生素 C

D. 维生素 E　　E. 叶酸

12. 人体主要的热能来源是

A. 葡萄糖　　B. 果糖　　C. 氨基酸

D. 维生素　　E. 脂肪乳

13. 碳酸氢钠用药过量可导致水肿、精神症状、肌肉疼痛等，主要的原因是

A. 代谢性酸中毒　　B. 代谢性碱中毒　　C. 呼吸性碱中毒

D. 呼吸性酸中毒　　E. 酸碱平衡失调

14. 碳酸氢钠在临床上常用于治疗

A. 呼吸性碱中毒　　B. 呼吸性酸中毒　　C. 代谢性碱中毒

D. 代谢性酸中毒　　E. 酸碱平衡失调

15. 严重高钾血症是指

A. 血钾＞5.0mmol/L　　B. 血钾＞5.5mmol/L　　C. 血钾＞6.0mmol/L

D. 血钾＞7.0mmol/L　　E. 血钾＞8.0mmol/L

16. 高钾血症是指

A. 血钾＞3.5mmol/L　　B. 血钾＞4.0mmol/L　　C. 血钾＞4.5mmol/L

D. 血钾＞5.0mmol/L　　E. 血钾＞5.5mmol/L

17. 低钠血症是指

A. 血钠＜130mmol/L　　B. 血钠＜135mmol/L　　C. 血钠＜140mmol/L

D. 血钠＜145mmol/L　　E. 血钠＜150mmol/L

18. 下列关于钠的作用特点的描述，错误的是

A. 调节体液渗透压、电解质及酸碱平衡

B. 维持血压

C. 调节体内水量的恒定

D. 不能调节体内水量的恒定

E. 参与神经信息的传递

19. 下列哪项不是引起高钙血症的病因

A. 恶性肿瘤

B. 急性出血坏死性胰腺炎

C. 原发性甲状旁腺功能亢进

D. 肾衰竭

E. 肢端肥大症

20. 氨基酸能否充分利用于蛋白质合成，取决于

A. 热卡是否足够　　B. 氨基酸的补充是否足够　　C. 合理的热卡 / 氮比值

D. 人体内是否需要蛋白质　　E. 是否同时补充葡萄糖

21. 复方氨基酸注射液静脉滴注速度过快可导致恶心、呕吐、心悸、寒战等反应，主要是因为

A. 含有过敏原　　B. 渗透压过高，刺激性大　　C. 含有的氨基酸种类太多

D. 患者的个体差异　　E. 患者的使用指征不明确

22. 以下哪个选项不是二磷酸果糖的不良反应

A. 低钠及低磷血症　　B. 尿潜血、血色素尿　　C. 低钾血症

D. 乳酸中毒　　E. 高钠血症

23. 调节酸碱平衡的药是

A. 氯化铵　　B. 盐酸精氨酸　　C. 氯化钠

D. 二磷酸果糖　E. 复方乳酸钠山梨醇

24. 氨基酸的主要作用不包括

A. 合成蛋白质　B. 维持氮平衡　C. 调节体内酸碱平衡

D. 转变为糖或脂肪　E. 参与酶、激素及部分维生素的组成

25. 长期服用钙剂可导致

A. 腹泻　B. 低钠血症　C. 高钙血症

D. 骨质疏松　E. 肝功能异常

26. 细胞内液的主要阳离子是

A. 钠　B. 钾　C. 钙

D. 镁　E. 锌

27. 下列关于低镁血症的描述，错误的是

A. 长期应用胰岛素，可引起镁向细胞内转移而导致低镁血症

B. 抗菌药物可增加镁的排泄

C. 质子泵抑制剂可使镁的排泄增加

D. 质子泵抑制剂可使镁的排泄减少

E. 环孢素可增加镁的排泄

28. 低钾血症伴低镁血症时，应该

A. 单纯补钾，不补镁　B. 补镁后补钾　C. 单纯补镁，不补钾

D. 不做特殊处理，监测即可　E. 大剂量补钾

29. 应用地高辛或其他强心苷时，输入大剂量葡萄糖时应同时注意

A. 补钾　B. 补钠　C. 补钙

D. 补镁　E. 补锌

30. 静脉滴注过量可消除噻嗪类利尿剂的利尿和降压作用的是

A. 氯化钠　B. 氯化钾　C. 氯化钙

D. 枸橼酸钾　E. 门冬氨酸钾镁

31. 氯化钠禁用于

A. 妊娠高血压　B. 低渗性失水　C. 高渗性失水

D. 等渗性失水　E. 严重的低钠血症

32. 氯化铵给药速度过快可导致

A. 血压升高　B. 肺水肿　C. 惊厥或呼吸停止

D. 手足麻木　E. 口腔异味

33. 肝功能不全者应禁用氯化铵，是因为氯化铵

A. 可降低血氨浓度，诱发肝昏迷

B. 可增加血氨浓度，诱发肝昏迷

C. 可升高门脉压力，诱发出血

D. 可降低门脉压力，诱发出血

E. 可导致胆红素和转氨酶升高

34. 碳酸氢钠用药过量可导致水肿、精神症状、肌肉疼痛等，主要的原因是

A. 代谢性酸中毒　B. 代谢性碱中毒　C. 呼吸性碱中毒

D. 呼吸性酸中毒　E. 酸碱平衡失调

35. 使用二磷酸果糖时需要监测血磷水平

A. 肌酐清除率低于 30% 的患者

B. 肌酐清除率低于 40% 的患者
C. 肌酐清除率低于 50% 的患者
D. 肌酐清除率低于 60% 的患者
E. 肌酐清除率低于 20% 的患者

36. 可以改善心肌缺血的是
A. 葡萄糖　B. 维生素 C　C. 果糖
D. 脂肪乳　E. 氨基酸

37. 维持和调节腹膜透析渗透压的主要物质的是
A. 葡萄糖　B. 果糖　C. 维生素
D. 脂肪乳　E. 氨基酸

38. 维生素 A 缺乏时可引起
A. 角膜软化症　B. 成人佝偻病　C. 脚气病
D. 坏血病　E. 糙皮病

39. 关于维生素用药时间的说法，正确的是
A. 水溶性维生素和脂溶性维生素都应该在餐前服用
B. 水溶性维生素和脂溶性维生素都应该在餐后服用
C. 水溶性维生素应该在餐前服用，脂溶性维生素应该在餐后服用
D. 水溶性维生素应该在餐后服用，脂溶性维生素应该在餐前服用
E. 无论是水溶性维生素还是脂溶性维生素，餐前、餐后服用都可以

40. 物质代谢过程中催化“一碳单位”转移反应的辅酶组成成分是
A. 维生素 B_1　B. 维生素 C　C. 维生素 A
D. 叶酸　E. 烟酸

41. 以多酶或辅酶形式参与体内新陈代谢及重要生化反应的是
A. 葡萄糖　B. 果糖　C. 维生素
D. 脂肪乳　E. 氨基酸

42. 滥用维生素的危害性，不包括
A. 长期大量服用维生素 A 可出现疲劳、软弱、全身不适等
B. 大量使用维生素 B_1 会引起头痛、眼花、烦躁、心律失常等
C. 妊娠期大量接受维生素 B_6 可使新生儿产生维生素 B_6 依赖综合征
D. 大量口服维生素 C，可引起腹泻、皮肤红亮、头痛等
E. 适量使用维生素 D，可防治佝偻病

43. 长期大量服用可引起视力模糊、乳腺肿大，并有血栓性静脉炎或肺栓塞危险的是
A. 维生素 A　B. 维生素 B_6　C. 维生素 C
D. 维生素 D　E. 维生素 E

44. 可使人体对维生素 B_2 的需求增加的是
A. 异烟肼　B. 丙磺舒　C. 雌激素
D. 糖皮质激素　E. 抗凝血药

45. 长期大量服用维生素 E 会出现
A. 头痛、眼花、烦躁、心律失常、妇女经血不止等
B. 低热、烦躁哭闹、惊厥、厌食、体重减轻、骨硬化症
C. 视力模糊、乳腺增大、腹泻、头晕、类流感样症状等
D. 疲劳、软弱、全身不适、毛发干枯或脱落、皮肤干燥瘙痒、食欲减退、贫血、眼球突出等中毒

现象

E. 腹泻、皮肤红而亮、头痛、尿频、恶心呕吐等

46. 对视网膜的功能起重要作用的是

A. 维生素 E　　B. 视黄酸　　C. 维生素 A

D. 维生素 C　　E. 烟酸

47. 对视觉起作用的是

A. 视黄醛　　B. 视黄酸　　C. 维生素 A

D. 维生素 C　　E. 烟酸

48. 维生素 D_3 用于

A. 防治坏血病　　B. 防治佝偻病　　C. 防治夜盲症

D. 习惯性流产的辅助治疗　　E. 防治唇干裂

49. 属于必需氨基酸，人体不能合成或合成速度不能满足人体需要的是

A. 精氨酸

B. 赖氨酸

C. 复方氨基酸注射液（3AA）

D. 复方氨基酸注射液（18AA）

E. 复方氨基酸注射液（9AA）

50. 用于血氨升高所致的精神症状治疗的是

A. 精氨酸

B. 赖氨酸

C. 复方氨基酸注射液（3AA）

D. 复方氨基酸注射液（18AA）

E. 复方氨基酸注射液（9AA）

51. 用于肾功能不全患者肠外营养支持的是

A. 精氨酸

B. 赖氨酸

C. 复方氨基酸注射液（3AA）

D. 复方氨基酸注射液（18AA）

E. 复方氨基酸注射液（9AA）

52. 用于慢性活动性肝炎治疗的是

A. 精氨酸

B. 赖氨酸

C. 复方氨基酸注射液（3AA）

D. 复方氨基酸注射液（18AA）

E. 复方氨基酸注射液（9AA）

53. 螺内酯与下列哪种氨基酸合用可导致高钾血症

A. 色氨酸　　B. 赖氨酸　　C. 精氨酸

D. 缬氨酸　　E. 苯丙氨酸

54. 人体合成蛋白质的底物是

A. 葡萄糖　　B. 果糖　　C. 维生素

D. 脂肪乳　　E. 氨基酸

55. 应用华法林抗凝过程中，出现严重出血时，可应用急救的药物的是

A. 维生素 K_1　　B. 维生素 K_3　　C. 维生素 K_4
D. 维生素 B_1　　E. 维生素 B_{12}

56. 大剂量应用下列哪种维生素时，可使尿胆原呈假阳性
A. 维生素 B_1　　B. 维生素 B_2　　C. 维生素 E
D. 维生素 C　　E. 叶酸

57. 下列对静脉补钾的浓度和速度描述正确的是
A. 浓度一般不超过 20mmol/L，滴速不超过 750mg/h
B. 浓度一般不超过 30mmol/L，滴速不超过 750mg/h
C. 浓度一般不超过 20mmol/L，滴速不超过 550mg/h
D. 浓度一般不超过 30mmol/L，滴速不超过 550mg/h
E. 浓度一般不超过 20mmol/L，滴速不超过 750mg/h

B 型题（配伍选择题，备选答案在前，试题在后，每题若干组。每组均对应同一组备选答案）

[58～62]
A. 严重神经感觉异常、进行性步态不稳至足麻木、手不灵活
B. 低热、烦躁哭闹、惊厥、厌食、体重减轻、骨硬化症
C. 视力模糊、乳腺增大、腹泻、头晕、类流感样症状等
D. 疲劳、软弱、全身不适、毛发干枯或脱落、皮肤干燥瘙痒、食欲减退、贫血、眼球突出等中毒现象
E. 腹泻、皮肤红而发亮、头痛、尿频、恶心、呕吐等

58. 长期大量服用维生素 A 会出现
59. 长期大量服用维生素 E 会出现
60. 长期大量服用维生素 C 会出现
61. 长期大量服用维生素 D 会出现
62. 长期大量服用维生素 B_6 会出现

[63～67]
A. 防治坏血病　　B. 防治佝偻病　　C. 防治夜盲症
D. 习惯性流产的辅助治疗　　E. 防治唇干裂

63. 维生素 D_3 用于
64. 维生素 E 用于
65. 维生素 A 用于
66. 维生素 B_2 用于
67. 维生素 C 用于

[68～72]
A. 角膜软化症　　B. 成人佝偻病　　C. 脚气病
D. 坏血病　　E. 糙皮病

68. 烟酸缺乏时引起
69. 维生素 A 缺乏时引起
70. 维生素 B_1 缺乏时引起
71. 维生素 D 缺乏时会引起
72. 维生素 C 缺乏时引起

[73～77]
A. 葡萄糖　　B. 果糖　　C. 维生素

D. 脂肪乳　　E. 氨基酸

73. 维持人体正常代谢所必需的小分子有机化合物，大部分需要从食物中摄取的是
74. 人体合成蛋白质的底物是
75. 可以改善心肌缺血的是
76. 以多酶或辅酶形式参与体内新陈代谢及重要生化反应的是
77. 维持和调节腹膜透析液渗透压的主要物质是

[78～82]

A. 氯化钠　　B. 氯化钾　　C. 氯化钙
D. 枸橼酸钾　　E. 门冬氨酸钾镁

78. 应用强心苷或停用后 7 日内禁用
79. 与促皮质激素合用，能促进尿钾排泄，降低钾盐疗效的是
80. 静脉滴注过量可消除噻嗪类利尿药利尿和降压作用的是
81. 可用于急性黄疸型肝炎的辅助治疗的是
82. 可用于防止泌尿系统结石的是

[83～87]

A. 精氨酸
B. 赖氨酸
C. 复方氨基酸注射液（3AA）
D. 复方氨基酸注射液（18AA）
E. 复方氨基酸注射液（9AA）

83. 用于肾功能不全患者肠外营养支持的是
84. 用于慢性活动性肝炎治疗的是
85. 用于血氨升高所致的精神症状治疗的是
86. 属于必需氨基酸，人体不能合成或合成速度不能满足人体需要的是
87. 用药期间应注意监测血压和酸碱平衡的是

[88～92]

A. 异烟肼　　B. 丙磺舒　　C. 雌激素
D. 糖皮质激素　　E. 抗凝血药

88. 维生素 C 可使其代谢降低，作用增加的是
89. 可拮抗维生素 B_6 或增加维生素 B_6 经肾脏排泄，引起贫血或周围神经炎的是
90. 维生素 K 的拮抗剂是
91. 可使人体对维生素 B_2 的需求增加的是
92. 可使维生素 B_6 在体内的活性降低的是

[93～97]

A. 视黄醛　　B. 视黄酸　　C. 维生素 A
D. 维生素 C　　E. 烟酸

93. 对视网膜的功能起重要作用的是
94. 对视觉起作用的是
95. 对生殖过程起作用的是
96. 不属于维生素 A 的分子形式的是
97. 有强烈的扩张血管作用的是

X 型题(多项选择题。每题的备选答案中有 2 个或 2 个以上正确答案。少选或多选均不得分)

98. 下列药物不能同服的是
A. 维生素 D 与地高辛　B. 维生素 B_6 与左旋多巴　C. 维生素 K 与头孢哌酮
D. 维生素 B_1 与泼尼松　E. 维生素 C 与铁制剂
99. 下列哪些患者应禁止使用碳酸氢钠
A. 有溃疡出血者　B. 酸中毒患者　C. 服用磺胺类药物者
D. 碱中毒患者　E. 限制钠盐摄入者
100. 下列关于钾的描述，正确的是
A. 血清钾过高时，对心肌有抑制作用，可使心脏搏动在舒张期停止
B. 血清钾过高时，对心肌有兴奋作用，可使心脏搏动在收缩期停止
C. 血清钾过低时，对心肌有抑制作用，可使心脏搏动在舒张期停止
D. 血清钾过低时，对心肌有兴奋作用，可使心脏搏动在收缩期停止
E. 血钾对神经、肌肉的作用与心肌相反
101. 使用下列哪些药物时，容易出现高钾血症
A. 螺内酯　B. 强心苷　C. 胰岛素
D. 长春新碱　E. 氢氯噻嗪
102. 引起高钠血症的主要原因有
A. 失水程度大于失钠　B. 水分摄入不足　C. 水丢失过多
D. 钠输入过多　E. 原发性醛固酮增多症
103. 下列关于维生素的描述，正确的是
A. 维生素使用剂量过大时，在体内不易吸收，可能导致不良反应
B. 维生素对人体无害，可长期大量使用
C. 不宜将维生素作为“补药”，以防中毒
D. 均衡的膳食是维生素的最好来源
E. 膳食中的维生素一般不能满足机体需要，需要额外补充
104. 下列哪些患者禁用氨基酸注射液
A. 严重氮质血症患者　B. 严重肝功能不全者　C. 氨基酸代谢障碍者
D. 肾功能不全及无尿患者　E. 酸中毒未纠正前
105. 下列关于葡萄糖的描述，正确的是
A. 分娩时注射过多，可刺激胎儿胰岛素分泌，发生产后婴儿低血糖
B. 长期单纯补充容易导致低钾血症、低钠血症及低磷血症
C. 儿童及老年患者补充时速度不宜过快
D. 水肿患者应注意控制输注量
E. 多用于补充能量、体液及注射用药的溶剂
106. 维生素 B_6 缺乏主要表现在
A. 心血管系统　B. 皮肤系统　C. 中枢神经系统
D. 血液系统　E. 消化系统
107. 调节碱平衡的药物包括
A. 碳酸氢钠　B. 乳酸钠　C. 氯化铵
D. 氯化钠　E. 盐酸精氨酸
108. 下列关于镁作用特点的描述，正确的是
A. 参与体内糖代谢及呼吸酶的活性

B. 参与蛋白质合成，起催化作用
C. 与钾离子、钙离子、钠离子协同维持肌肉神经系统的兴奋性
D. 维持心肌的正常结构和功能
E. 调节体内水量的恒定

109. 下列关于钙作用特点的描述，正确的是
A. 维持细胞膜两侧的生物电位
B. 维持正常的神经传导功能
C. 组成凝血因子，参与凝血过程
D. 参与肌肉伸缩过程
E. 构成骨骼的主要物质

110. 属于水溶性维生素的是
A. 维生素 E　B. 维生素 A　C. 维生素 B_6
D. 维生素 C　E. 叶酸

111. 体内钠离子浓度过高可导致
A. 意识模糊　B. 高血压　C. 恶心、呕吐
D. 心动过速　E. 组织水肿

112. 高钾血症的临床表现有
A. 心律失常　B. 呼吸困难　C. 软弱无力
D. 手、足、口唇麻木　E. 组织水肿

113. 不属于脂溶性维生素的是
A. 维生素 A　B. 维生素 K_1　C. 维生素 B_2
D. 维生素 D　E. 烟酸

114. 氨基酸的主要作用包括
A. 参与酶的组成　B. 合成蛋白质　C. 氮平衡
D. 转变为糖或脂肪　E. 参与激素的组成

115. 氯化钾禁用于
A. 低钾血症患者　B. 洋地黄中毒　C. 高钾血症患者
D. 急、慢性肾功能不全者　E. 肝功能不全者

116. 大剂量服用维生素 C 时，应注意补充充足的
A. 维生素 A　B. 维生素 B 族　C. 叶酸
D. 烟酸　E. 维生素 K

117. 氯化钙的适应证包括
A. 低钙血症
B. 血钙过低导致的手足抽搐
C. 解救镁盐中毒
D. 过敏性疾病
E. 作为强心剂，用于心脏复苏

118. 二磷酸果糖忌与下列哪些药物配伍
A. 酸性药物　B. 碱性药物　C. 钙剂
D. 钾盐　E. 钠盐

119. 下列关于维生素使用的描述，正确的是
A. 预防性和治疗性应用维生素的剂量和疗程不同

B. 预防性和治疗性应用维生素的剂量和疗程相同

C. 人体每日对维生素的需要量很高，容易导致缺乏

D. 人体每日对维生素的需要量甚微，但摄入不足时，需要额外补充

E. 维生素没有副作用，使用剂量过大对人体也无害

120. 长期或大量应用 β－内酰胺类抗菌药物可导致下列哪种维生素的缺乏

A. 维生素 A　　B. 维生素 B 族　　C. 维生素 K

D. 维生素 D　　E. 维生素 E

121. 电解质紊乱时，服用下列哪些药物极易引起尖端扭转型室性心动过速

A. 氯雷他定　　B. 西沙比利　　C. 环丙沙星

D. 奎尼丁　　E. 螺内酯

122. 乳酸钠与下列哪些药物合用，会阻碍肝脏对乳酸的利用，引起尿乳酸中毒

A. 格列本脲　　B. 二甲双胍　　C. 罗格列酮

D. 苯乙双胍　　E. 阿卡波糖

123. 下列关于氯化钾注射液的描述，正确的是

A. 严禁肌内注射或直接静脉注射

B. 可肌内注射、直接静脉注射或静脉滴注

C. 临用前应用葡萄糖或氯化钠注射液稀释

D. 静脉滴注时浓度不宜过高

E. 可不经稀释直接静脉滴注

第十四章 生殖系统用药、性激素及生育用药

A 型题（最佳选择题，每题的备选答案中只有一个最佳答案）

1. 雌二醇的适应证是
A. 子宫颈癌　B. 绝经期前乳腺癌　C. 前列腺癌
D. 子宫内膜癌　E. 子宫癌
2. 患者，女，53 岁，诊断为功能性子宫出血，可选用下列哪些药物
A. 他莫昔芬　B. 垂体后叶素　C. 缩宫素
D. 雌二醇　E. 西地那非
3. 雌激素在临床上不用于
A. 避孕　B. 闭经　C. 晚期乳腺癌
D. 老年骨质疏松症　E. 痛经和子宫内膜异位症
4. 下列关于雌激素的叙述，错误的是
A. 雌激素可以促进和维持女性生殖器官和第二性征
B. 雌激素可以提高血管通透性，降低血清胆固醇
C. 雌激素合并孕激素不会增加子宫内膜癌的危险性
D. 己烯雌酚能够导致子代女性发生“少女阴道癌”
E. 绝经期妇女可用雌激素治疗骨质疏松症
5. 下列关于蛋白同化激素的说法，错误的是
A. 能够促进细胞的生长与分化，使肌肉扩增
B. 由天然雌激素经结构改造而成
C. 促进蛋白质的生物合成，促进肌肉变大变壮，促进食欲
D. 促进骨骼的生长
E. 抑制红细胞的产生
6. 关于蛋白同化激素的说法，错误的是
A. 定期监测肝功水平　B. 乳腺癌女性监测血钙及尿钙　C. 降低血糖水平
D. 定期监测凝血功能　E. 定期监测血脂
7. 下列不属于司坦唑醇适应证的是
A. 骨质疏松症　B. 儿童发育不良　C. 血小板减少症
D. 再生障碍性贫血　E. 糖尿病
8. 苯丙酸诺龙可用于
A. 前列腺癌　B. 男性乳腺癌　C. 高血压患者
D. 妊娠期妇女　E. 慢性消耗性疾病
9. 复方炔诺酮片用于
A. 促排卵　B. 避孕　C. 引产
D. 预防先兆流产　E. 治疗子宫出血
10. 抗孕激素米非司酮的药理作用是
A. 与孕酮竞争孕激素受体　B. 激动雌激素受体　C. 促进受精卵着床

D. 抑制黄体生成素释放　　E. 促进垂体后叶素释放

11. 关于避孕药，下列说法错误的是

A. 雌激素和孕激素组成的复方制剂以抑制排卵为主

B. 小剂量孕激素以阻碍排卵为主

C. 小剂量孕激素以抗着床为主

D. 大剂量孕激素副作用较少，但孕激素效果较差，不规则出血的发生率高

E. 肥胖的抽烟女性应谨慎选择口服避孕药

12. 类早孕样反应较重者，可服用

A. 维生素 A　　B. 维生素 B_1　　C. 维生素 B_6

D. 维生素 B_{12}　　E. 维生素 C

13. 关于口服避孕药，下列说法错误的是

A. 短效口服避孕药漏服未超过 12 小时，想起立即补服即可

B. 第四代短效口服避孕药副作用小，还可预防某些妇科肿瘤，对女性健康有益

C. 米非司酮属于紧急避孕药

D. 长效口服避孕药是由雌激素和孕激素配伍组成的复方制剂

E. 长效口服避孕药副反应较短效口服避孕药小

14. 长期应用阻断了避孕药的肠－肝循环，使血液中避孕药浓度下降而达不到避孕效果的是

A. 氨苄西林　　B. 利福平　　C. 苯巴比妥

D. 炔诺酮　　E. 拉莫三嗪

15. 避孕药的禁忌证是

A. 哺乳期妇女

B. 急性肝炎、肾炎、心脏病、高血压、糖尿病、甲状腺功能亢进症、子宫肌瘤、肺结核等病的妇女

C. 妊娠、不明原因阴道出血、肝脏疾病、血栓或血栓史和激素依赖性肿瘤等

D. 择期手术或需要长期卧床者，需要在手术前 1 个月就停止服用口服避孕药

E. 以上都是

16. 治疗男性阴茎勃起功能障碍宜选择的药物是

A. 氯米芬　　B. 苯丙酸诺龙　　C. 他莫昔芬

D. 己烯雌酚　　E. 西地那非

17. 下列关于睾酮在使用中监护要点的描述，错误的是

A. 丙酸睾酮应采用静脉注射

B. 最好选择能模拟睾酮生理分泌节律的药物

C. 长期应用高剂量雄激素应注意监测电解质、心功能与肝功能

D. 在补充雄激素前，应常规进行前列腺直肠指检

E. 需采用适宜的给药方法

18. 雄激素治疗原发性和继发性男性性功能低下最有效、经济的方法是

A. 注射给药　　B. 肠道外给药　　C. 透皮给药

D. 口服给药　　E. 静脉滴注

19. 服用西地那非可导致的不良反应是

A. 高血压　　B. 心律失常　　C. 视物模糊、复视

D. 肾功能异常　　E. 中枢神经系统毒性

20. 以下关于睾酮替代治疗的描述，错误的是

A. 丙酸睾酮应采用静脉注射

B. 最好选择能模拟睾酮生理分泌节律的药物
C. 长期应用高剂量雄激素应注意监测电解质、心功能与肝功能
D. 在补充雄激素前，应常规进行前列腺直肠指检
E. 需采用适宜的给药方法

21. 下列关于睾酮替代治疗的描述，正确的是
A. 可直接改善勃起功能障碍
B. 通过提高性欲，治疗继发性勃起功能障碍
C. 对年轻患者作用较老年患者更显著
D. 治疗后显效较快
E. 不能改善性腺功能低下

22. 睾酮替代治疗的给药方式不包括
A. 注射给药　B. 肠道外给药　C. 直肠给药
D. 透皮给药　E. 口服给药

23. 下列关于西地那非注意事项的描述，错误的是
A. 肝受损患者应减少剂量
B. 本品不适用于妇女和儿童
C. 慎用于有心血管疾病的患者
D. 65 岁以上老年患者应减少剂量
E. 对心功能无影响

24. 下述与西地那非无药物相互作用的是
A. 阿司匹林　B. 西咪替丁　C. 葡萄柚汁
D. 硝酸酯类　E. 多沙唑嗪

25. 服用 5 型磷酸二酯酶抑制剂可导致
A. 高血压　B. 刺激性干咳　C. 视物模糊、复视
D. 肾功能异常　E. 中枢神经系统毒性

26. 以下关于 5 型磷酸二酯酶抑制剂的描述，正确的是
A. 主要经过肾脏代谢　B. 代谢产物不具有活性　C. 口服吸收迅速
D. 口服后生物利用度较高　E. 蛋白结合率较低

27. 下列关于 5α 还原酶抑制剂的描述，错误的是
A. 作用是不可逆的
B. 可引起前列腺上皮细胞萎缩
C. 与 α_1 受体阻断剂相比，更易引起性功能障碍
D. 对膀胱颈和平滑肌没有作用
E. 不适于急性症状的患者

28. 睾酮治疗原发性和继发性男性性功能低下最有效的给药方式是
A. 注射给药　B. 肠道外给药　C. 透皮给药
D. 口服给药　E. 直肠给药

29. 口服避孕药的禁忌证不包括
A. 激素依赖性肿瘤　B. 不明原因的阴道出血　C. 重度肝功能不全
D. 甲状腺功能减退症　E. 有血栓或血栓病史

30. 育龄女性在无防护的性生活或避孕失败 72 小时内，宜使用的口服紧急避孕药物是
A. 炔雌醇去氧孕烯（30μg/150mg）

B. 十一酸睾酮（40mg）
C. 复方醋酸环内孕酮（35μg/2mg）
D. 左炔诺孕酮（1.5mg）
E. 炔雌醇屈螺酮（30μg/3mg）

31. 天然的雌激素是
A. 雌二醇 B. 戊酸雌二醇 C. 炔雌醚
D. 黄体酮 E. 己烯雌酚

B 型题（配伍选择题，备选答案在前，试题在后，每题若干组。每组均对应同一组备选答案）

［32～35］
A. 短效避孕药 B. 紧急避孕药 C. 长效避孕药
D. 皮下埋植避孕药 E. 外用避孕药
32. 复方左炔诺孕酮属于
33. 左炔诺孕酮属于
34. 壬苯醇醚栓属于
35. 复方甲地孕酮属于

［36～38］
A. 炔孕酮 B. 环丙孕酮 C. 甲羟孕酮
D. 地屈孕酮 E. 屈螺酮
36. 作用较强的孕激素是
37. 抗雌激素作用较强的孕激素是
38. 高选择性的孕激素是

［39～40］
A. 他达拉非 B. 甲睾酮 C. 西地那非
D. 丙酸睾酮 E. 非那雄胺
39. 血浆半衰期较短的治疗阴茎勃起障碍的 5 型磷酸二磷脂抑制剂是
40. 血浆半衰期较长的治疗阴茎勃起障碍的 5 型磷酸二磷脂抑制剂是

［41～45］
A. 他达拉非 B. 特拉唑嗪 C. 度他雄胺
D. 西地那非 E. 十一酸睾酮
41. 可用于原发性性腺功能减退替代治疗的是
42. 属于 5α 还原酶抑制剂的是
43. 可引起复视或视觉蓝绿模糊的是
44. 属于第二代 α_1 肾上腺素受体阻断剂的是
45. 不受油脂性食物影响的 5 型磷酸二酯酶抑制剂是

［46～48］
A. 十一酸睾酮 B. 西地那非 C. 特拉唑嗪
D. 坦洛新 E. 非那雄胺
46. 既可用于男性性功能减退又可用于女性绝经后晚期乳腺癌治疗的药物是
47. 对磺胺类药物有严重过敏史的患者应避免使用的药物是
48. 大剂量用于治疗良性前列腺增生，而小剂量能促进头发生长，可用于雄激素源性脱发治疗的药物是

［49～50］
A. 地屈孕酮 B. 屈螺酮 C. 甲羟孕酮

D. 环丙孕酮　　E. 左炔诺孕酮

49. 具有抗雄激素作用，可用于子内膜癌或肾癌的药物是

50. 雌激素、雄激素、肾上腺皮质激素样作用，代谢物没有雌激素活性，可用于黄体功能不足的先兆流产治疗的药物是

X 型题（多项选择题。每题的备选答案中有 2 个或 2 个以上正确答案。少选或多选均不得分）

51. 雌二醇临床用于

A. 偏头痛　　B. 催生　　C. 绝经期综合征

D. 功能性子宫出血　　E. 晚期乳腺癌

52. 关于雌激素、雌激素 – 孕激素联合用药的说法，正确的是

A. 雌激素、雌激素 – 孕激素联合治疗可能增加静脉血栓的危险性

B. 雌激素、雌激素 – 孕激素联合不应用于卒中的一级或二级预防，尤其应避免用于卒中基线危险度升高的妇女

C. 雌激素、雌激素 – 孕激素联合治疗可能减少糖尿病新发病例

D. 雌激素、雌激素 – 孕激素联合可增加乳腺细胞的增殖、乳腺疼痛和乳腺摄影密度，而雌激素影响的程度小

E. 无明确数据显示雌激素、雌激素 – 孕激素联合是否影响早绝经和卵巢早衰的发病率和病死率

53. 下列关于避孕药不良反应的说法，正确的是

A. 避孕药因故漏服后，可能出现子宫出血

B. 过多的雌激素影响宫颈内膜分泌细胞，使其分泌旺盛而引起白带增多

C. 雌激素对乳房的刺激引起乳房胀痛

D. 体重增加可能是由于雌激素引起水钠潴留，孕激素影响合成代谢

E. 胃肠道反应比较强烈者，需要适当服用控制反应的药物

54. 避孕药可分为

A. 口服避孕药　　B. 注射避孕药　　C. 外用避孕药

D. 皮下埋植避孕药　　E. 避孕套

55. 避孕药的不良反应是

A. 类早孕样反应　　B. 胃肠道反应　　C. 月经失调

D. 出血　　E. 体重增加、妊娠斑

56. 下列药物中，属于蛋白同化激素的是

A. 屈螺酮　　B. 炔诺酮　　C. 苯丙酸诺龙

D. 米非司酮　　E. 司坦唑醇

57. 司坦唑醇的不良反应是

A. 男性音调升高、血压升高

B. 青少年性早熟

C. 女性有轻微男性化作用

D. 影响儿童身高

E. 老年人前列腺癌

58. 5 型磷酸二酯酶抑制剂的典型不良反应包括

A. 常见头痛、面部潮红

B. 出现光感增强、视物模糊、复视或视觉蓝绿模糊

C. 心脏传导阻滞

D. 高血压

E. 罕见引起阴茎异常勃起

59. 下列关于 5 型磷酸二酯酶抑制剂特殊人群的用药，正确的是

A. 慎用于色素视网膜炎或其他视网膜畸形的患者

B. 最近 6 个月内曾发生心肌梗死、休克或致死性心律失常的患者应小心谨慎使用

C. 低血压或高血压、心力衰竭、缺血性心脏病患者慎用

D. 该药慎用于阴茎解剖畸形者

E. 可致眼压升高，青光眼患者使用时应监测眼压

60. 睾酮与下列哪个药合用会增加其毒性

A. 环孢素　　B. 阿司匹林　　C. 甲状腺素

D. 华法林　　E. 地西泮

61. 雄激素可通过哪些途径进行给药

A. 口服给药　　B. 肠道外给药　　C. 透皮给药

D. 注射给药　　E. 静脉滴注

62. 在长期大剂量使用雄激素的过程中，应定期监护

A. 血钙水平　　B. 男性应经常检查前列腺　　C. 定期检测肾功能

D. 定期监测肝功能　　E. 密切注意心血管不良事件

63. 补充雄激素之前，应常规进行

A. PSA 测定　　B. 前列腺直肠指检　　C. 肝功能检测

D. 肾功能检测　　E. 血常规检查

64. 治疗男性勃起功能障碍（ED）的一线用药有

A. 育亨宾　　B. 西地那非　　C. 伐地那非

D. 酚妥拉明　　E. 前列腺素 E_1

65. 下列关于避免 5α 还原酶抑制剂所致的性功能障碍的描述，正确的是

A. 同时加用雄激素　　B. 加强健康教育和药学监护　　C. 与 α 受体阻断剂联合应用

D. 尽量避免使用本类药物　　E. 妊娠期妇女禁用

66. 下列关于 5 型磷酸二酯酶抑制剂用药监护的描述，正确的有

A. 正在使用硝普钠的患者禁用

B. 肝功能不全患者不需调整剂量

C. 如出现低血压可积极补液治疗

D. 近期发生心肌梗死的患者慎用

E. 处于消化性溃疡活动期者慎用

67. 睾酮治疗勃起功能障碍的作用机制包括

A. 可直接兴奋中枢神经系统的雄激素受体

B. 可激活 NO 合成酶

C. 可增强海绵体 5 型磷酸二酯酶的作用

D. 主要用于性腺功能减退合并血清睾酮浓度低者

E. 与 5 型磷酸二酯酶抑制剂有一定协同作用

68. 下列属于睾酮禁忌证的有

A. 高血压　　B. 雄激素依赖性肿瘤　　C. 已确诊的前列腺癌

D. 妊娠及哺乳期妇女　　E. 心力衰竭

第十五章　眼科、耳鼻喉科用药

A 型题（最佳选择题，每题的备选答案中只有一个最佳答案）

1. 使用眼部局麻药可能导致的不良反应是
A. 远视障碍　B. 角膜浑浊　C. 眼部水肿
D. 眼压升高　E. 大剂量可使心脏传导系统抑制
2. 以下药物中，不属于眼用局麻药的是
A. 利多卡因　B. 丁卡因　C. 阿托品
D. 奥布卡因　E. 丙美卡因
3. 下述不属于扩瞳药不良反应的是
A. 一过性针刺感　B. 眼压降低　C. 结膜炎
D. 接触性眼睑皮肤炎　E. 眼部充血
4. 下列具有散瞳作用的药物是
A. 拟 M 胆碱药　B. 前列腺素类似物　C. β_2 受体阻断剂
D. 肾上腺素受体激动剂　E. 抗 M 胆碱药
5. 阿托品对眼部的作用特点是
A. 缩瞳，调节麻痹　B. 扩瞳，调节麻痹　C. 扩瞳，降低眼压
D. 缩瞳，降低眼压　E. 扩瞳，视近物清楚
6. 以下药物中，不属于抗胆碱能扩瞳药的是
A. 阿托品　B. 后马托品　C. 东莨菪碱
D. 去氧肾上腺素　E. 托吡卡胺
7. 治疗细菌性眼内炎时，最重要的给药途径是
A. 结膜下注射　B. 前房内注射　C. 玻璃体腔内注射
D. 全身给药　E. 球后注射
8. 眼局部长期应用四环素可的松，可引起的副作用是
A. 结膜炎　B. 点状角膜炎　C. 视神经炎
D. 角膜溃疡　E. 青光眼
9. 下述关于抗眼部细菌感染药物的描述中不正确的是
A. 对淋球菌性结膜炎可采用全身及眼局部抗菌药物治疗
B. 对于衣原体感染的治疗主要是抗菌药物治疗
C. 全身给予抗菌药物是眼科细菌感染疾病的首选方法
D. 细菌性眼内炎可采用玻璃体腔内注射方式给予抗菌药物
E. 左氧氟沙星可用于治疗眼部浅层感染
10. 下述不属于抗病毒药物禁忌证的是
A. 相应药物过敏者禁用
B. 严重中性粒细胞减少者禁用更昔洛韦
C. 糖尿病、高血压患者禁用
D. 妊娠期妇女禁用利巴韦林

E. 严重血小板减少者禁用更昔洛韦

11. 下述关于阿昔洛韦的描述中，错误的是

A. 对Ⅰ、Ⅱ型单纯疱疹病毒有效

B. 对EB病毒作用较强

C. 对巨细胞病毒作用较弱

D. 有良好的眼内通透性

E. 对水痘-带状疱疹病毒有效

12. 降低夜间眼压的首选药物是

A. 噻吗洛尔滴眼剂　B. 拉坦前列素滴眼剂　C. 毛果芸香碱滴眼剂

D. 地匹福林滴眼剂　E. 倍他洛尔滴眼剂

13. 毛果芸香碱的作用特点不包括

A. 缩小瞳孔，拉紧虹膜

B. 开放前房角，降低眼压

C. 减少房水生成

D. 收缩睫状肌，使小梁网眼张开

E. 用药后15分钟开始缩瞳

14. 不可用于降低眼压的药物是

A. 毛果芸香碱滴眼液　B. 利福平滴眼剂　C. 卡替洛尔滴眼剂

D. 拉坦前列素滴眼剂　E. 地匹福林滴眼剂

15. 下列哪种药物可使关闭的房角重新开放，从而降低眼内压

A. 噻吗洛尔　B. 毛果芸香碱　C. 拉坦前列素

D. 地匹福林　E. 溴莫尼定

16. 下列治疗青光眼的药物中，降压机制是使阻塞房角开放的是

A. 乙酰唑胺　B. 甘露醇　C. 噻吗洛尔

D. 甘油　E. 毛果芸香碱

17. 眼科局麻药的不良反应不包括

A. 滴眼后有短暂烧灼感

B. 虹膜颜色加深，眼部刺激性疼痛，结膜充血

C. 对角膜上皮有轻度损伤

D. 可发生休克、过敏样症状

E. 大剂量导致心脏传导系统和中枢神经系统抑制

18. 下列哪个药物没有散瞳作用

A. 硫酸阿托品　B. 托吡卡胺　C. 毛果芸香碱

D. 去氧肾上腺素　E. 环喷托酯

19. 使用抗眼部细菌感染药利福平滴眼剂后，常见的不良反应是

A. 全身过敏反应　B. 齿龈出血和感染　C. 头痛、偏头痛

D. 青光眼　E. 白内障

20. 眼科常见的病毒不包括

A. 腺病毒　B. 微小核糖核酸病毒　C. 单纯疱疹病毒

D. 巨细胞病毒　E. 冠状病毒

21. 下列药物中，没有降低眼压作用的药物是

A. 阿托品　B. 毛果芸香碱　C. 噻吗洛尔

D. 比马前列素　　E. 地匹福林

22. 下述药物不属于消毒防腐药的是
A. 酚甘油　　B. 盐酸麻黄碱溶剂　　C. 过氧化氢溶剂
D. 硼酸溶剂　　E. 碳酸氢钠溶剂

23. 急性化脓性中耳炎早期最有效的治疗是
A. 抗生素加激素全身应用　　B. 及早足量应用抗生素　　C. 抗生素溶液滴耳
D. 2% 酚甘油滴耳　　E. 咽鼓管吹动

24. 硼酸乙醇滴耳液的浓度为
A. 1%　　B. 2%　　C. 3%
D. 4%　　E. 5%

25. 下述不影响消毒防腐药发挥作用的因素是
A. 药物温度　　B. 药物剂型　　C. 药物浓度
D. 药物作用时间　　E. 共存的有机物及病原微生物本身

26. 患者，男，42 岁，左耳流脓 1 年，脓稀不臭，检查发现左鼓膜紧张部穿孔，鼓室有黏膜。下述不适用的局部用药是
A. 酚甘油滴耳液　　B.3% 过氧化氢　　C. 氯霉素滴耳液
D. 氧氟沙星滴耳液　　E. 麻黄碱

27. 急性化脓性中耳炎患者，鼓膜穿孔后停用 2% 酚甘油滴耳，是因为酚甘油
A. 仅有止痛作用
B. 没有抗生素水溶液效果佳
C. 对鼓室黏膜及鼓膜有腐蚀作用
D. 油剂不易经穿孔进入中耳
E. 具有消毒作用

28. 关于减鼻充血药禁忌证的描述，错误的是
A. 相应药物过敏者禁用
B. 12 岁以下儿童禁用
C. 萎缩性鼻炎患者禁用
D. 接受单胺氧化酶抑制剂治疗的患者禁用
E. 妊娠期妇女禁用盐酸羟甲唑啉

29. 下述药物中属于减鼻充血药的是
A. 色甘酸钠溶剂　　B. 盐酸麻黄碱溶剂　　C. 链霉素溶剂
D. 复方薄荷脑溶剂　　E. 酮替芬气雾剂

30. 用 1% 麻黄素液滴鼻的主要目的是
A. 收缩血管，减轻炎症反应
B. 收缩血管，降低其通透性
C. 收缩鼻黏膜，改善鼻通气和鼻窦引流
D. 收缩鼻黏膜，抑制腺体分泌
E. 松弛平滑肌，减轻鼻肺反射

31. 下列哪种药物长期使用将引起药物性鼻炎
A. 减鼻充血药　　B. 抗组胺药　　C. 糖皮质激素
D. 肥大细胞膜稳定剂　　E. 消毒防腐药

32. 对于硼酸的描述，错误的是

A. 用于急、慢性中耳炎
B. 滴耳，成人一次 1 ～ 2 滴，一日 3 次
C. 作为滴耳剂的常用规格是 10mL ： 0.4g
D. 清洗外耳道，适量擦拭外耳道，一日 3 次
E. 滴耳剂使用时温度应接近体温

33. 滴鼻剂的正确使用方法不包括
A. 如滴鼻液过多流入口腔，可将其吐出
B. 使用滴鼻剂时，可以同时使用同类的滴鼻剂加强疗效
C. 如果正在服用其他药品，需要遵医嘱使用滴鼻剂
D. 儿童必须在成人监护下使用
E. 如使用过量或发生严重不良反应应立即就医

34. 急性化脓性中耳炎的局部治疗方案，正确的是
A. 鼓膜穿孔前可先用 3% 过氧化氢溶液彻底清洗外耳道脓液，再用无耳毒性的抗生素滴耳液，鼓膜穿孔后可使用 2% 的酚甘油滴耳继续治疗
B. 鼓膜穿孔前可使用 2% 酚甘油滴耳，鼓膜穿孔后先以无耳毒性的抗生素滴耳液抗感染，再用 3% 过氧化氢溶液清洗外耳道，以防止进一步感染
C. 鼓膜穿孔前可使用 3% 过氧化氢溶液清洗外耳道，鼓膜穿孔后可用 2% 酚甘油滴耳，再用无耳毒性的抗生素滴耳液治疗
D. 鼓膜穿孔前可使用 2% 酚甘油滴耳，鼓膜穿孔后可先用 3% 过氧化氢溶液清洗外耳道脓液，再用无耳毒性的抗生素滴耳液治疗
E. 鼓膜穿孔前用无耳毒性的抗生素滴耳液抗感染，鼓膜穿孔后可先用 3% 过氧化氢溶液清洗外耳道脓液，再用 2% 酚甘油滴耳序贯治疗

35. 不属于减鼻充血药的是
A. 麻黄碱　　B. 色甘酸钠　　C. 伪麻黄碱
D. 羟甲唑啉　　E. 赛洛唑啉

B 型题（配伍选择题，备选答案在前，试题在后，每题若干组。每组均对应同一组备选答案）

［36 ～ 40］
A. 禁用于早产儿、新生儿
B. 禁用于 8 岁以下儿童
C. 禁用于 18 岁以下儿童及青少年
D. 禁用于胆道阻塞患者
E. 禁用于单纯性疱疹性角膜炎患者

36. 氨基糖苷类
37. 利福平
38. 氟喹诺酮类
39. 四环素可的松
40. 氯霉素类

［41 ～ 44］
A. 四环素　　B. 阿奇霉素　　C.0.3% 氧氟沙星
D. 万古霉素　　E. 更昔洛韦

41. 急性期或严重的沙眼局部治疗可选用
42. 急性期或严重的沙眼全身治疗可选用

43. 单纯疱疹性眼病可选用
44. 眼科手术后引起的细菌性眼内炎可选用

[45～46]

A. 金霉素眼膏　B. 夫西地酸滴眼剂　C. 多黏菌素 B 滴眼液
D. 1% 泼尼松滴眼液　E. 两性霉素 B 滴眼剂

45. 铜绿假单胞菌性结膜炎常用
46. 葡萄球菌感染的角膜炎可选用

[47～48]

A.2% 过氧化氢溶液　B.3% 过氧化氢溶液　C.3% 酚甘油滴耳液
D.2% 酚甘油滴耳液　E. 硼酸滴耳液

47. 急性化脓性中耳炎局部治疗，鼓膜穿孔前可使用
48. 急性化脓性中耳炎局部治疗，鼓膜穿孔后可使用

[49～50]

A. 伪麻黄碱　B.3% 硼酸乙醇　C. 赛洛唑啉
D. 2% 酚甘油　E. 红霉素

49. 外耳道红肿，局部治疗可选用
50. 慢性外耳道炎时局部滴用，促使耳道干燥，可选用

[51～53]

A. 麻黄碱　B. 羟甲唑啉　C. 酚甘油滴耳液
D. 赛洛唑啉　E. 硼酸滴耳液

51. 连续使用应间隔 4 小时以上的是
52. 不宜与三环类抗抑郁药合用的是
53. 成人应用 0.1% 溶液，儿童应用 0.05% 溶液的是

[54～56]

A. 利福平　B. 卡替洛尔　C. 左氧氟沙星
D. 阿托品　E. 利巴韦林

54. 对沙眼、结核性眼病及某些病毒性眼病均有治疗作用的药物是
55. 可用于单纯疱疹病毒性角膜炎治疗的药物是
56. 可用于降低眼压的药物是

X 型题（多项选择题。每题的备选答案中有 2 个或 2 个以上正确答案。少选或多选均不得分）

57. 关于眼部局麻药使用的描述，正确的是
A. 少量用药后即可发生类似过量中毒的症状
B. 一般酯类局麻药比酰胺类发生过敏反应的少
C. 使用后可出现荨麻疹、支气管痉挛等症状
D. 用药时可先给予小剂量
E. 局麻前可给予适当巴比妥类药物，加速局麻药分解

58. 以下关于扩瞳药使用的描述中，正确的有
A. 深色虹膜用药时避免用药过量
B. 少数患者散瞳后可发生急性闭角型青光眼
C. 开车的患者散瞳后 1～2 小时内不要开车
D. 去氧肾上腺素与全身给予的单胺氧化酶抑制剂有药物相互作用
E. 用药后可压迫泪囊部 2～3 分钟，避免经鼻腔吸收而中毒

59. 下列描述中，属于扩瞳药禁忌证的有
A. 青光眼患者禁用
B. 前列腺肥大者禁用阿托品
C. 婴幼儿脑损伤患者禁用托吡卡胺
D. 服用三环类抗抑郁药者禁用去氧肾上腺素
E. 妊娠期妇女禁用去氧肾上腺素
60. 属于抗 M 胆碱类扩瞳药的是
A. 阿托品　B. 后马托品　C. 麻黄素
D. 去甲肾上腺素　E. 复方托吡卡胺
61. 下列关于碘苷的描述中，正确的是
A. 可延缓角膜上皮创伤的愈合
B. 药液宜新鲜配制并于冷暗处保存
C. 可影响角膜上皮代谢
D. 可用于皮肤疾病
E. 长期使用可出现角膜染色小点
62. 以下关于降眼压药物使用的描述中，正确的是
A. 使用过程中需监护血糖
B. β 受体阻断剂可掩盖甲状腺功能亢进症的临床表现
C. 卡替洛尔可产生暗黑感，长期用药可引起近视化倾向
D. 长期使用应先做眼部检查
E. 降低眼压可选择口服 β 受体阻断剂
63. 下述关于消毒防腐药用药监护的描述，正确的是
A. 使用时应先清洗耳部脓液　B. 应保持耳道局部清洁　C. 应保持耳道局部干燥
D. 对药物过敏者禁用　E. 应警惕由药物引起的高血压
64. 以下关于消毒防腐药作用特点的描述，正确的是
A. 能使病原微生物蛋白质凝固变性
B. 与微生物酶系统结合，干扰其功能
C. 降低细菌表面张力，增加细胞膜通透性，使病原微生物生长受到阻抑或死亡
D. 造成细菌细胞破溃或溶解
E. 引起血管收缩，从而减少鼻腔黏膜容积
65. 临床使用麻黄碱时应注意
A. 连续使用不超过 3 日
B. 糖尿病患者慎用
C. 禁用于妊娠及哺乳期妇女
D. 滴鼻剂久用可致药物性鼻炎
E. 不宜与单胺氧化酶抑制剂合用
66. 下列对减鼻充血药作用特点的描述，正确的有
A. 用于缓解鼻塞症状，可长期使用
B. 糖皮质激素可用于鼻炎治疗
C. 可对鼻甲中的血管产生舒张作用
D. 起效较慢
E. 喷雾剂的药物分布效果强于滴鼻剂

第十六章　皮肤及外用药

A 型题（最佳选择题，每题的备选答案中只有一个最佳答案）

1. 外用糖皮质激素的不良反应不包括
A. 加重用药局部的皮肤感染　B. 毛细血管收缩　C. 色素沉着
D. 多毛　E. 痤疮

2. 以下关于制霉菌素的描述中，错误的是
A. 作用机制与两性霉素 B 相似
B. 局部外用治疗浅表真菌感染
C. 口服吸收很少
D. 对念珠菌属抗菌活性较高，但易产生耐药性
E. 局部应用不良反应少见

3. 下述不属于抗真菌药物的是
A. 灰黄霉素　B. 制霉菌素　C. 伊曲康唑
D. 特比萘芬　E. 西替利嗪

4. 长期大量使用林旦后可导致下列哪种不良反应
A. 肝脏损害　B. 眼部水肿　C. 中枢神经系统毒性
D. 白细胞减少　E. 血脂升高

5. 下述药物中不可用于治疗疥疮的是
A. 过氧苯甲酰　B. 硫黄软膏　C. 苯甲酸苄酯
D. 林旦乳膏　E. 克罗米通

6. 下述关于抗皮肤寄生虫感染药物的描述中，不正确的是
A. 升华硫具有杀灭细菌、真菌及寄生虫的作用
B. 林旦是杀灭疥虫的有效药物，但不能灭虱卵
C. 克罗米通具有局部麻醉作用
D. 苯甲酸苄酯高浓度可杀灭疥虫
E. 高浓度苯甲酸苄酯杀灭疥虫的作用优于硫黄

7. 局部应用杀灭疥虫的药物中，疗效较好的是
A. 苯甲酸苄酯　B. 硫黄软膏　C. 林旦乳膏
D. 克罗米通　E. 升华硫

8. 维 A 酸联合过氧苯甲酰治疗寻常痤疮的正确用法是
A. 将两药的凝胶或乳膏充分混合后应用
B. 两药的凝胶或乳膏间隔 2 小时交替使用
C. 睡前应用维 A 酸凝胶或乳膏，晨起洗漱后应用过氧苯甲酰凝胶
D. 晨起洗漱后应用维 A 酸凝胶或乳膏，睡前应用过氧苯甲酰凝胶
E. 前额、颜面部应用维 A 酸凝胶或乳膏，胸背上部应用过氧苯甲酰凝胶

9. 有关痤疮治疗用药的注意事项，描述不正确的是
A. 过氧苯甲酰凝胶合用维 A 酸乳膏可加强疗效

B. 对林可霉素磷酸酯凝胶过敏者禁用

C. 维A酸的用药部位要避免强烈的日光照射，宜在夜间睡前应用

D. 维A酸与过氧苯甲酰联合应用在同一时间、同一部位有物理性配伍禁忌

E. 痤疮伴感染显著者应服用抗菌药物联合治疗

10. 以下关于痤疮治疗药物的描述中，正确的是

A. 维A酸可用于大面积严重痤疮

B. 过氧苯甲酰对严重的结节状痤疮有高效

C. 使用非抗生素类抗菌药可增加痤疮丙酸杆菌耐药性

D. 皮肤有破损者禁用维A酸

E. 对痤疮伴细菌感染显著者可加用红霉素

11. 使用痤疮治疗药物不会出现

A. 红斑　B. 皮肤色素沉着　C. 眼周局部刺激

D. 胃肠道反应　E. 光敏反应

12. 维A酸类药物不能用于下述哪种疾病

A. 光敏性皮肤病　B. 银屑病　C. 角化性皮肤病

D. 扁平疣　E. 痤疮

13. 下述不能用于治疗痤疮的药物是

A. 壬二酸　B. 阿达帕林　C. 克霉唑

D. 硫黄　E. 异维A酸

14. 下述关于痤疮治疗的描述中，错误的是

A. 痤疮应尽早治疗，以防形成瘢痕

B. 治疗痤疮的目的是使其减轻

C. 治疗方法取决于痤疮严重程度

D. 可口服糖皮质激素治疗

E. 只有在重度痤疮时需要配合系统治疗

15. 下述关于过氧苯甲酰的描述中，不正确的是

A. 为强还原剂，极易分解

B. 可分解出新生态氧而发挥作用

C. 可杀灭痤疮丙酸杆菌

D. 可导致皮肤干燥、脱屑

E. 具有杀菌、除臭作用

16. 下列对外用糖皮质激素的叙述，不正确的是

A. 醋酸氢化可的松是低效外用糖皮质激素

B. 丁酸氢化可的松是中效外用糖皮质激素

C. 糠酸莫米松是中效外用糖皮质激素

D. 氟轻松是强效外用糖皮质激素

E. 卤米松是超强效外用糖皮质激素

17. 下列对皮肤真菌感染治疗药的叙述，错误的是

A. 奈替芬是丙烯胺类抗真菌药

B. 阿莫罗芬为唑类局部抗真菌药

C. 环吡酮胺为吡啶酮类抗真菌药

D. 酮康唑为咪唑类抗真菌药

E. 灰黄霉素为非多烯类抗生素类抗真菌药

18. 皮肤寄生虫感染治疗药的禁忌证，下列叙述错误的是
A. 有癫痫病史患者禁用苯甲酸苄酯
B. 妊娠及哺乳期妇女禁用林旦
C. 中枢神经系统器质性病变者禁用苯甲酸苄酯
D. 18 岁以下儿童禁用林旦
E. 急性渗出性皮肤病禁用克罗米通

19. 常用的外用痤疮治疗药不包括
A. 特比萘芬 B. 过氧苯甲酰 C. 维 A 酸
D. 阿达帕林 E. 异维 A 酸

20. 通过分解产生新生态氧而发挥杀菌除臭作用用于治疗痤疮的药物是
A. 维 A 酸 B. 过氧苯甲酰 C. 壬二酸
D. 阿达帕林 E. 异维 A 酸

B 型题（配伍选择题，备选答案在前，试题在后，每题若干组。每组均对应同一组备选答案）

[21 ～ 25]
A. 两性霉素 B B. 氟康唑 C. 阿莫罗芬
D. 特比萘芬 E. 环吡酮胺

21. 属于吗啉类抗真菌药的是
22. 属于丙烯胺类抗真菌药的是
23. 属于吡啶酮类抗真菌药的是
24. 属于抗生素类抗真菌药的是
25. 属于唑类抗真菌药的是

[26 ～ 27]
A. 林旦乳膏 B. 苯甲酸苄酯 C. 克罗米通
D. 阿达帕林 E. 硫黄

26. 不得与铜制品接触的是
27. 不得与碱性物质或铁器接触的是

[28 ～ 32]
A. 0.03% 维 A 酸乳膏剂
B. 10% 过氧苯甲酰凝胶
C. 0.1% 阿达帕林凝胶
D. 红霉素 – 过氧苯甲酰凝胶
E. 维胺酯胶囊

28. 痤疮伴细菌感染显著者可选用
29. 对中、重度痤疮伴感染显著者推荐使用
30. 对皮脂腺分泌过多所致的寻常型痤疮首选
31. 对囊肿型痤疮推荐使用
32. 轻、中度寻常痤疮可选用

[33 ～ 37]
A. 异维 A 酸 B. 维 A 酸 C. 阿达帕林
D. 过氧苯甲酰 E. 壬二酸

33. 可调节表皮细胞有丝分裂和更新的是

34. 可缩小皮脂腺，减轻上皮细胞分化的是
35. 可抑制花生四烯酸转化为白三烯的是
36. 可直接抑制和杀灭皮肤表面细菌的是
37. 可分解出新生态氧，杀菌除臭的是

X 型题（多项选择题。每题的备选答案中有 2 个或 2 个以上正确答案。少选或多选均不得分）

38. 外用糖皮质激素的高吸收区包括
A. 手 B. 颈 C. 腋窝
D. 生殖器 E. 会阴

39. 下列有关皮肤真菌感染治疗药物的描述中，正确的是
A. 与糖皮质激素联用时，感染症状消失后即可停用
B. 中、强效激素不能用于皮肤薄嫩处
C. 若同时患有手、足癣，必须同时治疗
D. 保持足、体、股、大腿部的皮肤干燥
E. 对于有免疫功能缺陷的患者，可选用系统抗真菌药治疗

40. 使用皮肤外用药物时应注意
A. 正确掌握使用方法
B. 药物浓度要适当
C. 用药需考虑个体化因素
D. 注意根据用药部位不同选择药物
E. 注意药物用量

41. 使用过氧苯甲酰时应注意
A. 如刺激性加重则立即停药
B. 避免接触眼睛周围或黏膜
C. 急性炎症及破损皮肤处禁用
D. 妊娠及哺乳期妇女、儿童慎用
E. 有漂白作用，不宜涂敷在有毛发的部位

42. 维 A 酸类药物的禁忌证包括
A. 高血压患者禁用
B. 高血糖患者禁用
C. 妊娠及哺乳期妇女禁用
D. 肝、肾功能不全者禁用异维 A 酸
E. 湿疹类患者禁用维 A 酸

43. 下列痤疮治疗药物中，应用前须排除妊娠的有
A. 过氧苯甲酰 B. 维 A 酸 C. 壬二酸
D. 异维 A 酸 E. 阿达帕林

答案与解析

第一章　精神与中枢神经系统疾病用药

1. 答案：D

解析：考核巴比妥类药动学特点。苯巴比妥进入脑组织快慢取决于其脂溶性大小。

2. 答案：A

解析：考核精神与中枢神经系统疾病用药的分类。其中镇静催眠的药物主要有：①巴比妥类，如异戊巴比妥、苯巴比妥。②苯二氮䓬类，如地西泮、氟西泮、氯硝西泮、劳拉西泮、阿普唑仑。③其他类，如环吡咯酮类（佐匹克隆、艾司佐匹克隆）、含咪唑并吡啶结构类（唑吡坦）。

3. 答案：A

解析：考核苯巴比妥的主要适应证。

4. 答案：D

解析：考核用药监护。主要根据癫痫发作的类型选择用药：①部分、全面性发作首选卡马西平。②失神性发作首选乙琥胺、丙戊酸钠。③强直性肌阵挛发作首选丙戊酸钠。④非失神发作首选丙戊酸钠、拉莫三嗪、氯硝西泮。

5. 答案：B

解析：考核药物分类。镇静催眠药主要分为巴比妥类、苯二氮䓬类和其他类。其他类有非苯二氮䓬结构的杂环类，如环吡咯酮类的佐匹克隆、含咪唑并吡啶结构的唑吡坦。

6. 答案：E

解析：考核苯二氮䓬的药理作用特点。

7. 答案：E

解析：考核地西泮的适应证。

8. 答案：A

解析：入睡困难者首选艾司唑仑或扎来普隆。

9. 答案：B

解析：考核唑吡坦的适应证。唑吡坦仅具有镇静催眠作用。

10. 答案：A

解析：考核佐匹克隆常见的不良反应。

11. 答案：C

解析：考核卡马西平典型不良反应。卡马西平的典型不良反应常见视物模糊、复视、眼球震颤、头痛；少见变态反应、史蒂文斯 - 约翰逊综合征或中毒性表皮坏死松解症、稀释性低钠血症或水中毒（表现为精神紊乱、持续性头痛）、红斑狼疮样综合征（表现为皮疹、荨麻疹、发热、骨关节痛及少见的疲乏或无力）。

12. 答案：C

解析：考核抗癫痫药丙戊酸钠的适应证。适用于各种类型的癫痫。

13. 答案：A

解析：脂肪酸类药丙戊酸钠的典型不良反应：肝脏中毒发生率比较高，致死性肝功能障碍在 2 岁以下儿童多药治疗时发生率为 1/500，成人单药治疗为 1/45000。

14. 答案：A

解析：丙戊酸钠的典型不良反应有肝脏中毒（球结膜和皮肤黄染）、过敏性皮疹、异常出血或瘀斑、胰腺炎、月经不规律等，故患者使用丙戊酸钠需定期监测肝肾功能。

15. 答案：E

解析：考核抗癫痫药苯妥英钠的适应证。①癫痫——强直 - 阵挛性发作（精神运动性发作、颞叶癫痫）、单纯及复杂部分性发作（局限性发作）、继发性全面发作和癫痫持续状态。②三叉神经痛。③洋地黄中毒所致的室性及室上性心律失常。

16. 答案：D

解析：考核乙琥胺的临床应用。乙琥胺用于治疗癫痫典型失神性小发作。

17. 答案：A

解析：考核抗癫痫药的作用机制。γ - 氨基丁酸类似物氨己烯酸不可逆抑制 GABA 氨基转移酶，减少 GABA 降解，提高脑内 GABA 浓度。

18. 答案：D

解析：考核丙米嗪的临床应用。丙米嗪为三环类抗抑郁药。

19. 答案：A

解析：考核氟西汀的禁忌证。正在服用单胺氧化酶（MAO）抑制剂者禁用选择性 5-HT 再摄取抑制剂。

20. 答案：E

解析：考核文拉法辛的适应证。文拉法辛用于各种类型抑郁障碍、广泛性焦虑障碍。

21. 答案：A

解析：抗抑郁药根据化学结构及作用机制的不同可分为三环类、四环类、选择性 5- 羟色胺（5-HT）再摄取抑制剂、5-HT 及去甲肾上腺素再摄取抑制剂、选择性去甲肾上腺素能抑制剂、单胺氧化酶抑制剂及其他类。帕罗西汀属于选择性 5- 羟色胺再摄取抑制剂。

22. 答案：D

解析：考核三环类抗抑郁药的主要代表药物——阿米替林、丙米嗪、氯米帕明、多塞平。

23. 答案：B

解析：选择性 5-HT（5- 羟色胺）再摄取抑制剂有西酞普兰、艾司西酞普兰、舍曲林、帕罗西汀等。其中舍曲林服药 7 日内可见疗效，完全起效则需要更长的时间。

24. 答案：B

解析：现广泛应用的抗抑郁药为四环类，疗效与三环类相当，不良反应较少。

25. 答案：D

解析：考核抗抑郁药物的代表药物。①选择性 5- 羟色胺再摄取抑制剂（SSRI）：西酞普兰、艾司西酞普兰、舍曲林、帕罗西汀。②选择性去甲肾上腺素再摄取抑制剂：瑞波西汀。③四环类：马普替林。④ 5-HT 及去甲肾上腺素再摄取抑制剂：文拉法辛、度洛西汀。⑤三环类：阿米替林、丙米嗪、氯米帕明、多塞平。⑥去甲肾上腺素能及特异性 5-HT 能抗抑郁药：米氮平。⑦ 5-HT 受体阻断剂 / 再摄取抑制剂：曲唑酮。⑧单胺氧化酶抑制剂：吗氯贝胺。

26. 答案：C

解析：通过抑制 5-HT 及去甲肾上腺素再摄取发挥抗抑郁作用的代表药物有文拉法辛、度洛西汀。

27. 答案：E

解析：单胺氧化酶抑制剂的代表药物有吗氯贝胺。

28. 答案：B

解析：长期使用选择性 5-HT 再摄取抑制剂，使 5-HT 受体敏感性下调，突然停药常见戒断症状，应采用逐步减量而后终止的方法。

29. 答案：E

解析：考核舍曲林的适应证。①用于治疗抑郁症的相关症状，包括伴随焦虑、有或无躁狂史的抑郁症。②疗效满意后，继续服用可有效防止抑郁症的发生。③治疗强迫症。

30. 答案：B

解析：考核抗老年痴呆药的作用机制。通过抑制胆碱酯酶活性，阻止乙酰胆碱的水解，提高脑内乙酰胆碱含量，从而缓解因胆碱能神经功能缺陷引起的记忆和认知功能障碍。其代表药有多奈哌齐、利斯的明、石杉碱甲等。

31. 答案：E

解析：考核抗老年痴呆药作用机制的分类。除上述机制外，还有其他脑功能改善和抗记忆障碍药，如胞磷胆碱钠、艾地苯醌、银杏叶提取物等。

32. 答案：B

解析：考核多奈哌齐罕见的不良反应。多奈哌齐常见幻觉、攻击行为等；少见癫痫；罕见锥体外系症状。

33. 答案：E

解析：巴比妥类常见嗜睡、精神依赖性、步履蹒跚、肌无力等“宿醉”现象。

34. 答案：B

解析：含有咪唑并吡啶结构的唑吡坦，仅具有镇静催眠作用，而无抗焦虑、肌肉松弛和抗惊厥等作用。

35. 答案：B

解析：佐匹克隆适用于失眠。

36. 答案：E

解析：弱阿片类药如可待因、双氢可待因，主要用于轻、中度疼痛和癌性疼痛的治疗。

37. 答案：D

解析：镇静催眠药佐匹克隆对于肌无力者需进行监护；呼吸、肝肾功能不全者应调整剂量。

38. 答案：B

解析：维生素 D 适用于骨软化疾病、佝偻病；维生素 K_1 适用于止血，叶酸、维生素 B_{12} 适用于巨幼红细胞贫血；维生素 B_2 适用于口角炎、皮炎。

39. 答案：A

解析：氯氮平可导致代谢紊乱，引起体重增加等代谢综合征的症状；不会导致帕金森症状；需要定期检查血糖，避免发生糖尿病或酮症酸中毒；适用于精神分裂症、躁狂症。

40. 答案：D

解析：第一代精神病药物包括氯丙嗪、氟哌啶醇和舒必利等；第二代抗精神病药物包括氯氮平、利培酮、奥氮平、阿立哌唑等。

41. 答案：D

解析：抗精神病药的不良反应主要有锥体外系反应、代谢紊乱、高泌乳素血症、心血管不良反应、外周抗胆碱能反应、肝功能损害、诱发癫痫、恶性综合征等。

[42 ～ 43]

答案：42.D；43.C

解析：考核中枢镇静催眠药巴比妥类的作用特点。异戊巴比妥脂溶性高，作用快；苯巴比妥脂溶性低，作用慢。

[44 ～ 48]

答案：44.B；45.D；46.A；47.E；48.C

解析：考核镇静催眠药的用药监护要点。依据睡眠状态选择用药：①入睡困难者，选择短效药；对屡睡屡醒、次晨早醒者选择长效药物。②入睡困难者首选艾司唑仑或扎来普隆。③对焦虑型睡眠不实者选择氟西泮。④对精神紧张、情绪恐惧或疼痛所致的失眠者选择氯美扎酮，睡前服0.2g；对自主神经功能紊乱、内分泌平衡障碍及精神神经失调所致的失眠，可选用谷维素，并连续服用数日至数月。⑤睡眠时间短者选用夸西泮，可延长睡眠时间。⑥对忧郁型早醒失眠者，在常用催眠药无效时，可配合抗抑郁药阿米替林、多塞平。⑦对老年失眠者，可用10%水合氯醛糖浆。⑧为改善起始睡眠和维持睡眠质量，可选用唑吡坦、艾司佐匹克隆；⑨对偶发性失眠者，可选择唑吡坦、雷美替胺。

[49 ～ 51]

答案：49.A；50.B；51.C

解析：考核二苯并氮类药物相互作用。卡马西平与对乙酰氨基酚合用可增加肝毒性；与锂盐合用可引起严重的神经毒性；与单胺氧化酶抑制剂合用可引起高血压危象。

[52 ～ 55]

答案：52.B；53.C；54.E；55.D

解析：地西泮用于焦虑、镇静催眠、抗惊厥、抗癫痫，并缓解炎症所引起的反射性肌肉痉挛等；也可以用于治疗肌紧张性头痛、特发性震颤，或手术麻醉前给药。

[56 ～ 59]

答案：56.B；57.A；58.C；59.D

解析：考核抗抑郁药的代表药物。①选择性5-羟色胺再摄取抑制剂（SSRI）：氟西汀、帕罗西汀、舍曲林、西酞普兰、艾司西酞普兰。②选择性去甲肾上腺素再摄取抑制剂：瑞波西汀。③四环类：马普替林。④ 5-HT及去甲肾上腺素再摄取抑制剂：文拉法辛、度洛西汀。⑤三环类：阿米替林、丙米嗪、氯米帕明、多塞平。⑥去甲肾上腺素能及特异性5-HT能抗抑郁药：米氮平。⑦ 5-HT受体阻断剂 / 再摄取抑制剂：曲唑酮。⑧单胺氧化酶抑制剂：吗氯贝胺。

[60 ～ 61]

答案：60.A；61.E

解析：丙戊酸钠有肝毒性。卡马西平可治疗癫痫、躁狂症和神经源性尿崩症。

[62 ～ 63]

答案：62.C；63.B

解析：考查了抗抑郁药的作用机制。帕罗西汀通过选择性抑制5-HT再摄取而起到抗抑郁作用；度洛西汀通过同时抑制5-HT及去甲肾上腺素（NE）再摄取而起到抗抑郁作用。

[64-65]

答案：64.C；65.A

解析：苯海索能部分阻滞神经中枢胆碱受体，抑制乙酰胆碱兴奋作用，同时抑制突触间隙中多巴胺的再摄取。左旋多巴是合成去甲肾上腺素、多巴胺等的前体，其本身并无药理活性，可通过血脑屏障，在脑内经多巴脱羧酶脱羧形成多巴胺后发挥药理作用。

66. 答案：A

解析：丙戊酸钠注意事项：①本品可由乳汁分泌，哺乳期妇女慎用。② 3岁以下儿童使用本品发生肝功能损害的危险较大。③用药前和用药期间应定期做全血细胞（包括血小板）计数、肝肾功能检查。

67. 答案：A

解析：巴比妥类的不良反应：①后遗效应：醒后可出现眩晕、困倦、精神不振、精细运动不协调等。②“宿醉”现象：嗜睡、精神依赖性、步履蹒跚、肌无力。③依赖性：强烈要求继续应用或增加剂量，或出现心因性依赖、戒断综合征。④过敏反应：可见皮疹、剥脱性皮炎等，可能致死，要立即停药。

68. 答案：D

解析：乙酰胆碱酯酶抑制剂代表药有多奈哌齐、利斯的明、石杉碱甲。

69. 答案：A

解析：乙酰胆碱酯酶抑制剂与琥珀酰胆碱合用，由于协同效应，神经肌肉阻断作用延长。

70. 答案：E

解析：用药监护：①乙酰胆碱酯酶抑制剂应从小剂量开始。②肝功能不全者可使多奈哌齐清除时间减慢20%，应适当减少剂量。③胃及十二指肠溃疡、病窦综合征、心脏传导阻滞、哮喘、妊娠及哺乳期妇女等慎用，停药后再次服用应从小剂量开始。④心动过缓、支气管哮喘慎用石杉碱甲。

71. 答案：C

解析：劳拉西泮属于苯二氮䓬类，其作用与地西泮相似，但抗焦虑作用较地西泮强，用于镇静、抗焦虑、催眠、镇吐等。在本题中劳拉西泮的作用是抗焦虑。

72. 答案：B

解析：帕罗西汀属于选择性5-羟色胺再摄取抑制剂（SSRI），典型不良反应为戒断反应：头晕、过度睡眠、精神错乱、梦境鲜明、神经敏感性增强、抑郁、恶心等。

73. 答案：B

解析：多塞平属于三环类抗抑郁药，不良反应有：抗胆碱能效应（口干、出汗、便秘、尿潴留、排尿困难、视物模糊、眼内压升高、心动过速）、嗜睡、体重增加、溢乳、性功能障碍等。

74. 答案：ABC

解析：苯二氮䓬类常见嗜睡、共济失调。老、弱、幼、肝病和低蛋白血症者对药物敏感，易产生耐受性，停药会发生撤药反应。

75. 答案：ABCD

解析：抗惊厥常用巴比妥类、苯二氮䓬类、硫酸镁注射液、水合氯醛等治疗。

76. 答案：ABCD

解析：苯妥英钠适应证：癫痫大发作或持续状态、三叉神经痛、洋地黄中毒所致的室性心律失常。

77. 答案：BCE

解析：考核抗癫痫用药的选择。全面性发作，即强直阵挛性发作（大发作）采用苯妥英钠、丙戊酸钠、苯巴比妥、卡马西平、拉莫三嗪或托吡酯治疗。

78. 答案：ABC

解析：苯妥英钠禁忌证：对乙内酰脲类药过敏者及阿-斯综合征、二至三度房室传导阻滞、窦房结阻滞、窦性心动过缓等心功能损害者禁用。

79. 答案：ABCD

解析：苯妥英钠、丙戊酸钠、卡马西平、苯巴比妥使用时需监测血浆药物浓度。

80. 答案：ABCDE

解析：乙内酰脲类药物：苯妥英钠为药酶诱导剂，若和糖皮质激素、口服避孕药、促皮质激素、环孢素、左旋多巴、卡马西平合用，可降低上述药物的疗效。

81. 答案：ABC

解析：与药酶抑制剂香豆素类、氯霉素、异烟肼等药合用，可降低苯妥英钠的代谢，加重不良反应。

82. 答案：BD

解析：考核抗癫痫药作用机理及各类代表药。γ-氨基丁酸类似物有氨己烯酸、加巴喷丁。

83. 答案：ABCE

解析：抗抑郁症药物的种类包括：①选择性5-HT（5-羟色胺）再摄取抑制剂（SSRI）。②选择性去甲肾上腺素再摄取抑制剂。③四环类。④5-HT及去甲肾上腺素再摄取抑制剂。⑤三环类。⑥去甲肾上腺素能及特异性5-HT能抗抑郁药。⑦5-HT受体阻断剂/再摄取抑制剂。⑧单胺氧化酶抑制剂。

84. 答案：ABCDE

解析：三环类抗抑郁药典型不良反应：常见抗胆碱能效应（口干、便秘、尿潴留、眼内压升高等）、心律失常、嗜睡、体重增加、性功能障碍等。

85. 答案：ABC

解析：氟西汀适用于抑郁症、强迫症、神经性贪食症。

86. 答案：ACDE

解析：属于脑功能改善及抗记忆障碍的药物有：①酰胺类中枢兴奋药：吡拉西坦、茴拉西坦、奥拉西坦。②乙酰胆碱酯酶抑制剂：多奈哌齐、利斯的明、石杉碱甲。③其他类：胞磷胆碱钠、艾地苯醌、银杏叶提取物。

87. 答案：ABCD

解析：多奈哌齐与酮康唑、伊曲康唑、红霉素等可抑制 CYP3A4 的药物，或与氟西汀、奎尼丁等可抑制 CYP2D6 的药物合用，可增加血药浓度。

88. 答案：ABCD

解析：地西泮用于抗焦虑、镇静催眠、抗癫痫和抗惊厥，并能缓解炎症所引起的反射性肌肉痉挛等；也可用于治疗惊厥症，或手术麻醉前给药。

89. 答案：BCE

解析：服用抗癫痫药物应暂停服用感冒药；如果发作频繁，应在医生指导下增加药量或更换药物。

90. 答案：ABCD

解析：硫酸镁与阿片类镇痛药物合用，可增强中枢抑制，增加呼吸抑制和低血压风险。

91. 答案：ABE

解析：奥卡西平、苯妥英钠、卡马西平均可诱导肝药酶活性。

第二章 解热、镇痛、抗炎、抗风湿药及抗痛风药

1. 答案：A

解析：地塞米松是激素类，属于甾体抗炎药。

2. 答案：D

解析：阿司匹林通过抑制环氧酶（COX），减少炎症介质，从而抑制前列腺素（致痛物质）和血栓素的合成，发挥解热镇痛作用。

3. 答案：E

解析：酸酸碱碱促吸收，酸碱碱酸促排泄。

4. 答案：D

解析：阿司匹林的解热作用机制是通过作用于下视丘体温调节中枢，引起外周血管扩张，皮肤血流增加，出汗，使散热增加而起解热作用。

5. 答案：C

解析：阿司匹林的临床适应证：①小剂量——抗血栓形成，预防血栓形成性疾病。②中剂量——解热、缓解疼痛。③大剂量——风湿及类风湿关节炎。

6. 答案：C

解析：考核对乙酰氨基酚的作用特点。本类药抗炎效果弱，胃肠道吸收迅速而完全，大部分在肝脏代谢，中间代谢产物有毒性，主要以葡萄糖醛酸结合的形式从肾脏排出。

7. 答案：B

解析：对乙酰氨基酚的药理作用特点：①轻、中度骨性关节炎首选。②用于中、重度发热；缓解轻、中度疼痛，如头痛、肌痛、痛经、关节痛、癌性疼痛。③抗炎效果较弱。

8. 答案：C

解析：对乙酰氨基酚用于中、重度发热，缓解轻、中度疼痛，为轻、中度骨关节炎的首选药。

9. 答案：A

解析：考核 NSAID 潜在的风险。发热需要采用 NSAID 时，首选对乙酰氨基酚，并且在患者大量出汗时注意补充水分。

10. 答案：D

解析：考核芳基丙酸类药动学特点。①布洛芬口服易吸收，与食物同时服用时吸收减慢，但吸收量不减少，与含铝和镁的抗酸药同服不影响吸收。②萘普生服后吸收迅速而完全，与食物、含铝和镁的物质同服吸收速度降低，与碳酸氢钠同服吸收速度加快，蛋白结合率高于 99%，在肝脏代谢。

11. 答案：E

解析：中剂量阿司匹林可缓解轻度或中度的疼痛，如头痛、牙痛、神经痛、肌肉痛及月经痛，也用于感冒、流感等的退热。本品仅能缓解症状，不能治疗引起疼痛、发热的病因。

12. 答案：B

解析：双氯芬酸用于各种急、慢性关节炎和软组织风湿所致的疼痛，以及创伤后、术后的疼痛、牙痛、头痛等；对成年人及儿童的发热有解热作用。

13. 答案：A

解析：美洛昔康对 COX-2 的抑制作用强于 COX-1。

14. 答案：D

解析：考核药物特点及用药监护。①注意昔布类的类磺胺反应：对磺胺有过敏史者，昔布类慎用；妊娠、哺乳期妇女禁用；哮喘患者慎用。②塞来昔布用于缓解骨关节炎、类风湿关节炎、强直性脊柱炎等的肿痛症状，也用于缓解手术前后、软组织创伤等的急性疼痛。

15. 答案：E

解析：塞来昔布的适应证：①缓解骨关节炎、类风湿关节炎、强直性脊柱炎的肿痛症状。②缓解手术前后、软组织创伤等的急性疼痛。

16. 答案：A

解析：考核禁忌证。血友病、血小板减少者禁用阿司匹林；14 岁以下儿童、血管神经性水肿者禁用布洛芬；吲哚美辛可加重精神疾病；有心梗病史或脑卒中病史的患者禁用塞来昔布。

17. 答案：E

解析：吲哚美辛可用于缓解轻、中、重度风

湿病的疼痛，急性痛风性关节炎的疼痛，也可用于高热。

18. 答案：D

解析：①选择性抗痛风性关节炎药：秋水仙碱。②抑制尿酸生成药：别嘌醇。③促进尿酸排泄药：丙磺舒、苯溴马隆。④促进尿酸分解药。

19. 答案：A

解析：秋水仙碱的作用特点：①抑制粒细胞浸润和白细胞趋化。②抑制磷脂酶 A_2，减少单核细胞和中性粒细胞释放前列腺素和白三烯。③抑制局部细胞产生 IL–6。适应证：用于急性期痛风关节炎、短期预防痛风性关节炎急性发作。

20. 答案：B

解析：秋水仙碱可致可逆性维生素 B_{12} 吸收不良，可降低口服抗凝血药、抗高血压药的作用。

21. 答案：D

解析：谨慎选用秋水仙碱：因对其毒性认识尚不一致，应尽量避免注射和长期口服给药，即使在痛风发作期也不能口服和注射并用；老年人应减量；与维生素 B_6 合用可减轻本品毒性；静脉注射秋水仙碱只用于禁食患者，并要适量稀释，否则会引起的局部静脉炎。

22. 答案：A

解析：促进尿酸排泄药丙磺舒、苯溴马隆可抑制近端小管对尿酸盐的重吸收，使排出增多，促进尿酸结晶重新溶解；肾功能下降时，丙磺舒的促尿酸排泄作用明显减弱。

23. 答案：B

解析：急性发作期常用非甾体抗炎药（阿司匹林禁用）、秋水仙碱；缓解期在关节炎症控制后 1 ～ 2 周开始抑酸药别嘌醇治疗；慢性期应长期抑制尿酸合成，并用促进尿酸排泄药；急性发作期、病情突然加重时，应及时给予非甾体抗炎药或秋水仙碱。

24. 答案：C

解析：抑制尿酸生成药别嘌醇仅对还原型的黄嘌呤氧化酶有抑制作用；非索布坦对氧化型和还原型的黄嘌呤氧化酶均有显著抑制作用，因而抑酸和降酸作用更为强大和持久。

25. 答案：B

解析：痛风治疗按分期给药，在缓解期用别嘌醇。

26. 答案：E

解析：根据肾功能遴选抑酸药或排酸药：痛风早、中期以排酸药为主；中、晚期以抑酸药或促尿酸分解药为主。肾功能正常或轻度受损者选苯溴马隆；尿酸低于 600mg/24h，且无结石选丙磺舒；肾功能受损、有结石或排尿酸药无效时，可选择抑酸药别嘌醇。服用丙磺舒应多喝水，并适当补充碳酸氢钠以维持尿液碱性，保持尿道通畅，防止形成结石，必要时服用枸橼酸钾。

27. 答案：D

解析：秋水仙碱不良反应与剂量相关，口服较静脉注射安全；常见尿道刺激症状，严重者可致死，晚期中毒有血尿、肾衰竭等症状。

28. 答案：A

解析：秋水仙碱典型不良反应：①泌尿系统损伤：尿道刺激症状，如尿频、尿急、尿痛；晚期中毒症状，如血尿、少尿、肾衰竭，严重者可致死。②骨髓造血功能抑制，如粒细胞和血小板计数减少、再生障碍性贫血。

29. 答案：D

解析：布洛芬的不良反应：①消化道症状，包括消化不良、胃烧灼感、胃痛、恶心、呕吐，出现于 16% 长期服用者，停药上述症状消失，不停药者大部分亦可耐受；少数（＜ 1%）出现胃溃疡和消化道出血，亦有因溃疡穿孔者。②神经系统症状，如头痛、嗜睡、晕眩、耳鸣，少见，出现在 1% ～ 3% 患者。③肾功能不全很少见，多发生在有潜在性肾病变者，但少数服用者可出现下肢浮肿。④其他少见症状，有皮疹、支气管哮喘发作、肝酶升高、白细胞减少等。⑤用药期间如出现胃肠出血，肝、肾功能损害，视力障碍，血象异常及过敏反应等情况，即应停药。

30. 答案：E

解析：昔布类药有类磺胺药结构，易致药热、药疹、瘀斑、中毒性表皮坏死松解症、猩红热样疹、荨麻疹、巨疱性皮炎或导致剥脱性皮炎而致死。

31. 答案：C

解析：美洛昔康对 COX–2 的抑制作用比 COX–1 强，有一定的选择性。

32. 答案：A

解析：塞来昔布适应证：①缓解骨关节炎、

类风湿关节炎、强直性脊柱炎的肿痛症状。②缓解手术前后、软组织创伤等的急性疼痛。

33. 答案：D

解析：考核抗痛风药的分类。其中促进尿酸排泄药有丙磺舒、苯溴马隆。

34. 答案：B

解析：COX-2选择性抑制剂可避免胃肠道损害，但可促进血栓形成，故有心肌梗死、脑梗死病史的患者应避免使用COX-2选择性抑制剂尼美舒利、塞来昔布、依托考昔。

35. 答案：C

解析：按阶梯给药中，轻度疼痛——非甾体抗炎药；中度疼痛——弱阿片类；重度疼痛——强阿片类药。

36. 答案：C

解析：COX-2选择性抑制剂虽可避免胃肠道的损害，但选择性COX-2抑制剂抑制血管内皮的前列腺素生成，使血管内的前列腺素和血小板中的血栓素动态平衡失调，导致血栓素升高，促进血栓形成，因而存在心血管不良反应风险。塞来昔布属于COX-2选择性抑制剂。

37. 答案：B

解析：NSAIDs类所致不良反应的严重性差别较大，其中以胃肠道不良反应最为常见。当NSAIDs类在抗炎镇痛（即抑制COX-2）所需剂量大于抑制COX-1时，则出现严重胃肠道不良反应，症状包括胃、十二指肠溃疡及出血、胃出血、胃穿孔等。COX-2选择性抑制剂虽可避免胃肠道的损害，但选择性COX-2抑制剂抑制血管内皮的前列腺素生成，使血管内的前列腺素和血小板中的血栓素动态平衡失调，导致血栓素升高，促进血栓形成，因而存在心血管不良反应风险。

38. 答案：E

解析：患者有哮喘病史。尼美舒利适应证：用于慢性关节炎（如骨性关节炎、类风湿关节炎等）、手术和急性创伤后疼痛、耳鼻咽部炎症引起的疼痛、痛经、上呼吸道感染引起的发热等症状。

39. 答案：C

解析：阿司匹林已经成为心血管事件一、二级预防的基石，无禁忌证不进行溶栓患者在脑卒中后尽早开始使用阿司匹林，溶栓患者应在溶栓24小时后使用阿司匹林，对所有诊断为冠心病或缺血性脑卒中的患者均应长期服用阿司匹林，每日75～150mg，作为二级预防。对阿司匹林过敏或不耐受的患者，氯吡格雷可以替代阿司匹林，也可与阿司匹林联合应用。应该避免长期合用质子泵抑制剂，以免加重溃疡的发生。

［40～41］

答案：40.A；41.E

解析：考核药物的作用机制。①阿司匹林的镇痛作用机制主要是通过抑制环氧酶（COX），减少炎症介质，从而抑制前列腺素（致痛物质）和血栓素的合成。②吗啡的镇痛作用机制主要是通过作用于中枢神经组织内的立体结构特异的、可饱和的阿片受体，选择性地抑制某些兴奋性神经冲动的传递，发挥竞争性抑制作用，从而解除对疼痛的感受。

［42～44］

答案：42.C；43.D；44.E

解析：考核药物的作用机制。激动阿片受体的药物有吗啡、可待因、哌替啶、芬太尼、美沙酮、二氢埃托啡等。抑制环氧酶的药物：①水杨酸类，如阿司匹林、贝诺酯。②乙酰苯胺类，如对乙酰氨基酚。③芳基乙酸类，如吲哚美辛、双氯芬酸、萘美丁酮。④芳基丙酸类，如布洛芬、萘普生。⑤1，2-苯并噻嗪类，如吡罗昔康、美洛昔康。⑥选择性COX-2抑制剂，如塞来昔布、尼美舒利、依托考昔。抑制胆碱酯酶的药物有多奈哌齐、利斯的明、石杉碱甲。

［45～49］

答案：45.D；46.E；47.B；48.A；49.C

解析：考核非甾体抗炎药的分类与特点：①水杨酸类，如阿司匹林、贝诺酯。②乙酰苯胺类，如对乙酰氨基酚。③芳基乙酸类，如吲哚美辛、双氯芬酸、萘丁美酮等。④芳基丙酸类，如布洛芬、萘普生。⑤1，2-苯并噻嗪类（昔康类），如吡罗昔康、美洛昔康。⑥选择性COX-2抑制剂，如塞来昔布、依托考昔、尼美舒利。

［50～51］

答案：50.C；51.A

解析：考核非甾体抗炎药的分类与特点：选择性抑制环氧酶-2（COX-2）的药物有塞来昔布、依托考昔、尼美舒利等。非选择性抑制环氧酶的药物有：①水杨酸类，如阿司匹林、贝诺酯。

②乙酰苯胺类，如对乙酰氨基酚。③芳基乙酸类，如吲哚美辛、双氯芬酸、萘丁美酮等。④芳基丙酸类，如布洛芬、萘普生。⑤1，2-苯并噻嗪类（昔康类），如吡罗昔康、美洛昔康。

［52～56］

答案：52.B；53.A；54.C；55.C；56.E

解析：消化道出血患者禁用阿司匹林；活动性消化性溃疡、严重血液系统异常、肝、心功能异常患者禁用洛索洛芬；活动性消化性溃疡、溃疡性结肠炎患者禁用吲哚美辛；活动性消化性溃疡出血者禁用双氯芬酸、萘丁美酮；胃及十二指肠溃疡患者禁用吡罗西康；活动性消化性溃疡、12岁以下儿童、中度或严重肝损伤及肾功能不全者禁用尼美舒利；重度肝损患者禁用塞来昔布；血友病、血小板减少者禁用阿司匹林；14岁以下儿童、血管神经性水肿者禁用布洛芬；吲哚美辛可加重精神疾病患者病情；有心梗病史或脑卒中病史患者禁用塞来昔布。

［57～59］

答案：57.C；58.B；59.A

解析：考核抗痛风药的分类与特点。①抑制尿酸生成药，如别嘌醇、非索布坦。②促进尿酸排泄药，如丙磺舒、苯溴马隆。③选择性抗痛风性关节炎药，如秋水仙碱。④促进尿酸分解药，如外源性拉布立酶和聚乙二醇尿酸氧化酶。

［60～62］

答案：60.D；61.E；62.C

解析：别嘌醇用于治疗具有痛风史的高尿酸血症，并可预防痛风性关节炎的复发。石杉碱甲用于治疗轻、中度老年期痴呆症状。舍曲林用于治疗：①抑郁症的相关症状，包括伴随焦虑、有或无躁狂史的抑郁症。②疗效满意后，继续服用可有效防止抑郁症的发生。③强迫症。

［63～65］

答案：63.B；64.A；65.C

解析：抗痛风药的分期给药：缓解期——别嘌醇；慢性期——应长期（乃至终身）抑制尿酸合成，并用促进尿酸排泄药（苯溴马隆和丙磺舒）；急性发作期、病情突然加重或侵犯新关节——非甾体抗炎药（阿司匹林及水杨酸钠禁用）和秋水仙碱，效果差或不宜应用时考虑糖皮质激素。

［66～68］

答案：66.B；67.C；68.A

解析：右美沙芬有镇咳作用；氯苯那敏可缓解感冒引起的打喷嚏症状；对乙酰氨基酚有解热镇痛作用。

［69～70］

答案：69.D；70.E

解析：本题考查不同抗痛风药的应用。

［71～74］

答案：71.C；72.A；73.A；74.B

解析：①抑制尿酸生成药：别嘌醇可阻止次黄嘌呤和黄嘌呤代谢为尿酸；防止尿酸形成结晶并沉积在关节腔，有助于痛风患者组织内尿酸结晶溶解；抗氧化，减少再灌注期氧自由基的产生。②碳酸氢钠可碱化尿液，利于排酸。③选择性抗痛风性关节炎药：秋水仙碱的作用通过抑制粒细胞浸润和白细胞趋化，抑制磷脂酶 A_2，减少单核细胞和中性粒细胞释放前列腺素和白三烯，抑制局部细胞产生IL-6，用于痛风急性期、痛风性关节炎急性发作和预防。④用药监护：急性发作期常用非甾体抗炎药（阿司匹林禁用）、秋水仙碱；缓解期在关节炎症控制后1～2周开始用抑酸药别嘌醇治疗。

75. 答案：BE

解析：考核非甾体抗炎药分类。非选择性抑制环氧酶的药物有：①水杨酸类，如阿司匹林、贝诺酯。②乙酰苯胺类，如对乙酰氨基酚。③芳基乙酸类，如吲哚美辛、双氯芬酸、萘丁美酮、舒林酸等。④芳基丙酸类，如布洛芬、萘普生。⑤1，2-苯并噻嗪类（昔康类），如吡罗昔康、美洛昔康。

76. 答案：AD

解析：考核非甾体抗炎药的分类与特点。选择性抑制环氧酶-2（COX-2）的药物有塞来昔布、依托考昔、尼美舒利等。

77. 答案：ABE

解析：考核非甾体抗炎药的分类。非选择性抑制环氧酶的药物有：①水杨酸类，如阿司匹林、贝诺酯。②乙酰苯胺类，如对乙酰氨基酚。③芳基乙酸类，如吲哚美辛、双氯芬酸、萘丁美酮、舒林酸等。④芳基丙酸类，如布洛芬、萘普生。⑤1，2-苯并噻嗪类（昔康类），如吡罗昔康、美洛昔康。

78. 答案：CE

解析：阿司匹林口服吸收迅速、完全，吸收速率与胃肠道pH有关，能渗入关节腔和脑脊液；食物可降低其吸收速率但不影响吸收量；阿司匹林在胃肠道、肝及血液中水解成水杨酸盐，最后以结合物和游离水杨酸从肾脏排出；尿液的pH对排泄有影响，碱性尿液中排泄速度快。贝诺酯吸收后迅速代谢成水杨酸和对乙酰氨基酚，经肾排泄。

79. 答案：ABCE

解析：促进尿酸排泄药丙磺舒、苯溴马隆可抑制近端肾小管对尿酸盐的重吸收，使排出增多，促进尿酸结晶重新溶解；肾功能下降时，丙磺舒的促尿酸排泄作用明显减弱；口服吸收迅速而完全，经肝代谢后经肾排泄。

80. 答案：AB

解析：①抑制尿酸生成药，如别嘌醇、非索布坦。②促进尿酸排泄药，如丙磺舒、苯溴马隆。③选择性抗痛风性关节炎药，如秋水仙碱。④促进尿酸分解药，如外源性拉布立酶和聚乙二醇尿酸氧化酶。

81. 答案：BCDE

解析：别嘌醇可阻止次黄嘌呤和黄嘌呤代谢为尿酸；防止尿酸形成结晶并沉积在关节腔，有助于痛风患者组织内尿酸结晶溶解；抗氧化，减少再灌注期氧自由基的产生；碱化尿液，利于排酸。

82. 答案：ABCD

解析：选项E是解热镇痛抗炎药的作用机制。

83. 答案：ABC

解析：选项D、E是别嘌醇的作用机制描述。

84. 答案：ABCDE

解析：①吲哚美辛是环氧酶（COX）-1和2的非选择性抑制剂。②可抑制多形核白细胞（PMN）的运动，类似秋水仙素的作用。③可在软骨和肝脏细胞中的线粒体中解偶联，发挥氧化磷酸化作用，类似水杨酸衍生物的作用。适应证：①缓解轻、中或重度风湿病的炎症疼痛及急性骨骼肌损伤、急性痛风性关节炎、痛经等的疼痛。②用于高热的对症解热。

85. 答案：ABCD

解析：考核抗痛风药监护要点。坚持按痛风的分期给药；根据肾功能遴选抑酸药或排酸药；痛风性关节炎急性发作期禁用抑酸药；缓解期尽快排酸和抑制尿酸合成；肾功能受损选抑酸药。

86. 答案 ACD

解析：考核非甾体抗炎药的分类与特点。选择性抑制环氧酶-2（COX-2）的药物有塞来昔布、依托考昔、尼美舒利等。

87. 答案：ABC

解析：秋水仙碱的作用：①抑制粒细胞浸润和白细胞趋化，与中性粒细胞微管蛋白的亚单位结合而改变细胞膜功能，包括抑制中性粒细胞的趋化、黏附和吞噬作用。②抑制磷脂酶A_2，减少单核细胞和中性粒细胞释放前列腺素和白三烯。③抑制局部细胞产生IL-6等，从而达到控制关节局部疼痛、肿胀及炎症反应。

88. 答案：ABCD

解析：抗痛风药根据其作用机制分为：①抑制粒细胞浸润，选择性抗急性痛风性关节炎药。②抑制尿酸生成药。③促进尿酸排泄药。④促进尿酸分解药。

89. 答案：ACD

解析：选择性COX-2抑制剂代表药为塞来昔布、依托考昔、尼美舒利。

90. 答案：ABCD

解析：阿司匹林是非甾体抗炎药，NSAID主要通过抑制炎症细胞的花生四烯酸代谢物——环氧酶（COX），减少炎症介质，从而抑制前列腺素和血栓素的合成。阿司匹林的主要作用有抗炎、镇痛、解热、抗血栓。

91. 答案：ABCE

解析：依那西普属于生物制剂类抗风湿药。

第三章 呼吸系统疾病用药

1. 答案：C

解析：按照作用机制不同分为两大类：①中枢性镇咳药：右美沙芬、喷托维林、地美索酯、二氧丙嗪、替培啶、福米诺苯、普罗吗酯、福尔可定和可待因。②外周性镇咳药：苯丙哌林、普诺地嗪、甘草合剂、咳嗽糖浆。

2. 答案：B

解析：右美沙芬长期应用未见耐受性和成瘾性。

3. 答案：B

解析：可待因为吗啡前药，用于频繁剧烈无痰干咳，可导致新生儿的戒断症状和呼吸抑制。

4. 答案：A

解析：可待因是甲基吗啡，属于吗啡的前药。

5. 答案：E

解析：中枢性镇咳药有右美沙芬、喷托维林、地美索酯、二氧丙嗪、替培啶、福米诺苯、普罗吗酯、福尔可定和可待因。

6. 答案：B

解析：使用镇咳药苯丙哌林后可能出现嗜睡，服药者不可从事高空作业、驾驶汽车等有危险性的机械操作。

7. 答案：A

解析：依据咳嗽的性质、表现和类型选择用药：①刺激性干咳或阵咳选用苯丙哌林或喷托维林。②剧咳首选苯丙哌林，次选右美沙芬。③白日咳嗽为主宜选用苯丙哌林，夜间咳嗽宜选用右美沙芬。④频繁、剧烈无痰干咳，可考虑可待因。

8. 答案：D

解析：苯丙哌林除选择性抑制延髓咳嗽中枢外，还可阻断肺迷走神经，故具中枢和外周双重机制，镇咳作用强，为可待因的 2 ～ 4 倍，无麻醉作用，不抑制呼吸，不引起胆道和十二指肠痉挛，不引起不便秘，无成瘾性和耐受性。

9. 答案：D

解析：右美沙芬主要用于干咳，适用于感冒、急性或慢性支气管炎、支气管哮喘、咽喉炎、肺结核以及其他上呼吸道感染时的咳嗽。

10. 答案：C

解析：乙酰半胱氨酸具有较强的黏痰溶解作用，不仅能溶解白色黏痰，也能溶解脓性痰；可用于急、慢性支气管炎的治疗，还能用于对乙酰氨基酚中毒的解救、环磷酰胺引起的出血性膀胱炎的治疗；口服吸收后，在胃壁和肝脏存在首过效应。

11. 答案：D

解析：氨溴索可使痰中黏多糖裂解、黏度下降，祛痰作用强于溴己新；具一定的镇咳嗽作用，强度为可待因的 1/2。

12. 答案：E

解析：有痰的咳嗽应该以祛痰为主。

13. 答案：D

解析：β_2受体激动剂可松弛支气管平滑肌，是控制哮喘急性发作的首选药。

14. 答案：A

解析：短效 β_2受体激动剂有沙丁胺醇、特布他林，是缓解轻、中度急性哮喘症状的首选药。

15. 答案：A

解析：沙丁胺醇用于缓解支气管哮喘或喘息型支气管炎伴有支气管痉挛的病症。

16. 答案：A

解析：短效 β_2受体激动剂有沙丁胺醇、特布他林。

17. 答案：B

解析：β_2受体激动药可松弛支气管平滑肌，是控制哮喘急性发作的首选药。短效的有沙丁胺醇、特布他林，是缓解轻、中度急性哮喘症状的首选药；长效的有福莫特罗、沙美特罗、丙卡特罗、沙丁胺醇控释片。

18. 答案：E

解析：β_2受体激动剂首选吸入给药，局部浓度高，起效迅速。

19. 答案：B

解析：沙美特罗不适用于缓解支气管痉挛的急性症状；适用于慢性支气管哮喘的预防和治疗。

20. 答案：C

解析：长期、单一应用 β_2 受体激动剂可造成细胞膜 β_2 受体向下调节，表现出耐药性。

21. 答案：E

解析：高剂量 β_2 受体激动药可引起严重的低钾血症，尤其是危重型哮喘患者。

22. 答案：A

解析：特布他林平喘的主要机制是激动肾上腺素 β_2 受体。

23. 答案：D

解析：沙美特罗仅适用于吸入给药，与短效沙丁胺醇合用，可使第一秒用力呼气量得到改善，且不增加不良反应发生率。

24. 答案：D

解析：白三烯受体阻断剂孟鲁司特能有效地抑制白三烯与受体结合，缓解哮喘症状；可用于不同类型的哮喘患者，尤其适用于阿司匹林哮喘、运动哮喘及伴有过敏性鼻炎的哮喘患者等；不能取代糖皮质激素。

25. 答案：B

解析：白三烯受体阻断剂可用于减轻季节性过敏性鼻炎的相关症状。

26. 答案：B

解析：白三烯受体阻断剂有孟鲁司特、扎鲁司特。

27. 答案：E

解析：白三烯受体阻断剂不宜用于急性发作的治疗或解除哮喘急性发作时的支气管痉挛；其起效缓慢，作用较弱，相当于色甘酸钠，一般连续使用4周后才见疗效，且有蓄积性，仅适用于轻、中度哮喘和稳定期的控制。

28. 答案：B

解析：白三烯受体阻断剂尤其适用于阿司匹林哮喘、运动哮喘及伴有过敏性鼻炎的哮喘患者等，但不能取代糖皮质激素。

29. 答案：C

解析：本类药可抑制磷酸二酯酶活性，使cAMP含量升高，增强其松弛支气管平滑肌作用。近年来由于茶碱类不良反应多，有效血药浓度窗口窄，个体差异大，安全指数小，治疗窗窄，有效浓度为5～20μg/mL，大于20μg/mL即可产生中毒反应，现已降为二线用药。其代表药物有茶碱、氨茶碱。

30. 答案：C

解析：茶碱的有效血浆浓度为5～20μg/mL。

31. 答案：A

解析：注意不同给药途径的差异：空腹口服吸收快，如在进餐时或餐后服药，可减少对胃肠道的刺激，但吸收较慢；保留灌肠给药起效迅速，生物利用度稳定，但可引起局部刺激；肌内注射可刺激注射部位，引起疼痛、红肿；缓释、控释制剂昼夜血浆浓度平稳，不良反应较少，适于控制夜间哮喘。

32. 答案：C

解析：茶碱肌内注射可刺激注射部位，引起疼痛、红肿，目前已少用。静脉注射需稀释，缓慢静脉注射（注射速度每分钟不宜超过0.2mg/kg）。

33. 答案：D

解析：茶碱类药物的禁忌证：对茶碱不能耐受的患者、严重心功能不全者、急性心肌梗死患者、哮喘持续状态或急性支气管痉挛发作的患者。

34. 答案：C

解析：M受体阻断剂能降低迷走神经兴奋性，产生松弛支气管平滑肌的作用；代表药物有异丙托溴铵、噻托溴铵。

35. 答案：D

解析：噻托溴铵干粉吸入剂作为长效制剂，不适用于缓解急性支气管痉挛，适用于可逆性气道阻塞的维持治疗和COPD。

36. 答案：D

解析：M胆碱受体阻断剂有异丙托溴铵、噻托溴铵。

37. 答案：C

解析：异丙托溴铵用于支气管哮喘、慢性支气管炎的维持治疗及慢性阻塞性肺疾病（COPD）轻症患者短期缓解症状。

38. 答案：A

解析：M胆碱受体阻断剂要监护用药的安全性，防止雾化剂和药粉接触眼睛，因药粉会引起眼睛疼痛、视物模糊、结膜充血等。

39. 答案：D

解析：异丙托溴铵属于M胆碱受体阻断剂，其典型不良反应有：①过敏（包括皮疹、荨麻疹和血管性水肿）。②口腔干燥与苦味。③视物模糊、青光眼。

40. 答案：E

解析：糖皮质激素具有强大的抗炎作用，是目前控制气道炎症、控制哮喘症状和发作次数、减轻发作严重程度、改善肺功能、降低病死率、预防哮喘发作的最有效药物，是哮喘长期控制的首选药。

41. 答案：A

解析：吸入型糖皮质激素的用药监护：吸入型糖皮质激素仅能较低程度地起到应急性支气管扩张作用，且给药后需要一定的潜伏期，在哮喘发作时不能立即奏效，不适宜用于急性哮喘者，不应作为哮喘急性发作的首选药。

42. 答案：C

解析：丙酸氟替卡松吸入给药时，中剂量范围是指 250 ～ 500μg/d。

43. 答案：E

解析：吸入剂与口服制剂相比，不良反应少而轻，常见口腔及咽部的念珠菌感染、声音嘶哑、咽喉部不适；长期大剂量可出现皮肤瘀斑、骨密度降低、肾上腺功能抑制。

44. 答案：E

解析：吸入给药系指利用雾化器将药液分散成细小的雾滴，经过患者鼻或口吸入的给药方式。雾化的药物直接作用于靶器官，也就是直接将药物输送到炎症部位，可以提高药物的局部浓度，达到治疗效果。可采用定量气雾剂吸入、干粉吸入、持续雾化吸入、贮雾器连接压力定量气雾剂等方式。

45. 答案：E

解析：吸入型糖皮质激素布地奈德可导致口腔念珠菌感染。

46. 答案：A

解析：预防吸入型糖皮质激素的不良反应：为避免用药后发生声音嘶哑，喷后应立即用氯化钠溶液漱口。

47. 答案：E

解析：外周性镇咳药有苯丙哌林、普诺地嗪、甘草合剂、咳嗽糖浆。

48. 答案：D

解析：沙丁胺醇气雾剂适用于支气管哮喘急性发作。

49. 答案：C

解析：孟鲁司特钠的典型不良反应常见嗜酸性粒细胞增多。

［50 ～ 53］

答案：50.E；51.C；52.B；53.C

解析：①刺激性干咳或阵咳选用苯丙哌林或喷托维林。②剧咳首选苯丙哌林，次选右美沙芬。③白日咳嗽为主宜选用苯丙哌林，夜间咳嗽宜选用右美沙芬。④频繁、剧烈无痰干咳，可考虑可待因。

［54 ～ 55］

答案：54.C；55.D

解析：右美沙芬主要用于干咳，适用于感冒、急性或慢性支气管炎、支气管哮喘、咽喉炎、肺结核，以及其他上呼吸道感染时的咳嗽；溴己新具有较强的黏痰溶解作用，用于慢性支气管炎、哮喘、支气管扩张、硅肺等有白色黏痰又不易咳出的患者。

［56 ～ 58］

答案：56.B；57.A；58.C

解析：根据作用机制不同将药物分为五类：①多糖纤维素分解剂：溴己新、氨溴索。②黏痰溶解剂：乙酰半胱氨酸。③含有分解 DNA 的酶类：糜蛋白酶、脱氧核糖核酸酶。④表面活性剂。⑤黏痰调节剂：羧甲司坦、厄多司坦等。

［59 ～ 63］

答案：59.B；60.A；61.C；62.D；63.E

解析：平喘药物的作用机制：①特布他林平喘的主要机制是激动肾上腺素 β_2 受体。②氢化可的松平喘的主要机制是抑制致炎介质的释放。③孟鲁司特平喘的主要机制是抑制白三烯受体。④噻托溴铵平喘的主要机制是拮抗 M 胆碱受体。⑤氨茶碱平喘的主要机制是抑制磷酸二酯酶活性。

［64 ～ 67］

答案：64.B；65.D；66.C；67.A

解析：氨茶碱用于支气管哮喘、喘息性支气管炎、慢性阻塞性肺疾病，也可用于急性心功能不全和心源性哮喘。

［68～71］

答案：68.D；69.E；70.A；71.C

解析：注意不同给药途径的差异：空腹口服吸收快，如在进餐时或餐后服药，可减少对胃肠道的刺激性，但吸收较慢；灌肠起效迅速；肌注有刺激性；静注应稀释，滴速宜慢；缓释、控释制剂血浆药物浓度稳定，不良反应少。

［72～75］

答案：72.B；73.E；74.D；75.A

解析：异丙托溴铵为季铵，用于防治支气管哮喘和喘息性支气管炎；对慢性阻塞性肺疾病（COPD）轻症，可用于短期缓解症状。

［76～77］

答案：76.A；77.E

解析：磷酸二酯酶抑制剂代表药物有茶碱、氨茶碱（静脉注射必须非常缓慢，肌内注射刺激性大）、多索茶碱、二羟丙茶碱（尤其适用于伴有心动过速的哮喘患者）。

［78～81］

答案：78.A；79.E；80.C；81.B

解析：预防吸入型糖皮质激素的不良反应：为避免用药后发生声音嘶哑，喷后应立即用氯化钠溶液漱口；吸入糖皮质激素导致咳嗽，预先用 β_2 受体激动剂可能会缓解；长期吸入糖皮质激素引起的骨质疏松加服钙剂和维生素D，可减少骨折的风险。

［82～85］

答案：82.C；83.B；84.A；85.A

解析：药物相互作用：与其他平喘药合用可减少吸入糖皮质激素的剂量，减轻不良反应；与排钾利尿药合用可造成血钾流失；与非甾体抗炎药合用可增加消化道溃疡的发生率。

［86～88］

答案：86.E；87.B；88.C

解析：本题考查了不同类型平喘药的作用机理。沙美特罗属于 β_2 受体激动剂，噻托溴铵属于M胆碱受体阻断剂。

［89～91］

答案：89.C；90.E；91.D

解析：本题考查了不同类型的平喘药的特点：长效 β_2 受体激动剂适合于中、重度持续哮喘患者的长期治疗；吸入型糖皮质激素是哮喘长期治疗的首选药物；M胆碱受体阻断剂不适合伴有前列腺增生的哮喘患者。

［92～94］

答案：92.A；93.B；94.C

解析：茶碱、氨茶碱静脉注射必须非常缓慢，否则会引起心律失常；肌内注射刺激性大。氨茶碱不良反应常见过度兴奋、烦躁、心律失常加重等症状；茶碱治疗窗窄，有效血药浓度（5～20μg/mL）与中毒浓度（大于20μg/mL）比较接近，应监测血药浓度。茶碱有效血浆浓度为（5～20μg/mL）。

［95～99］

答案：95.D；96.D；97.E；98.B；99.B

解析：沙丁胺醇属于短效 β_2 受体激动剂，是缓解轻、中度急性哮喘症状的首选药。孟鲁司特钠用于15岁及15岁以上哮喘患者的预防和长期治疗，治疗阿司匹林哮喘和预防运动哮喘，还能减轻过敏性鼻炎症状，为睡前服咀嚼片。吸入糖皮质激素的不良反应有：①口腔及咽喉部的念珠菌定植与感染（鹅口疮）、声音嘶哑、咽喉部不适。②皮肤瘀斑、骨密度降低、肾上腺功能抑制。③儿童长疗程用药影响生长发育与性格，出现生长发育迟缓与活动过度、易激怒的倾向。④轻度增加青光眼、白内障的危险。⑤反常性的支气管异常痉挛伴哮喘加重。丙酸氟替卡松属于糖皮质激素，具有强大抗炎功能，是控制气道炎症、控制哮喘症状、预防哮喘发作的最有效药物，是哮喘长期控制的首选药，但不能根治。丙酸氟替卡松属于糖皮质激素；沙丁胺醇属于 β_2 受体激动剂。

100. 答案：ABCD

解析：中枢性镇咳药有右美沙芬、喷托维林、可待因、福尔可定等。

101. 答案：ABCDE

解析：右美沙芬注意事项：2岁以下儿童不宜用；用药期间不饮酒；胺碘酮可提高本品的血浆浓度；与单胺氧化酶合用可出现痉挛、反射亢进，异常发热等症状，故正在使用单胺氧化酶抑制剂或停药不到2周者禁用。

102. 答案：ABCD

解析：根据作用机制不同将药物分为五类：①多糖纤维素分解剂：溴己新、氨溴索。②黏痰溶解剂：乙酰半胱氨酸。③含有分解DNA的酶类：糜蛋白酶、脱氧核糖核酸酶。④表面活性剂。⑤黏痰调节剂：羧甲司坦、厄多司坦等。

103. 答案：BC

解析：祛痰药避免与可待因、复方桔梗片、右美沙芬等中枢性强效镇咳药合用，以防止稀化的痰液可能堵塞气管。

104. 答案：ABCD

解析：根据作用机制祛痰药可分五类：①多糖纤维素分解剂：溴己新、氨溴索。②黏痰溶解剂：乙酰半胱氨酸。③分解脱氧核糖核酸的酶类：糜蛋白酶、脱氧核糖核酸酶。④黏痰调节剂：羧甲司坦、厄多司坦。⑤表面活性剂。

105. 答案：ABC

解析：乙酰半胱氨酸具较强的黏痰溶解作用，不仅能溶解白色痰，也能溶解脓性痰，可用于急、慢性支气管炎的治疗，还能用于对乙酰氨基酚中毒的解救及环磷酰胺引起的出血性膀胱炎的治疗。

106. 答案：ABDE

解析：乙酰半胱氨酸注意事项：支气管哮喘患者在应用期间，如发生支气管痉挛应停药；在酸性环境中作用减弱；与硝酸甘油合用，可增加低血压和头痛的发生率；颗粒剂用温开水冲服，也可加入果汁中服用；不宜与青霉素、头孢菌素、四环素类药合用。

107. 答案：ABDE

解析：平喘药的分类：β_2受体激动剂：①短效：沙丁胺醇、特布他林。②长效：福莫特罗、沙美特罗、丙卡特罗、班布特罗。M胆碱受体阻断剂：①长效：噻托溴铵。②短效：异丙托溴铵。磷酸二酯酶抑制剂：茶碱、氨茶碱、多索茶碱、二羟丙茶碱（喘定）。白三烯受体阻断剂：孟鲁司特、扎鲁司特。糖皮质激素类：丙酸倍氯米松、丙酸氟替卡松、布地奈德。

108. 答案：CD

解析：①右美沙芬主要用于干咳，适用于感冒、急性或慢性支气管炎、支气管哮喘、咽喉炎、肺结核以及其他上呼吸道感染时的咳嗽。②可待因适用于剧烈干咳和刺激性咳嗽（尤其适合于伴有胸痛的剧烈干咳）、中度以上疼痛、局麻或全麻时镇静，具有成瘾性，不宜用于痰多、痰液黏稠者。③氨茶碱用于支气管哮喘、喘息性支气管炎、慢性阻塞性肺疾病、急性心功能不全和心源性哮喘，很少用于哮喘重度发作。④噻托溴铵适用于慢性阻塞性肺疾病的维持治疗，包括慢性支气管炎和肺气肿、伴随性呼吸困难的维持治疗及急性发作的预防。⑤氯化铵能化痰止咳，由于对黏膜的化学性刺激，反射性地增加痰量，使痰液易于排出，因此有利于不易咳出的少量黏痰的清除。

109. 答案：ABCD

解析：异丙肾上腺素可以激动β_1受体及β_2受体，对α受体基本无作用。

110. 答案：ABCDE

解析：沙丁胺醇注意事项：预防应选口服；注射可引起心悸；多用于严重哮喘，仅在其他疗法无效时使用；不可过量，久用易耐受，使药效降低；雾化时少数患者可发生青光眼；若需增加吸入用量可能使哮喘恶化，应合用糖皮质激素；哺乳期慎用。

111. 答案：ABCDE

解析：特布他林注意事项：5岁以下儿童不宜使用；妊娠期慎用；哮喘患者推荐短期、间断使用；以吸入为主，只有重症哮喘才考虑静脉给药；有癫痫史者，大剂量使用可导致酮症酸中毒。

112. 答案：AD

解析：短效β_2受体激动剂有沙丁胺醇、特布他林，是缓解轻、中度急性哮喘症状的首选药。

113. 答案：CDE

解析：高剂量β_2受体激动剂可引起严重的低血钾，尤其是危重哮喘患者；常见不良反应包括震颤、神经紧张、头痛、肌肉痉挛、心悸。

114. 答案：ABCDE

解析：白三烯受体阻断剂不宜用于急性发作的治疗或解除哮喘急性发作的支气管痉挛；起效缓慢，作用较弱，相当于色甘酸钠，一般连续使用4周后才见疗效，且有蓄积性，仅适用于轻、中度哮喘和稳定期的控制；在治疗哮喘上不宜单独使用，联合糖皮质激素应用可提高疗效，若用吸入型糖皮质激素，剂量可适当减少。

115. 答案：ABCDE

解析：白三烯是哮喘发病机制最重要的炎症介质之一。白三烯受体阻断剂孟鲁司特能有效地抑制白三烯与受体结合，缓解哮喘症状，可用于不同类型的哮喘患者；可以预防白三烯诱发的支气管痉挛，预防和减轻黏膜炎症细胞浸润，尤其适用于阿司匹林哮喘、运动哮喘及伴有过敏性鼻炎的哮喘患者等；不能取代糖皮质激素。

116. 答案：BD

解析：多索茶碱和二羟丙茶碱是茶碱的衍生物，体内不能代谢成茶碱，无法通过测定茶碱血浆药物浓度来制定和调整用药治疗方案。

117. 答案：ABCDE

解析：掌握平喘药适宜的服用时间：晚上和清晨呼吸道阻力增大，可诱发哮喘；凌晨0～2点哮喘患者对乙酰胆碱最为敏感；黎明前肾上腺素、cAMP浓度、肾上腺皮质激素低下，是哮喘高发期，故平喘药应在睡前服用；茶碱白日吸收快，晚上吸收慢，如慢阻肺患者，早8点服茶碱缓释片250mg，晚8点服500mg，可使有效血浓维持时间长，临床效果好，不良反应轻；氨茶碱治疗量与中毒量很接近，早上7点服用效果最好。

118. 答案：ABCDE

解析：注意监护抗胆碱药的不良反应，如口干、便秘、瞳孔散大、视物模糊、眼压升高、排尿困难、心悸等。

119. 答案：ABCDE

解析：本类药舒张支气管作用比β_2受体阻断剂弱，起效也较慢，长期应用不产生耐受性，对老年患者的疗效不低于年轻患者，适宜于有吸烟史的老年哮喘患者。

120. 答案：ABCDE

解析：吸入给药的优点包括：起效速度快，与静脉注射相当；直接作用于呼吸道；可避免首过消除，尤其适合肺部疾病；局部浓度高；剂量较小；全身不良反应较少。

121. 答案：ABC

解析：雾化吸入的药物运用最广泛的有糖皮质激素（布地奈德）、β_2受体激动剂（沙丁胺醇、异丙托溴铵）等。

122. 答案：ABCDE

解析：推荐平喘药的有益联合治疗。2014年国际诊疗指南推荐吸入型糖皮质激素＋长效β_2受体激动药＋长效M受体阻断剂联合使用。三药合用优势在于：作用靶位广泛；吸入型糖皮质激素局部抗炎作用强大，可提高β_2受体敏感性，降低哮喘体内的多种炎症介质的水平；长效β_2受体激动剂松弛平滑肌作用强大，可有效改善临床症状，减少急性发作频率，尤其适用于中、重度持续哮喘的长期治疗。

123. 答案：ABCDE

解析：药理作用与临床评价：糖皮质激素具有强大的抗炎作用，是目前控制气道炎症、控制哮喘症状和发作次数、减轻发作严重程度、改善肺功能、降低病死率、预防哮喘发作的最有效药物，是哮喘长期控制的首选药。

124. 答案：ABC

解析：常见口腔及咽部的念珠菌感染、声音嘶哑、咽喉部不适；长期、大剂量使用可出现皮肤瘀斑、骨密度降低、肾上腺功能抑制。

125. 答案：CDE

解析：考核吸入型糖皮质激素的不良反应。

126. 答案：ABCDE

解析：定量吸入器的正确使用步骤：①摇动吸入器并打开瓶盖。②缩唇慢慢地呼气。③张大嘴，直立握住吸入器对准嘴部。④开始慢慢深吸气时，按压吸入器。⑤以口慢慢深吸气，吸气时间尽量超过5秒。⑥屏气10秒，如果觉得10秒不舒服，至少吸气超过4秒。⑦慢慢呼气。⑧应用下一喷前至少间隔30～60秒。

127. 答案：CDE

解析：哮喘急性发作时不宜使用口服制剂。

第四章　消化系统疾病用药

1. 答案：E

解析：氢氧化铝注意事项：复方氢氧化铝应在餐后1小时服用；骨折、低磷血症患者不宜服用；长期大量使用可致严重便秘，为防止便秘可与三硅酸镁或氧化镁交替使用；妊娠前3个月慎用。

2. 答案：D

解析：抗酸剂代表药有：碳酸钙、氢氧化铝、铝碳酸镁、三硅酸镁等。

3. 答案：A

解析：氢氧化镁抗酸作用较强，起效快；镁有导泻作用；氢氧化镁在肠道难于吸收，产生的氯化镁可引起腹泻。

4. 答案：E

解析：抑酸药分为以下四大类：① H_2受体阻断剂，如西咪替丁、雷尼替丁、法莫替丁、尼扎替丁等。②质子泵抑制剂，如奥美拉唑、兰索拉唑、泮托拉唑、雷贝拉唑、埃索美拉唑等；质子泵抑制剂是目前抑制胃酸分泌最强的药物。③ M_1受体阻断剂，能竞争性地阻断M_1胆碱受体，在一般治疗剂量时仅抑制胃酸的分泌；也不会透过血脑屏障，对中枢神经系统无作用，是一种外周选择性抗胆碱药，如盐酸哌仑西平。④胃泌素受体阻断药，如丙谷胺。

5. 答案：B

解析：H_2受体阻断剂目前常用的是西咪替丁、雷尼替丁、法莫替丁、尼扎替丁和罗沙替丁乙酸酯。

6. 答案：C

解析：西咪替丁是组胺H_2受体阻断剂。

7. 答案：A

解析：妊娠及哺乳期妇女、急性胰腺炎患者禁用西咪替丁。

8. 答案：A

解析：西咪替丁对肝药酶有强抑制作用，可显著降低环孢素、茶碱、阿司匹林、卡马西平等药物在体内的消除速度；与苯妥英钠合用时，使后者血浆浓度升高，可能导致苯妥英钠中毒；与甲硝唑、三环类抗抑郁药合用中毒风险增加，应避免合用；与氨基糖苷类抗生素存在相似的神经肌肉阻断作用，二者合用时患者可能出现呼吸抑制或呼吸停止。

9. 答案：A

解析：考核抑酸药的分类及代表药物。

10. 答案：D

解析：质子泵抑制剂可与胃壁H^+，K^+–ATP酶结合，减少胃酸分泌，表现出较高的选择性、专一性、不可逆性和持久性。质子泵抑制剂没有高稳定性，易溶于碱，微溶于水，所以常制成肠溶制剂来提高其稳定性。

11. 答案：E

解析：提高质子泵抑制剂稳定性的方法：制成肠溶制剂；服用时整片吞服；注射液仅用氯化钠注射液或专用溶剂溶解，不宜应用酸性较强的溶剂；若与抗酸药合用可降低其生物利用度。

12. 答案：D

解析：PPI的典型不良反应：长期或高剂量使用可使老年患者髋骨、腕骨、脊椎骨骨折。

13. 答案：A

解析：奥美拉唑可与胃壁H^+，K^+–ATP酶结合，减少胃酸分泌。

14. 答案：B

解析：奥美拉唑、兰索拉唑对具抗血小板作用的氯吡格雷有较强的抑制作用。氯吡格雷与本类药合用作用减弱，但可防止或减轻氯吡格雷的胃灼热和胃溃疡症状。泮托拉唑、雷贝拉唑对氯吡格雷影响较小或不明显。

15. 答案：A

解析：质子泵抑制剂代表药物如奥美拉唑、兰索拉唑、泮托拉唑、雷贝拉唑、埃索美拉唑等。

16. 答案：A

解析：考核质子泵抑制剂的代表药物。

17. 答案：D

解析：兰索拉唑属于质子泵抑制剂，可特异性地抑制 H^+，K^+-ATP 酶（质子泵）的活性，从而抑制胃酸生成的终末环节，抑酸作用强大。

18. 答案：D

解析：考核质子泵抑制剂的代表药物。

19. 答案：D

解析：泮托拉唑儿童不宜使用；静脉注射液应选用碱性或偏碱性的 0.9% 氯化钠注射液，避免使用 5% 或 10% 的葡萄糖注射液。

20. 答案：A

解析：胃黏膜保护剂有：①铋剂，如枸橼酸铋钾。②铝剂，如硫糖铝。③萜烯类化合物，如替普瑞酮。

21. 答案：C

解析：注意铋剂的应用安全性：铋剂用量大（血铋浓度大于 0.1μg/mL）可产生神经毒性的危险。为防止铋中毒，铋剂不可长期的、大量应用。

22. 答案：A

解析：铋剂在酸性环境下发挥作用；与抑酸药合用宜间隔 1 小时。硫糖铝须空腹或餐前 0.5 ～ 1 小时服用，不宜与抗酸药和牛奶同服，连续用药不宜超过 8 周。果胶铋应在餐前 0.5 ～ 1 小时服用或睡前服用。

23. 答案：A

解析：铋剂用量过大时（血铋浓度大于 0.1μg/mL）有发生神经毒性的危险，可能导致铋性脑病现象。

24. 答案：A

解析：硫糖铝及铋剂在酸性环境中产生作用，不宜与碱性药物、抑酸剂同时使用。

25. 答案：A

解析：助消化药的代表药物有乳酶生、乳酸菌素、胰酶、干酵母。兰索拉唑是抑酸药。

26. 答案：B

解析：药物相互作用：铋剂可使乳酶生、乳酸菌素疗效降低；乳酶生与氨基酸、干酵母联用增效；胰酶与碳酸氢钠、H_2 受体阻断剂合用增效，与酸性药物合用减效；阿卡波糖、叶酸与胰酶合用减效。

27. 答案：E

解析：干酵母用于消化不良、食欲减退、腹泻、胃肠胀气。

28. 答案：B

解析：助消化药有：①乳酸菌制剂，如乳酶生、乳酸菌素。②消化酶制剂，如胰酶、胃蛋白酶、干酵母。

29. 答案：E

解析：乳酶生为乳酸杆菌的活性制剂；与氨基酸、干酵母联用，可增强乳酶生的疗效；用于消化不良、肠内过度发酵、肠炎、腹泻等；应于餐前服用。

30. 答案：A

解析：胃肠解痉药的代表药有颠茄、阿托品、山莨菪碱、东莨菪碱。多潘立酮是促胃肠动力药。

31. 答案：D

解析：解痉药有降低促胃肠动力药作用的可能，能延长胃排空时间，故可增加很多药物的吸收率、疗效和不良反应。

32. 答案：B

解析：莫沙必利为选择性 5-HT_4 受体激动剂，通过兴奋消化道黏膜下的 5-HT_4 受体，能促进乙酰胆碱释放，刺激胃肠道而发挥促动力作用。莫沙必利结构改造上克服了西沙必利对心脏的不良反应，不会引起锥体外系反应。

33. 答案：D

解析：促胃肠动力药有：①中枢和外周多巴胺 D_2 受体阻断剂，如甲氧氯普胺。②外周多巴胺 D_2 受体阻断剂，如多潘立酮。③ 5- 羟色胺受体激动剂，如西沙必利、莫沙必利。

34. 答案：C

解析：促胃肠动力药的分类与作用特点：多巴胺 D_2 受体阻断剂，甲氧氯普胺、多潘立酮；选择性 5-HT4 受体激动剂，西沙必利、莫沙必利、伊托必利。

35. 答案：A

解析：甲氧氯普胺能阻断中枢和外周的 D_2 受体，产生强大的止吐作用。

36. 答案：C

解析：多潘立酮阻断外周多巴胺 D_2 受体，促进胃肠蠕动和排空，发挥止吐作用。

37. 答案：B

解析：西沙必利典型的不良反应是心脏毒性，对西沙必利分子结构进行优化得到的莫沙必利不会引起锥体外系反应或心电图 Q–T 间期延长。

38. 答案：B

解析：促胃肠动力药的主要不良反应：①抑制中枢 D_2 受体——锥体外系反应。②尖端扭转型心律失常、心电图 Q–T 间期延长。③泌乳、乳房肿痛、月经失调。甲氧氯普胺易透过血 – 脑屏障，故易引起锥体外系反应，常见嗜睡和倦怠。

39. 答案：E

解析：甲氧氯普胺的禁忌证：胃肠出血、机械性梗阻或穿孔、嗜铬细胞瘤、分泌泌乳素的垂体肿瘤。

40. 答案：C

解析：甲氧氯普胺能阻断 CTZ 和外周的 D_2 受体，产生强大的止吐作用。

41. 答案：B

解析：考查双八面体蒙脱石的用药注意事项：①本品可能影响其他药物的吸收，必须合用时在服用本品之前 1 小时服用。②将本品倒入 50mL 温水中摇匀服用，丸状、糊状服用影响疗效。③胃炎、结肠炎和肠易激综合征患者适宜在餐前服用；腹泻患者适宜在两餐中间服用；胃食管反流、食管炎患者适宜餐后服用。④结肠炎、肠易激综合征可采用灌肠疗法。⑤极少数患者可出现轻微便秘，减量后可继续服用。

42. 答案：D

解析：卡培他滨 + 多西他赛属于低、微度致吐药物，但患者出现重度恶心、呕吐，故选用昂丹司琼。

43. 答案：D

解析：右美沙芬适用于各种原因引起的干咳。

44. 答案：B

解析：制酸剂氢氧化铝有加重患者便秘的不良反应。

45. 答案：C

解析：质子泵抑制剂用于胃及十二指肠溃疡、胃 – 食管反流病、卓 – 艾综合征，与抗菌药物联合用于幽门螺旋杆菌根除治疗。

46. 答案：A

解析：泼尼松用于系统性红斑狼疮、溃疡性结肠炎、肾病综合征、自身免疫性贫血等 40～60mg/d。地塞米松口服初始一次 0.75～3mg，一日 2～4 次，维持 0.75mg/d。

［47～51］

答案：47.B；48.C；49.A；50.E；51.D

解析：助消化药有：①乳酸菌制剂，如乳酶生、乳酸菌素。②消化酶制剂，如胰酶、胃蛋白酶、干酵母。

抑酸药有：① H_2 受体拮抗剂，如西咪替丁、雷尼替丁、法莫替丁、尼扎替丁等。②质子泵抑制剂，如奥美拉唑、兰索拉唑、泮托拉唑、雷贝拉唑、埃索美拉唑等，质子泵抑制剂是目前抑制胃酸分泌最强的药物。③ M_1 受体阻断剂，如盐酸哌仑西平。④胃泌素受体阻断药，如丙谷胺。

胃黏膜保护剂有：①铋剂，如枸橼酸铋钾。②铝剂，如硫糖铝。③萜烯类化合物，如替普瑞酮。

保肝药有：①必需磷脂类，如多烯磷脂酰胆碱。②促进代谢类药物及维生素，如门冬氨酸钾镁、各种氨基酸制剂、各种水溶性维生素。③解毒类药，如还原型谷胱甘肽、硫普罗宁、葡醛内酯。④抗炎类药，如甘草甜素制剂（复方甘草甜素、甘草酸二胺、异甘草酸镁等）。⑤降酶药，如联苯双酯和双环醇片。⑥利胆药，如腺苷蛋氨酸、熊去氧胆酸。

促动力药有：①中枢和外周多巴胺 D_2 受体阻断剂，如甲氧氯普胺。②外周性多巴胺 D_2 受体阻断剂，如多潘立酮。③ 5– 羟色胺受体激动剂，如西沙必利、莫沙必利。

［52～53］

答案：52.A；53.C

解析：抗酸药主要有：吸收性抗酸剂，如碳酸氢钠；非吸收性抗酸剂，如铝、镁制剂（铝碳酸镁、氢氧化铝、三硅酸镁等）。β_2 受体激动剂有：短效，如沙丁胺醇、特布他林；长效，如福莫特罗、沙美特罗、丙卡特罗、班布特罗。

［54～55］

答案：54.C；55.E

解析：右美沙芬属于镇咳药。多潘立酮属于促胃肠动力药，可以促进胃肠蠕动，促进胃排空；抑制恶心、呕吐，防止胆汁反流；增强食管蠕动和食管下端括约肌张力。

［56～58］

答案：56.A；57.B；58.C

解析：多潘立酮临床应用的注意事项有：①本品可少量分泌入乳汁，哺乳期妇女慎用。②本品不宜用作预防术后呕吐的常规用药。③慢性消化不良者，以口服本品为佳；用于对抗急性或亚急性症状时，可用本品栓剂。④用药期间可出现血清泌乳素水平升高，尤其值得注意的是，非哺乳期泌乳、更年期后妇女月经失调及男性乳房胀痛，但停药后即可恢复正常。⑤心脏病患者（心律失常）、低钾血症以及接受化疗的肿瘤患者使用本品时，可能加重心律失常。⑥1 岁以下儿童应慎用。⑦儿童口服给药时，建议使用本品的混悬剂；儿童使用未经稀释的本品注射液时，可致注射部位疼痛，宜用氯化钠注射液稀释后注射。

［59～63］

答案：59.B；60.D；61.E；62.C；63.A

解析：考核泻药分类：①容积性泻药，如硫酸镁、硫酸钠。②渗透性泻药，如乳果糖。③刺激性泻药，如酚酞、比沙可啶、番泻叶、蓖麻油。④润滑性泻药，如甘油栓剂（开塞露）。⑤膨胀性泻药，如聚乙二醇 4000、羧甲基纤维素。

［64～68］

答案：64.A；65.B；66.C；67.A；68.A

解析：双八面体蒙脱石可影响其他药物吸收，若合用应在服用本品 1 小时前服用；胃炎、结肠炎和肠易激综合征患者在餐前服用；腹泻患者在两餐间服用；胃－食管反流、食管炎患者宜在餐后服用。

［69～73］

答案：69.C；70.B；71.D；72.A；73.E

解析：① H_2 受体阻断剂，如西咪替丁、雷尼替丁、法莫替丁、尼扎替丁等。②胆碱 M 受体阻断剂，如阿托品、山莨菪碱、东莨菪碱、颠茄。③ H^+，K^+-ATP 酶抑制剂（质子泵抑制剂），如奥美拉唑、兰索拉唑、泮托拉唑、雷贝拉唑、埃索美拉唑等。④抗酸药，如碳酸氢钠、铝、镁制剂（铝碳酸镁、氢氧化铝、三硅酸镁等）。⑤阻断胃泌素受体的药物，如丙谷胺。

［74～76］

答案：74.A；75.D；76.A

解析：年患者长期大剂量使用奥美拉唑可引起骨折；长期服用奥美拉唑易发生低镁血症；复方碳酸钙服用后易出现呃逆、腹胀和嗳气。

［77～79］

答案：77.A；78.C；79.D

解析：甲氧氯普胺为多巴胺 D_2 受体阻断剂，亦轻度抑制 5-HT_3 受体，作用于延髓催吐化学感受区中的多巴胺受体，通过提高该感受区的感受阈值而发挥中枢性止吐作用。5-HT_3 受体阻断剂通过拮抗外周和中枢神经元的 5-HT_3 受体，使 5-HT 与 5-HT_3 受体的结合受阻，抑制迷走传入神经兴奋的产生与传导，发挥止吐作用。主要有昂丹司琼、格雷司琼、托烷司琼等。阿瑞匹坦是目前唯一应用于临床的 NK-1 受体阻断剂，通过与 NK-1 受体结合来阻滞 P 物质的作用。

［80～82］

答案：80.D；81.A；82.C

解析：止吐药按作用机制可分为三类：多巴胺受体阻断剂（甲氧氯普胺）、5-HT_3 受体阻断剂（昂丹司琼）和神经激肽－1（NK-1）受体阻断剂（阿瑞吡坦）。

［83～85］

答案：83.E；84.D；85.A

解析：对轻度恶心与呕吐反应可口服多潘立酮、甲氧氯普胺进行处理，如效果不佳，可合并应用地塞米松或劳拉西泮作为补充。对严重呕吐或处理效果不佳者，可给予 5-HT_3 受体阻断剂，包括昂丹司琼、格雷司琼、雷莫司琼和托烷司琼。对化疗后的急性或延迟性恶心呕吐发作者，也可给予神经肌肽受体拮抗剂阿瑞匹坦，提高对恶心和呕吐的控制。

［86～89］

答案：86.A；87.B；88.C；89.D

解析：氢化可的松琥珀酸钠属于糖皮质激素，可促进胃酸及胃蛋白酶分泌，诱发溃疡。还原型谷胱甘肽是人类细胞质中自然合成的一种肽，由谷氨酸、半胱氨酸和甘氨酸组成。复方甘草酸苷，妊娠及哺乳期妇女、高龄患者慎用；患者长期使用可致低血钾、血压升高、水钠潴留等假性醛固酮增多症状，发现异常应立即停药。抑酸剂——质子泵抑制剂，抑制胃酸分泌和防治消化性溃疡的最有效药物，如奥美拉唑、泮托拉唑、兰索拉唑、雷贝拉唑、埃索美拉唑等。

［90～94］

答案：90.C；91.B；92.B；93.B；94.E

解析：埃索美拉唑长期或高剂量使用可使老年患者髋骨、腕骨、脊椎骨骨折。果胶铋应在餐前 0.5～1 小时服用或睡前服用。注意铋剂的应用安全性：铋剂用量大（血铋浓度大于0.1μg/mL）可产生神经毒性的危险。由于铋剂的不溶性和局部作用的特点，服药期间口中可能带有氨味，并可使舌、大便变黑，牙齿短暂变色，停药后能自行消失。幽门螺杆菌(Hp)三联疗法：抗菌剂+铋剂+质子泵抑制剂。

[95～96]

答案：95.C；96.B

解析：西咪替丁一般不推荐儿童使用；胃溃疡患者用药前应排除胃癌的可能性；上消化道出血通常先注射，病情缓解后再改为口服；餐后服用比餐前效果好；易产生耐药性。泮托拉唑用于胃及十二指肠溃疡、胃－食管反流病、卓－艾综合征、上消化道急性出血，急性胃黏膜病变出血，与抗菌药物联合用于幽门螺杆菌的根除治疗。

[97～98]

答案：97.A；98.D

解析：止泻药分为：①吸附药和收敛药，如双八面体蒙脱石。②抗动力药，如洛哌丁胺、地芬诺酯，直接作用于肠壁的阿片受体，阻止乙酰胆碱和前列腺素的释放，抑制肠道平滑肌收缩，从而抑制肠蠕动，延长食物在小肠中的停留时间，促进水、电解质及葡萄糖的吸收。地芬诺酯禁用于2岁以下儿童、肠梗阻患者、假膜性肠炎者、细菌性小肠结肠炎患者。

[99～101]

答案99.A；100.B；101.A

解析：甲巯咪唑常见关节痛、白细胞和粒细胞计数减少、中性粒细胞胞浆抗体相关性血管炎、脉管炎。甲状腺功能亢进症患者若有妊娠计划，应选择适当的抗甲状腺药物以最小剂量维持。丙硫氧嘧啶不易进入乳汁，更适用于哺乳期间使用。

102. 答案：BCDE

解析：增强抗酸剂作用的方式：抗酸剂在胃内容物将近排空或完全排空后，才能发挥抗酸作用，最佳服用时间是胃不适症状出现前或将要出现时，如两餐间和睡眠前服用；液体和胶体比片剂效果好；片剂可以嚼碎服用；尽量使用复方制剂；应增加日服药次数，一日4次或更多。

103. 答案：ADE

解析：具有抗消化性溃疡作用的药物有：①抑制胃壁细胞质子泵药。②阻断H_2受体药。③保护胃黏膜药。④抗酸药等。

104. 答案：ADE

解析：雷尼替丁的作用特点有：①阻断组胺H_2受体。②抑制胃酸分泌，促进溃疡愈合。③作用较西咪替丁强。

105. 答案：ABDE

解析：法莫替丁的作用特点有：①阻断组胺H_2受体。②抑制胃酸分泌，促进溃疡愈合。③不抑制肝药酶。④作用较西咪替丁强。

106. 答案：ABCDE

解析：质子泵抑制剂用于胃及十二指肠溃疡、胃－食管反流病、卓－艾综合征、上消化道急性出血、急性胃黏膜病变出血，与抗菌药联合用于幽门螺杆菌的根除治疗。

107. 答案：CD

解析：铋剂典型不良反应：便秘，口中氨味，舌、大便变黑，牙齿短暂变色。

108. 答案：ABC

解析：硫糖铝与铋剂不能和碱性药物合用；抑酸药（H_2受体阻断剂、质子泵抑制剂）可干扰两者的吸收；两种铋剂不能合用；替普瑞酮对盐酸、酒精、阿司匹林引起的消化性溃疡有保护作用，与H_2受体阻断剂合用可促进溃疡的愈合。

109. 答案：ABCD

解析：服用消化酶时应注意保护消化酶的活性；不宜和抗菌药物、吸附剂合用，可使疗效降低，如需合用应间隔2～3小时；忌与酸或碱性较强的药物或食物合用；遇热不稳定。

110. 答案：BCD

解析：胆碱M受体禁忌证：青光眼、前列腺增生、高热、重症肌无力、幽门梗阻与肠梗阻者禁用。

111. 答案：ABC

解析：药物相互作用：多潘立酮与抑制CYP3A4药物（酮康唑、氟康唑、伏立康唑、红霉素、克拉霉素、胺碘酮）合用，会增加尖端扭转型心律失常的风险。

112. 答案：ABC

解析：胃黏膜保护剂的代表药有：枸橼酸铋钾、胶体果胶铋、硫糖铝、替普瑞酮。胃黏膜保护药增加胃黏膜血流量，增加胃黏膜细胞黏液、碳酸氢盐的分泌，增加胃黏膜细胞前列腺素的合成，增加胃黏膜和黏液中糖蛋白和磷脂的含量，还兼有抗酸作用。枸橼酸铋钾、胶体果胶铋有杀灭幽门螺杆的作用。铋剂典型不良反应：引起便秘，服药期间口中有氨味，舌、大便变黑。

113. 答案：ABCDE

解析：促胃肠动力药禁忌证：胃肠出血、机械性梗阻或穿孔、嗜铬细胞瘤、分泌泌乳素的垂体肿瘤者禁用，妊娠期妇女避免使用。

114. 答案：ABD

解析：促胃肠动力药有甲氧氯普胺、多潘立酮、西沙必利、莫沙必利等。

115. 答案：BCDE

解析：硫酸镁具有的药理作用：①可抑制中枢神经系统，松弛骨骼肌，具有镇静、抗痉挛以及减低颅内压等作用。②补充镁盐。③口服具有良好的导泻功能。④能刺激十二指肠黏膜，反射性地引起胆总管括约肌松弛、胆囊收缩，从而促进胆囊排空，有利胆之功效。⑤可用作消化道造影。⑥外用热敷患处，有消炎祛肿的功效。

116. 答案：ABCD

解析：微生态制剂特点：①抑制肠内有害菌，维持人体微生态平衡。②维持正常肠蠕动，缓解便秘。③屏障作用。④营养作用。⑤免疫作用。⑥保护肝脏。⑦抑制肠内自由基和过氧化物。⑧解毒作用。

117. 答案：ABCE

解析：复方甘草酸苷的注意事项：妊娠及哺乳期妇女、高龄患者慎用；患者长期使用可致低血钾、血压升高、钠及液体潴留等假性醛固酮增多症，用药期间应监测血钾，发现异常应立即停药。肝胆疾病辅助用药禁忌证：严重低钾血症、高钠血症、高血压、心力衰竭和肾衰竭患者禁用甘草酸二胺；醛固酮增多症、肌病、低钾血症禁用复方甘草酸苷，亦禁用于有血氨升高倾向的末期肝硬化患者。

118. 答案：ACD

解析：必需磷脂类代表药物多烯磷脂酰胆碱。必需磷脂类作为细胞膜的重要组分，特异性地与肝细胞膜结合，促进肝细胞膜再生，增强细胞膜的防御功能，起到稳定、保护、修复细胞膜的作用。临床用于以肝细胞膜损害为主的急慢性肝炎、药物性肝炎、酒精性肝病、中毒性肝炎。多烯磷脂酰胆碱注意事项：严禁使用0.9%氯化钠、5%葡萄糖氯化钠注射液、复方氯化钠注射液、乳酸林格液等电解质溶液稀释；如果需要静脉滴注，可选用不含电解质的溶液稀释，静脉注射应缓慢；新生儿、早产儿禁用。

119. 答案：ABCDE

解析：妊娠及哺乳期妇女、严重肝功能不全、胆道完全阻塞、急性胆囊炎、胆管炎、胆结石钙化出现胆管痉挛或胆绞痛时禁用熊去氧胆酸。

120. 答案：BC

解析：利胆药：代表药腺苷蛋氨酸、熊去氧胆酸；可促进胆汁分泌，抑制肝脏胆固醇合成，减少肝脏脂肪，加速急性肝损害者细胞功能恢复。

121. 答案：ABCDE

解析：雷尼替丁可在早晚餐时服用，服用后可能引起幻觉、定向力障碍，司机、高空作业者、精密仪器操作者慎用。胶体果胶铋须餐前1小时及睡前给药，一般不能与雷尼替丁同时服用。

122. 答案：BCDE

解析：甲氧氯普胺对前庭功能紊乱所致的呕吐无效，主要用于胃肠功能失调所致的呕吐及放疗、颅脑损伤、手术后及药物引起的呕吐。

123. 答案：BCE

解析：硫酸镁是泻药，而地芬诺酯为止泻药物。

124. 答案：ABC

解析：治疗重度致吐性化疗药所引起的恶心呕吐，每天化疗前，联用5-HT_3受体阻断剂，口服地塞米松和阿瑞匹坦；化疗后从第2～4日，口服地塞米松，以及第2～3日口服阿瑞匹坦。

第五章　心血管系统疾病用药

1. 答案：A

解析：强心苷类抗心力衰竭药的作用特点：一正——强心；四负——减慢心率、自律性、耗氧量，抑制房室传导。

2. 答案：D

解析：强心苷可抑制心肌细胞膜上的 Na^+，K^+-ATP 酶，减少 Na^+-K^+ 交换，而细胞内较多的 Na^+ 促进 Na^+-Ca^{2+} 交换，导致细胞内 Ca^{2+} 增加，从而增强心肌收缩力。

3. 答案：D

解析：强心苷可抑制心肌细胞膜上的 Na^+，K^+-ATP 酶。

4. 答案：A

解析：强心苷类药物易引起低血钾。

5. 答案：D

解析：洋地黄类药物的药理作用主要是正性肌力和负性频率，治疗指数窄，易发生中毒。

6. 答案：B

解析：强心苷可抑制心肌细胞膜上的 Na^+，K^+-ATP 酶，减少 Na^+-K^+ 交换，而细胞内较多的 Na^+ 促进 Na^+-Ca^{2+} 交换，导致细胞内 Ca^{2+} 增加，从而增强心肌收缩力。

7. 答案：C

解析：强心苷用于急、慢性心力衰竭，心房纤颤、心房扑动引起的快速心室率，阵发性室上性心动过速。

8. 答案：C

解析：已引起强心苷中毒者，轻度中毒应及时停药；对严重心律失常症状应及时静脉滴注 KCl 葡萄糖注射液补钾，细胞外 K^+ 能阻止强心苷与 Na^+，K^+-ATP 酶的结合，而减轻或防止中毒；对异位心律者可静脉注射苯妥英钠。

9. 答案：B

解析：典型不良反应：强心苷一般治疗量接近中毒量，安全范围窄，治疗量约为中毒量的 1/2，而中毒量又为致死量的 1/2。当血清地高辛＞2ng/mL 时较易引起毒性反应。主要表现为各种心律失常；神经系统表现有眩晕、嗜睡、视觉障碍等症状；感官系统有黄视、绿视及视觉模糊等视觉障碍，在洋地黄中毒时更为常见。

10. 答案：C

解析：对异位心律者可静脉注射苯妥英钠 100 ～ 200mg；对于窦性心动过缓，可静脉注射阿托品 0.5 ～ 2mg 或异丙肾上腺素 0.5 ～ 1mg 治疗。

11. 答案：B

解析：监护临床中毒症状：最早出现的中毒症状是胃肠道反应；感官系统如色觉障碍发生在胃肠道反应之后；中毒特异性最高的心律失常是非阵发性心动过速、阵发性房性心动过速伴传导阻滞；药物过量可导致心衰，应注意鉴别。

12. 答案：B

解析：地高辛适用于：①急、慢性心力衰竭。②控制心房颤动、心房扑动引起的快速心室率、室上性心动过速。

13. 答案：D

解析：洋地黄类强心苷临床上主要用于治疗心功能不全，常用的有洋地黄毒苷、地高辛、去乙酰毛花苷丙和毒毛花苷 K 等。急性心衰时可以选用西地兰静脉注射；慢性心衰时可以选用地高辛口服维持量；快速房颤时可以静脉注射西地兰复律；慢性充血性心力衰竭宜用常规剂量的洋地黄类强心苷。同各种药物合用，几乎都可增加洋地黄类药物的毒性。

14. 答案：C

解析：预激综合征伴心房颤动或扑动者；伴窦房传导阻滞又无起搏器保护者；严重器质性心脏病，如梗阻性肥厚型心肌病、单纯的重度二尖瓣狭窄伴窦性心律者；室性心动过速、室颤者；急性心梗后，特别是有进行性心肌缺血者，应慎用或不用地高辛。

15. 答案：B

解析：多数药物在治疗 CHF 时，通过各种途径增加心肌细胞内游离 Ca^{2+} 量而产生作用，加强心肌收缩力。强心苷则为其主要药物。

16. 答案：C

解析：强心苷不能与含钙注射液合用。

17. 答案：E

解析：强心苷类药物有：①地高辛。②甲地高辛。③去乙酰毛花苷（西地兰D），速效。④毛花苷丙（西地兰C），速效。⑤洋地黄毒苷，长效。⑥毒毛花苷K，速效。

18. 答案：E

解析：洋地黄毒苷 $t_{1/2}$ 长达5～7天；毒毛花苷K $t_{1/2}$ 约21小时；地高辛 $t_{1/2}$ 为30～36小时。

19. 答案：D

解析：强心苷具有直接加强心肌收缩力的作用，这一作用在衰竭的心脏表现特别明显，具有选择性；对衰竭且已扩大的心脏，在加强心肌收缩力时，不增加甚至可减少心肌的耗氧量，而对正常心脏，却可使心肌耗氧量增加。

20. 答案：A

解析：地高辛不能和含钙注射液合用；紧急情况可以静脉注射；应定期监测血药浓度。

21. 答案：D

解析：非强心苷类正性肌力药常用的有两类：β受体激动药多巴胺、多巴酚丁胺和磷酸二酯酶Ⅲ抑制剂米力农、氨力农。

22. 答案：B

解析：胺碘酮的不良反应：①肺毒性，糖皮质激素可以改善早期肺毒性。②肝毒性是致命的，如肝炎和肝硬化。③甲状腺功能紊乱。④静脉使用的主要副作用是低血压和心动过缓。

23. 答案：D

解析：延长动作电位时程药：胺碘酮通过阻断介导复极的钾通道，延长动作电位时程，适用于危及生命的阵发性室性心动过速及室颤的终止和预防，也可用于其他药物无效的阵发性室上性心动过速、房颤和房扑，为广谱抗心律失常药。

24. 答案：C

解析：该药物主要经肝代谢，其代谢物仍有生物活性，极少经尿排出，故对肾功能不全者不需调整剂量。

25. 答案：E

解析：胺碘酮同时表现Ⅰ、Ⅱ、Ⅲ、Ⅳ类抗心律失常药的作用，还能阻断α、β受体。Ⅰ类 Na^+ 通道适度阻滞；Ⅱ类β受体阻断剂；Ⅲ类延长动作电位时程；Ⅳ类 Ca^{2+} 通道阻滞。

26. 答案：E

解析：Ⅰa类：适度阻滞钠通道，减慢传导，延长有效不应期，还能不同程度地抑制 K^+、Ca^{2+} 的通透性，具有膜稳定作用，代表药奎尼丁、普鲁卡因胺。奎尼丁主要用于房颤和房扑的复律和危及生命的室性心动过速，属广谱抗心律失常药。奎尼丁晕厥发生在最初用药的3日内，治疗应在院内进行。

27. 答案：D

解析：此类药物可阻断心脏的β受体，降低交感神经活性，主要用于室上性、室性心律失常。根据受体选择性的不同，可分为三类：非选择性β受体阻断剂普萘洛尔；选择性 $β_1$ 受体阻断剂比索洛尔、美托洛尔和阿替洛尔；$α_1$、β受体阻断剂卡维地洛、拉贝洛尔。

28. 答案：D

解析：Ⅰb类：利多卡因和苯妥英钠对室性心律失常（室性心动过速、室颤），特别是急性心肌梗死引起的室性心律失常有效，但对慢反应短动作电位时程的心房肌等没有作用，为窄谱抗心律失常药。

29. 答案：E

解析：利多卡因仅用于室性心律失常。

30. 答案：A

解析：利多卡因和苯妥英钠，轻度阻滞钠通道。

31. 答案：B

解析：阵发性室性心动过速宜选用的抗心律失常药物有奎尼丁、利多卡因、美西律、普罗帕酮、胺碘酮等。

32. 答案：E

解析：利多卡因仅用于室性心律失常，是急性心肌梗死引起的室性早搏、室性心动过速及室性震颤的首选药。

33. 答案：B

解析：维拉帕米能延长窦房结、房室结的有效不应期和功能不应期，减慢窦房结的自律性，还能减慢房室结的传导；注射用于终止阵发性室上性心动过速；口服用于房颤、房扑。地尔硫䓬主要用于房颤、房扑时的心室率控制。

34. 答案：D

解析：维拉帕米属于钙通道阻滞剂，能抑制钙离子内流，延长窦房结和房室结的有效不应期，减慢窦房结自律性和房室结传导。

35. 答案：C

解析：奎尼丁毒性大，可引起：①消化道反应：恶心、呕吐及腹泻。②心血管反应：低血压、血管栓塞（房颤，血栓脱落引起）、心律失常（抑制心脏，导致心动过缓甚至停搏）。③金鸡纳反应：耳鸣、听力减退、视力模糊、神志不清。④奎尼丁晕厥：意识丧失、呼吸停止、室颤而死亡。⑤变态反应（过敏）：皮疹、药热、血小板减少。

36. 答案：B

解析：β 受体阻断剂作为唯一能降低心脏猝死及总死亡率的抗心律失常药，主要用于窦性、室上性心律失常、房颤、房扑，能有效控制交感神经兴奋引起的室性心动过速，适用于所有慢性收缩性心力衰竭。

37. 答案：E

解析：对于慢性心功能不全，临床上主要采用综合治疗，改善心功能，防止和延缓心肌重构的发展，降低心衰的死亡率和住院率。主要药物有血管紧张素转换酶抑制剂，可显著降低心衰患者的死亡率。

38. 答案：C

解析：AT_1 受体阻断药 ARB 是通过阻断血管紧张素Ⅱ与 AT_1 受体结合，表现出舒张血管，减少水、钠潴留，减少血容量而发挥降压作用。本类药还能逆转心肌肥厚，减轻心衰。在慢性心衰患者中 ACEI 是一线药物；ARB 仅用于不能耐受 ACEI 的患者。

39. 答案：B

解析：对于窦性心动过缓，可静脉注射阿托品 0.5 ～ 2mg 或异丙肾上腺素 0.5 ～ 1mg 治疗。

40. 答案：C

解析：尼莫地平、氟桂利嗪和桂利嗪对脑血管选择性强，主要用于伴有脑血管病、脑血管痉挛和偏头痛的高血压治疗。

41. 答案：B

解析：卡托普利、依那普利的典型不良反应常见干咳，发生率约 20%。

42. 答案：A

解析：抗高血压药的分类：①利尿降压药，如氢氯噻嗪、吲达帕胺等。②作用于肾素 – 血管紧张素 – 醛固酮系统的药物，如血管紧张素转换酶抑制剂（卡托普利）、血管紧张素Ⅱ受体拮抗剂（氯沙坦）。

43. 答案：A

解析：可乐定和甲基多巴属于中枢性降压药，通过激活血管运动神经中枢的 α_2 受体，降低外周交感神经兴奋性，降低血压，为中等程度降压药。甲基多巴不降低肾小球滤过率，特别适用于肾功能不良的高血压患者，也是妊娠高血压的首选药，长期使用可逆转左心肥厚。

44. 答案：C

解析：①中枢降压药：可乐定、甲基多巴等。②神经节阻断剂，美卡拉明等。③抗肾上腺素能神经递质药：利血平、胍乙啶等。④肾上腺素受体阻断药：α_1 受体阻断药哌唑嗪、α、β 受体阻断药拉贝洛尔。

45. 答案：C

解析：氯沙坦是血管紧张素Ⅱ受体拮抗药。AT_1 受体阻断药 ARB 是通过阻断血管紧张素Ⅱ与 AT_1 受体结合，表现出舒张血管作用。

46. 答案：B

解析：NO 具有强大的舒张血管作用。硝酸甘油为 NO 的供体，对冠状动脉也有明显的舒张作用。

47. 答案：D

解析：氢氯噻嗪可引起高尿酸血症。

48. 答案：D

解析：氢氯噻嗪可用于轻、中度高血压。

49. 答案：E

解析：血管紧张素转化酶抑制剂（ACEI）的药理作用：①可抑制循环系统转化酶，减少血管紧张素Ⅱ的生成，同时抑制缓激肽的水解，导致血管舒张，达到降压的目的。②改善左心功能，抑制血管平滑肌增殖和左心室肥厚。

50. 答案：B

解析：氢氯噻嗪可单独用于轻、中度高血压。

51. 答案：D

解析：硝酸酯类进入平滑肌细胞分解为一氧化氮（NO），活化血管平滑肌细胞内的鸟苷酸环化酶，产生环鸟核苷单磷酸，从而使钙离子从细胞释放而松弛平滑肌。

52. 答案：D

解析：硝酸酯类药：①降低心肌氧耗量。②扩张冠状动脉和侧支循环血管，增加缺血区域尤其是心内膜下的血液供应。③降低肺血管床压力和肺毛细血管楔压，增加左心衰竭患者的每搏输出量和心输出量，改善心功能。④轻微的抗血小板聚集作用。钙通道阻滞药：①阻滞细胞膜钙通道，抑制平滑肌 Ca^{2+} 进入血管平滑肌细胞内，从而松弛血管平滑肌，改善心肌供血。②降低心肌收缩力，降低心肌氧耗。

53. 答案：C

解析：硝苯地平作为第一代二氢吡啶类 CCB 药物比第二代氨氯地平、非洛地平负性肌力更大，对变异型心绞痛最为有效，对伴有哮喘和阻塞性肺疾病患者更为适宜。

54. 答案：A

解析：普萘洛尔会加重变异型心绞痛。

55. 答案：D

解析：抗心绞痛药物的主要目的是降低心肌氧耗。

56. 答案：B

解析：过敏患者、急性下壁伴右室心肌梗死、严重低血压、肥厚型梗阻性心肌病、重度主动脉瓣和二尖瓣狭窄、限制性心肌病、已使用西地那非者及颅内压升高的高血压患者禁用西地那非。

57. 答案：C

解析：胺碘酮不良反应有：①心律失常，加重房颤或出现快速室性心律失常。②肺毒性。③甲状腺功能减退 / 亢进。④光过敏显著。

58. 答案：A

解析：维拉帕米能延长窦房结、房室结的 ERP，减慢窦房结自律性，还能减慢房室结传导，注射用于终止阵发性室上性心动过速。

59. 答案：C

解析：普罗帕酮又称心律平，重度阻滞钠通道，可用于室上性、室性早搏等心律失常；不良反应多，不是首选药；经肝、肾双途径消除，有明显的首过效应。

60. 答案：D

解析：①非选择性 β 受体阻断剂：普萘洛尔，竞争性阻断 β_1 和 β_2 受体。②选择性 β_1 受体阻断剂：比索洛尔、美托洛尔和阿替洛尔。③有周围血管舒张功能的 β 受体阻断剂，兼有阻断 α_1 受体，产生周围血管舒张作用：卡维地洛（慢性心衰一线药）、拉贝洛尔。④强效、选择性的第三代 β_1 受体阻断药：奈必洛尔。

61. 答案：E

解析：尼莫地平、氟桂利嗪和桂利嗪对脑血管选择性强，主要用于伴有脑血管病、脑血管痉挛和偏头痛的高血压治疗。

62. 答案：B

解析：卡托普利属于血管紧张素转换酶抑制剂，具有：①扩张血管，降低血压，减轻心脏后负荷，保护靶器官的功能。②改善左心室功能，延缓血管壁和心室壁肥厚。③扩张动静脉，增加冠脉血流量，增加静脉床容量，使回心血量进一步减少，心脏前负荷降低。④缓解肾动脉闭塞引起的高血压，同时增加肾血流量。⑤保护肾功能，但又可能引起急性肾衰竭和高钾血症——“双刃剑”，可同时改善糖尿病患者多蛋白尿或微量蛋白尿，延缓肾脏损害。⑥调节血脂和清除氧自由基。

63. 答案：C

解析：任何剂型的硝酸酯类药连续使用 24 小时都可能发生耐药现象。

64. 答案：E

解析：AT_1 受体阻断药 ARB 是通过阻断血管紧张素Ⅱ与 AT_1 受体结合。其主要作用为降压、减轻左室肥厚、肾保护、脑血管保护。

65. 答案：A

解析：硝酸酯类药物主要用于预防心绞痛的发作；对于频繁发作的心绞痛，宜采用静脉给药。

66. 答案：D

解析：维拉帕米为钙通道阻滞药，可以选择性阻断钙通道，抑制细胞外 Ca^{2+} 内流，降低细胞内 Ca^{2+} 浓度。

67. 答案：B

解析：多巴胺主要用于急性心衰及各种原因引起的休克；对多巴胺无效或不能耐受者可以使用多巴酚丁胺；对正在使用 β 受体阻断剂者不推荐使用。磷酸二酯酶Ⅲ抑制剂主要用于心力衰竭时作短时间的支持治疗。

68. 答案：A

解析：α_1、β 受体阻断剂卡维地洛、拉贝洛尔。卡维地洛有改善糖耐量、降低胰岛素水平的作用，被推荐为慢性心力衰竭的一线治疗药。

69. 答案：D

解析：肼屈嗪只扩张小动脉，使外周阻力下降，减轻心脏后负荷而降压。

70. 答案：B

解析：属于Ⅰb类抗心律失常的药有利多卡因、美西律、苯妥英钠，其中苯妥英钠具有抗癫痫作用。

71. 答案：A

解析：考查抗高血压药物的相关知识。硝苯地平能降低血压但伴有反射性心率加快，血压过度降低易导致心肌或脑缺血；卡托普利降压不伴反射性心率加快。

72. 答案：D

解析：氯沙坦属于非肽类的血管紧张素 AT_1 受体拮抗药物。

73. 答案：B

解析：卡托普利属于血管紧张素转换酶抑制剂，常见不良反应是干咳。

74. 答案：C

解析：左旋多巴是治疗帕金森的药物，不属于降压药。

75. 答案：D

解析：卡托普利用于高血压、心力衰竭；起效快，适用于高血压急症。

76. 答案：C

解析：硝苯地平作为第一代二氢吡啶类药比第二代氨氯地平、非洛地平负性肌力更大，对变异型心绞痛最为有效；对伴有哮喘和阻塞性肺疾病患者更为适宜。

77. 答案：C

解析：抗交感神经药：①中枢降压药：可乐定、甲基多巴等。②神经节阻断剂：美卡拉明等。③抗肾上腺素能神经递质药：利血平、胍乙啶等。④肾上腺素受体阻断药：α_1 受体阻断药哌唑嗪、α_1、β 受体阻断药拉贝洛尔。

78. 答案：D

解析：激动 α_2 受体的中枢性抗高血压药有可乐定和甲基多巴。

79. 答案：D

解析：血管紧张素Ⅱ和 AT_1 受体阻断剂包括缬沙坦、厄贝沙坦、坎地沙坦、替米沙坦、氯沙坦等。

80. 答案：E

解析：利血平禁用于活动性胃溃疡、抑郁症、妊娠妇女。

81. 答案：A

解析：β 受体阻断剂可引起支气管痉挛，致气道阻力增加，危及生命。

82. 答案：A

解析：β 受体阻断剂可用于窦性心动过速，尤其伴焦虑者、心肌梗死后、心功能不全者。甲状腺功能亢进和 β 受体功能亢进状态更是 β 受体阻断剂的适应证。

83. 答案：D

解析：钙通道阻滞剂适应证：①变异型心绞痛，最有效，伴有哮喘和阻塞性肺疾病患者更为适用，可扩张支气管平滑肌。②稳定型和不稳定型心绞痛也有效。③高血压。④外周血管痉挛性疾病、雷诺综合征等。

84. 答案：E

解析：硝酸甘油适应证：防治心绞痛、心肌梗死和充血性心力衰竭。

85. 答案：E

解析：高血压伴糖尿病或痛风患者不宜选用噻嗪类。

86. 答案：B

解析：硝酸甘油为本类代表药，起效快，2～3分钟起效，5分钟达最大效应，作用持续时间20～30分钟；因有较强的首过效应，舌下含服吸收迅速完全；主要用于终止缺血发作，为心绞痛急性发作首选药；连续使用易耐药。

87. 答案：A

解析：普罗帕酮不良反应常见眩晕、头痛、运动失调、口腔金属异味，还可致狼疮样面部皮疹。

88. 答案：A

解析：硝普钠降压作用迅速、强大而短暂，可使小动脉、小静脉都扩张，对小静脉扩张作用强于小动脉。

89. 答案：C

解析：利血平不良反应有嗜睡、镇静，大剂量可出现抑郁症。

90. 答案：B

解析：高血压合并冠心病或心力衰竭者不宜

选用肼屈嗪。

91. 答案：D

解析：他汀类与羟甲基戊二酰辅酶A（HMG-CoA）具有相似的结构，可与HMG-CoA竞争HMG-CoA还原酶，因其与HMG-CoA还原酶的亲和力较HMG-CoA强上千倍，通过竞争性抑制，使TC合成受阻，LDL减少，也使VLDL减少，间接导致HDL升高。

92. 答案：C

解析：ARB还能促进尿酸排泄，改善胰岛素抵抗，尤其适用于伴有糖尿病肾病的高血压患者。

93. 答案：C

解析：钙通道阻滞剂具有很强的血管选择性：①硝苯地平、氨氯地平、非洛地平和拉西地平——冠心病和高血压。②尼莫地平、氟桂利嗪和桂利嗪——缺血性脑血管病、脑血管痉挛、偏头痛。

94. 答案：A

解析：依那普利适用于原发性高血压、肾性高血压、心力衰竭。

95. 答案：D

解析：用药监护：硝酸甘油舌下含片或气雾剂起效快，作用时间短；静脉滴注不仅快，还能维持稳定血药浓度；软膏和透皮贴剂通过皮肤吸收，可避免首过效应；不能随时停药，以避免发生反跳现象。

96. 答案：B

解析：硝普钠急性过量导致血压过低；有毒性反应与代谢物硫氰酸盐浓度过高有关，出现乏力、厌食等症状；如偶尔出现耐受性，视为氰化物中毒的前兆。

97. 答案：A

解析：硝苯地平为一线降压药，可显著降低高血压患者发生脑卒中的风险。

98. 答案：D

解析：硝苯地平的不良反应：多数是过度扩张血管引起的反射性交感神经兴奋，如低血压、面部潮红、下肢及踝部水肿。

99. 答案：D

解析：本题考查他汀类药物的药理作用。主要有高脂蛋白血症（包括2型糖尿病引起的高胆固醇血症、肾病综合征引起的高胆固醇血症、杂合子家族性高脂蛋白血症）；预防心脑血管急性事件；肾病综合征；缓解器官移植后的排斥反应；治疗骨质疏松症，对高TG血症疗效不显著。

100. 答案：A

解析：硝酸甘油：①舌下含服——心绞痛急性发作的首选。②静脉给药——发作频繁者。

101. 答案：E

解析：调血脂药物有：①羟甲基戊二酰辅酶A（HMG-CoA）还原酶抑制剂，如辛伐他汀、氟伐他汀、阿托伐他汀、瑞舒伐他汀。②贝丁酸类药，如非诺贝特、苯扎贝特。③烟酸类，如烟酸、阿昔莫司。④胆固醇吸收抑制剂，如依折麦布。

102. 答案：D

解析：烟酸口服能降低TC15%～30%，还能降低LDL5%～25%，TG20%～50%，升高HDL15%～35%；在现有调节血脂药中，烟酸升高HDL的作用最强，也是少有的降Lp的药物。

103. 答案：C

解析：他汀类药物能竞争性抑制羟甲基戊二酰辅酶A还原酶（HMG-CoA还原酶），降低血总胆固醇（TC）。

104. 答案：A

解析：贝丁酸类药理作用与临床评价：能显著降低患者血中TG20%～50%、TC6%～15%，升高HDL10%～20%。其适应证为高TG或以高TG为主的混合型高脂血症。贝丁酸类药是以降低TG为主要治疗目标时的首选药。

105. 答案：C

解析：考查胺碘酮的不良反应。

106. 答案：D

解析：根据患者具有糖尿病、肾功能不全的症状，最适合选用ACEI类和ARB类降压药物治疗，选项中依那普利属于ACEI类降压药物。

107. 答案：D

解析：钙通道阻滞剂对变异型心绞痛最有效。

108. 答案：A

解析：地高辛通过抑制衰竭心肌细胞膜上Na^+，K^+-ATP酶提高细胞正性肌力。

109. 答案：C

解析：血管紧张素转换酶抑制剂（ACEI）的药理作用可概括为：①抑制血管紧张素转换酶的

活性，抑制血管紧张素Ⅰ转换成血管紧张素Ⅱ（AngⅡ）；同时还作用于缓激肽系统，抑制缓激肽降解。②改善左心室功能，可延缓血管壁和心室壁肥厚。③扩张动静脉，降低外周血管阻力和冠状动脉、肾动脉阻力，增加冠脉血流量，增加静脉床容量。④调节血脂和清除氧自由基。ACEI可使血浆胆固醇（CH）、三酰甘油（TG）降低，高密度脂蛋白（HDL）升高或基本不变。⑤保护肾功能。禁用于高钾血症、双侧肾动脉狭窄、动脉狭窄等。

［110～113］

答案：110.B；111.C；112.D；113.E

解析：β受体阻断剂为唯一能降低心脏性猝死率及总死亡率的抗心律失常药。血管紧张素转换酶抑制剂，可显著降低心衰患者死亡率。β受体阻断剂，可抑制心肌重构，改善左心功能，所有慢性收缩性心力衰竭，心功能Ⅰ～Ⅲ级患者都必须使用。醛固酮受体阻断剂螺内酯，对重度心衰有利。血管紧张素受体Ⅱ阻断剂，主要用于因严重咳嗽不能耐受ACEI的患者。利尿剂能充分控制心衰的液体潴留。强心苷可减轻症状和改善心功能。

［114～115］

答案：114.C；115.A

解析：监护临床中毒症状：对异位心律者可静脉注射苯妥英钠100～200mg；对于窦性心动过缓，可静脉注射阿托品0.5～2mg或异丙肾上腺素0.5～1mg治疗。

［116～118］

答案：116.E；117.B；118.C

解析：β受体激动剂——多巴胺、多巴酚丁胺，通过提高心肌细胞内环磷腺苷（cAMP）增强心肌收缩力。地高辛适应证：①急、慢性心力衰竭。②控制心房颤动、心房扑动引起的快速心室率。③室上性心动过速。ACEI可减少醛固酮生成，减轻水钠潴留，降低心脏前负荷，抑制心肌及血管重构，降低全身血管阻力，增加心搏出量，改善心脏的舒张功能，降低肾血管阻力，增加肾血流量，降低交感神经活性等。ACEI对各阶段心力衰竭者均有有益作用。

［119～121］

答案：119.C；120.E；121.B

解析：强心苷可抑制心肌细胞膜上的Na^+-K^+-ATP酶，减少Na^+-K^+交换，而细胞内较多的Na^+促进Na^+-Ca^{2+}交换，导致细胞内Ca^{2+}增加，从而增强心肌收缩力。钙抑制剂降低血压，可用于高血压的治疗，为一线降压药，可显著降低高血压患者发生脑卒中的风险。NO具有强大的舒张血管作用，硝酸甘油为NO的供体，对冠状动脉也有明显的舒张作用。

［122～123］

答案：122.D；123.C

解析：目前地高辛使用最广，是唯一被美国FDA确认能有效治疗慢性心衰的正性肌力药，常作为已使用利尿剂、ACEI或ARB和β受体阻断剂治疗，仍有症状的辅助用药，更适用于伴有房颤的心力衰竭患者。

［124～126］

答案：124.B；125.A；126.C

解析：Ⅰa类抗心律失常药的代表药有奎尼丁、普鲁卡因胺。奎尼丁主要用于房颤和房扑的复律以及危及生命的室性心动过速，属广谱抗心律失常药。去乙酰毛花苷（西地兰D）用于急性心衰、慢性心衰急性加重，控制心房纤颤、心房扑动引起的快速心室率。药物相互作用：β受体激动剂与全麻药合用易发生室性心律失常；磷酸二酯酶抑制剂与血管紧张素转换酶抑制剂、硝酸酯类合用于心衰有协同作用，可加强洋地黄的正性肌力作用；米力农与茶碱类合用，可减弱米力农的正性肌力作用。

［127～131］

答案：127.B；128.A；129.C；130.E；131.D

解析：β受体阻断剂：主要用于窦性、室上性心律失常、房颤、房扑，能有效控制交感神经兴奋引起的室性心动过速，适用于所有的慢性收缩性心力衰竭。美西律是一种结构与性质均与利多卡因相似的药物，但可以口服，常用于慢性心律失常。

［132～134］

答案：132.C；133.A；134.B

解析：多巴胺和多巴酚丁胺半衰期都短，长期使用易产生耐受性。

［135～137］

答案：135.C；136.E；137.A

解析：奎尼丁不良反应有金鸡纳反应、耳鸣、听力减退、视力模糊、神志不清；胺碘酮不良反应有甲状腺功能异常（减退/亢进）；β受体阻断剂是唯一能降低心脏性猝死而降低总死亡率的抗心律失常药。

［138～140］

答案：138.C；139.D；140.E

解析：Ⅰc类抗心律失常药普罗帕酮又称心律平，重度阻滞钠通道，可用于室上性、室性早搏等心律失常；但因其不良反应多，不是首选药；经肝、肾双途径消除，有明显的首过效应。维拉帕米能延长窦房结、房室结的ERP，减慢心自律性，还能减慢传导；注射用于终止阵发性室上性心动过速。

［141～144］

答案：141.A；142.E；143.B；144.D

解析：胺碘酮通过阻断介导复极的钾通道延长动作时程，适用于危及生命的阵发性室性心动过速及室颤的终止和预防。β受体阻断剂禁用于支气管哮喘、低血压、心动过缓、二度以上房室传导阻滞；下肢间歇性跛行是绝对的禁忌证。

［145～148］

答案：145.A；146.B；147.E；148.D

解析：普罗帕酮常见眩晕、头痛、运动失调、口腔金属异味，还可致狼疮样面部皮疹，且对折返性心律失常加重风险最高。美西律少数患者出现复视、眼球震颤、发音困难等。多巴胺主要用于急性心衰及各种原因引起的休克。利血平具有轻度的降压作用，作用缓慢而持久，单用疗效不佳，停药有反跳现象，不良反应显著；目前主要与双肼屈嗪、氢氯噻嗪组成固定的复方制剂，适用于轻、中度早期高血压。

［149～150］

答案：149.C；150.D

解析：ACEI禁忌证：妊娠期妇女、高钾血症、双侧肾动脉狭窄、有血管神经性水肿者。血钾升高＞6.0mmol/L或血肌酐增加＞50%或＞265μmol/L时应停用ACEI。

［151～152］

答案：151.A；152.C

解析：钙通道阻滞药对伴有哮喘和阻塞性肺疾病患者更为适宜。

［153～157］

答案：153.B；154.D；155.E；156.A；157.C

解析：①硝苯地平作为第一代二氢吡啶类比第二代氨氯地平、非洛地平负性肌力更大，对变异型心绞痛最为有效。②尼莫地平、氟桂利嗪和桂利嗪对脑血管选择性强，主要用于脑血管病、脑血管痉挛和偏头痛。③卡托普利应注意监护肾毒性：用药初始2个月血肌酐可轻度上升，升幅小于30%，不需停药；如升幅大于30%～50%，提示肾缺血，应停用ACEI；治疗期间避免同服含钾盐的食盐替代品，一般不与留钾利尿剂合用，以免发生高血钾。④甲基多巴属于中枢性降压药，激活血管运动中枢α_2受体，降低外周交感神经的兴奋性，降低血压，为中等程度降压药；不降低肾小球滤过率，特别适用于肾功能不良的高血压患者，也是妊娠高血压的首选药。⑤哌唑嗪为突触后膜α_{1c}受体阻断剂，能使小动脉、小静脉都舒张，外周阻力下降，血压下降。本类药物起效快，作用强，能改善胰岛素抵抗，减轻前列腺增生，与β受体阻断剂或利尿剂联合，用于重度顽固性高血压效果好。

［158～162］

答案：158.D；159.E；160.C；161.A；162.B

解析：可乐定和甲基多巴属于中枢性降压药；抗肾上腺素能神经末梢递质药有利血平、胍乙啶等。

［163～167］

答案：163.D；164.A；165.B；166.C；167.E

解析：硝普钠化学性质不稳定，半衰期仅几分钟，必须采取静脉滴注给药；肾功能不良者容易发生硫氰酸中毒，可用于高血压危象。抗高血压药预防脑卒中的强度依次是：CCB＞利尿剂＞ACEI＞ARB＞β受体阻断剂。

［168～172］

答案：168.B；169.A；170.E；171.D；172.C

解析：利血平禁用于活动性胃溃疡、抑郁症、妊娠妇女。钙通道阻滞剂所致的水肿，特点是晨轻午重，联合应用利尿剂或ACEI可减轻症状。卡托普利用药监护：严重心力衰竭在首剂治疗时可能出现低血压。硝普钠降压作用迅速、强大而短暂，可使小动脉、小静脉都扩张，对小静脉扩张作用强于小动脉；可用于高血压危象、高血压脑病、恶性高血压等高血压急症。

［173～175］

答案：173.D；174.B；175.C

解析：硝酸甘油不应突然停止用药，避免反跳现象。哌唑嗪的不良反应有直立性低血压、首剂低血压反应、眩晕、心悸和头痛等。氨氯地平属于钙通道阻滞剂，会导致水肿。其水肿特点是晨轻午重，多见于踝关节、下肢、足部或小腿。

［176 ～ 180］

答案：176.B；177.D；178.C；179.E；180.A

解析：血管紧张素Ⅱ受体抑制剂主要作用为降压、减轻左心室肥厚、肾保护作用、脑血管保护作用。甲基多巴特别适用于肾功能不良的高血压患者，也是妊娠高血压的首选药。

［181 ～ 184］

答案：181.A；182.B；183.D；184.E

解析：哌唑嗪有首剂效应，主要是直立性低血压、眩晕、心悸和头痛等；也可用于稳定型和不稳定型心绞痛、高血压、外周血管痉挛性疾病。血管紧张素转换酶抑制剂（ACEI）药理作用：①可抑制循环系统转化酶，减少血管紧张素Ⅱ的生成，同时抑制缓激肽的降解，导致血管舒张，达到降压的目的。②改善左心功能，抑制血管平滑肌增殖和左心室肥厚。③扩张动静脉，增加肾血流量，改善肾功能。④调节血脂，清除氧自由基。ACEI是唯一干预RAAS和激肽释放酶激肽系统的双系统保护药。

［185 ～ 188］

答案：185.D；186.B；187.A；188.E

解析：贝丁酸类禁忌证：严重肝、肾功能不全、胆石症、胆囊炎、妊娠及哺乳期妇女。他汀类长期服用者中有2%可发生肝损伤，约有0.01%发生横纹肌溶解症和急性肾衰竭，故应定期检测肝功能和肌磷酸激酶。烟酸类禁忌证：对烟酸过敏者、活动性消化性溃疡、妊娠及哺乳期妇女。依折麦布为选择性胆固醇抑制剂，可抑制小肠黏膜上的胆固醇转运蛋白活性，使小肠胆固醇的吸收减少50%，效果仅次于他汀类。

［189 ～ 192］

答案：189.E；190.C；191.D；192.B

解析：高三酰甘油血症的药物治疗原则：① TG在1.70mmol以下为正常范围。②对心血管疾病患者若经生活方式调整后TG ≥ 2.26mmol，应启动药物治疗。③ LDL未达标者首选他汀类；LDL已达标者首选贝丁酸类、烟酸类、不饱和脂肪酸类。④伴糖尿病或代谢综合征的高TG血症者，应用非诺贝特或他汀类。⑤贝丁酸类与他汀类合用首选非诺贝特。

［193 ～ 194］

答案：193.E；194.D

解析：抗血小板药氯吡格雷可能引发胃灼热和胃溃疡，同时使用质子泵抑制剂以防止或减轻相关症状。奥美拉唑、兰索拉唑会明显降低氯吡格雷的疗效。

［195 ～ 196］

答案：195.E；196.D

解析：考查了不同类型调节血脂药的作用特点。普伐他汀服用后不经过肝脏CYP450酶系代谢；肾功能不全不会对阿托伐他汀的降脂效果产生影响，因此无须调整剂量。

［197 ～ 201］

答案：197.A；198.A；199.D；200.B；201.B

解析：地高辛属于强心苷类，可抑制衰竭心肌细胞膜上Na^+-K^+-ATP酶，使细胞内Na^+水平升高，促进Na^+-Ca^{2+}交换，提高细胞内Ca^{2+}水平——正性肌力作用。地高辛治疗指数窄，易发生过量中毒，应定期监测血浆浓度、血压、心率及心律、心电图、心功能、电解质。卡托普利属于血管紧张素转换酶抑制剂（ACEI），常见不良反应有干咳。注意华法林所致的出血，可用维生素K对抗，紧急纠正应缓慢静脉注射维生素K_1 5 ～ 10mg。

［202 ～ 203］

答案：202.B；203.D

解析：阿司匹林抑制环氧酶可减少TXA_2的生成，不可逆抑制血小板聚集，对所有发生急性缺血性心血管事件的患者，如无禁忌，应尽快给予阿司匹林。调节血脂药有：①羟甲基戊二酰辅酶A（HMG-CoA）还原酶抑制剂，如辛伐他汀、氟伐他汀、阿托伐他汀、瑞舒伐他汀。②贝丁酸类药，如非诺贝特、苯扎贝特。③烟酸类，如烟酸、阿昔莫司。④胆固醇吸收抑制剂，如依折麦布。⑤其他类：一种高分子量季胺类阴离子交换树脂，如考来烯胺，又称消胆胺、消胆胺酯、降脂1号树脂。

［204 ～ 206］

答案：204.A；205.A；206.D

解析：胺碘酮口服用于治疗室上性心律失常，一日0.4～0.6g，分2～3次服用；1～2周后根据需要改为一日0.2～0.4g维持。部分患者可减至一日0.2g，每周5天或更小剂量维持。用于严重室性心律失常，一日0.6～1.2g，分3次服用，1～2周后渐改为一日0.2～0.4g维持；建议维持量宜应用最小有效剂量，根据个体反应，可给予一日0.1～0.4g，或隔日0.2g，或一日0.1g。胺碘酮的不良反应包括心律失常、肺毒性、甲状腺功能减退/亢进、光过敏显著、低血压和心动过缓等。

207. 答案：ABC

解析：苯妥英钠对乙内酰脲过敏者及阿－斯综合征、二至三度房室传导阻滞、窦房结阻滞、窦性心动过缓等心功能损害者禁用。

208. 答案：ACE

解析：强心苷类作用特点：一正：强心；四负：减慢心率、自律性、耗氧量，抑制房室传导。

209. 答案：ABC

解析：电解质紊乱，尤其是低钾血症、低镁血症、高钙血症可加大地高辛中毒的危险，导致心律失常。

210. 答案：ABDE

解析：快速型心律失常的电生理机制主要包括：异位起搏点的自律性增高，后去极及触发活动和折返激动。抗心律失常药可通过降自律性、减少后去极及触发活动和折返激动，影响心肌细胞 Na^+、K^+、Ca^{2+} 的转运，纠正心肌电生理的紊乱而发挥抗心律失常作用。

211. 答案：ABC

解析：延长动作电位时程药胺碘酮通过阻断介导复极的钾通道，延长心脏动作电位时程，增加心肌组织的不应期；具有所有四类抗心律失常活性，属于广谱抗心律失常药。

212. 答案：ABCDE

解析：可用于治疗室上性快速型心律失常的药物有普萘洛尔、维拉帕米、地高辛、奎尼丁、普鲁卡因胺、普罗帕酮、胺碘酮等。

213. 答案：ABC

解析：奎尼丁的不良反应包括：①消化道反应：恶心、呕吐及腹泻。②心血管反应：低血压、血管栓塞（房颤，血栓脱落引起）、心律失常（抑制心脏，导致心动过缓甚至停搏）。③金鸡纳反应：耳鸣、听力减退、视力模糊、神志不清。④奎尼丁晕厥：意识丧失、呼吸停止、室颤而死亡。⑤变态反应（过敏）：皮疹、药热、血小板减少。

214. 答案：ABE

解析：胺碘酮可引起肺毒性（发生率15%～20%），如慢性间质性肺炎；可致甲状腺功能亢进；可发生显著的光过敏（20%）。

215. 答案：ABC

解析：抗心律失常药的共性不良反应包括缓慢型心律失常、折返加重、尖端扭转型室性心动过速及血流动力学恶化导致的心律失常。

216. 答案：ABCDE

解析：β受体阻断药主要用于窦性、室上性心律失常、房颤、房扑，能有效控制交感神经兴奋引起的室性心动过速，适用于所有慢性收缩性心力衰竭，为一线降压药。

217. 答案：ABCDE

解析：普罗帕酮的适应证：①口服适用于室性早搏及阵发性室性心动过速；其次为室上性心律失常，包括房性早搏、阵发性室上性心动过速及预激综合征伴室上性心动过速、心房扑动或心房颤动，但纠正心房颤动或心房扑动效果差。②静脉注射适用于中止阵发性室上性心动过速、室性心动过速发作和预激综合征伴室上性心动过速的发作，并使房颤或房扑的室率减慢。普罗帕酮，为广谱高效膜抑制性抗心律失常药；具有膜稳定作用及竞争性β受体阻滞作用；能降低心肌兴奋性，延长动作电位时程及有效不应期，延长传导；临床可用于预防和治疗室性和室上性异位搏动、室性或室上性心动过速、预激综合征、电复律后室颤发作等；具有起效快、作用持久的特点。

218. 答案：ABCE

解析：ARB能逆转心肌肥厚，减轻心衰，在慢性心衰患者中ACEI是一线药物，ARB仅用于不能耐受ACEI的患者。ARB还能促进尿酸排泄，改善胰岛素抵抗，尤其适用于伴有糖尿病肾病的高血压患者。ARB克服了ACEI因阻止缓激肽及P物质的分解，而引起的血管神经性水肿和咳嗽等不良反应。ARB降压作用略弱于ACEI，其主要作用为降压、减轻左室心肌肥厚、肾保护作用、脑血管保护作用。

219. 答案：ABCD

解析：血管紧张素转换酶抑制剂（ACEI）的药理作用：①可抑制循环系统转化酶，减少血管紧张素Ⅱ的生成，同时抑制缓激肽的水解，导致血管舒张，醛固酮分泌减少，达到降压的目的。②改善左心功能，抑制血管平滑肌增殖和左心室肥厚。③扩张动静脉，增加肾血流量，改善肾功能。

220. 答案：AB

解析：卡托普利的作用机制：①抑制血管紧张素转换酶的活性，抑制血管紧张素Ⅰ转换成血管紧张素Ⅱ。②作用于缓激肽系统，抑制缓激肽降解。

221. 答案：ABC

解析：血管紧张素Ⅱ转换酶抑制剂具有：①扩张血管，降低血压，不伴有反射性心率加快，减轻心脏后负荷，保护靶器官功能。②改善左心室功能，延缓血管壁和心室壁肥厚。③扩张动静脉，增加冠脉血流量，增加静脉床容量，使回心血量进一步减少，心脏前负荷降低；可缓解慢性心力衰竭的症状，降低死亡率——全部心力衰竭患者，均需应用。④缓解肾动脉闭塞引起的高血压，同时增加肾血流量。⑤保护肾功能，但又可能引起急性肾衰竭和高钾血症；可同时改善糖尿病患者多蛋白尿或微量蛋白尿，延缓肾脏损害。⑥调节血脂和清除氧自由基。

222. 答案：BD

解析：磷酸二酯酶（PDE）Ⅲ抑制剂有米力农、氨力农、维司力农。

223. 答案：BE

解析：硝普钠、肼屈嗪属于血管扩张药。

224. 答案：ABC

解析：高血压合并支气管哮喘者不宜选 β 受体阻断药。

225. 答案：ABDE

解析：硝酸甘油典型不良反应：用药过程中其扩张血管作用可引起短暂的颈、面部皮肤发红、发热；因颅内血管扩张可引起搏动性头痛；剂量过大可致低血压；反射性的加快心率；加强心肌收缩力，增加心肌耗氧量，加重心绞痛症状。

226. 答案：ABCD

解析：硝苯地平降低血压可用于高血压的治疗，为一线降压药；不影响肾功能和脂质代谢，可降低变异型心绞痛的致死率和心梗的发生率；可显著降低高血压患者发生脑卒中的风险。钙拮抗剂因刺激肾素释放，可致下肢体液漏出、水肿、头痛和心率加快；常与 ACEI 合用，产生协同作用并减轻体液淤积，缓解下肢水肿；还可改善高血压合并的心肌肥厚。

227. 答案：ABCDE

解析：尼莫地平、氟桂利嗪和桂利嗪对脑血管选择性强，主要用于脑血管病、脑血管痉挛和偏头痛。

228. 答案：ABDE

解析：舌下含服吸收迅速完全，主要用于终止缺血发作，为心绞痛急性发作首选药；临床适用于防治心绞痛、充血性心力衰竭和心梗。

229. 答案：DE

解析：钙通道阻滞剂适应证：变异型心绞痛最有效；伴有哮喘和阻塞性肺疾病患者更为适用，可扩张支气管平滑肌；稳定型和不稳定型心绞痛也有效；高血压；外周血管痉挛性疾病、雷诺综合征等。普萘洛尔用于治疗多种原因所致的心律失常，也可用于心绞痛、高血压、嗜铬细胞瘤（手术前准备）等。

230. 答案：ABCD

解析：ARB 主要作用为降压、减轻左室肥厚、肾保护作用、脑血管保护作用。

231. 答案：ABCDE

解析：卡托普利适用于：①可抑制循环系统转化酶，减少血管紧张素Ⅱ的生成，同时抑制缓激肽的水解，导致血管舒张，醛固酮分泌减少，达到降压的目的。②改善左心功能，抑制血管平滑肌增殖和左心室肥厚。③扩张动静脉，增加肾血流量，改善肾功能。

232. 答案：ACDE

解析：贝丁酸类药物的不良反应发生率为 5% ～ 10%，以胃肠道为主。典型不良反应有肌痛、肌病、胆石症、胆囊炎、肝脏转氨酶 AST 及 ALT 升高、史蒂文斯 – 约翰逊综合征、多形性红斑、大疱型表皮坏死松解症。

233. 答案：ADE

解析：HMG–CoA 还原酶抑制剂使 TC 合成受阻，LDL 减少，并有较弱的降 TG 作用，使

VLDL 减少，间接导致 HDL 升高。

234. 答案：ABCDE

解析：阿利克仑作用机制：①作用于 RAAS 系统初始环节，从源头上减少血管紧张素Ⅱ的生成。②能对抗 ACEI 或 ARB 升高肾素活性的作用。③可降低血浆和尿液的醛固酮水平。④促进尿钠排泄，而尿钾排泄不变。⑤显著升高血浆肾素水平。

235. 答案：ABCDE

解析：分类与作用特点：依折麦布通过抑制胆固醇吸收，用于高胆固醇血症；不影响胆汁分泌；很少与其他药物相互影响，具良好的安全性和耐受性。药物相互作用：与他汀类作用机制互补，联合应用降胆固醇作用明显增强；与非诺贝特联合，可使 LDL 降低 20%，不推荐氯贝丁酯与本药合用。注意事项：妊娠及哺乳期妇女、胆道梗阻患者慎用；不能与葡萄柚汁合用。

236. 答案：ACD

解析：调节血脂药有：①羟甲基戊二酰辅酶 A（HMG-CoA）还原酶抑制剂，如辛伐他汀、氟伐他汀、阿托伐他汀、瑞舒伐他汀。②贝丁酸类药，如非诺贝特、苯扎贝特。③烟酸类，如烟酸、阿昔莫司。④胆固醇吸收抑制剂，如依折麦布。⑤其他类：一种高分子量季胺类阴离子交换树脂，如考来烯胺，又称消胆胺、消胆胺酯、降脂 1 号树脂。

237. 答案：ABCDE

解析：硝酸酯类药物是缓解心绞痛的常用药物，起效快，疗效确切。

第六章　血液系统疾病用药

1. 答案：A

解析：氨基己酸低剂量抑制纤溶酶原的活化作用；高剂量直接抑制纤溶酶的蛋白溶解酶活性；口服或静脉给药后 1 ～ 72 小时起效，生物利用度高；用于预防和治疗纤维蛋白溶解亢进引起的各种出血，对慢性渗血效果显著。

2. 答案：A

解析：促凝血因子活性药酚磺乙胺，促使血小板释放凝血活性物质，使血管收缩，出血和凝血时间缩短。

3. 答案：D

解析：抗纤维蛋白溶解药有氨甲苯酸、氨甲环酸、氨基己酸。

4. 答案：E

解析：蛇毒血凝酶能促进血管破损部位的血小板聚集，在完整无损的血管内无促进血小板聚集作用；给药方式多样，可口服、局部注射、静脉注射、肌内注射、皮下注射及腹腔注射。

5. 答案：B

解析：用药监护：妊娠期妇女出血时，避免使用维生素 K_1 和蛇毒血凝酶；血液中缺少血小板或凝血因子时，可先补充凝血因子或输入新鲜血液后再应用抗凝血药；用于新生儿出血时，宜在补充维生素 K 后再用本品；注意防止血凝酶应用过量；用药期间应测定患者的出、凝血时间。

作用特点：促进血管破损部位的血小板聚集，在完整无损的血管内无促进血小板聚集作用；不激活血管内凝血因子，在体内容易降解，不致引起弥散性血管内凝血。

6. 答案：B

解析：氨甲苯酸属于抗纤维蛋白溶解药，其作用机制是抑制纤维蛋白与纤溶酶结合，从而抑制纤维蛋白凝块的裂解——止血。

7. 答案：D

解析：抗纤维蛋白溶解药氨甲苯酸、氨甲环酸、氨基己酸不良反应少见血栓、低血压。

8. 答案：D

解析：药物相互作用：两种促凝血药合用，有血栓形成的可能。酚磺乙胺可与其他止血药合用，增加止血效果；但不可与氨基己酸混合注射，以防引起中毒。

9. 答案：C

解析：①注意华法林的起效时间滞后，初始治疗宜联合肝素；口服华法林抗凝需 3 天起效。②监护华法林的初始剂量，目前国内推荐为 3mg。③注意华法林所致的出血，可用维生素 K 对抗，紧急纠正应缓慢静脉注射维生素 K_1 5 ～ 10mg。④监护华法林增加男性骨质疏松性骨折的风险。⑤服用华法林期间稳定进食富含维生素 K 的果蔬。⑥服用部分活血化瘀中药饮片宜谨慎。

10. 答案：C

解析：华法林与肝素相比，优点是口服有效、应用方便、价格便宜、作用持久；缺点是对已形成的因子无效，因需在体内凝血因子耗竭后才起作用，故起效慢、体外无效。

11. 答案：D

解析：华法林应用注意事项：严格掌握适应证，在无凝血酶原测定条件时，不可滥用本品。本品治疗窗窄，严格实行剂量个体化；严重出血时可静脉注射维生素 K_1。

12. 答案：C

解析：华法林用于预防和治疗深静脉血栓及肺栓塞，预防心肌梗死后的血栓栓塞并发症。

13. 答案：A

解析：维生素 K 拮抗剂所致的出血用维生素 K_1 纠正。

14. 答案：A

解析：应用华法林要严格掌握适应证，治疗中应随访检查凝血酶原时间，在无凝血酶原测定条件时，不可滥用本品。本品治疗窗窄，严格实行剂量个体化；严重出血时可静脉注射维生素 K_1。

15. 答案：B

解析：华法林在体外无抗凝血作用。

16. 答案：C

解析：华法林治疗窗窄，需严格实行剂量个体化，用药次日起应根据凝血酶原时间调整剂量，维持国际标准化比值（INR）为 2 ～ 3。

17. 答案：D

解析：双香豆素临床上广泛用于下肢深静脉血栓、心肌梗死、肺栓塞等，是应用最广泛的口服抗凝药；结构与维生素 K 相似，可竞争性地拮抗维生素 K 的作用。

18. 答案：A

解析：双香豆素与非甾体抗炎药、红霉素、氯霉素、甲苯磺丁脲、甲硝唑、奎尼丁等合用可增加本品抗凝血作用。

19. 答案：A

解析：减弱华法林抗凝血作用的药物有：苯巴比妥、格鲁米特、甲巯咪唑、丙硫氧嘧啶、卡马西平、利福平、维生素 K、利巴韦林、口服避孕药和雌激素等。

20. 答案：A

解析：双香豆素与非甾体抗炎药、吲哚美辛、保泰松、红霉素、氯霉素、甲苯磺丁脲、甲硝唑、奎尼丁等合用可增加本品的抗凝血作用。

21. 答案：C

解析：口服抗凝血药如双香豆素类可干扰维生素 K_1 代谢，两药同用作用相互抵消；维生素 K_1 对于应用华法林所致的出血有特效。

22. 答案：E

解析：维生素 K_1 促进凝血因子合成，并有镇痛作用。维生素 K_1 服后必须依赖胆汁吸收，吸收后 6～12 小时起效；注射后 1～2 小时起效，3～6 小时止血效应明显。

23. 答案：C

解析：促凝血因子合成药维生素 K_1 用于维生素 K_1 缺乏引起的出血，如：①梗阻性黄疸、胆瘘、慢性腹泻等所致出血。②香豆素类、水杨酸类等所致的低凝血酶原血症。③新生儿出血。④长期应用广谱抗生素所致的体内维生素 K_1 缺乏。

24. 答案：C

解析：维生素 K_1、甲萘氢醌参与肝脏Ⅱ、Ⅶ、Ⅸ、Ⅹ凝血因子的合成，并有镇痛作用。

26. 答案：B

解析：肝素所致的出血救治：静注鱼精蛋白。

27. 答案：A

解析：肝素体内、体外均有抗凝作用，作用强大，迅速而短暂，急性血栓首选；口服无效，常静脉给药；防止急性血栓形成，对抗血栓的首选。

28. 答案：A

解析：肝素抗凝作用强大，迅速而短暂，急性血栓首选。

29. 答案：C

解析：达比加群酯应用期间不能口服奎尼丁类药；与胺碘酮合用血浆药物浓度增加 50%；与阿司匹林合用可增加出血风险。

30. 答案：B

解析：用药期间需定期测定血红蛋白；如伤口已止血，首次使用时间应在术后 6 ～ 10 小时进行；用药过量可导致出血并发症，尚无特异解毒剂；对于不同的手术，选择疗程不同；可在进餐时服用，也可单独服用。

31. 答案：A

解析：间接抑制剂：磺达肝癸钠、依达肝素；直接抑制剂：阿哌沙班、利伐沙班、贝替沙班。

32. 答案：C

解析：直接凝血酶抑制剂的优势：作用直接，选择性高，不影响已形成的凝血酶的正常生理止血功能；治疗窗宽，无须监测 INR；半衰期长，每日仅服 1 ～ 2 次。

33. 答案：B

解析：溶栓药的禁忌证：需防止严重出血，如活动性内脏出血（月经除外）、既往有出血性脑卒中史、1 年内发生过缺血性脑卒中或脑血管事件、颅内肿瘤、可疑主动脉夹层、严重且不能控制的高血压（> 170/110mmHg）等。

34. 答案：C

解析：对抗新产生的血栓应首选尿激酶。

35. 答案：D

解析：瑞替普酶溶栓作用迅速、完全、持久，与二代溶栓酶相比优势为：①半衰期长，栓塞开通率高，给药方便，可以为抢救患者赢得时间。②具有较强的、特异的纤维蛋白选择性。③全身纤溶活性小于链激酶，但大于阿替普酶。④治疗窗宽，溶栓效果好且安全。

36. 答案：E

解析：促进纤维蛋白溶解，起到溶解血栓作用的代表药有链激酶、尿激酶、阿替普酶、瑞替普酶。

37. 答案：B

解析：抗血小板药按作用机制可分为：①环氧酶抑制剂。②二磷酸腺苷 P2Y12 受体阻断剂。③整合素受体阻断剂。④磷酸二酯酶抑制剂。⑤血小板腺苷环化酶刺激剂。⑥血栓烷合成酶抑制剂。

38. 答案：B

解析：阿司匹林抗血栓形成的机制是使血小板的环氧酶（COX）乙酰化，减少血栓素 TXA_2 的生成，抑制血小板聚集。

39. 答案：B

解析：阿司匹林已成为心血管事件一、二级预防的“基石”。建议多数无禁忌证、不进行溶栓的患者应在脑卒中 48 小时内开始使用阿司匹林。

40. 答案：E

解析：溶栓患者在溶栓 24 小时后使用阿司匹林或阿司匹林与双嘧达莫复合制剂。

41. 答案：E

解析：维生素 K_1 可用于防治长期服用阿司匹林引起的出血。

42. 答案：B

解析：替格雷洛为第 3 代二磷酸腺苷 P2Y12 受体阻断剂，作用直接、迅速且可逆，为第一个快速并在所有急性冠脉综合征人群中均能降低心血管事件发生和死亡的抗血小板药。

43. 答案：C

解析：氯吡格雷口服吸收速度快于噻氯匹定，对阿司匹林过敏或不耐受的患者，可替代或合用阿司匹林。

44. 答案：B

解析：替格雷洛为第 3 代二磷酸腺苷 P2Y12 受体阻断剂，作用直接、迅速且可逆。

45. 答案：B

解析：双嘧达莫、西洛他唑通过抑制磷酸二酯酶，使血小板内的 cAMP 浓度增高而产生抗血小板聚集作用。

46. 答案：E

解析：双嘧达莫仅作为辅助抗血小板药，当人体存在前列环素时有效，若人体缺少前列环素或应用了大量阿司匹林则无效。

47. 答案：A

解析：双嘧达莫的作用机制是激活血小板环磷腺苷，或抑制磷酸二酯酶对 cAMP 的降解作用，使 cAMP 浓度增高——抗血小板作用。

48. 答案：D

解析：叶酸虽然能纠正异常血象，但不能改善恶性贫血的神经症状；应以维生素 B_{12} 为主、叶酸为辅治疗。

49. 答案：D

解析：巨幼红细胞贫血应首选叶酸和维生素 B_{12}。

50. 答案：A

解析：铁剂典型不良反应：常见消化道刺激；口服糖浆铁可使牙齿变黑。

51. 答案：C

解析：抗缺铁性贫血药物有硫酸亚铁、右旋糖酐铁、枸橼酸铁铵。治疗慢性失血（如钩虫）所致的贫血宜选用硫酸亚铁。

52. 答案：B

解析：叶酸尤其适用于营养不良或婴儿期、妊娠期叶酸需要量增加所致的巨幼红细胞贫血。

53. 答案：E

解析：甲氨蝶呤、乙胺嘧啶对二氢叶酸还原酶有较强的亲和力，可阻止叶酸转化为四氢叶酸，从而拮抗叶酸的治疗作用。

54. 答案：D

解析：内源性人促红素主要由肾和肝脏生成。慢性肾功能不全合并贫血患者，是因为人促红素不足，故需外源补充，以改善肾性贫血。

55. 答案：D

解析：重组人促红素禁忌证：难以控制的高血压患者、过敏者禁用；妊娠及哺乳期妇女不宜使用。

56. 答案：C

解析：升白细胞常用药物有肌苷、利可君、腺嘌呤、小檗胺、粒细胞集落刺激因子非格司亭、人粒细胞巨噬细胞集落刺激因子沙格司亭等。

57. 答案：E

解析：升白细胞常用药物有：①兴奋骨髓造

血功能药，如腺嘌呤、小檗胺、肌苷、利可君。②粒细胞集落刺激因子，如非格司亭。

58. 答案：E

解析：非格司亭适应证：肿瘤化疗等原因引起的中性粒细胞减少症、再生障碍性贫血等。

59. 答案：C

解析：硫酸亚铁属于铁剂，临床用于各种原因引起的缺铁性贫血，如月经过多、消化道溃疡、痔疮等慢性失血性贫血，以及营养不良、妊娠、儿童生长期等。在血红蛋白恢复正常后，应减量继续服药一段时间，以恢复体内的铁贮存量。重度贫血需较长时间用药，口服首选药物是硫酸亚铁。

60. 答案：D

解析：维生素 B_{12} 用于维生素 B_{12} 缺乏所致的巨幼红细胞贫血、神经炎。

61. 答案：D

解析：叶酸可用于治疗多种原因引起的巨幼红细胞贫血，与维生素 B_{12} 合用效果更好。而乙胺嘧啶、甲氨蝶呤、甲氧苄啶等引起的巨幼红细胞贫血，因二氢叶酸还原酶受抑制而用叶酸无效。

62. 答案：A

解析：重组人促红素的最佳适应证是慢性肾衰竭所致的贫血，也可用于肿瘤化疗、某些免疫性疾病、艾滋病等所致的贫血。

63. 答案：A

解析：巨幼红细胞贫血一般是由于缺乏维生素 B_{12} 或叶酸引起的。临床常用维生素 B_{12} 治疗由于维生素 B_{12} 缺乏所致的巨幼红细胞贫血、神经炎。

64. 答案：B

解析：巨幼红细胞贫血应首选叶酸和维生素 B_{12}。

65. 答案：C

解析：由甲氨蝶呤、乙胺嘧啶等叶酸拮抗剂引起的巨幼红细胞贫血可用亚叶酸钙治疗。

66. 答案：C

解析：在血红蛋白恢复正常后，仍需继续服用 3 ～ 6 个月，以补充贮存铁量。

67. 答案：D

解析：叶酸的不良反应是可能出现荨麻疹。

68. 答案：E

解析：重组人促红素可促进红细胞成熟，增加红细胞和血红蛋白含量，稳定红细胞膜，提高红细胞膜抗氧化酶功能。

69. 答案：D

解析：铁剂吸收后作为机体生成红细胞的原料，用于治疗小细胞低血红蛋白性贫血。

70. 答案：D

解析：本题考查铁剂的药物相互作用。铁剂不应与浓茶同服，浓茶含有的鞣酸，可与铁剂形成沉淀，使铁剂的吸收减少。

71. 答案：A

解析：口服铁剂最常见的不良反应有恶心、腹痛、腹泻、便秘、黑便、食欲减退。

72. 答案：A

解析：双嘧达莫：①适应证：用于缺血性心脏病、血栓栓塞性疾病、心肌缺血的诊断试验。②注意事项：严重冠脉病变患者，使用后缺血可能加重（窃血现象）。

73. 答案：B

解析：鉴于达比加群酯为 P- 糖蛋白（P-gp）载体的底物，P-gp 表达于肾脏和肠道，受到奎尼丁等药的抑制，因此应用期间不能口服奎尼丁类药。

74. 答案：C

解析：鱼精蛋白肝素可用于治疗过量所致的出血。

75. 答案：A

解析：阿哌沙班属于直接凝血因子X抑制剂。

［76 ～ 78］

答案：76.B；77.C；78.A

解析：华法林仅在体内有抗凝血作用，而肝素在体内、体外均有抗凝血作用。抗血小板药有：①环氧酶抑制剂，如阿司匹林。②二磷酸腺苷 P2Y12 受体阻断剂，如噻氯匹定、氯吡格雷、阿那格雷、普拉格雷、替格雷洛。③磷酸二酯酶抑制剂，如双嘧达莫、西洛他唑。④整合素受体阻断剂（血小板膜糖蛋白 GP Ⅱ b/ Ⅲ a 受体拮抗剂），如阿昔单抗、替罗非班、拉米非班、依替非巴肽。⑤血小板腺苷环化酶刺激剂，如肌苷、前列环素、依洛前列素、西卡前列素。⑥血栓烷合成酶抑制剂，如奥扎格雷钠。

［79 ～ 83］

答案：79.D；80.A；81.B；82.E；83.C

解析：促凝血因子活性药酚磺乙胺促使血小板释放凝血活性物质，使血管收缩，出血和凝血时间缩短。维生素 K_1、甲萘氢醌参与肝脏Ⅱ、Ⅶ、Ⅸ、Ⅹ凝血因子的合成。蛇毒血凝酶促进血管破损部位的血小板聚集。抗纤维蛋白溶解药有氨甲苯酸、氨甲环酸。卡巴克络降低毛细血管通透性，促进受损的毛细血管端回缩而促进止血。

［84～87］

答案：84.C；85.E；86.A；87.D

解析：①促凝血因子合成药可引起高胆红素血症，诱发溶血性贫血。②促凝血因子活性药酚磺乙胺可见血栓形成。③抗纤维蛋白溶解药氨甲苯酸、氨甲环酸、氨基己酸少见血栓、低血压。④影响血管通透性药卡巴克络常见头晕、耳鸣、视力减退等症状。⑤蛇毒血凝酶偶见过敏反应。⑥鱼精蛋白少见心动过缓、面部潮红、血压降低等。

［88～91］

答案：88.D；89.C；90.B；91.A

解析：酚磺乙胺适应证：防治各种手术前后的出血，也可用于血小板功能不良。华法林适应证：用于预防和治疗深静脉血栓及肺栓塞，预防心肌梗死后的血栓并发症。依诺肝素适应证：预防深静脉血栓形成，治疗已形成的急性深静脉血栓，用于血液透析时防止血栓生成。达比加群酯适应证：用于全膝关节置换术，预防静脉血栓和抗凝治疗。

［92～96］

答案：92.B；93.A；94.E；95.C；96.D

解析：抗血小板药按作用机制可分为：①环氧酶抑制剂，阿司匹林。②二磷酸腺苷 P2Y12 受体阻断剂，噻氯匹定、氯吡格雷、阿那格雷、普拉格雷、依诺格雷、替格雷洛和坎格雷洛。③整合素受体阻断剂，单克隆抗体阿昔单抗、非肽类抑制剂替罗非班、拉米非班、合成肽抑制剂依替非巴肽等。④磷酸二酯酶抑制剂，双嘧达莫。⑤血小板腺苷环化酶刺激剂，肌苷、前列环素、依诺前列素、西卡前列素。⑥血栓烷合成酶抑制剂，奥扎格雷钠。

［97～101］

答案：97.B；98.A；99.B；100.C；101.D

解析：肝素可致血小板减少。依达肝素血浆半衰期长达 130 小时，且同时无相应的阻滞剂，一旦发生出血极难处理。华法林注意事项：严格掌握适应证，治疗中应随访检查凝血酶原时间，在无凝血酶原测定条件时，不可滥用本品；本品治疗窗窄，应严格实行剂量个体化。肝素注意事项：口服无效，不宜肌注，对蛇咬伤所致的 DIC 无效，不宜作为预防用药。达比加群酯的药物相互作用：应用期间不能口服奎尼丁类药；与胺碘酮合用血浆药物浓度增加 50%；与阿司匹林合用会增加出血风险。

［102～106］

答案：102.A；103.E；104.D；105.B；106.C

解析：抗贫血药有 3 类：①抗缺铁性贫血药物，如硫酸亚铁、右旋糖酐铁、枸橼酸铁铵。②抗巨幼细胞性贫血药物，如叶酸、维生素 B_{12}。③促红细胞生成药物，如重组人促红素。重组人促红素用于肾性贫血、非肾性贫血（如恶性肿瘤、免疫疾病、艾滋病）、早产儿伴随的贫血、外科手术前自体贮血。

升白细胞药物有 2 类：①兴奋骨髓造血功能药，如腺嘌呤、小檗胺、肌苷、利可君。小檗胺用于防治肿瘤化疗（环磷酰胺等）、放疗、苯中毒引起的白细胞减少症。②粒细胞集落刺激因子，如非格司亭、沙格司亭。

［107～109］

答案：107.C；108.A；109.D

解析：维生素 B_{12} 用于恶性贫血和巨幼红细胞贫血；硫酸亚铁用于慢性失血性贫血；重组人促红素可用于肾性贫血。

［110～111］

答案：110.D；111.B

解析：缺铁性贫血是由于体内铁缺乏所致的贫血类型；巨幼红细胞贫血是由于体内缺乏叶酸和维生素 B_{12} 等造血因子的贫血类型。

［112～115］

答案：112.C；113.D；114.E；115.E

解析：本题考查重点是铁剂的不良反应及注射铁剂的适应证。口服糖浆铁剂后易使牙齿变黑。服用铁剂缓释剂型可明显减轻胃肠道反应。肌内注射铁剂反应较多，右旋糖酐铁注射后，除注射部位局部疼痛或色素沉着、皮肤瘙痒外，罕见过敏性休克。注射型铁剂适用于以下情况：①铁剂服用后胃肠道反应严重而不能耐受者。②口服铁剂而不能奏效者及胃大部切除术后。③需要迅速纠正缺铁。④严重消化道疾患，口服铁剂可能加重原发疾病的患者。⑤不易控制的慢性出血，失铁量超过肠道所能吸收的铁量。

[116 ～ 117]

答案：116.E；117.B

解析：促凝血因子合成药有甲萘氢醌、维生素 K_1 等。

[118 ～ 120]

答案：118.E；119.E；120.A

解析：肝素作用：①起效迅速。②体内外均有抗凝作用。③对凝血的各个环节均有作用，包括抑制凝血酶原转变为凝血酶、抑制凝血酶活性、阻碍纤维蛋白原转变为纤维蛋白、防止血小板凝集和破坏。肝素注意事项：口服无效，不宜肌注，可采用静脉滴注和深部皮下注射；用药期间避免注射其他药品，以防止注射部位出血；对蛇咬伤所致的 DIC 无效，不宜作为预防用药；早期过量表现为黏膜、齿龈出血、皮肤瘀斑或紫癜、鼻出血、月经量过多等；因肝素代谢迅速，轻微出血，停药即可，严重超量，用鱼精蛋白对抗。

[121 ～ 123]

答案：121.B；122.E；123.A

解析：口服铁剂比较安全、方便。硫酸亚铁注意事项：①宜餐后或餐时服用。②用药期间大便发黑。③治疗剂量不宜长期使用。④不应与浓茶同服。⑤颗粒剂不宜热开水冲服。药物相互作用：口服铁剂与抗酸药合用易产生沉淀而影响吸收；西咪替丁、去铁胺影响铁剂吸收；维生素 C 促进铁的吸收。用药监护：①尽量选择二价铁：维生素 C 作为还原剂使铁还原为二价铁，从而促进吸收。②注意预防铁负荷过重：铁负荷过多往往发生于长期多次输血者；铁剂过量发生的急性中毒多见于儿童，如出现中毒征象应用去铁胺治疗。③选择适宜的病期、疗程和监测：妊娠妇女补充铁剂在妊娠中、后期较为适宜；补充铁剂在血红蛋白恢复正常后，仍需继续服用 3 ～ 6 个月；注射剂适用于铁剂口服胃肠道反应严重、口服铁剂无效、需要迅速纠正缺铁、严重消化道疾患、不易控制的慢性失血。

[124 ～ 125]

答案：124.B；125.E

解析：铁剂以口服制剂为首选，以吸收较高的亚铁剂为首选，如硫酸亚铁、富马酸亚铁、琥珀酸亚铁；适用于慢性失血性贫血；维生素 C 可增加铁剂的吸收。此治疗方案应包括驱钩虫 + 口服铁剂。

[126 ～ 127]

答案：126.D；127.A

解析：铁剂以口服制剂为首选，以吸收较高的亚铁剂为首选，如硫酸亚铁、富马酸亚铁、琥珀酸亚铁；适用于慢性失血性贫血。

128. 答案：ABCDE

解析：氨基已酸注意事项：有血栓史、弥散性血管内凝血高凝期患者禁用；本品一般不单独用于弥散性血管内凝血高凝期，特别是对于急性肾衰竭患者，宜在肝素化的基础上应用；尿道手术后出血者慎用；本品排泄快，需持续给药；静脉注射过快可引起明显血压降低、心律失常。

129. 答案：ABCD

解析：华法林的用药监护：①注意华法林的起效时间滞后，初始治疗宜联合肝素；对急需抗凝者应同期优选华法林 + 肝素。口服华法林抗凝需 3 天起效。②监护华法林的初始剂量，目前国内推荐为 3mg。③注意华法林所致的出血，可用维生素 K_1 对抗，紧急纠正应缓慢静脉注射维生素 K_1 5 ～ 10mg。④监护华法林增加男性骨质疏松性骨折的风险。⑤服用华法林期间应稳定进食富含维生素 K 的果蔬。⑥服用部分活血化瘀中药饮片宜谨慎。

130. 答案：ABCD

解析：香豆素类与肝素相比优点是：口服有效、应用方便、价格便宜、作用持久；缺点是：对已形成的因子无效，因需在体内凝血因子耗竭后才起作用，故起效缓慢，作用时间过于持久，不易控制，体外无效。

131. 答案：CD

解析：肝素口服无效，不宜肌内注射，可采用静脉注射、静脉滴注、深部皮下注射。

132. 答案：ABD

解析：肝素适应证：①体内、体外均有抗凝作用，作用强大，迅速而短暂，急性血栓首选。②防止急性血栓形成，对抗血栓的首选。③对蛇咬伤所致的 DIC 无效，不宜作为预防用药。

133. 答案：BC

解析：肝素的主要用途有防止血栓栓塞、弥

散性血管内凝血早期使用。

134. 答案：ACDE

解析：肝素的药理作用特点是：口服无效；抗凝血作用强大，迅速而短暂；体内外均有抗凝作用；有促纤溶作用。

135. 答案：ABCD

解析：抗凝血药有：①维生素 K 拮抗剂，如双香豆素、双香豆素乙酯、华法林。②肝素和低分子肝素，如依诺肝素、那屈肝素、替他肝素、达肝素。③直接凝血酶抑制剂，如水蛭素、重组水蛭素、达比加群酯。④凝血因子 X 抑制剂，如磺达肝癸钠、依达肝素、阿哌沙班、利伐沙班。

溶栓药有：①非特异性纤溶酶原激活剂，如链激酶、尿激酶。②特异性纤溶酶原激活剂，如阿替普酶、瑞替普酶。

136. 答案：ABCDE

解析：达比加群酯可阻止纤维蛋白原裂解为纤维蛋白，从而阻止血栓形成。其优势为：①选择性高。②与肝素相比，在血栓附近仍有良好的抗凝作用。③与纤维蛋白结合的凝血酶仍可被灭活。④较少与血浆蛋白结合，根据剂量可以预测抗凝效果，无须监测 INR。⑤长期口服安全性较好，抗凝作用与维生素 K 无关。

137. 答案：ABCDE

解析：抗血小板药包括：环氧酶抑制剂、二磷酸腺苷 P2Y12 受体阻断剂、磷酸二酯酶抑制剂、整合素受体阻断剂（血小板膜糖蛋白 GP Ⅱ b/ Ⅲ a 受体拮抗剂）、血小板腺苷环化酶刺激剂、血栓烷合成酶抑制剂等。

138. 答案：ABCE

解析：阿司匹林抑制环氧酶，可减少 TXA_2 的生成，不可逆抑制血小板聚集，对所有发生急性缺血性心血管事件的患者，如心梗、不稳定型心绞痛、缺血性脑卒中、一过性脑缺血等，如无禁忌，应尽快给予阿司匹林。

139. 答案：ABCDE

解析：阿司匹林用药监护：①识别高危人群。②长期使用阿司匹林、氯吡格雷、华法林时应将剂量调到最低。③注意监测出血。④用药前应先根治幽门螺杆菌的感染。⑤同时联合服用胃黏膜保护药硫糖铝。⑥不能耐受阿司匹林者可选用氯吡格雷。

140. 答案：ABCDE

解析：应对阿司匹林抵抗：①规范应用阿司匹林，最佳剂量 75 ～ 100mg。②避免同时服用其他非甾体抗炎药。③控制血压、血糖和血脂。④尽量服用肠溶阿司匹林制剂。⑤对 2 型糖尿病患者要注意筛查胰岛素抵抗等干扰因素。⑥提高用药依从性，实施剂量个体化。

141. 答案：ABCD

解析：抗凝血药肝素、华法林及抗血小板药二磷酸腺苷 P2Y12 受体阻断剂噻氯匹定、氯吡格雷等，与阿司匹林合用可能增加出血风险。

142. 答案：ABCDE

解析：识别高危人群，如高龄、有溃疡性出血史者，联合应用抗血小板药、抗凝血药、非甾体抗炎药、糖皮质激素治疗者。

143. 答案：ABE

解析：比较容易发生缺铁的人群：育龄妇女、生长发育时期儿童、胃及十二指肠疾病患者。

144. 答案：ACD

解析：临床最常使用的治疗缺铁性贫血的铁剂有硫酸亚铁、富马酸亚铁、琥珀酸亚铁等。

145. 答案：ABCD

解析：铁剂禁忌证：对铁剂过敏者、严重肝肾功能不全者、铁负荷过高者、非缺铁性贫血（地中海贫血通过输血或用去铁胺治疗）者。

146. 答案：ABCDE

解析：与肝素、低分子肝素、阿加曲班、阿司匹林、多昔单抗、抗凝血药、溶栓酶联合应用，对抗凝血有协同作用，但增加出血风险；与中药饮片当归合用增加出血风险。

147. 答案：BCD

解析：非叶酸缺乏的贫血或对叶酸过敏者禁用叶酸；服用叶酸时需同时补充维生素 B_{12}；服用叶酸、维生素 B_{12} 治疗后宜补钾；对妊娠期妇女权衡利弊用药：叶酸小剂量（日剂量小于 0.8mg），妊娠期妇女使用是安全的，也是必要的，但应避免使用维生素 B_{12}。

148. 答案：ABC

解析：氯吡格雷用药监护：应用氯吡格雷时慎用 PPI，质子泵抑制剂可增加其心血管不良反应事件的发生率。氯吡格雷的抗血小板作用有显著的浓度依赖性，适当增加剂量，或 PCI 术前给予

600mg 高负荷剂量，继以 75mg/d 维持剂量。高负荷剂量相对于常规剂量来说，可更迅速和有效地抑制血小板聚集，降低 NSTEMI 者终点事件发生的风险。

149. 答案：ABCD

解析：非格司亭适应证：肿瘤化疗等原因引起的中性粒细胞减少症、促进骨髓移植后的中性粒细胞数升高、再生障碍性贫血、骨髓发育不良综合征引起的中性粒细胞减少症、再生障碍性贫血等。

150. 答案：BC

解析：重组人粒细胞集落刺激因子（rhG-CSF）可用于化疗后白细胞下降、再生障碍性贫血。

151. 答案：ABCE

解析：维生素 K 属于促凝血药，能用于维生素 K 缺乏症或抗凝血药过量引起的出血。其他均属于抗贫血药。

152. 答案：BE

解析：临床上，叶酸作为补充疗法用于各种原因引起的巨幼红细胞贫血，与维生素 B_{12} 合用效果更好。

153. 答案：ABC

解析：属于兴奋骨髓造血功能的药有肌苷、腺嘌呤、小檗胺等。

154. 答案：ABC

解析：本题主要考查药物的作用特点。育龄妇女、生长发育时期儿童、胃及十二指肠疾病患者，铁的需求量增加而铁供应不足，会出现铁缺乏或缺铁性贫血，需要铁剂治疗。

155. 答案：ABCDE

解析：本题主要考查药物的不良反应。铁剂有收敛性，常见恶心、胃痛或腹痛、腹泻、便秘、食欲减退，多与剂量及品种有关；铁剂可减少肠蠕动，引起便秘，并排黑便；偶见消化不良；口服糖浆铁剂后易使牙齿变黑；服用铁剂缓释剂型可明显减轻胃肠道反应。肌内注射铁剂反应较多，右旋糖酐铁注射后，除注射部位局部疼痛或色素沉着、皮肤瘙痒外，罕见过敏性休克，其中全身反应轻者有面部潮红、头痛、头晕；重者有肌肉及关节酸痛、眩晕、寒战及发热；更严重者有呼吸困难、气促、胸前压迫感、心动过速、低血压、心脏停搏、大量出汗以至过敏性休克，幼儿常可致死亡。

156. 答案：ABCDE

解析：本题主要考查药物的相互作用。①口服铁剂与抗酸药如碳酸氢钠、磷酸盐类及含鞣酸的药物或饮料同用，易产生沉淀而影响吸收。②西咪替丁、去铁胺、胰酶、胰脂肪酶等药品可影响铁剂的吸收；铁剂可影响四环素类、氟喹诺酮类、青霉胺及锌剂的吸收。③维生素 C 与铁剂同服，铁剂吸收增加，但也容易导致胃肠道反应。

157. 答案：ABCDE

解析：铁剂用药监护：①口服铁剂有轻度的胃肠道反应，重者于餐后服用，对药物吸收无影响。②乙醇中毒、肝炎、急性感染、肠道炎症、胰腺炎、消化性溃疡者慎用。③因为老年患者胃液分泌减少，自肠黏膜吸收减少，可适当增加口服铁剂剂量。④颗粒剂不宜用热开水冲服，以免影响吸收，包装开封后应在 2 日内服完，服用时应用吸管，服后漱口，以防牙齿变黑。

158. 答案：ABCDE

解析：叶酸和维生素 B_{12} 均不宜与维生素 C 同服；治疗前应确定患者缺乏两者中何种物质及其程度后再行治疗；小剂量叶酸用于妊娠期妇女预防胎儿神经管畸形；叶酸可迅速纠正巨幼红细胞贫血的异常现象，但不能阻止因维生素 B_{12} 缺乏所致的神经损害；在服用叶酸、维生素 B_{12} 治疗后，尤其是严重病例在血红蛋白恢复正常时，可出现血钾降低或突然降低。

159. 答案：ABCDE

解析：本题主要考查药物的注意事项。维生素 B_{12} 在使用时需主意：①对恶性贫血者（内因子缺乏）口服给药无效，须采用肌内注射给药，并终身使用，但不能静脉注射。②治疗巨幼红细胞贫血，在起始 48 小时监测血钾水平，以防止低钾血症。③痛风患者如使用本品，由于核酸降解加速，血尿酸升高，可诱导痛风发作。④心脏病患者注射维生素 B_{12} 有可能增加血容量，导致肺水肿或充血性心力衰竭。⑤维生素 B_{12} 缺乏可同时伴有叶酸缺乏，如以维生素 B_{12} 治疗，血象虽能改善，但可掩盖叶酸缺乏的临床表现，对该类患者宜同时补充叶酸，才能取得较好疗效。⑥部分患者治疗后期由于血红蛋白合成加速，常致体内铁消耗过多，引起缺铁。故在治疗巨幼红细胞贫血过程中，如血红蛋白上升至一定水平后停滞，则应及时补充铁剂。⑦口服适用于营养不良引起的维生素 B_{12} 缺乏症而肠道吸收功能正常的患者，如果小肠病变或胃、回盲部位切除后引起的维生素 B_{12} 缺乏症，则本品口服无效。⑧与维生素 B_{12} 代谢无关的各种贫血、营养不良、病毒性肝炎、多发性硬化、三叉神经痛、皮肤或精神疾患等，应用维生素 B_{12} 治疗均无效，不应滥用。⑨应避免与氯霉素合用，否则可抵消维生素 B_{12} 的造血功能。⑩氨基糖苷类抗生素、对氨基水杨酸类、苯巴比妥、苯妥英钠及秋水仙碱等，可以减少维生素 B_{12} 从肠道吸收。

160. 答案：ABCDE

解析：重组人促红素的典型不良反应包括：①静脉给药，有类流感样症状。②慢性肾衰竭者在治疗早期，可出现血压升高及癫痫发作。③脑出血、血栓形成、嗜酸性粒细胞增多。

161. 答案：ABCDE

解析：注意事项：①静脉滴注重组人促红素速度宜慢，因快速注射可引起虚脱。②过大剂量静脉注射治疗急性铁负荷过重及地中海贫血，易致成人呼吸窘迫综合征。③对肾性贫血患者须监测红细胞比容，如增加过快，应减少重组人促红素的用量。④患者用药后可能出现头晕或其他中枢神经系统症状，用药期间不宜驾车或操作机械。⑤重组人促红素可引起血压升高，在用药前要先控制血压达标。

162. 答案：ACE

解析：维生素 C、果糖、半胱氨酸可促进铁剂的吸收。

163. 答案：BCD

解析：大剂量服用叶酸时需同时补充维生素 B_{12}；服用叶酸、维生素 B_{12} 治疗后宜补钾；妊娠期妇女应避免使用维生素 B_{12}。

164. 答案：ABCDE

解析：叶酸属于水溶性 B 族维生素，是骨髓红细胞成熟和分裂所必需的物质，可用于各种原因引起的叶酸缺乏及由叶酸缺乏所致的巨幼红细胞贫血；妊娠期妇女的预防用药，小剂量用于妊娠期妇女可预防胎儿神经管畸形。

165. 答案：ACDE

解析：尿激酶溶栓 6 ～ 12 小时后，给予肝素或低分子肝素抗凝治疗。

166. 答案：AE

解析：食物中维生素 K 缺乏或应用广谱抗生素抑制肠道细菌，都能使维生素 K 摄入不足，相应会增强华法林的药效。

167. 答案：ACDE

解析：服用药物一般不可用牛奶或咖啡送服。

第七章 利尿药和泌尿系统疾病用药

1. 答案：A

解析：该题主要考查袢利尿剂与氨基糖苷类抗生素和第一、第二代头孢菌素类及顺铂合用，可加重耳毒性。

2. 答案：A

解析：袢利尿剂有呋塞米、布美他尼、依他尼酸、托拉塞米等，属于高效利尿药。

3. 答案：A

解析：呋塞米利尿作用机制主要是干扰 Na^+–K^+–$2Cl^-$ 同向转运子。

4. 答案：D

解析：袢利尿剂有呋塞米、布美他尼、依他尼酸、托拉塞米等，主要作用于髓袢升支粗段皮质部和髓质部。

5. 答案：D

解析：袢利尿剂不良反应有：①水与电解质紊乱，表现为低血容量、低血钾、低血钠、低氯性碱血症，长期应用还可引起低血镁。②耳毒性：表现为耳鸣、听力减退或暂时性耳聋，呈剂量依赖性。布美他尼的耳毒性最小，为呋塞米的1/6。依他尼酸最易引起耳毒性。③高尿酸血症、高血糖、高血脂及过敏反应等。④其他：恶心、呕吐、过敏反应等。

6. 答案：E

解析：乙酰唑胺是碳酸酐酶抑制药，通过抑制肾小管上皮细胞中的碳酸酐酶，减少 H^+ 和 HCO_3^- 的形成，Na^+、H^+ 交换减慢，Na^+ 重吸收减少，增加 Na^+、K^+、H_2O 和 HCO_3^- 的排出，而产生利尿作用。本药抑制睫状体细胞中的碳酸酐酶，使房水生成减少，眼内压降低，故主要用于治疗青光眼。

7. 答案：B

解析：利尿剂抵抗出现肾功能不全时，可使用高效利尿剂增大剂量。

8. 答案：E

解析：此题主要考查袢利尿剂的作用机制。通过特异性的与 Cl^- 结合位点结合而抑制分布在髓袢升支管腔膜侧的 Na^+–K^+–$2Cl^-$ 同向转运子，从而抑制 NaCl 的重吸收，降低肾的稀释与浓缩功能，排出大量接近于等渗的尿液。

9. 答案：A

解析：噻嗪类利尿剂大剂量可能引起胰岛素抵抗、高血糖症，加重糖尿病及减弱口服降糖药的效能，引起低血钾、低血钙，血尿素氮、肌酐及尿酸升高。故伴有糖尿病的水肿患者，不宜选用氢氯噻嗪。

10. 答案：E

解析：噻嗪类利尿剂是中效利尿剂，作用于髓袢升支厚壁段皮质部和远曲小管初段，其作用机制是直接抑制远曲小管初段腔壁上的 Na^+–Cl^- 共转运子的功能，减少肾小管上皮细胞对 Na^+、Cl^- 和水的排出。

11. 答案：C

解析：呋塞米、氢氯噻嗪、乙酰唑胺排钾；螺内酯、氨苯蝶啶保钾；山梨醇属于脱水药，通过减少钠的重吸收而排尿。

12. 答案：A

解析：对噻嗪类药物或含有磺酰胺基因药过敏者、痛风患者、低钾血症者、无尿或肾衰竭者禁用氢氯噻嗪。

13. 答案：C

解析：袢利尿剂利尿作用最强。

14. 答案：A

解析：此题主要考查螺内酯的作用特点。螺内酯仅作用于远曲小管和集合管，对肾小管其他各段无作用，故利尿作用较弱而缓慢持久。服用后1日起效，3～4日呈最大利尿效果，停药后作用仍持续5～6天。

15. 答案：C

解析：此题主要考查留钾利尿剂的不良反应。最为常见的是高钾血症，尤其是单独用药、高钾饮食、与钾剂或含钾药物如青霉素钾等合用，以及存在肾功能损害、少尿、无尿时。

16. 答案：B

解析：螺内酯长期服用可致男性乳房发育、阳痿、性功能低下；可致女性乳房肿胀、声音变粗、毛发增多、月经失调、性功能下降。

17. 答案：C

解析：螺内酯尤其适用于醛固酮增高患者，治疗与醛固酮升高有关的顽固性水肿、肝硬化和肾病综合征水肿较为有效。该类药物常与噻嗪类利尿剂合用，增加利尿作用，同时减少噻嗪类利尿剂引起的钾丢失；也可以用于高血压和心力衰竭的治疗。

18. 答案：E

解析：螺内酯及其代谢产物坎利酮结构与醛固酮相似，结合到胞质中的盐皮质激素受体上，阻止醛固酮受体复合物的核转位，从而产生拮抗醛固酮的作用。

19. 答案：C

解析：留钾利尿剂为低效利尿剂，主要作用于远曲小管远端和集合管，通过直接拮抗醛固酮受体或者通过抑制管腔膜上的 Na^+ 通道起作用。

20. 答案：D

解析：阿米洛利为保钾利尿作用最强的药物，主要以原形药物由肾脏排泄；在高浓度时，可能抑制 H^+ 和 Ca^{2+} 的排泄。

21. 答案：D

解析：碳酸酐酶抑制剂的典型不良反应：①少见中枢神经抑制、嗜睡、镇静、疲乏、定向障碍和感觉异常；肾衰竭患者使用后可引起蓄积，造成中枢神经系统毒性。②血液系统可见骨髓功能抑制、血小板减少、溶血性贫血、白细胞和粒细胞减少。③作为磺胺的衍生物，可能会造成皮肤毒性、磺胺样肾损害、过敏反应。

22. 答案：B

解析：①袢利尿剂，又称高效利尿剂。②噻嗪类和类噻嗪类利尿剂，又称中效利尿剂。③留钾利尿剂，又称低效利尿剂。④碳酸酐酶抑制剂，代表药有乙酰唑胺。

23. 答案：A

解析：氨苯蝶啶属于低效利尿剂，又叫留钾利尿剂，长期使用会导致血钾水平升高。

24. 答案：B

解析：呋塞米属于强效利尿剂，作用于髓袢升支粗段。

25. 答案：C

解析：氢氯噻嗪用于水肿性疾病、高血压、中枢性或肾性尿崩症、肾石症（预防含钙盐成分形成的结石）。

26. 答案：D

解析：乙酰唑胺的不良反应少见中枢神经抑制、嗜睡、镇静、疲乏、定向障碍和感觉异常。肾衰竭患者使用后可引起蓄积，造成中枢神经系统毒性。血液系统可见骨髓功能抑制、血小板减少、溶血性贫血、白细胞和粒细胞减少。作为磺胺的衍生物，可能会造成骨髓抑制、皮肤毒性、磺胺样肾损害，对磺胺过敏者易对本品产生过敏反应。

27. 答案：A

解析：乙酰唑胺是碳酸酐酶抑制剂。其在化学结构上有磺酰胺（SO_2NH）基团，属于磺胺类化合物。其利尿机制是通过作用于近曲小管前段的上皮细胞，抑制细胞内碳酸酐酶，降低细胞内氢离子的产生，减少向管腔的分泌。经过 H^+–Na^+ 交换机制，减少 Na^+ 的再吸收，使水的重吸收减少。现在临床很少将该药物作为利尿剂使用。

28. 答案：C

解析：噻嗪类增强 NaCl 和水的排出，利尿作用中等。其作用机制一般认为是抑制远曲小管近端 Na^+–Cl^- 同向转运系统，从而抑制 NaCl 和水的重吸收，使肾小管管腔渗透压增高，水重吸收减少而利尿。

29. 答案：D

解析：一般认为噻嗪类利尿药的降压机制是通过排钠利尿，造成体内 Na^+ 和水的负平衡，使细胞外液和血容量减少而降压。这可能是噻嗪类用药初期及短期应用高效利尿药的降压机制。长期应用噻嗪类利尿药的降压机制在于排 Na^+，使细胞内 Na^+ 减少。由于排 Na^+ 使血管壁细胞内 Na^+ 的含量减少，经 Na^+–Ca^{2+} 交换机制，使细胞内 Ca^{2+} 减少，因而血管平滑肌舒张。细胞内 Ca^{2+} 减少使血管平滑肌对收缩血管物质如去甲肾上腺素等的反应性降低，诱导血管壁产生扩血管物质，如缓激肽、前列环素（PGI_2）等。

30. 答案：C

解析：本题考查利尿药对离子的影响。呋塞米、氢氯噻嗪、乙酰唑胺排钾；螺内酯、氨苯蝶啶保钾；山梨醇属脱水药，可减少钠的重吸收而利尿。

31. 答案：B

解析：呋塞米具有耳毒性，呈剂量依赖性，表现为眩晕、耳鸣、听力减退或暂时性耳聋。耳毒性的发生机制可能与药物引起内耳淋巴液电解质成分改变而损伤耳蜗管基底膜毛细胞有关。肾功能不全或同时使用其他耳毒性药物，如合用氨基糖苷类抗生素时较易发生耳毒性，故应避免与氨基糖苷类抗生素合用。

32. 答案：B

解析：呋塞米的不良反应：①水与电解质紊乱。②高尿酸血症。③耳毒性。④其他：可有恶心、呕吐，停药后消失；重者可出现胃肠出血；偶致皮疹、嗜酸性粒细胞增多、白细胞及血小板减少等变态反应和骨髓抑制等。

33. 答案：E

解析：呋塞米的药理作用有：①利尿作用。抑制髓袢升支粗段部位的 Na^+-K^+-$2Cl^-$ 同向转运子，降低了肾脏的稀释、浓缩功能，产生迅速而强大的利尿作用。②扩血管作用。

其临床应用包括：①严重水肿。②急性肺水肿和脑水肿。③预防急性肾衰竭，但禁用于无尿的肾衰竭患者。④加速毒物排出。

34. 答案：B

解析：本题考查利尿药对各种离子的影响。呋塞米、氢氯噻嗪、乙酰唑胺排钾；螺内酯、氨苯蝶啶保钾；甘露醇属脱水药，减少钠的重吸收而利尿。

35. 答案：A

解析：螺内酯作用部位在远曲小管和集合管，对肾小管其他各段无作用，故利尿作用较弱。本药化学结构与醛固酮相似，可竞争性地与胞浆中的醛固酮受体结合，拮抗醛固酮的排钾保钠作用，是留钾利尿剂。其利尿作用与醛固酮水平有关。

36. 答案：A

解析：乙酰唑胺可用于治疗各种类型的青光眼，还可用于迅速纠正呼吸性酸中毒继发的代谢性碱中毒。本品利尿作用极弱，但对伴有水肿的子痫有良好的利尿、降压作用。

37. 答案：D

解析：袢利尿剂（高效）；噻嗪类利尿剂（中效）；留钾利尿剂（低效）；碳酸酐酶抑制剂（极弱）。

38. 答案：A

解析：袢利尿剂适应证：①急性肺水肿和脑水肿。②急、慢性肾衰竭首选。③明显液体潴留的心力衰竭首选，呋塞米和托拉塞米特别适用于伴有肾功能受损的高血压患者。④肝硬化腹水。⑤加速某些毒物的排泄。

39. 答案：B

解析：托拉塞米作为新一代高效袢利尿剂，适用于治疗发生于多种组织、多种原因的中、重度水肿及急、慢性心力衰竭，防治急、慢性肾衰竭，治疗肝硬化腹水、脑水肿以及急性毒物和（或）药物中毒，抢救原发性高血压危象和多器官功能衰竭等急重症。

40. 答案：B

解析：药物相互作用：睾酮与环孢素、抗糖尿病药、甲状腺素或抗凝血药（华法林）合用，能增加它们的活性，但同时也增加毒性。

41. 答案：C

解析：用于前列腺增生症的选择性 α_1 受体阻断剂有：①第一代非选择性：酚苄明；②第二代选择性：哌唑嗪、特拉唑嗪、多沙唑嗪、阿夫唑嗪；③第三代高选择性：坦洛新、西洛多辛。

42. 答案：E

解析：本题考查良性前列腺增生症的早期诊断。良性前列腺增生症是一种与年龄密切相关的多发和病情进展缓慢的老年男性疾病。早期症状并不明显，随着病情的进展，症状逐渐明显。尿频，尤其夜尿次数增多，是前列腺增生症的早期信号。

43. 答案：E

解析：本题考查治疗前列腺增生症的药物。治疗前列腺增生症应首先明确治疗指征，先排除类似 BPH 的疾病，并应依据前列腺的体积大小、前列腺特异抗原（PSA）水平的高低来确定预防性或联合治疗应用 5α 还原酶抑制剂。

44. 答案：B

解析：用于前列腺增生症的选择性 α_1 受体

阻断剂有：①第一代非选择性：酚苄明；②第二代选择性：哌唑嗪、特拉唑嗪、多沙唑嗪、阿夫唑嗪；③第三代高选择性：坦索罗辛、坦洛新、西洛多辛。

45. 答案：B

解析：良性前列腺增生症药物治疗的目标是缓解患者的下尿路症状。

46. 答案：A

解析：α_1受体阻断剂的典型不良反应是直立性低血压。

47. 答案：D

解析：属于第三代 α_1受体阻断剂的有：坦索罗辛、坦洛新、西洛多辛。

48. 答案：A

解析：非那雄胺可促进头发生长，用于雄性激素源性脱发。

49. 答案：A

解析：5α 还原酶抑制剂治疗良性前列腺增生症是通过抑制 5α 还原酶，进而抑制双氢睾酮的产生，引起前列腺上皮细胞的萎缩，达到缩小前列腺体积、缓解 BPH 临床症状的目的。5α 还原酶抑制剂对膀胱颈和平滑肌没有影响，不能松弛平滑肌。这类药物有非那雄胺、度他雄胺和依立雄胺。非那雄胺和依立雄胺为Ⅱ型 5α 还原酶抑制剂；度他雄胺为Ⅰ型和Ⅱ型 5α 还原酶的双重抑制剂。5α 还原酶抑制剂可用于治疗和控制良性前列腺增生症以及预防泌尿系统事件。

50. 答案：E

解析：坦洛新和西洛多辛属于第三代 α_1受体阻断剂，比第二代具有更好地对前列腺 α_1受体的选择性。阻断这些受体可以松弛前列腺和膀胱颈括约肌，但对外周血管平滑肌则无影响，因为他们与血管平滑肌上的 α_1受体较低的亲和力。

51. 答案：A

解析：西地那非不用于治疗前列腺增生症。

52. 答案：D

解析：十一酸睾酮可用于男性原发性、继发性性腺功能减退的替代治疗等。临床用于：①男性雄激素缺乏症（睾丸切除术后、性功能减退、生殖器功能不足、更年期）。②男孩体质性青春期延迟。③乳腺癌转移的姑息性治疗。④再生障碍性贫血的辅助治疗。⑤中老年部分性雄激素缺乏综合征。⑥女性进行性乳腺癌。

53. 答案：B

解析：良性前列腺增生症药物治疗的短期目标是缓解患者的下尿路症状。

54. 答案：A

解析：考查 α_1受体阻断剂的药物相互作用。α_1受体阻断剂与西咪替丁、地尔硫䓬等 CYP3A4 抑制剂合用时代谢减少；与卡马西平、苯妥英钠等 CYP3A4 诱导剂合用，会增加肝脏的代谢；大剂量的 α_1受体阻断剂与 5 型磷酸二酯酶抑制剂（西地那非、伐地那非、他达拉非）合用时，患者会发生直立性低血压。

［55 ～ 58］

答案：55.C；56.A；57.D；58.B

解析：考查重点为利尿药的临床应用。呋塞米可用于急性肾功能衰竭；乙酰唑胺抑制碳酸酐酶活性减少房水生成而降低眼内压，可用于青光眼；氢氯噻嗪有抗利尿作用，可用于尿崩症；螺内酯化学结构与醛固酮相似，可以拮抗醛固酮的作用。

［59 ～ 62］

答案：59.D；60.B；61.D；62.E

解析：本题考查抗高血压药物的特点。利尿降压药氢氯噻嗪可单独用于轻度、早期高血压，但长期应用可导致糖代谢不良；螺内酯是竞争性结合醛固酮受体的药物；阿米洛利是低效利尿剂，为目前留钾利尿药中作用最强的药物，需要与其他利尿药合用。

［63 ～ 65］

答案：63.E；64.A；65.B

解析：考查重点为利尿药的临床应用。呋塞米主要用于严重的水肿、急性肾功能衰竭、急性肺水肿和高钙血症，以及加速某些毒物的排泄。螺内酯可竞争性地与胞浆中的醛固酮受体结合，拮抗醛固酮的排钾保钠作用，主要用于有醛固酮升高引起的顽固性水肿。甘露醇静脉滴注后通过脱水作用可迅速降低颅内压及眼内压，是治疗脑水肿、降低颅内压的首选药物，也可用于急性肾功能衰竭早期的治疗。氨苯蝶啶和阿米洛利临床上常与排钾利尿药合用，治疗顽固性水肿。

［66 ～ 67］

答案：66.A；67.E

解析：①螺内酯化学结构与醛固酮相似，可

竞争性地与胞浆中的醛固酮受体结合，拮抗醛固酮的排钾保钠作用，是留钾利尿药。其利尿作用与醛固酮水平有关，作用弱而缓慢，常与其他利尿药合用。②氨苯蝶啶主要作用于远曲小管远端和集合管，直接阻滞管腔 Na^+ 通道而减少 Na^+ 的重吸收；同时抑制 Na^+–K^+ 交换，使钠的排出增加而利尿，同时伴有血钾升高。单用疗效较差，临床上常与排钾利尿药合用治疗顽固性水肿。

[68 ～ 69]

答案：68.E；69.A

解析：螺内酯属于醛固酮受体阻断剂，临床上用于治疗醛固酮升高引起的顽固性水肿；呋塞米属于高效利尿剂，利尿作用强，常用于治疗严重水肿。

[70 ～ 71]

答案：70.B；71.A

解析：氢氯噻嗪可导致血脂紊乱；呋塞米长期使用会产生严重的耳毒性。

[72 ～ 73]

答案：72.B；73.C

解析：利尿作用较弱，具有排钠留钾作用，可用于慢性心力衰竭治疗的利尿剂是螺内酯。利尿作用极弱，具有降低眼内压作用，可用于青光眼治疗的利尿剂是乙酰唑胺。

[74 ～ 76]

答案：74.D；75.C；76.A

解析：乙酰唑胺用于治疗各种青光眼；利尿作用。醛固酮受体阻断剂螺内酯、依普利酮、坎利酮、坎利酸钾。袢利尿剂（高效）呋塞米、布美他尼、依他尼酸、托拉塞米，用于急性肺水肿和脑水肿，急、慢性肾衰竭首选，明显液体潴留的心力衰竭首选，肝硬化腹水，加速某些毒物的排泄。

[77 ～ 81]

答案：77.A；78.D；79.E；80.C；81.A

解析：排钾利尿药和保钾利尿药联合使用的目的是预防低钾。呋塞米临床适用于：①急性肺水肿和脑水肿的救治。②急、慢性肾衰竭患者的首选治疗药。③高血压的治疗，是明显液体潴留心力衰竭的首选治疗药。对于高血压的治疗作用不如噻嗪类利尿剂，但对于肾小球滤过率（GFR）的降低和因钠潴留导致的高血压可以使用袢利尿剂。通常当肾小球滤过率＜ 30mL/min，应该用袢利尿剂替换噻嗪类利尿剂。呋塞米和托拉塞米特别适用于伴有肾功能受损的患者。④治疗肝硬化腹水以及加速某些毒物的排泄。

长期服用呋塞米患者需要定期监护体液和电解质平衡：①定期检查体液、监测患者血压。②定期监护肾功能，对肾功能障碍者应调整剂量或输液速率。③定期监护患者的血糖水平。④若患者出现肌痛或肌痉挛、听力障碍，应立即停用利尿剂，到医院救治。螺内酯是保钾利尿药，长期服用可能导致高血钾。

螺内酯禁忌证：①高钾血症者。②急、慢性肾衰竭者、肾功能不全者、无尿者。

[82 ～ 84]

答案：82.D；83.B；84.C

解析：该患者血钾降低，醛固酮过高，且水肿。螺内酯可用于治疗水肿性疾病，可纠正疾病时伴发的继发性醛固酮分泌增多，并保钾利尿，纠正低血钾。氨苯蝶啶也是保钾利尿药，可以纠正低血钾的症状，与螺内酯不同。螺内酯是直接拮抗醛固酮受体而拮抗醛固酮的作用，而氨苯蝶啶是通过抑制管腔膜上的 Na^+ 通道而起拮抗醛固酮的作用。螺内酯与噻嗪类利尿剂合用，可增强利尿效应并预防低钾血症。

[85 ～ 87]

答案：85.A；86.E；87.E

解析：呋塞米 / 布美他尼适应证：①充血性心力衰竭、肝硬化、肾脏疾病、急性肺水肿和急性脑水肿。②预防急性肾衰竭。③高血压危象。④高钾血症、高钙血症、稀释性低钠血症。⑤抗利尿激素分泌过多症。⑥急性药物及毒物中毒。

定期监护体液和电解质平衡：①定期检查体液，监测血压、肾功能。②定期监护血 K^+、Na^+、Mg^{2+}、碳酸氢盐。③定期监护血糖。

呋塞米禁忌证：①试验剂量无反应的无尿者。②对磺胺过敏者。③婴儿、肝昏迷和严重电解质紊乱者。④分娩前应慎用。

88. 答案：ACDE

解析：呋塞米临床用于严重水肿、急性肺水肿和脑水肿、急、慢性肾功能衰竭、加速毒物的排泄、高钙血症。

89. 答案：ACD

解析：呋塞米、噻嗪类和吲达帕胺均属于排

钾利尿药，而螺内酯、氨苯蝶啶和阿米洛利属于保钾利尿药，所以两组药物合用可以增强利尿作用并减少钾的丢失。

90. 答案：BCE

解析：B、C、E 都属于保钾利尿药，不会引起低血钾。

91. 答案：ABCD

解析：长期、大量应用噻嗪类利尿剂可能引起高钙血症。

92. 答案：ABCDE

解析：考查重点是利尿药的降压作用机制。噻嗪类利尿药用药初期降压作用可能是通过排钠利尿，减少细胞外液和血容量，导致心输出量减少而降低血压；长期降压作用可能是通过排钠，降低平滑肌细胞内 Na^+ 浓度，使 Na^+-Ca^{2+} 交换降低，细胞内 Ca^{2+} 浓度降低，从而使血管平滑肌对去甲肾上腺素等缩血管物质的反应性减弱，血管平滑肌舒张，血压下降；还可诱导血管壁产生扩血管物质，如缓激肽、前列环素等。

93. 答案：ACD

解析：呋塞米的主要不良反应是：①水、电解质紊乱：过度利尿导致低血容量、低血钠、低血镁、低血钾、低氯碱血症。②耳毒性：造成眩晕、耳鸣、听力减退或耳聋（可逆）。③高尿酸血症。④过敏反应。

94. 答案：ABDE

解析：袢利尿剂常见于水、电解质紊乱有关的症状，包括低血容量、低血钠、低血镁、低血钾、低氯碱血症。

95. 答案：ABCDE

解析：使用袢利尿剂需定期监护体液的电解质平衡，应注意：①定期检查体液，监测血压、肾功能；过度利尿可加重肾前性肾衰竭；若出现血尿或出现少尿或无尿、肌痛或肌痉挛、听力障碍，立即停用。②定期监护血 K^+、Na^+、Mg^{2+}、碳酸氢盐；有低钾血症倾向者，改用保钾利尿剂。③定期监护血糖，低钾可使糖尿病患者对胰岛素的敏感性降低。

96. 答案：ABCDE

解析：为减少利尿剂抵抗，可采取的方法是：①多次应用最小有效剂量，或持续静脉滴注或超滤。②利尿剂抵抗出现于肾功能不全时，增加高效利尿剂用量。③袢利尿剂单独使用或每天使用，利尿作用降低，可合用 ACEI、ARB 或醛固酮受体阻断剂增加利尿，并持久维持利尿作用。④联合应用作用于肾小管不同节段的利尿剂。⑤若心功能不全患者出现利尿剂抵抗，使用卡托普利，有利于恢复利尿剂的作用。

97. 答案：ABCDE

解析：呋塞米的适应证：①充血性心力衰竭、肝硬化、肾脏疾病、急性肺水肿和急性脑水肿。②预防急性肾衰竭。③高血压危象。④高钾血症、高钙血症、稀释性低钠血症。⑤抗利尿激素分泌过多症。⑥急性药物及毒物中毒。

98. 答案：ACDE

解析：关于噻嗪类用药的安全性：①为避免夜尿过多，应于白天给药。②可引起光敏反应，注意防护日光照射。③从卧位变坐位时动作要徐缓，预防直立性低血压。④由于具有磺胺类相似结构，可能与其他磺胺类药发生交叉过敏反应。

99. 答案：BCDE

解析：本题考查治疗良性前列腺增生症的注意事项。治疗前列腺增生症应首先明确治疗指征，先排除类似 BPH 的疾病，如感染、前列腺炎、前列腺结石、前列腺癌、尿路狭窄、膀胱张力低下、神经源性紊乱等。前列腺增生较重的患者，可因受凉或憋尿等引起尿潴留。

100. 答案：ABCD

解析：本题考查良性前列腺增生症联合治疗方案。联合治疗方案有：① α_1 受体阻断剂和 5α 还原酶抑制剂合用。② α_1 受体阻断剂与 M 受体阻断剂合用：同时拮抗下尿路 α_1 肾上腺素能受体与胆碱能受体，从而达到协同作用。

101. 答案：ABCE

解析：本题考查良性前列腺增生症的药物治疗注意事项。严重胃肠动力障碍、重症肌无力、闭角型青光眼、正在使用酮康唑等强力 CYP3A4 抑制剂的重度肾功能不全和（或）肝功能障碍患者禁用抗胆碱能药物（包括奥昔布宁、索利那新、托特罗定）。

102. 答案：ABCDE

解析：第一代非选择性 α_1 受体阻断剂（酚苄明）可以引起心动过速以及心律失常，目前已被第二代选择性 α_1 受体阻断剂和第三代高选择性

α_1受体阻断剂所取代。目前使用的第二代α_1受体阻断剂有哌唑嗪、特拉唑嗪、多沙唑嗪和阿夫唑嗪。坦洛新和西洛多辛属于第三代α_1受体阻断剂，比第二代具有更好地对前列腺α_1受体的选择性。5α还原酶抑制剂有非那雄胺、度他雄胺和依立雄胺。

103. 答案：ABCDE

解析：5α还原酶抑制剂适用于临床确诊前列腺增生大于40g者，使膀胱最大容量得到改善；干扰睾酮对前列腺的刺激作用，减少膀胱出口梗阻，缩小前列腺体积；没有心血管不良反应，可引起性功能障碍。

104. 答案：ABCD

解析：为规避男性关注的不良反应，临床治疗中宜注意：①用前应将风险告知患者，由患者选择。②对有意保持性功能的患者尽量不用5α还原酶抑制剂。③大部分反应于停药后消失，应对患者加强健康教育和药学监护。④5α还原酶抑制剂禁用于妊娠期妇女；非那雄胺可以造成男性胎儿两性生殖器的睾丸女性化，类似的还会使有些患者发生罕见的5α还原酶遗传缺陷。鉴于该药物对胎儿的这种致畸性，妊娠女性、准备怀孕的女性避免接触5α还原酶抑制剂，避免接触正在服用该类药物男性的精液；在育龄期的女药师，由于工作关系必须接触此类药物时候，应戴乳胶手套。

105. 答案：CDE

解析：良性前列腺增生症的治疗药主要包括：①α_1受体阻断剂：松弛前列腺平滑肌，减轻膀胱出口压力（减少动力因素）。②5α还原酶抑制剂：干扰睾酮对前列腺的刺激作用，减少膀胱出口梗阻（减少静力因素）。③植物制剂。

106. 答案：AD

解析：睾酮的药物相互作用：①与环孢素、抗糖尿病药、甲状腺素或抗凝血药（华法林）合用，能增加它们的活性，但同时也增加毒性。②与药酶诱导剂苯巴比妥合用可加速其代谢而降低疗效。③睾酮的同化作用需要胰岛素的辅助，已切除胰腺者，就不可能发挥同化作用。④长期使用皮质激素的患者，应并用苯丙酸诺龙，并供给高热量和高蛋白饮食。⑤去氢甲基睾丸素可提高羟布宗血药浓度40%，但对保泰松无此作用。

107. 答案：CDE

解析：5α还原酶抑制剂与α_1受体阻断剂联用：①临床长期联合治疗疗效优于单药治疗。②联合用药有协同作用。③必须是有前列腺增生合并尿道压迫症状者

第八章 内分泌系统疾病用药

第一节 肾上腺糖皮质激素类药物

1. 答案：E

解析：糖皮质激素的药理作用是抑制炎症反应和免疫反应，但是不具有抗病原体作用，可降低机体的防御功能。所以在治疗严重感染性疾病时，必须给予有效、足量的抗菌药物。

2. 答案：B

解析：糖皮质激素只抗炎不抗菌，还抑制机体的防御功能，反而会使体内细菌增殖，所以可诱发或加重感染。

3. 答案：A

解析：糖皮质激素的禁忌证为：①严重精神病和癫痫。②活动性消化性溃疡。③缺乏有效抗生素的感染。④病毒感染。⑤肾上腺皮质功能亢进者。⑥创伤或手术恢复期。⑦骨质疏松、骨折。⑧严重高血压、糖尿病。⑨妊娠初期和产褥期。

4. 答案：D

解析：大剂量糖皮质激素可用于各种严重休克，尤其是中毒性休克。

5. 答案：D

解析：维持量用法有两种：①每日晨给药法，即每晨7～8时给药1次，用短效糖皮质激素，如氢化可的松等。②隔晨给药法，即每隔1日，早晨7～8时给药1次，用中效皮质激素，如泼尼松、泼尼松龙，而不用长效激素，以免引起对下丘脑－垂体－肾上腺轴的抑制。

6. 答案：C

解析：糖皮质激素没有抗菌作用，其药理作用有：①抗炎作用。②免疫抑制作用。③抗休克。④抗毒素作用。⑤提高中枢神经系统的兴奋性。⑥对血液成分的影响，如刺激骨髓造血功能，减少淋巴细胞、嗜酸性粒细胞数目。

7. 答案：E

解析：糖皮质激素的用法与疗程：①大剂量突击疗法，用于严重中毒性感染及各种休克。②一般剂量长期疗法，用于结缔组织病、肾病综合征、顽固性支气管哮喘、中心视网膜炎、各种恶性淋巴瘤、淋巴细胞白血病等。③小剂量代替疗法，用于垂体前叶功能减退、艾迪生病及肾上腺皮质次全切除术后。④隔日疗法，治疗某些慢性病。

8. 答案：A

解析：糖皮质激素的禁忌证。一般认为糖皮质激素可使原来静止的结核病灶扩散、恶化，但临床上用于结核性脑膜炎的目的在于防止后遗症的发生；乙型脑炎是病毒性感染，用激素后可降低机体的防御能力，反使感染灶扩散而加剧。

9. 答案：A

解析：可的松和泼尼松为前药，需在肝内分别转化为氢化可的松和泼尼松龙而生效，严重肝功能不全者不宜选择。

10. 答案：A

解析：糖皮质激素类化学结构特征与盐皮质激素不同的是C17上有 α－羟基、C11上有氧或羟基。

11. 答案：E

解析：该题考查糖皮质激素在血液系统方面的药理作用。糖皮质激素能刺激骨髓造血功能，使红细胞和血红蛋白含量增加，大剂量可使血小板增多并提高纤维蛋白原浓度，缩短凝血时间；促使中性粒细胞数增多，但却降低其游走、吞噬、消化及糖酵解等功能，因而减弱对炎症区的浸润与吞噬活动；对淋巴组织也有明显影响，对肾上腺皮质功能减退者，淋巴细胞增多，而对肾上腺皮质功能亢进者，淋巴细胞减少，淋巴组织萎缩。所以选E，其他选项叙述均相反。

12. 答案：A

解析：小剂量代替疗法：生理需要量，上午8

时给药，或早晨给药2/3，夜间给药1/3；用于原发/继发性慢性肾上腺皮质功能不全。

13. 答案：B

解析：糖皮质激素能提高机体对有害刺激的应激能力，减轻细菌内毒素对机体的损害，对感染毒血症的高热有退热作用。

14. 答案：B

解析：糖皮质激素的禁忌证有：①有严重精神病或癫痫病史者，活动性消化性溃疡或新近胃肠吻合术者、骨折患者、创伤恢复期患者、角膜溃疡者、肾上腺皮质功能亢进者、严重高血压、糖尿病患者。②妊娠早期。③抗菌药不能控制的感染，如水痘、真菌感染。④结核、细菌和病毒感染者。

15. 答案：D

解析：糖皮质激素可直接松弛支气管平滑肌，或使细胞内cAMP含量升高，均能缓解哮喘，但不是皮质激素抗哮喘的直接原因。在临床上，荨麻疹、花粉症、血清病、血管神经性水肿、过敏性鼻炎、支气管哮喘和过敏性休克等，应用肾上腺素受体激动药和抗组胺药治疗；病情严重或无效时，也可用皮质激素辅助治疗，与抑制抗原-抗体反应所致的组织损害和炎症过程有关。

16. 答案：A

解析：应用外源性糖皮质激素采用隔日1次给药法，将48小时用量在早晨8时1次服用；对下丘脑-垂体-肾上腺皮质抑制较轻，不良反应较少，可防止肾上腺皮质萎缩、功能减退。

17. 答案：A

解析：糖皮质激素进入细胞后，与胞质特异性受体结合，受体激活，发生变构，暴露出一个DNA结合域。类固醇-受体复合物形成二聚体，然后进入胞核，结合到DNA的类固醇反应元件上，可以阻遏或诱导特殊基因转录。

18. 答案：A

解析：糖皮质激素不良反应有血糖升高、糖尿病倾向。

19. 答案：E

解析：地塞米松属于糖皮质激素类药物，此类药物主要作用是影响糖代谢、抗炎、抗毒素、抗免疫和抗休克等，而对盐代谢影响相对较弱。地塞米松是对氢化可的松结构改造的产物，由于在不同的位置加入不同的基团，所得药物的糖代谢和抗炎作用增强，盐代谢作用减弱。

20. 答案：A

解析：糖皮质激素一般剂量长期疗法，用于结缔组织病、肾病综合征、顽固性支气管哮喘、中心视网膜炎、恶性淋巴瘤、淋巴细胞白血病。

21. 答案：D

解析：糖皮质激素治疗各种原因引起的休克，辅助治疗：①中毒性休克：糖皮质激素+足量有效抗菌药。②过敏性休克：肾上腺素+糖皮质激素。③心源性休克：强心苷+糖皮质激素。④低血容量性休克：补充血容量+糖皮质激素。

22. 答案：A

解析：糖皮质激素适于治疗血液系统疾病，如白血病、恶性淋巴瘤、再生障碍性贫血、白细胞及血小板减少。

23. 答案：B

解析：糖皮质激素诱发或加重感染的主要原因不是促使病原微生物繁殖，而是因其降低机体的防御功能。糖皮质激素抑制炎症反应和免疫反应，降低机体的防御功能，长期应用常可诱发感染或使体内潜在病灶扩散，特别是在原有疾病已使抵抗力降低的情况下，如肾病综合征者易发生。

24. 答案：C

解析：地塞米松、倍他米松属长效的抗炎作用较强而对水盐代谢影响小的药物。

25. 答案：B

解析：糖皮质激素抗炎作用的基本机理是通过抑制致炎因子的基因转录，而产生抗炎作用。

26. 答案：A

解析：糖皮质激素抑制炎性递质白三烯、前列腺素生成有关的因素是诱导脂皮素的生成。

27. 答案：E

解析：糖皮质激素的不良反应：①医源性库欣综合征：满月脸、向心性肥胖、紫纹、皮肤变薄、痤疮。②血糖升高、糖尿病倾向。③血钙和血钾降低、水钠潴留，引起高血压。④血胆固醇升高、血脂肪酸升高。⑤骨质疏松症、病理性骨折、股骨头坏死、肌痛、肌无力、肌萎缩。⑥诱发或加重消化道溃疡、溃疡穿孔。⑦诱发和加重真菌与病毒感染、结核病加重。⑧创面或伤口愈合不良。⑨诱发精神症状、青光眼。⑩长期大量应用抑制儿童生长发育。停药反应：类肾上腺皮质功能减退症、反跳现象与停药症状。

28. 答案：B

解析：糖皮质激素用于血液系统疾病，如白血病、恶性淋巴瘤、再生障碍性贫血、白细胞及血小板减少。“五”增加：红细胞、血红蛋白、血小板、纤维蛋白原浓度（缩短凝血时间）、中性粒细胞。“二”减少：嗜酸性粒细胞、淋巴细胞。

29. 答案：A

解析：糖皮质激素对代谢的影响：升糖、解蛋白、移脂、保钠，低钾、骨质疏松。①糖：增高肝糖原，升高血糖（诱发糖尿病）。②脂肪：（诱发高血脂）改变身体脂肪分布，向心性肥胖。③蛋白质：提高分解。④电解质：增强钠离子再吸收（水钠潴留）及钾、钙、磷的排泄（低钾、骨质疏松）。

30. 答案：B

解析：泼尼松、泼尼松龙属于中效的糖皮质激素类药物。

31. 答案：D

解析：糖皮质激素用于慢性炎症的目的。糖皮质激素用于某些慢性炎症如结核性脑膜炎、脑炎、心包炎、风湿性心瓣膜炎、损伤性关节炎、睾丸炎及烧伤后瘢痕挛缩等，其目的在于防止后遗症，即抑制肉芽组织生长，防止粘连和瘢痕形成。

32. 答案：D

解析：外科手术后应用大剂量糖皮质激素导致的后果是延迟伤口愈合。

33. 答案：C

解析：糖皮质激素的禁忌证。糖皮质激素使胃酸、胃蛋白酶分泌增加，抑制胃黏膜分泌，降低胃肠黏膜的抵抗力，可诱发或加剧胃、十二肠溃疡，甚至造成消化道出血或穿孔，因此禁用于消化性溃疡。

34. 答案：D

解析：米托坦是肾上腺皮质激素抑制剂，能选择性地使肾上腺皮质束状带及网状带细胞萎缩、坏死，但不影响球状带，故醛固酮分泌不受影响；用药后血、尿中氢化可的松及其代谢物迅速减少；可有厌食、恶心、腹泻、皮疹、嗜睡、头痛、眩晕、乏力、中枢抑制及运动失调等反应。

35. 答案：A

解析：糖皮质激素抗炎不抗菌，抗炎不抗因，治标不治本；实质是提高了机体对炎症的反应性；不足是降低了机体的防御功能。

36. 答案：A

解析：停用糖皮质激素时应逐渐减量，不宜骤停，以免复发或出现肾上腺皮质功能不足症状。肾上腺皮质功能恢复的时间与用药剂量、疗程和个体差异有关。停用激素后，垂体分泌 ACTH 的功能需经 3 ～ 5 个月恢复，而肾上腺皮质对 ACTH 起反应功能的恢复需 6 ～ 9 个月或更久。

37. 答案：B

解析：糖皮质激素不适于治疗的疾病有抗菌药不能控制的感染，如水痘、真菌感染，以及结核、细菌和病毒感染。

38. 答案：D

解析：糖皮质激素的临床应用。此题可用排除法。感染中毒性休克时，在有效的抗菌药物治疗下，可及早、短时间、突击使用大剂量糖皮质激素，见效后即停药；过敏性休克，首选肾上腺素；心源性休克，需结合病因治疗；对低血容量性休克，在补液、补电解质或输血后效果不佳者，可合用超大剂量的皮质激素。

39. 答案：D

解析：糖皮质激素隔日疗法的依据。隔日疗法的依据是皮质激素的分泌具有昼夜节律，每日上午 8 ～ 10 时为分泌高潮，随后逐渐下降，午夜 12 时为低潮，这是由于昼夜节律引起的。临床用药可随这种节律进行，即长期疗法中对某些慢性病采用隔日 1 次给药法，将 1 日或 2 日的总药量在隔日早晨 1 次给予，此时正值激素正常分泌高峰，对肾上腺皮质功能的抑制较小。

40. 答案：C

解析：糖皮质激素适用于：①治疗自身免疫性疾病，如风湿热、类风湿关节炎、全身性红斑狼疮和肾病综合征；异体器官移植术后排异反应。②血液系统疾病，如白血病、恶性淋巴瘤、再生障碍性贫血、白细胞及血小板减少。

41. 答案：C

解析：糖皮质激素具有免疫抑制作用，能抑制巨噬细胞吞噬功能，使淋巴细胞溶解，辅助性 T 细胞减少更显著；降低自身免疫性抗体水平，缓解过敏反应及自身免疫性疾病的症状，对抗异体器官移植的排异反应。

42. 答案：D

解析：其余选项都属于糖皮质激素的不良反应。糖皮质激素的停药反应包括医源性皮质功能不全和反跳现象。

43. 答案：B

解析：糖皮质激素可引起脂质代谢和水盐代谢紊乱，表现为满月脸、水牛背、向心性肥胖、皮肤及皮下组织变薄、痤疮、多毛、低血钾、高血压、骨质疏松（抗维生素D的作用）和糖尿等。

44. 答案：A

解析：糖皮质激素抑制磷脂酶 A_2（PLA_2）的活性，致使炎症区花生四烯酸（AA）从膜磷脂生成减少，进而使前列腺素（PG）和白三烯（LT）等炎性介质合成减少，因而能明显减轻炎症组织的毛细血管扩张与渗出，缓解红、肿、热、痛等症状。

45. 答案：A

解析：因患者对糖皮质激素产生了依赖性或病情尚未完全控制，突然停药或减量过快，可导致原有病症复发或加重，称为反跳现象。

46. 答案：A

解析：糖皮质激素的禁忌证有：曾患或现患严重精神病和癫痫，活动性消化性溃疡，抗菌药物或抗生素不能有效控制的病毒、真菌感染，活动性结核病，肾上腺皮质功能亢进，创伤或手术恢复期，骨质疏松症，骨折，严重高血压、糖尿病，妊娠初期和产褥期。

47. 答案：D

解析：大剂量糖皮质激素可用于各种严重休克，尤其是中毒性休克。糖皮质激素抗休克的机制可能与下列因素有关：①扩张痉挛收缩的血管，加强心肌收缩。②降低血管对某些收缩血管活性物质的敏感性，使微循环血流动力学恢复正常，改善休克状态。③稳定溶酶体膜，减少心肌抑制因子的形成。④提高机体对内毒素的耐受力。对败血症中毒性休克患者，糖皮质激素能对抗细菌内毒素对机体的刺激，减轻细胞损伤，缓解毒血症症状，发挥保护机体的作用，但对外毒素则无防御作用。

48. 答案：D

解析：糖皮质激素可用于治疗自身免疫性疾病，如系统性红斑狼疮。

49. 答案：E

解析：糖皮质激素类药物可通过促进糖原异生，减慢葡萄糖分解和减少组织对葡萄糖的利用，从而使血糖升高；禁用于糖尿病。

50. 答案：B

解析：糖皮质激素不良反应：①医源性库欣综合征，如满月脸、向心性肥胖、紫纹、皮肤变薄、痤疮。②血糖升高、糖尿病倾向。③血钙和血钾降低、水钠潴留、高血压。④血胆固醇升高、血脂肪酸升高。⑤骨质疏松症、病理性骨折、股骨头坏死、肌痛、肌无力、肌萎缩。⑥诱发或加重消化道溃疡、溃疡穿孔。⑦诱发或加重感染、真菌与病毒感染、结核病加重。⑧创面或伤口愈合不良。⑨诱发精神症状、青光眼。⑩长期大量应用抑制儿童生长发育。

51. 答案：C

解析：糖皮质激素类药物能对抗细菌内毒素对机体的刺激性反应，减轻细胞损伤，缓解毒血症症状，用于感染中毒性休克的治疗，但不能中和细菌内毒素。

52. 答案：E

解析：糖皮质激素类药物抑制胶原蛋白的合成、结缔组织黏多糖的合成及成纤维细胞的增殖，抑制肉芽组织增生，防止粘连及瘢痕形成，减轻炎症后遗症。

53. 答案：D

解析：由于糖皮质激素类药物无抗菌作用，又可降低机体防御功能，故应用时必须和有效而足量的抗菌药物合用，以免感染灶扩散。

54. 答案：E

解析：糖皮质激素具有免疫抑制作用，可用于治疗过敏性疾病，如荨麻疹、血管神经性水肿、支气管哮喘和过敏性休克等，目的是抑制抗原－抗体反应所引起的组织损害和炎症过程。

55. 答案：A

解析：糖皮质激素类药物能对抗细菌内毒素对机体的刺激性反应，减轻细胞损伤，缓解毒血症症状，用于感染中毒性休克的治疗。近来研究发现，毒血症是由于内毒素使巨噬细胞等大量表达NO合酶，进而产生大量NO所致。糖皮质激素能抑制NO合酶，降低NO水平。

56. 答案：C

解析：本题考查糖皮质激素的禁忌证。长期大量应用糖皮质激素可引起肾上腺皮质功能亢进，导致高血压、糖尿病，诱发或加重溃疡、精神失常、骨质疏松等，所以严重高血压、糖尿病患者、创伤修复期骨折患者、胃溃疡者、有精神病史者禁用或慎用。

57. 答案：C

解析：本题考查的是糖皮质激素的临床应用。糖皮质激素能抑制抗原－抗体反应所致的组织损害和炎症过程，临床用于治疗支气管哮喘。

58. 答案：A

解析：本题考查的是糖皮质激素的临床应用及禁忌证。糖皮质激素可以治疗各种休克，其余答案均为其禁忌证。

59. 答案：C

解析：糖皮质激素类药物口服或注射都可吸收。氢化可的松入血后约 90% 与血浆蛋白结合，其中 80% 与皮质激素结合球蛋白（CBG）特异性结合，10% 与白蛋白结合。

60. 答案：D

解析：泼尼松属于糖皮质激素。糖皮质激素可增强钠离子再吸收及钾、钙、磷的排泄，长期使用会导致骨质疏松。

61. 答案：C

解析：泼尼松属于糖皮质激素，有抗炎作用。

62. 答案：E

解析：地塞米松属于糖皮质激素，其禁忌证有：①有严重精神病或癫痫病史者、活动性消化性溃疡或新近胃肠吻合术者、骨折患者、创伤修复期患者、角膜溃疡者、肾上腺皮质功能亢进者、严重高血压、糖尿病患者。②妊娠早期妇女。③抗菌药物不能控制的感染，如水痘、真菌感染者。④未能控制的结核、细菌和病毒感染者。

63. 答案：D

解析：地塞米松属于糖皮质激素，严重精神病或癫痫病史者是其禁忌证之一。

［64 ～ 66］

答案：64.A；65.D；66.E

解析：糖皮质激素大剂量冲击疗法适用于急性、重度、危及生命的疾病的抢救；小剂量代替疗法用于脑垂体功能减退症、艾迪生病及肾上腺皮质次全切除术后；肾病综合征用一般剂量长期疗法，为减轻对肾上腺皮质功能的负反馈抑制而采用隔日疗法。

［67 ～ 70］

答案：67.A；68.B；69.C；70.E

解析：本组题考查糖皮质激素类药物的临床应用。肾上腺皮质功能不全采用糖皮质激素替代疗法；感染中毒性休克时，在有效的抗菌药物治疗下，可早期、短时间突击使用大剂量糖皮质激素；对过敏性休克，糖皮质激素为次选，可与首选药肾上腺素合用；对严重感染，必须和有效而足量的抗菌药物合用。

［71 ～ 75］

答案：71.D；72.E；73.C；74.B；75.A

解析：本组题考查糖皮质激素类药物的不良反应和禁忌证。①糖皮质激素抑制免疫功能，治疗暴发型流脑必须合用足量、有效的抗生素。②糖皮质激素兴奋中枢神经，禁用于精神病。③糖皮质激素促进胃酸分泌，禁用于胃溃疡。④糖皮质激素抑制蛋白质合成，禁用于创伤修复期。⑤糖皮质激素可致水、钠潴留，禁用于高血压。

［76 ～ 80］

答案：76.D；77.C；78.E；79.B；80.A

解析：本组题考查糖皮质激素类药物的代表药。①地塞米松属于长效糖皮质激素类药物，主要作用是影响糖代谢、抗炎、抗毒素、抗免疫和抗休克等，而对盐代谢影响相对较弱。②可的松和泼尼松为前药，需在肝内分别转化为氢化可的松和泼尼松龙而生效，严重肝功能不全者不宜选择。③氟轻松为外用皮质激素，涂于皮肤患处，治疗皮肤过敏引起的瘙痒、黏膜的炎症、神经性皮炎、接触性皮炎、日光性皮炎、牛皮癣等；特别适合用于婴儿湿疹，且疗效显著，副作用少，奏效快，止痒效果好。④氢化可的松是人工合成也是天然存在的糖皮质激素，短效抗炎作用为可的松的 1.25 倍，也具有免疫抑制作用、抗毒作用、抗休克及一定的盐皮质激素活性，并有留水、留钠及排钾作用，血浆半衰期为 8 ～ 12 小时。⑤醛固酮为盐皮质激素，可调节水、电解质代谢。

［81 ～ 82］

答案：81.E；82.C

解析：可的松和泼尼松为前药，需在肝内分

别转化为氢化可的松和泼尼松龙而生效。短效糖皮质激素有氢化可的松和可的松。

［83～85］

答案：83.A；84.E；85.C

解析：糖皮质激素的使用方法：①小剂量代替疗法：生理需要量，上午8时给药，或早晨给药2/3，夜间给药1/3；终身替代治疗适用于原发性或继发性慢性肾上腺皮质功能减退症，并于各种应激情况下适当增加剂量。②一般剂量长期疗法：隔日给药，用于结缔组织病、肾病综合征、顽固性支气管哮喘、中心视网膜炎、恶性淋巴瘤、淋巴细胞白血病。③中程治疗：适用于病程较长且多器官受累性疾病，如风湿热等，生效后减至维持剂量，停药时需要逐渐递减。④大剂量冲击疗法：严重中毒性感染及休克，一日可达1g以上，一般不超过3日；冲击治疗适用于危重症患者的抢救，如暴发性感染、过敏性休克、严重哮喘持续状态等。

86. 答案：DE

解析：因患者对糖皮质激素产生了依赖性或病情尚未完全控制，突然停药或减量过快，可导致原有病症复发或加重，称为反跳现象。停药时，有的会出现肌痛、肌强直、关节痛、疲乏无力、精神消沉、发热等症状。

87. 答案：BCD

解析：皮质激素的禁忌证有：曾患或现患严重精神病和癫痫、活动性消化性溃疡、抗菌药物或抗生素不能有效控制的病毒、真菌感染、活动性结核病、肾上腺皮质功能亢进症、创伤或手术恢复期、骨质疏松症、骨折、严重高血压、糖尿病、妊娠初期和产褥期。

88. 答案：ABC

解析：长期应用糖皮质激素后，由于反馈调节作用，ACTH分泌减少，同时机体对激素产生了依赖性或病情尚未完全控制，突然停药，会使原病复发或加重，即产生反跳现象。

89. 答案：CDE

解析：糖皮质激素禁用于骨质疏松和溃疡病患者。

90. 答案：ACDE

解析：长期应用糖皮质激素抑制儿童生长发育的原因：抑制生长激素分泌，抑制蛋白质合成和促进其分解，促进钙磷排泄，引起消化功能紊乱，影响糖代谢。

91. 答案：ABCE

解析：糖皮质激素的药理作用：①抗炎作用，抑制感染性/非感染性炎症。②免疫抑制作用。③抗毒素。④抗休克。⑤对代谢的影响：升糖、解蛋白、移脂、保钠、低钾、骨质疏松。⑥血液和造血系统。⑦其他作用：提高中枢神经系统的兴奋性，诱发癫痫；促进胃酸及胃蛋白酶分泌，诱发溃疡；减轻结缔组织的病理性增生。

92. 答案：ACD

解析：糖皮质激素对代谢的影响：升糖、解蛋白、移脂、保钠、低钾、骨质疏松。①糖：增高肝糖原，升高血糖（诱发糖尿病）。②脂肪：（诱发高血脂）改变身体脂肪分布，导致向心性肥胖。③蛋白质：提高分解。④电解质：增强钠离子再吸收（水钠潴留）及钾、钙、磷排泄（低钾、骨质疏松）。

93. 答案：ABCDE

解析：糖皮质激素禁用于有严重精神病或癫痫病史者、活动性消化性溃疡或新近胃肠吻合术者、骨折患者、创伤恢复期患者、角膜溃疡者、肾上腺皮质功能亢进者、严重高血压、糖尿病患者、妊娠早期，抗菌药不能控制的感染，如水痘、真菌感染，结核、细菌和病毒感染。

94. 答案：ABCDE

解析：临床应用：①肾上腺皮质功能减退、脑垂体前叶功能减退及肾上腺次全切除术后作替代治疗。②严重感染并发的毒血症，如中毒性痢疾、中毒性肺炎、暴发型流行性脑脊髓膜炎、暴发型肝炎等。③缓解急性炎症的各种症状，并可防止炎症后遗症，如组织粘连、瘢痕。用于结核性脑膜炎、胸膜炎、心包炎和烧伤等。④治疗自身免疫性疾病，如风湿热、类风湿关节炎、全身性红斑狼疮和肾病综合征、异体器官移植术后免疫排异反应。⑤过敏性疾病，如荨麻疹、花粉症、血清病、血管神经性水肿、过敏性鼻炎、支气管哮喘和过敏性休克，首选肾上腺素。⑥治疗各种原因引起的休克。⑦血液系统疾病，如白血病、恶性淋巴瘤、再生障碍性贫血、白细胞及血小板减少。⑧其他：肌肉和关节劳损、严重天疱疮、剥脱性皮炎、溃疡性结肠炎及甲状腺危象。

95. 答案：DE

解析：ACTH促进肾上腺皮质分泌的主要激素是皮质酮和醛固酮。

96. 答案：BCDE

解析：糖皮质激素不良反应：①医源性库欣综合征，如满月脸、向心性肥胖、紫纹、皮肤变薄、痤疮。②血糖升高、糖尿病倾向。③血钙和血钾降低、水钠潴留、高血压。④血胆固醇升高、血脂肪酸升高。⑤骨质疏松症、病理性骨折、股骨头坏死、肌痛、肌无力、肌萎缩。⑥诱发或加重消化道溃疡、溃疡穿孔。⑦诱发或加重感染：真菌与病毒感染、结核病加重。⑧创面或伤口愈合不良。⑨诱发精神症状、青光眼。⑩长期大量应用抑制儿童生长发育。

97. 答案：ABCDE

解析：糖皮质激素解热的作用机制是：可直接抑制体温调节中枢，降低其对致热原的敏感性；又能稳定溶酶体膜而减少内热原的释放；促进汗腺分泌；扩张血管，促进散热过程。

98. 答案：ABCE

解析：糖皮质激素对血液和造血系统的作用：刺激骨髓造血功能；血液中的中性粒细胞、血小板、红细胞数量增多，而淋巴细胞、嗜酸性粒细胞、嗜碱性粒细胞减少。

99. 答案：ACDE

解析：抗炎作用，抑制感染性或非感染性炎症：①减轻充血，降低毛细血管的通透性。②抑制炎症细胞活化，抑制炎症细胞（淋巴细胞、粒细胞、巨噬细胞）向炎症部位移动。③抑制炎性介质（白三烯、前列腺素等）的产生并促进抗炎因子（脂皮素等）的合成。④抑制吞噬细胞功能，稳定溶酶体膜，阻止补体参与炎症反应。⑤抑制炎症后组织损伤的修复，延迟愈合。

100. 答案：BDE

解析：糖皮质激素的抗炎作用表现为毛细血管通透性降低，组织液渗出减少，减轻局部红、肿、热、痛，抑制肉芽组织增生。

101. 答案：ABC

解析：糖皮质激素可引起骨质疏松、肌肉萎缩、伤口愈合迟缓等，是由于负氮平衡，促进蛋白质分解，抑制其合成并能增加钙、磷排泄。

102. 答案：ACD

解析：糖皮质激素的停药反应。长期应用尤其是连续给药的患者，减量过快或突然停药时，由于皮质激素反馈性抑制脑垂体前叶ACTH的分泌，可引起肾上腺皮质萎缩和功能不全。停药后也有少数患者遇到严重应激情况，如感染、创伤、手术时可发生肾上腺危象，如恶心、呕吐、乏力、低血压、休克等，需及时抢救。另外，可出现反跳现象，因患者对激素产生了依赖性或病情尚未完全控制，突然停药或减量过快而致原发病复发或恶化。

103. 答案：BD

解析：糖皮质激素对水、电解质的影响：增强钠离子再吸收（水钠潴留）及钾、钙、磷排泄（低钾、骨质疏松）。

104. 答案：ABCDE

解析：糖皮质激素不良反应：①医源性库欣综合征，表现为满月脸、向心性肥胖、紫纹、皮肤变薄、痤疮。②血糖升高、糖尿病倾向。③血钙和血钾降低、水钠潴留、高血压。④血胆固醇升高、血脂肪酸升高。⑤骨质疏松症、病理性骨折、股骨头坏死、肌痛、肌无力、肌萎缩。⑥诱发或加重消化道溃疡、溃疡穿孔。⑦诱发或加重感染：真菌与病毒感染、结核病加重。⑧创面或伤口愈合不良。⑨诱发精神症状、青光眼。⑩长期大量应用抑制儿童生长发育。

105. 答案：ABCDE

解析：长期使用糖皮质激素，突然停药或减量过快可引起：①类肾上腺皮质功能减退症。②反跳现象与停药症状，导致原有疾病复发或恶化。

106. 答案：DE

解析：免疫抑制作用：抑制巨噬细胞吞噬功能，促进淋巴细胞的破坏和解体，促其移出血管而减少循环中淋巴细胞数量；降低自身免疫性抗体水平，缓解过敏反应及自身免疫性疾病的症状，对抗异体器官移植的排异反应；小剂量时主要抑制细胞免疫，大剂量时抑制浆细胞和抗体生成而抑制体液免疫功能。

107. 答案：ABD

解析：糖皮质激素免疫抑制作用机制：抑制巨噬细胞吞噬功能，促进淋巴细胞的破坏和解体，促其移出血管而减少循环中淋巴细胞数量；降低自身免疫性抗体水平，缓解过敏反应及自身免疫性疾病的症状，对抗异体器官移植的排异反应；小剂量时主要抑制细胞免疫，大剂量时抑制浆细胞和抗体生成，进而抑制体液免疫功能。

108. 答案：BCD

解析：糖皮质激素不良反应：①医源性库欣综合征，表现为满月脸、向心性肥胖、紫纹、皮肤变薄、痤疮。②血糖升高、糖尿病倾向。③血钙和血钾降低、水钠潴留、高血压。④血胆固醇升高、血脂肪酸升高。⑤骨质疏松症、病理性骨折、股骨头坏死、肌痛、肌无力、肌萎缩。⑥诱发或加重消化道溃疡、溃疡穿孔。⑦诱发或加重感染：真菌与病毒感染、结核病加重。⑧创面或伤口愈合不良。⑨诱发精神症状、青光眼。⑩长期大量应用抑制儿童生长发育。

109. 答案：ABE

解析：糖皮质激素能刺激骨髓造血功能，使红细胞和血红蛋白含量增多；大剂量使血小板及纤维蛋白原浓度升高，凝血时间缩短；促使中性粒细胞数目增多，但却抑制其游走、消化、吞噬等功能；此外对淋巴组织有明显的影响，能减少淋巴细胞、嗜酸性粒细胞数目。

110. 答案：ABCD

解析：糖皮质激素适用于各种休克，有助于患者度过危险期；对感染中毒性休克，需与抗生素合用，要大剂量、早期、短时间内突击使用糖皮质激素，产生效果时即可停用；对过敏性休克，首选与肾上腺素合用；对心源性休克，需结合病因治疗；对低血容量性休克，应先补足液体、电解质或血液。

111. 答案：ABCDE

解析：糖皮质激素的药理作用有抗炎作用、抗毒作用、抗休克作用、退热作用、免疫抑制作用等。

112. 答案：ABCDE

解析：糖皮质激素类药物临床可用于肾上腺皮质功能减退症、中毒性菌痢、暴发型流行性脑膜炎、风湿性心瓣膜炎、肾病综合征、重症支气管哮喘等。

113. 答案：CE

解析：糖皮质激素可引起脂质代谢和水盐代谢紊乱，表现为满月脸、水牛背、向心性肥胖、皮肤及皮下组织变薄、痤疮、多毛、低血钾、高血压、骨质疏松（抗维生素D的作用）和糖尿等。其中低血钾、高血压、骨质疏松等与水盐代谢有关。

114. 答案：ABCDE

解析：糖皮质激素禁用于严重精神病，活动性消化性溃疡病、新近胃肠吻合术，骨折、创伤修复期、角膜溃疡，严重高血压、糖尿病，抗菌药物不能控制的感染，如水痘、真菌感染等。

第二节　甲状腺激素类药和抗甲状腺药

1. 答案：B

解析：甲状腺素的形成经过合成、贮存、碘化、重吸收、分解和释放6个过程：①滤泡上皮细胞从血液中摄取氨基酸，在粗面内质网合成甲状腺球蛋白的前体，继而在高尔基复合体加糖并浓缩形成分泌颗粒，再以胞吐方式排放到滤泡腔内贮存。②滤泡上皮细胞能从血液中摄取I^-，I^-经过过氧化物酶的作用而活化。③活化后的I^-进入滤泡腔与甲状腺球蛋白结合，形成碘化甲状腺球蛋白。④滤泡上皮细胞在腺垂体分泌的促甲状腺激素的作用下，胞吞滤泡腔内的碘化甲状腺球蛋白，成为胶质小泡。⑤胶质小泡与溶酶体融合，碘化甲状腺球蛋白被水解酶分解形成少量三碘甲状腺原氨酸（T_3）和大量四碘甲状腺原氨酸（T_4），即甲状腺素。⑥ T_3和T_4于细胞基底部释放入血。

2. 答案：D

解析：硫脲类抗甲状腺药的主要药理作用是：①抑制过氧化酶，使被摄入到甲状腺细胞内的碘化物不能氧化成活性碘，酪氨酸不能碘化。②一碘酪氨酸和二碘酪氨酸的缩合过程受阻，不能生成甲状腺激素。

3. 答案：B

解析：甲状腺功能不足，可引起呆小病（克汀病）、黏液性水肿（成人）。

4. 答案：E

解析：放射性碘在核医学诊断方面，用于甲状腺、甲状腺癌转移灶或神经外胚层肿瘤的显像；在核医学治疗方面，放射性碘化钠可用于治疗甲状腺功能亢进症、手术后复发应用硫脲类药物无效者、甲状腺癌，还可采用新的剂型治疗肝癌；易致甲状腺功能低下。

5. 答案：E

解析：硫脲类不良反应多发生在用药初始2个月，十分常见的是皮肤瘙痒、皮疹、药物热、红斑狼疮样综合征（表现为发热、畏寒、全身不适、软弱无力）、剥脱性皮炎、白细胞计数减少、轻度粒细胞计数减少；常见关节痛、白细胞和粒细胞计数减少、中性粒细胞胞浆抗体相关性血管炎、脉管炎；少见中性粒细胞胞浆抗体相关性脉管炎（患部红、肿、痛）。其发病机制是中性粒细胞聚集，与髓过氧化物酶（MPO）结合，导致MPO结构改变，诱导中性粒细胞胞浆抗体。

6. 答案：D

解析：大剂量碘剂有抗甲状腺作用，主要是抑制甲状腺激素的释放，还能抑制甲状腺激素的合成；作用快而强，不能单独用于甲亢的药物治疗，只用于：①甲状腺功能亢进症的手术前准备，以使腺体缩小变韧，利于手术进行，减少出血。②甲状腺危象的治疗，须同时配合服用硫脲类药物，危象解除后应及时停用碘剂。

7. 答案：D

解析：甲亢患者术前服用丙硫氧嘧啶出现甲状腺肿大时，应加服大剂量碘剂。

8. 答案：B

解析：碘剂不能长期单独用于甲亢治疗的原因是失去抑制甲状腺激素合成的效应，诱发甲亢。

9. 答案：D

解析：碘制剂禁忌证：年龄小于20岁不建议（在30岁以下不首选）；Ⅲ度白细胞低下；妊娠及哺乳期妇女；有严重心、肝、肾功能不全；甲状腺极度肿大并有压迫症状者；重症浸润性突眼。

10. 答案：D

解析：碘是合成甲状腺激素的原料，小剂量的碘可预防单纯性甲状腺肿；大剂量碘有抗甲状腺作用，主要是抑制甲状腺激素的释放；此外大剂量碘还能抑制甲状腺激素的合成。

11. 答案：A

解析：甲状腺素典型不良反应：①心动过速、心悸、心绞痛、心律失常、暂时性低血压。②月经紊乱。③体重减轻、骨骼肌痉挛、肌无力。

12. 答案：C

解析：硫脲类药物不良反应常见关节痛、白细胞和粒细胞计数减少、中性粒细胞胞浆抗体相关性血管炎、脉管炎；少见中性粒细胞胞浆抗体相关性脉管炎（患部红、肿、痛）。其发病机制是中性粒细胞聚集，与髓过氧化物酶（MPO）结合，导致MPO结构改变，诱导中性粒细胞胞浆抗体。

13. 答案：E

解析：小剂量碘剂是合成甲状腺激素的原料，可预防单纯性甲状腺肿；大剂量有抗甲状腺作用，主要是抑制甲状腺激素的释放。

14. 答案：C

解析：丙硫氧嘧啶的药理作用及作用机制：①通过抑制甲状腺过氧化物酶所介导的酪氨酸的碘化及偶联，使氧化碘不能结合到甲状腺球蛋白上，从而抑制甲状腺激素的生物合成，但对甲状腺过氧化物酶并没有直接抑制作用。②抑制外周组织的 T_4 转化为 T_3。③轻度抑制免疫球蛋白的合成。

15. 答案：E

解析：甲状腺激素主要用于治疗单纯性甲状腺肿、呆小病等；大剂量碘主要是抑制甲状腺素的释放，用于甲亢治疗。

16. 答案：E

解析：大剂量碘化钾可产生抗甲状腺作用，但长期应用又可诱发甲亢。

17. 答案：D

解析：甲亢术前准备的正确给药方法应是先给硫脲类，使甲状腺功能恢复或接近正常，以减少麻醉及术后并发症；术前2周再给碘化物，是为了使腺体缩小、变硬，以减少术中出血。

18. 答案：D

解析：硫脲类药物甲状腺功能亢进症的内科治疗：适用于轻症不需手术治疗或不适宜手术和放射性碘治疗的中、重度病，也可作为放射性碘治疗的辅助治疗。开始给大剂量以对抗甲状腺激素合成，产生最大抑制；经1～3个月后症状可明显减轻，当基础代谢率接近正常时，药量即可逐渐减少，直至维持量，继续使用1～2年。

19. 答案：B

解析：丙硫氧嘧啶能抑制过氧化酶系统，使被摄入到甲状腺细胞内的碘化物不能氧化成活性碘，酪氨酸不能碘化；同时，一碘酪氨酸和二碘酪氨酸的缩合过程受阻，以致不能生成甲状腺激素。

20. 答案：D

解析：硫脲类不良反应多发生在用药初始2个月，十分常见的是皮肤瘙痒、皮疹、药物热、红斑狼疮样综合征（表现为发热、畏寒、全身不适、软弱无力）、剥脱性皮炎、白细胞计数减少、轻度粒细胞计数减少；常见关节痛、白细胞和粒细胞计数减少、中性粒细胞胞浆抗体相关性血管炎、脉管炎；少见中性粒细胞胞浆抗体相关性脉管炎（患部红、肿、痛）。其发病机制是中性粒细胞聚集，与髓过氧化物酶（MPO）结合，导致MPO结构改变，诱导中性粒细胞胞浆抗体。

21. 答案：D

解析：丙硫氧嘧啶可在外周组织抑制甲状腺素T_4转变为活性更高的（三碘甲状腺原氨酸）T_3。

22. 答案：D

解析：粒细胞缺乏症一旦发生，应立即停用抗甲状腺药物，在无菌隔离的病房抢救。目前主要给予大量的糖皮质激素和抗生素治疗，治愈后患者一般不能再用抗甲状腺药物治疗甲亢。

[23～27]

答案：23.C；24.D；25.E；26.A；27.B

解析：丙硫氧嘧啶用于：①甲亢。②甲状腺危象。③术前服用，使甲状腺功能恢复到正常，然后术前2周左右加服碘剂。T_3用于：①维持正常生长发育、甲状腺功能不足、呆小病（克汀病）、黏液性水肿（成人）。②促进代谢和增加产热。③提高交感肾上腺系统的感受性。^{131}I用于治疗甲状腺功能亢进症、手术后复发应用硫脲类药物无效者、甲状腺癌，还可采用新的剂型治疗肝癌；易致甲状腺功能低下。小剂量碘剂用于地方性甲状腺肿、单纯性甲状腺肿。大剂量碘剂用于：①甲状腺功能亢进症的手术前准备，以使腺体缩小变韧，利于手术进行，减少出血。②甲状腺危象的治疗，须同时配合服用硫脲类药物，危象解除后应及时停用碘剂。

[28～32]

答案：28.A；29.B；30.D；31.C；32.E

解析：甲状腺激素是甲状腺所分泌的激素，可维持正常生长发育；外源性的甲状腺素临床上用于治疗黏液性水肿；大剂量碘剂则可产生抗甲状腺作用，抑制甲状腺激素释放，其机制主要是抑制甲状腺激素的合成，还能拮抗TSH促进激素释放的作用；丙硫氧嘧啶可抑制甲状腺过氧化物酶，从而是抑制甲状腺激素的合成；^{131}I可用于甲状腺功能检查。

[33～36]

答案：33.B；34.C；35.A；36.E

解析：甲状腺激素过量可引起甲状腺功能亢进的临床症状。放射性碘剂量过大时易致甲状腺功能减退。硫脲类抗甲状腺药最严重的不良反应是白细胞减少症和粒细胞缺乏症。碘制剂可于用药后立即或几小时后发生急性不良反应，主要表现为血管神经性水肿、上呼吸道水肿及严重喉头水肿。

[37～40]

答案：37.A；38.B；39.E；40.D

解析：甲状腺素可代替内源性甲状腺素的不足，用于治疗呆小病；小剂量碘剂补充合成甲状腺激素的原料，使甲状腺激素的合成和分泌保持正常，可有效地防止单纯性甲状腺肿；对重症甲状腺功能亢进病情未控制者，如^{131}I用量过大，可能从被破坏的腺体中释放出大量甲状腺素而发生甲状腺危象，所以应先用其他抗甲状腺药控制重症甲状腺功能亢进病情，使基础代谢率明显下降后方可应用^{131}I治疗。普萘洛尔是甲状腺功能亢进症及甲状腺危象有价值的辅助治疗药物，适用于不宜手术、不宜应用抗甲状腺药及^{131}I治疗的甲状腺功能亢进症患者，常与硫脲类药物合用。

[41～43]

答案：41.E；42.B；43.A

解析：丙硫氧嘧啶能抑制甲状腺过氧化物酶催化的氧化反应，从而使I^-不能被氧化成活性碘，进而影响T_3和T_4的合成；丙硫氧嘧啶还可抑制T_4在外周组织中脱碘成T_3，有利于甲状腺危象的治疗。大剂量碘剂有抗甲状腺的作用，在甲亢患者表现尤为明显。卡比马唑在体内逐渐水解，游离出甲巯咪唑而发挥作用，故作用开始较慢、维持时间较长。

[44～45]

答案：44.C；45.E

解析：本题考查抗甲状腺药的不良反应。引起胰岛素自身免疫综合征的抗甲状腺药是甲巯咪唑；引起中性粒细胞胞浆抗体相关性血管炎的抗甲状腺药是丙硫氧嘧啶。

［46 ～ 48］

答案：46.B；47.E；48.D

解析：小剂量碘剂补充合成甲状腺激素的原料，使甲状腺激素的合成和分泌保持一致，可有效地防止单纯性甲状腺肿的发病。

［49 ～ 53］

答案：49.C；50.E；51.D；52.A；53.B

解析：碘化物的主要不良反应是血管神经性水肿；甲状腺素的不良反应是甲状腺功能亢进症；硫脲类最重要的不良反应是粒细胞下降；黏液性水肿选用甲状腺素；甲状腺危象选用丙硫氧嘧啶。

［54 ～ 57］

答案：54.B；55.C；56.A；57.D

解析：大剂量碘剂使甲状腺组织退化、血管减少、腺体缩小变韧；丙硫氧嘧啶抑制甲状腺过氧化物酶，从而抑制甲状腺素的生物合成；放射性碘使甲状腺腺泡上皮萎缩、分泌减少；普萘洛尔对甲状腺激素代谢无作用，仅能改善甲状腺功能亢进的症状。

58. 答案：ABDE

解析：甲状腺功能亢进症的治疗药物有丙硫氧嘧啶、甲巯咪唑、放射性碘、碘化物等。

59. 答案：BDE

解析：甲状腺素主要用于治疗呆小病、黏液性水肿、单纯性甲状腺肿等。

60. 答案：ACE

解析：丙硫氧嘧啶可抑制 T_4 在外周组织中脱碘成 T_3，有利于甲状腺危象的治疗。

61. 答案：ACE

解析：本题考查硫脲类抗甲状腺药的临床应用。硫脲类是抗甲状腺药，临床主要用于：①甲状腺功能亢进症的内科治疗。②甲状腺手术前准备。③甲状腺危象。而呆小症、黏液性水肿的治疗需甲状腺素治疗。

62. 答案：BCD

解析：本题考查丙硫氧嘧啶的临床应用。丙硫氧嘧啶是治疗甲状腺功能亢进症的药物。单纯性甲状腺肿是由于缺碘致甲状腺激素合成不足而引起的疾病；黏液性水肿是甲状腺功能减退导致的疾病，两者均需采用甲状腺激素治疗。

63. 答案：BCE

解析：单纯性甲状腺肿选用小剂量碘剂治疗；甲状腺功能亢进症的内科治疗应该选用硫脲类药物；黏液性水肿主要用甲状腺素治疗；大剂量碘剂可用于甲状腺功能亢进症的术前准备和甲状腺危象的治疗。

64. 答案：ABCDE

解析：已知不同剂量碘化物对甲状腺功能可产生不同的作用。小剂量碘化物用于治疗单纯性甲状腺肿。大剂量碘化物可产生抗甲状腺作用。其特点是快、强，2 周作用达峰，继续用药，作用下降，症状可复发，故可用于甲状腺功能亢进症手术前准备和甲状腺危象的治疗。其机制主要是抑制甲状腺素的释放，可能是抑制蛋白水解酶，使 T_3、T_4 不能与甲状腺球蛋白解离。此外，还可抑制甲状腺激素的合成。

65. 答案：ACD

解析：甲状腺素可以用于治疗单纯性甲状腺肿、黏液性水肿和呆小病等疾病。

66. 答案：BCE

解析：治疗甲状腺功能亢进症的药物主要有硫脲类（丙硫氧嘧啶）、碘及碘化物、β 受体阻断剂（普萘洛尔）和放射性碘等。

67. 答案：ABCD

解析：甲状腺激素主要用于治疗甲减、单纯性甲状腺肿、甲状腺癌手术后甲减的辅助治疗、诊断甲状腺功能亢进症的抑制实验等。

68. 答案：ABC

解析：丙硫氧嘧啶属于硫脲类抗甲状腺药，用于：①甲状腺功能亢进症的内科治疗。②甲状腺手术前准备。③甲状腺危象的辅助治疗。甲状腺激素可以治疗黏液性水肿、单纯性甲状腺肿。

69. 答案：BDE

解析：甲状腺激素包括 T_3 和 T_4，其中 T_3 和 T_4 口服都能吸收。T_3 是甲状腺激素主要的生理活性物质，其活性约为 T_4 的 4 倍，但甲状腺分泌 T_4 的量较多。

70. 答案：ABD

解析：甲状腺激素缺乏者会发生 Na^+、Cl^- 潴留。小孩缺乏甲状腺素可致呆小病（克汀病）。

第三节 降血糖药物

1. 答案：D

解析：胰岛素典型不良反应是低血糖反应，多发生在胰岛素注射后作用最强的时候，或因注射胰岛素量过大所致。低血糖早期表现为饥饿感、头晕、软弱、出汗、心慌等，严重时出现烦躁不安、抽搐，甚至昏迷。

2. 答案：C

解析：胰岛素对糖代谢的影响主要是增强葡萄糖的运转，促进外周组织对葡萄糖的摄取，加速葡萄糖的氧化分解，增加糖原的合成和储存。

3. 答案：A

解析：属于短效胰岛素制剂的有速效胰岛素、普通胰岛素、赖脯胰岛素、中性胰岛素等。

4. 答案：E

解析：胰岛素适用于1型、2型糖尿病：①重度消瘦、营养不良者。②轻、中度经饮食和口服降血糖治疗无效者。③合并严重代谢紊乱（如酮症酸中毒、高渗性昏迷或乳酸性酸中毒）、重度感染、消耗性疾病（如肺结核、肝硬化）和进行性视网膜、肾、神经等病变，以及急性心肌梗死、脑血管意外者。④妊娠、分娩及大手术者。⑤可用于纠正细胞内缺钾。

5. 答案：D

解析：口服降糖药用药监护：应激状态如发热、昏迷、感染或外科手术时必须换胰岛素治疗。

6. 答案：E

解析：精蛋白锌胰岛素用于糖尿病控制血糖，一般和短效胰岛素配合使用，提供胰岛素的日基础用量；注射部位可有皮肤发红、皮下结节和皮下脂肪萎缩等局部反应，故须经常更换注射部位；只有可溶性人胰岛素可以静脉给药；未开瓶使用的胰岛素应在2～10℃条件下冷藏保存，已开始使用的胰岛素注射液可在室温（最高25℃）保存最长4～6周，冷冻后的胰岛素不可使用；通常在一日早餐前半小时皮下注射1次。

7. 答案：D

解析：瑞格列奈用于治疗2型糖尿病；胰岛素主要用于糖尿病，特别是1型糖尿病的治疗。

8. 答案：D

解析：磺酰脲类药属于促胰岛素分泌剂，其药理作用是通过刺激胰岛B细胞分泌胰岛素，增加体内的胰岛素水平而降低血糖。

9. 答案：E

解析：对糖尿病合并肾病者可首选格列喹酮。其不影响肾功能，经肾脏排泄率不到5%，适用于糖尿病合并轻、重度肾功能不全者。

10. 答案：C

解析：阿卡波糖是α葡萄糖苷酶抑制剂；瑞格列奈是非磺酰脲类促胰岛素分泌药；吡格列酮是胰岛素增敏剂；二甲双胍属于双胍类降糖药。

11. 答案：B

解析：继发性失效，主要是随着患者病情的进展，胰岛分泌胰岛素的功能逐渐下降，使得磺酰脲类促胰岛素分泌剂的疗效逐渐降低，以至彻底失效，最后不得不换用或加用其他口服降糖药及胰岛素治疗。

12. 答案：C

解析：格列本脲降糖作用强、持续时间长，一旦出现低血糖，纠正起来很困难，需要持续几天的对症处置。因此在使用格列本脲时一定注意不可过量，防止出现持续低血糖，危及患者。

13. 答案：D

解析：非磺酰脲类促胰岛素分泌药常见低血糖反应、体重增加、呼吸道感染、类流感样症状、咳嗽，一般较为轻微；心血管不良反应发生率大约为4%；少见肝脏转氨酶AST和ALT升高；偶见皮疹、荨麻疹、瘙痒、发红、皮肤过敏反应；罕见心肌梗死、猝死。

14. 答案：E

解析：双胍类药物降糖机制是增加基础状态下糖的无氧酵解，抑制肠道内葡萄糖的吸收，增加葡萄糖的外周作用，减少糖原生成和肝糖输出，增加胰岛素受体的结合和受体后作用，改善对胰岛素的敏感性。

15. 答案：B

解析：利拉鲁肽是胰高血糖素样多肽-1（GLP-1）受体激动剂。

16. 答案：D

解析：α-葡萄糖苷酶抑制剂降血糖的机制是在小肠上皮刷状缘与糖类竞争水解糖类的糖苷

水解酶，从而减慢糖类水解及产生葡萄糖的速度，并延缓葡萄糖的吸收。

17. 答案：B

解析：单独服用 α－葡萄糖苷酶抑制剂不会发生低血糖。

18. 答案：D

解析：艾塞那肽常用的剂型、规格是预充多剂量笔（6mg/mL，3mL）。此药仅用于皮下注射。

19. 答案：A

解析：进食后血糖升高，人体的肠胃分泌两种肠促胰岛素，即胰高血糖素样肽 –1（GLP–1）和糖依赖性胰岛素释放肽（GIP）。DPP–4 抑制剂可高选择性抑制 DPP–4，减少 GLP–1 的降解，延长其活性，促使胰岛素的分泌增加，并能减少肝葡萄糖的合成，单药或联合应用可控制对胰岛素敏感的糖尿病患者的血糖水平。DPP–4 抑制剂为一类作用强度中等的抗糖尿病药。二肽基肽酶 –4 抑制剂的特点是：①可中效、稳定地降低糖化血红蛋白，降幅在 0.8% ～ 1%，尤其对临床应用双胍类和磺酰脲类促胰岛素分泌药治疗后的空腹、餐后血糖下降不明显者，可有效降低血糖和糖化血红蛋白。②在联合用药上更加随机、方便，既可单药治疗又可联合应用。③刺激胰岛素分泌，具有血糖依赖性，发生低血糖反应较少。

20. 答案：E

解析：α－葡萄糖苷酶抑制剂是通过与 α－葡萄糖苷酶相互竞争，从而抑制低聚糖分解为单糖，减少小肠中糊精、淀粉和双糖的吸收，控制餐后血糖的升高，使血糖平稳且缓慢地维持在一定水平。α－葡萄糖苷酶抑制剂被称为第三代口服降血糖药，临床用于各型糖尿病。

21. 答案：D

解析：阿卡波糖配合饮食控制用于 2 型糖尿病；降低糖耐量减低者的餐后血糖。单纯餐后血糖升高的首选治疗药是 α－葡萄糖苷酶抑制剂。

22. 答案：C

解析：糖尿病、老年男性患者、儿童、已有心、肝、肾病患者、卟啉症患者慎用司坦唑醇。

23. 答案：B

解析：胰岛素可以治疗高钾血症。胰岛素不良反应：①常见是低血糖反应。②变态反应。③胰岛素抵抗（耐受性）：原因可能为产生抗胰岛抗体。④脂肪萎缩与肥厚。

24. 答案：B

解析：胰岛素可促进脂肪合成并抑制其分解，减少游离脂肪酸和酮体的生成。

25. 答案：A

解析：胰岛素可用于治疗各型糖尿病，特别对 1 型糖尿病是唯一有效的药物，还用于以下各型情况：①经饮食控制或口服降血糖药物未能控制的 2 型糖尿病。②发生各种急性或严重并发症（如酮症酸血症、高渗性昏迷或乳酸性酸中毒）的糖尿病。③经饮食和口服降糖药物治疗无效的糖尿病。④合并重度感染、高热、妊娠、分娩及大手术等的糖尿病。

26. 答案：D

解析：二甲双胍适用于轻症 2 型糖尿病患者，是肥胖及单用饮食控制无效患者的首选药物。

类别	代表药物	作用机制	主要应用
磺酰脲类	格列本脲 格列齐特	刺激胰岛 B 细胞分泌胰岛素	糖尿病 尿崩症
双胍类	二甲双胍	①减少外源性葡萄糖吸收及糖原异生。②促进脂肪组织摄取葡萄糖。③降低胰高血糖素	尤其适用于肥胖者
α－葡萄糖苷酶抑制剂	阿卡波糖	竞争性抑制 α－葡萄糖苷酶，使碳水化合物水解产生葡萄糖减慢	明显降低餐后血糖
胰岛增敏剂	罗格列酮 吡格列酮	增加肌肉和脂肪组织对胰岛素的敏感性	有胰岛素抵抗者
餐时血糖调节剂	瑞格列奈	促进胰岛素生理性分泌曲线的恢复	

27. 答案：E

解析：双胍类药物的不良反应可有食欲下降、口苦、口中金属味、恶心、呕吐、腹泻等消化道反应。由于本类药物可增加糖的无氧酵解，使乳酸产生增多，可出现罕见但严重的酮尿或乳酸血症。

28. 答案：E

解析：双胍类降糖机制是增加基础状态下糖的无氧酵解，抑制肠道内葡萄糖的吸收，增加葡萄糖的外周利用，减少糖原生成和减少肝糖输出，增加胰岛素受体的结合和受体后作用，改善对胰岛素的敏感性。

29. 答案：E

解析：磺酰脲类通过促进胰岛素释放，产生降糖作用，所以胰岛中具有正常的胰岛细胞是必要条件。

30. 答案：E

解析：常见胃肠不适、恶心、腹痛、腹泻等。大剂量氯磺丙脲可引起眩晕、嗜睡、共济失调、精神错乱等中枢神经系统症状。少数患者可出现黄疸及肝功能损害。较严重的不良反应为持续性低血糖症，常因药物过量所致，尤以氯磺丙脲为甚。

31. 答案：C

解析：非磺酰脲类促胰岛素分泌药有瑞格列奈、那格列奈和米格列奈，可降低2型糖尿病患者的餐后血糖；与磺酰脲类相比，具有吸收快、起效快和作用时间短的特点，可降低HbA1c 0.3%～1.5%。此类药需在餐前即刻服用，可单独使用或与其他降糖药联合应用（磺酰脲类除外）。格列奈类药物的常见副作用是低血糖和体重增加，但低血糖的风险和程度较磺酰脲类药物轻。

32. 答案：E

解析：目前国内上市的GLP–1受体激动剂为艾塞那肽和利拉鲁肽，均需皮下注射。

33. 答案：C

解析：增加肌肉和脂肪组织对胰岛素的敏感性而降低血糖的是罗格列酮。该药为胰岛素增敏剂，用于对其他降血糖药疗效不佳的2型糖尿病，尤其是胰岛素抵抗的患者。

34. 答案：E

解析：DPP–4抑制剂代表药有西格列汀、维格列汀、沙格列汀、利格列汀和阿格列汀。

35. 答案：C

解析：二甲双胍肥胖首选。α–葡萄糖苷酶抑制剂，适用于餐后血糖升高。胰岛素增敏剂罗格列酮降低空腹血糖及胰岛素和C肽水平。胰高血糖素样肽–1受体激动剂利拉鲁肽通过中枢性的食欲抑制来减少进食量，体重减轻。

36. 答案：D

解析：门冬、赖脯胰岛素——超短效；可溶性/常规/中性胰岛素——短效；低精蛋白锌胰岛素——中效；精蛋白锌胰岛素——长效；甘精和地特胰岛素——超长效。

[37～38]

答案：37.B；38.C

解析：胰岛素可用于糖尿病酮症酸中毒。大剂量碘剂可用于甲状腺危象，必须同时配合应用磺脲类药物。甲亢手术前准备，能使甲状腺组织变硬，血供减少，有利于部分切除手术的进行。

[39～43]

答案：39.C；40.D；41.B；42.E；43.A

解析：根据胰岛素作用时间分类：超短效胰岛素（门冬胰岛素、赖脯胰岛素）、短效胰岛素、中效胰岛素（低精蛋白锌胰岛素）、长效胰岛素（精蛋白锌胰岛素）、超长效胰岛素（甘精胰岛素、地特胰岛素）、预混胰岛素。

[44～46]

答案：44.E；45.A；46.C

解析：2型糖尿病伴轻、中度肾功能不全者宜选格列喹酮；空腹血糖较高宜选择格列齐特、格列美脲。格列奈类药物特点：①起效迅速。②空腹血糖、餐后血糖都可以降，降血糖作用迅速，被称为餐时血糖调节剂。二甲双胍的适应证首选用于单纯饮食控制及体育锻炼无效的2型糖尿病肥胖患者。

[47～49]

答案：47.D；48.A；49.C

解析：本题考查口服降糖药的分类。二肽基肽酶–4抑制剂：西格列汀、阿格列汀；胰岛素增敏剂：罗格列酮、吡格列酮；α–葡萄糖苷酶抑制剂：阿卡波糖、伏格列波糖、米格列醇；磺酰脲类促胰岛素分泌药：格列本脲、格列齐特等；非磺酰脲类促胰岛素分泌药：瑞格列奈、那格列奈等；

胰高血糖素样肽-1受体激动剂：艾塞那肽、利拉鲁肽。

［50～51］

答案：50.B；51.E

解析：二甲双胍通过促进组织对葡萄糖的摄取和利用来降低血压。格列本脲属于磺酰脲类促胰岛素分泌药，可刺激胰岛B细胞分泌胰岛素。

［52～55］

答案：52.B；53.C；54.D；55.E

解析：对空腹血糖较高者宜选择长效的格列齐特和格列美脲；餐后血糖升高者，宜选用短效的格列吡嗪、格列喹酮；对轻、中度肾功能不全者，宜选用格列喹酮；对既往发生心肌梗死或存在心血管疾病高危因素者，宜选用格列美脲、格列吡嗪，不宜选择格列本脲；对急性心肌梗死者，急性期可使用胰岛素，急性期后再选择磺酰脲类药。格列本脲降糖作用强，持续时间长，一旦出现低血糖，纠正起来就很困难，需要持续几天的对症处置，因此在使用格列本脲时一定注意不可过量，防止出现持续性低血糖危及患者生命。应激状态如发热、昏迷、感染和外科手术时，口服降糖药必须换成胰岛素治疗。促胰岛素分泌药须在进餐前即刻或餐中服用，因为服药后不进餐会引起低血糖。

［56～57］

答案：56.C；57.A

解析：可增加基础状态下糖的无氧酵解的是二甲双胍。仅用于皮下注射的是利拉鲁肽。

［58～61］

答案：58.C；59.D；60.B；61.E

解析：胰岛素给药方式主要是皮下注射。胰岛素可用于治疗各型糖尿病，特别对胰岛素依赖型糖尿病是唯一有效的药物，还用于酮症酸中毒和发生各种急性或严重并发症的糖尿病。磺酰脲类主要用于单用饮食治疗不能控制的非胰岛素依赖型糖尿病，其降血糖作用最主要是通过刺激胰岛B细胞释放胰岛素。二甲双胍的降糖作用机制是抑制肠壁细胞对葡萄糖的吸收，增加骨骼肌对葡萄糖的摄取和利用，是肥胖型患者的首选药。

［62～64］

答案：62.A；63.C；64.B

解析：甘精胰岛素在中性pH液中溶解度低，在酸性（pH=4）注射液中完全溶解，注入皮下组织后酸性溶液被中和，形成细微沉淀物，持续释放少量甘精胰岛素，具有长效、平稳的特点，无峰值血浆药物浓度，属一日用药一次的超长效制剂。

［65～67］

答案：65.B；66. A；67.B

解析：二甲双胍片的适宜服用时间是随餐服用；餐后血糖升高首选短效的格列吡嗪和格列喹酮；联合用药应注意监测的主要不良反应是低血糖反应。

［68～69］

答案：68.C；69.C

解析：普通胰岛素作用快而强，维持时间短。普通胰岛素的给药方法是静脉注射。

70. 答案：ADE

解析：治疗糖尿病的药物包括胰岛素、磺酰脲类、双胍类、胰岛素增敏剂（吡格列酮）、α葡萄糖苷酶抑制剂（阿卡波糖）和非磺酰脲类促胰岛素分泌药（瑞格列奈）等。

71. 答案：BCDE

解析：口服降血糖的药物有格列本脲、格列齐特、二甲双胍、阿卡波糖等。

72. 答案：BD

解析：格列本脲应慎与环丙沙星、依那普利、克拉霉素、华法林、苯丙香豆素、复方磺胺丙基异唑、西咪替丁、雷尼替丁、利福平等药物合用；格列吡嗪应慎与磺胺药、碳酸氢钠、氢氧化镁、西咪替丁、雷尼替丁合用，这些药物可影响格列吡嗪的降糖作用；格列齐特应慎与西咪替丁、咪康唑、利福平和圣约翰草提取物合用，这些药物能影响格列齐特的降糖作用。

73. 答案：ABDE

解析：①保泰松、水杨酸钠、吲哚美辛、双香豆素等在血浆内均有高的蛋白结合率；磺酰脲类药物也有高的血浆蛋白结合率，故合用时均可共同竞争血浆蛋白，使后者游离型药物浓度增高。合用时应调整用药量，以免过量游离型药物产生低血糖反应。②糖皮质激素有增高血糖作用，合用磺酰脲类降糖药时，可使后者作用减弱。③老年患者、肝功能不良者，磺酰脲类药物的代谢和排泄减缓，可发生低血糖反应；尤其是氯磺丙脲降糖作用持久，更可产生持久性低血糖反应。

74. 答案：ABC

解析：促胰岛素分泌药需在进餐前即刻或餐中服用，因为服药后不进餐会引起低血糖。适用于餐前半小时服用的降糖药是甲苯磺丁脲、氯磺丙脲、格列本脲等。

75. 答案：CDE

解析：适用于餐中服用的降糖药有瑞格列奈、二甲双胍、阿卡波糖等。

76. 答案：CE

解析：利拉鲁肽和艾塞那肽的规格都是剂量笔，仅用于皮下注射。

77. 答案：ABE

解析：西格列汀常见的不良反应包括鼻咽炎、高血压恶化、上呼吸道感染、尿路感染等；另可常见腹泻、肌痛、关节痛；偶见轻度肝脏转氨酶AST及ALT升高、碱性磷酸酶降低、急性胰腺炎；罕见血管神经性水肿、史蒂文斯－约翰逊综合征、剥脱性皮炎。

78. 答案：ABCDE

解析：胰高血糖素样肽–1受体激动剂的作用优势是：①增加胰岛素分泌，增强外周组织对胰岛素的敏感性，降低餐后血糖和体重。②增加胰岛素分泌主基因的表达，进而增加胰岛素的生物合成，每日注射1次即可。③控制患者收缩压，改善心血管功能和降低心血管事件风险。④显著降低体重。⑤在血糖水平较低时，不抑制胰高血糖素的分泌。

79. 答案：ABCD

解析：利拉鲁肽注意事项：①与磺酰脲类联合应用时，为降低低血糖风险可考虑减少磺酰脲类用药剂量。②警惕持续性呕吐、严重腹痛等急性胰腺炎症状，有胰腺炎病史的患者应慎用。③应注意是否有过敏性反应症状和体征。少部分患者可产生抗体，应密切观察降糖作用。④终末期肾脏病、透析或严重肾功能损伤患者慎用。⑤仅用于皮下注射。

80. 答案：CE

解析：胰岛素增敏剂又称噻唑烷二酮类药（TZD），其作用机制与特异性激活过氧化物酶体增殖因子激活的γ型受体（PPAR–γ）有关。通过增加骨骼肌、肝脏、脂肪组织对胰岛素的敏感性，提高细胞对葡萄糖的作用而发挥降低血糖的疗效。目前在我国上市的胰岛素增敏剂主要有罗格列酮和吡格列酮。

81. 答案：ABCDE

解析：艾塞那肽不良反应有降血糖反应，特别是与磺酰脲类促胰岛素分泌药联合应用可出现中度低血糖，且呈剂量依赖性，口服碳水化合物后症状解除。胃肠道不适、呕吐、消化不良、腹痛和过敏性反应常见。

82. 答案：ABCD

解析：阿卡波糖不良反应常见胃胀、腹胀、排气增加、腹痛、肠胃痉挛性疼痛；少见肝脏转氨酶AST及ALT升高；偶见腹泻、便秘、肠梗阻、肠鸣音亢进。

83. 答案：ABE

解析：艾塞那肽和利拉鲁肽仅用于皮下注射。

84. 答案：ABCE

解析：服用阿格列汀时应注意：①急性坏死性胰腺炎属于DPP–4抑制剂的重要潜在风险，应在用药中密切监测。②用于中度或重度肾功能不全者，需要调整剂量，分别为12.5mg/d或6.25mg/d。③应用前应接受肝功能监测，治疗1年应每隔3个月监测1次肝功能，以后定期检查；严重肝功能不全者不推荐应用。④妊娠及哺乳期妇女慎用。

85. 答案：ACDE

解析：适用胰岛素治疗的有1型糖尿病、糖尿病合并妊娠及分娩、糖尿病合并重度感染和消耗性疾病、糖尿病酮症及糖尿病昏迷。

86. 答案：CDE

解析：对胰岛素过敏者和低血糖者禁用；低血糖、肝硬化、溶血性黄疸、胰腺炎、肾炎等患者禁用精蛋白锌胰岛素、门冬胰岛素等。

87. 答案：CDE

解析：可以静脉给药的胰岛素有门冬胰岛素、赖脯胰岛素、短效胰岛素等。

88. 答案：DE

解析：精蛋白锌胰岛素是在低精蛋白锌的基础上加大鱼精蛋白的比例，使更接近人的体液pH，溶解度更低，释放更加缓慢，作用持续时间更长。

89. 答案：BDE

解析：胰岛素可以治疗1型、2型糖尿病，可以促使钾从细胞外液进入细胞内，使细胞内钾升高，血糖降低。

90. 答案：ACDE

解析：胰岛素的不良反应包括低血糖、过敏反应、胰岛素抵抗和脂肪萎缩等。

91. 答案：ACDE

解析：保泰松、水杨酸钠、吲哚美辛、双香豆素等在血浆内均有高的蛋白结合率。磺酰脲类药物也有高的血浆蛋白结合率，故合用时可共同竞争血浆蛋白，使后者游离型药物浓度增高，故合用时应调整用药量，以免过量游离型药物产生低血糖反应。糖皮质激素有增高血糖作用，合用磺酰脲类降糖药时，使后者作用减弱。老年患者、肝肾功能不良者，磺酰脲类药物的代谢和排泄减缓，可发生低血糖反应，尤其是氯磺丙脲降糖作用持久，更可产生持续性低血糖反应。

92. 答案：ABDE

解析：选项中除胰岛素外其他药物均具有口服降血糖作用。

第四节　抗骨质疏松药物

1. 答案：A

解析：双膦酸盐用于治疗高钙血症时，应注意补充液体，使一日尿量达 2000mL 以上。注射用阿仑膦酸钠可致“类流感样”反应，表现为高热、肌肉酸痛等症状，可以给予对乙酰氨基酚以解热镇痛治疗。

2. 答案：B

解析：双膦酸盐类药主要包括依替膦酸二钠、氯屈膦酸二钠、帕米膦酸二钠、阿仑膦酸钠等。

3. 答案：B

解析：双膦酸盐类是常用的骨吸收抑制剂。其对抗骨吸收的作用机制包括 3 个方面：①直接改变破骨细胞的形态学，从而抑制其功能，首先阻止破骨细胞的前体细胞黏附于骨组织，进而对破骨细胞的数量和活性产生直接的影响。②与骨基质理化结合，直接干扰骨骼吸收。③直接抑制骨细胞介导的细胞因子，如白介素 –6（IL–6）、肿瘤坏死因子（TNF）的产生。

4. 答案：B

解析：维生素 D 的不良反应：常见软弱、嗜睡、头痛；少见关节周围钙化、肌肉酸痛、肌无力、骨痛、肾结石、多尿、肾钙质沉着、尿素氮及血肌酐升高；偶见头重、失眠、老年性耳聋、耳鸣、急躁、精神错乱、记忆力下降、血压升高、心律不齐；罕见口渴、困倦。

5. 答案：C

解析：钙吸收随着钙的摄入量增加而增加，但达到某一阈值后，摄入量增加，钙的吸收并不同步增加。人体对钙的需要量因年龄、性别、种族的不同而有差异。

6. 答案：D

解析：雷洛昔芬禁用于：①妊娠期妇女、对本品过敏者。②正在或既往患有静脉血栓栓塞性疾病者。③肝功能不全，包括胆汁淤积性黄疸患者。④严重肾功能不全者。⑤难以解释的子宫出血者和有子宫内膜癌症状和体征者。

7. 答案：C

解析：维生素 D 依赖性佝偻病患者，血中骨化三醇水平降低或缺失，由肾脏合成的内源性骨化三醇不足，可考虑使用骨化三醇作为一种替代性治疗。

8. 答案：E

解析：钙剂 + 维生素 D 是骨质疏松的基础治疗方案。钙吸收随着钙的摄入量增加而增加，但达到某一阈值后，摄入量增加，钙的吸收并不同步增加。人体对钙的需要量因年龄、性别、种族的不同而有差异。在计算给药剂量时应考虑食物中钙的摄入。我国城市人口平均钙摄入量为一日 490mg。补钙以清晨和睡前各服用 1 次为佳，如采取每日 3 次的用法，最好是于餐后 1 小时服用，以减少食物对钙吸收的影响；若选用含钙量高的制剂，如钙尔奇 D，则宜睡前服用。

9. 答案：B

解析：钙剂与肾上腺皮质激素、异烟肼、四环素或含铝抗酸药合用，会减少钙的吸收，同时也影响异烟肼、四环素的吸收；与铁合用时，可使铁剂的吸收减少；与噻嗪类利尿剂合用时，因增加肾小管对钙的重吸收，易发生高钙血症；与含钾药合用时，应注意心律失常。

10. 答案：A

解析：双膦酸盐类的主要不良反应为食管炎、便潜血，凡有食管裂孔疝、消化性溃疡、皮疹者不宜应用。为便于吸收，避免对食管和胃的刺激，口服双膦酸盐应于早晨空腹给药，并建议用足量水送服，保持坐位或立位，服后30分钟内不宜进食或卧床；不宜喝牛奶、咖啡、茶、矿泉水、果汁和含钙的饮料；长期卧床者不能服用。为避免对消化道的不良反应，最好用静脉方式给药。

11. 答案：C

解析：葡萄糖酸钙的适应证：治疗钙缺乏，急性血钙过低，碱中毒及甲状旁腺功能低下所致的手足搐搦症，过敏性疾病，镁、氟中毒的解救，心脏复苏时应用。

12. 答案：A

解析：补钙以清晨和睡前各服1次为佳；如采取每日3次的用法，最好是餐后1小时服用，以减少食物对钙吸收的影响；若选用含钙量高的钙尔奇则宜睡前服用；碳酸钙应在餐中服，最好是嚼服。

13. 答案：C

解析：典型不良反应：钙剂常见嗳气、便秘、腹部不适等；偶见高钙血症。维生素D常见软弱、嗜睡、头痛等。

14. 答案：E

解析：防治骨质疏松药可分为两类：①抑制骨吸收药：双膦酸盐类（依替膦酸二钠、氯屈膦酸二钠、帕米膦酸二钠、阿仑膦酸钠、伊班膦酸钠、利塞膦酸钠）、替勃龙、雌激素类、依普黄酮、雷洛昔芬、降钙素等。②刺激骨形成药：氟制剂（氟化钠、一氟磷酸二钠、一氟磷酸谷氨酰胺）、甲状旁腺激素、生长激素、骨生长因子等。此外，钙剂、维生素D及其活性代谢物可促进骨的矿化。

15. 答案：E

解析：阿法骨化醇是钙在肠道被消化吸收的调节剂，通过与肠壁细胞内胞浆受体结合，促进细胞大量合成钙结合蛋白，使肠钙吸收入血。

16. 答案：A

解析：阿法骨化醇是钙在肠道被消化吸收的调节剂，通过与肠壁细胞内胞浆受体结合，促进细胞大量合成钙结合蛋白，使肠钙吸收入血。

17. 答案：D

解析：阿仑膦酸钠适应证：用于治疗绝经期妇女和男性的骨质疏松，以预防髋部和脊柱骨折。

18. 答案：B

解析：维生素D的治疗剂量与中毒剂量的安全域比较窄，一般成人一日5万～15万U，儿童2万～5万U。

19. 答案：D

解析：考查骨质疏松症的分类。骨质疏松症可分为3类：①原发性骨质疏松症：包括绝经后骨质疏松症、老年性骨质疏松症。②继发性骨质疏松症：由某些疾病或药物所引起，如长期大量使用糖皮质激素、先天或后天的营养素缺乏、糖尿病、慢性肾衰竭、慢性肝病、甲状旁腺功能亢进、恶性肿瘤、库欣综合征等引起的骨质疏松。③特发性骨质疏松症：常见于青少年和成人，多伴有家族遗传史。

20. 答案：D

解析：本题考查阿法骨化醇的药理作用机制。其机制为：①增加小肠和肾小管对钙的重吸收，抑制甲状旁腺增生，减少甲状旁腺激素的合成与释放，抑制骨吸收。②增加转化生长因子-β和胰岛素样生长因子-I的合成，促进胶原和骨基质蛋白合成。③调节肌肉钙代谢，促进肌细胞分化，增强肌力，增加神经肌肉协调性，减少跌倒倾向。

[21～25]

答案：21.C；22.A；23.D；24.E；25.B

解析：葡萄糖酸钙适应证：治疗钙缺乏、急性血钙过低、碱中毒及甲状旁腺功能低下所致的手足搐搦症、过敏性疾病、镁、氟中毒的解救、心脏复苏时应用。阿仑膦酸钠适应证：用于治疗绝经后妇女和男性骨质疏松症，以预防髋部和脊柱骨折。

[26～30]

答案：26.C；27.A；28.B；29.E；30.D

解析：本题考查左甲状腺素的不良反应及禁忌证、碳酸钙的适应证及正确用法。服用左甲状腺素少见心动过速、心悸、心绞痛、心律失常、暂时性低血压、月经紊乱、体重减轻、骨骼肌痉挛、肌无力；偶见骨质疏松症。禁用于甲状腺功能减退性心力衰竭和快速型心律失常者、过敏者。左甲状腺激素的吸收易受饮食中钙、铁等金属离子的影响，应在晨起空腹服用全天的左甲状腺素钠。治疗初期应注意患者心功能，有心绞痛病史的患者应该从小剂量开始。妊娠期妇女在甲状腺替代治疗期间，必须严密监护，避免造成过低或过高的甲状腺功能，以免对胎儿造成不良影响。碳酸钙用于预防和治疗钙缺乏症，如骨质疏松、手足抽搐症、骨发育不全、佝偻病，以及妊娠和哺乳期妇女、绝经期妇女钙的补充。补钙同时宜补充维生素 D。补钙应选用含钙量高、溶解和吸收好、生物利用度好、制剂溶出度好的药。人体对钙的需求量因年龄、性别、种族的不同而有差异。食物中含有过多的草酸和磷酸盐，可与钙形成不溶性的钙盐，使钙的吸收减少。食物中的脂肪可与钙形成二价的钙皂，也会影响钙的吸收，故应注意错开与食物服用的间隔时间。

31. 答案：ABDE

解析：骨化三醇为钙在肠道被主动吸收的调节剂，通过合成钙结合蛋白促使肠钙吸收入血，纠正低血钙，缓解肌肉、骨骼疼痛的临床症状；对老年性和绝经后妇女骨质疏松症，骨化三醇能增加钙的吸收；还可减少锥体骨折的发生率。

32. 答案：ABD

解析：防治骨质疏松症药可分为两类：①抑制骨吸收药：双膦酸盐类（依替膦酸二钠、氯屈膦酸二钠、帕米膦酸二钠、阿仑膦酸钠、伊班膦酸钠、利塞膦酸钠）、替勃龙、雌激素类、依普黄酮、雷洛昔芬、降钙素等。②刺激骨形成药：氟制剂（氟化钠、一氟磷酸二钠、一氟磷酸谷氨酰胺）、甲状旁腺激素、生长激素、骨生长因子等。此外，钙剂、维生素 D 及其活性代谢物可促进骨的矿化。

33. 答案：BCDE

解析：降钙素的作用：直接抑制破骨细胞的活性，降低血钙，并可对抗甲状旁腺促进骨吸收的作用；抑制肾小管对钙和磷的重吸收，尿中钙、磷排出增多，血中钙、磷随之减少；抑制肠道转运钙；有明显的镇痛作用（抑制前列腺素合成和直接导致中枢镇痛）。

34. 答案：CE

解析：降钙素的禁忌证：过敏、高钙血症、妊娠及哺乳期妇女、14 岁以下儿童。

35. 答案：ABCDE

解析：降钙素的药物相互作用：与含铝、镁、铁剂合用可影响降钙素的吸收；与维生素 D 合用可抵消降钙素疗效；与氨基糖苷类合用可诱发低血钙；与双膦酸盐骨吸收剂合用，可出现严重低血钙。

36. 答案：ABCE

解析：降钙素用药监护：①应用前应做皮肤敏感试验。②注意规避不良反应：在骨质疏松治疗时宜同时补钙，肌内注射应避开神经，降钙素和依降钙素可诱发哮喘。③可皮下或肌内注射。

37. 答案：BCD

解析：本题考查阿仑膦酸钠的作用特点。阿仑膦酸钠是第三代氨基二膦酸盐类骨代谢调节剂，与骨内羟基磷灰石有强亲和力，能进入骨基质羟磷灰石晶体中，当破骨细胞溶解晶体，药物被释放，能抑制破骨细胞活性，并通过成骨细胞间接起抑制骨吸收作用。其抗骨吸收作用较依替膦酸钠强 1000 倍，并且没有骨矿化抑制作用。

38. 答案：AD

解析：本题考查双膦酸盐类的不良反应。服用本类药物十分常见腹痛、腹泻、便秘、消化不良、腹部不适、食管炎、有症状的胃－食管反流病、食管溃疡。常见无症状性血钙降低、低磷酸盐血症、血肌酐升高、口腔炎、咽喉灼烧感。静脉注射或注射后可引起短暂味觉改变或丧失；快速静脉注射依替膦酸钠和氯屈膦酸钠时，可见急性肾衰竭，后者还可引起白血病。

39. 答案：ABCD

解析：钙剂与维生素 D、避孕药、雌激素合用能增加钙的吸收；钙剂与肾上腺皮质激素、异烟肼、四环素合用会减少钙的吸收；与噻嗪类利尿剂合用时，会增加肾小管对钙的重吸收，易发生高钙血症；卡马西平等酶诱导剂会增加骨化三醇的代谢，降低骨化三醇的疗效。

40. 答案：ACD

解析：本题考查雷洛昔芬的作用特点。雷洛昔芬是选择性雌激素受体调节剂，对雌激素作用的组织有选择性地激动或拮抗活性；通过与高亲和力的雌激素受体结合，引起不同组织的多种雌激素调节基因的不同表达，因此对骨骼和部分胆固醇代谢属于激动剂，但对下丘脑、子宫和乳腺组织表现为拮抗作用；能够降低椎体骨折的发生率，保持骨量和增加骨矿盐密度；口服后迅速吸收。

41. 答案：AD

解析：雷洛昔芬仅用于预防绝经后妇女的骨质疏松症，不适用于男性患者。治疗过程中如发现血清总红素，γ-谷氨酰转氨酶、碱性磷酸酶、ALT和AST升高，应严密监测肝功能。

第九章 抗菌药物

第一节 青霉素类抗菌药物

1. 答案：D

解析：考查重点为抗菌药的联合用药。青霉素类和氨基糖苷类药物均为杀菌剂，联合应用可获得增效作用。其他几类均为抑菌药，能拮抗青霉素的作用，从而降低其疗效。

2. 答案：D

解析：考查重点为 β－内酰胺类抗生素与其他抗菌药联合用药。青霉素和磺胺嘧啶均对脑膜炎双球菌有效，二者合用可用于治疗细菌性脑膜炎。脑膜炎奈瑟菌和其他敏感菌引起的脑膜炎，对青霉素的通透性增加，大剂量（1000 万～ 2000 万 U，分 4 次滴注）青霉素有效，而磺胺嘧啶为治疗流行性脑膜炎的首选药物。

3. 答案：D

解析：β－内酰胺酶抑制剂：克拉维酸、舒巴坦、他唑巴坦。

4. 答案：C

解析：甲氧西林属于耐酶青霉素，也耐酸；青霉素不耐酶也不耐酸；阿莫西林属于广谱青霉素，耐酸不耐酶；丙匹西林属于耐酸青霉素，但是不耐酶；羧苄西林不耐酸。

5. 答案：D

解析：替莫西林对大多数 β－内酰胺酶稳定，对产酶或耐庆大霉素的某些肠杆菌有较强的抗菌活性，而对革兰阳性菌、铜绿假单胞菌、厌氧菌缺乏抗菌活性。抗革兰阴性杆菌的青霉素类主要有美西林、替莫西林。其他选项中，替卡西林和哌拉西林主要作用于铜绿假单胞菌；苯唑西林是耐酶青霉素。

6. 答案：B

解析：抗铜绿假单胞菌青霉素类抗生素的特点是对铜绿假单胞菌、变形杆菌的抗菌活性强，对厌氧菌有一定作用。哌拉西林属于是抗铜绿假单胞菌青霉素类抗生素。

7. 答案：D

解析：阿莫西林属于广谱青霉素类抗菌药，对革兰阴性菌也有杀灭作用；耐酸，口服生物利用度高，但不耐酶，对耐药的金黄色葡萄球菌无效；对幽门螺杆菌作用较强，可用于慢性活动性胃炎和消化性溃疡的治疗。

8. 答案：E

解析：青霉素 G 在室温下粉剂稳定，水溶液不稳定，口服易被胃酸破坏，吸收极少；青霉素为繁殖期杀菌药，对细菌的杀灭作用很强；青霉素的主要不良反应是过敏，严重时引起过敏性休克。

9. 答案：C

解析：哌拉西林等抗铜绿假单胞菌青霉素，对革兰阳性菌的作用较天然青霉素或氨基青霉素为差，但对某些革兰阴性杆菌包括铜绿假单胞菌有抗菌活性。

10. 答案：C

解析：螺旋体中梅毒螺旋体、钩端螺旋体、鼠咬热螺旋菌对青霉素高度敏感。青霉素对病毒、支原体、立克次体、真菌无效，对大多数革兰阴性杆菌不敏感。

11. 答案：B

解析：阿莫西林是广谱青霉素，主要作用于对青霉素敏感的革兰阳性菌以及部分革兰阴性杆菌。

12. 答案：C

解析：β－内酰胺酶抑制剂本身仅有很弱的抗菌作用，但与其他内酰胺类抗菌药物联合应用可保护 β－内酰胺类抗菌药物免受 β－内酰胺酶的水解而增强抗菌作用。克拉维酸能对 β－内酰胺酶的活性部位如羟基或氨基进行不可逆酰化，是一种 β－内酰胺酶不可逆抑制剂。

13. 答案：E

解析：哌拉西林适用于敏感肠杆菌科细菌、铜绿假单胞菌、不动杆菌属所致的败血症、上尿路及复杂性尿路感染、呼吸道感染、胆道感染、腹腔感染、盆腔感染及皮肤、软组织感染等。

14. 答案：C

解析：本题考查药物相互作用。丙磺舒与青霉素竞争肾小管分泌，延缓青霉素排泄，从而增加其作用时间。

15. 答案：E

解析：青霉素类用药后可发生严重的过敏反应，如过敏性休克和血清病型反应。青霉素的严重过敏反应在各种药物中居首位，且过敏反应与剂量无关。

16. 答案：B

解析：青霉素类作为青霉素结合蛋白（PBPs）底物的结构类似物，竞争性地与酶活性位点共价结合，从而抑制 PBPs，干扰细菌细胞壁合成，达到杀灭细菌的作用；对处于繁殖期正大量合成细胞壁的细菌作用强，而对已合成细胞壁、处于静止期者作用弱，属于繁殖期杀菌药。

17. 答案：D

解析：苄星青霉素属于长效青霉素，适用于预防风湿热复发和控制链球菌感染的流行。肌肉注射，每 2 ～ 4 周 1 次。

18. 答案：D

解析：考查青霉素抗菌谱。

19. 答案：C

解析：常用的耐酸、耐酶青霉素包括甲氧西林、苯唑西林、萘夫西林、氯唑西林、双氯西林与氟氯西林。

20. 答案：D

解析：抗菌药联合用药的目的主要包括：扩大抗菌谱；获得协同作用，提高疗效；减少不良反应；延缓或减少耐药性的产生。

21. 答案：A

解析：氨苄西林临床上用于治疗敏感菌引起的泌尿系统感染、伤寒和其他沙门菌感染、革兰阴性杆菌败血病、菌痢、细菌性脑膜炎、胆道感染、中耳炎等。美西林抗菌谱与氨苄西林相同，疗效好于氨苄西林，临床主要用于敏感菌所致的尿路感染和伤寒的治疗。

22. 答案：E

解析：抗菌药物的作用机制主要包括：抑制细菌细胞壁的合成；影响细菌胞质膜的通透性；抑制核酸的合成；抑制细菌蛋白质的合成；影响细菌叶酸代谢。

23. 答案：A

解析：化疗指数（CI）是指化疗药物的半数致死量（LD_{50}）与治疗感染动物的半数有效量（ED_{50}）的比值，或以 5% 致死量（LD_5）与 95% 有效量（ED_{95}）之比表示。

24. 答案：A

解析：抗菌后效应（PAE）是指细菌与抗生素短暂接触后，抗生素的血清药物浓度低于 MIC 甚至消除后微生物生长仍然受到持续抑制的作用。

25. 答案：C

解析：CI 是评价化疗药物临床应用价值和安全性的重要指标。一般情况下，CI 越大，表明化疗药物的治疗越高，毒性越小，用药越安全，应用价值越大。

[26 ～ 28]

答案：26.D；27.A；28.C

解析：喹诺酮类药物是有效的核酸合成抑制剂，其抑制 DNA 回旋酶和拓扑异构酶Ⅳ，抑制敏感细菌的 DNA 复制，从而导致细菌死亡。甲硝唑具有强大的杀灭滴虫作用，但不影响阴道正常菌群的生长，为治疗阴道滴虫病的首选药物；对组织内及肠腔内阿米巴滋养体有杀灭作用；对革兰阴性和阳性厌氧菌均有抑制作用；抗菌机制是甲硝唑的硝基可被厌氧菌还原产生细胞毒物质，抑制了敏感菌的 DNA 合成，使细菌死亡。耐酶青霉素类主要有甲氧西林、苯唑西林、氯唑西林、氟氯西林、双氯西林。本类药物耐酸，可口服，对青霉素敏感株的抗药活性低于青霉素，但对产生青霉素酶的金黄色葡萄球菌有效，临床主要用于耐青霉素的金黄色葡萄球菌感染，如败血症、心内膜炎、肝脓肿等。

[29 ～ 30]

答案：29.A；30.C

解析：链霉素与异烟肼联用治疗肺结核。青霉素与链霉素联用治疗亚急性心内膜炎。

[31 ～ 32]

答案：31.C；32.E

解析：按照青霉素的来源，可将青霉素类分

为天然青霉素类、半合成青霉素类两个大类。后者又可以按照抗菌谱、对青霉素酶的耐药性以及是否可以口服（耐酸）等特性，再分为下列类型：①口服耐酸青霉素，如青霉素 V。②耐青霉素酶青霉素类，如甲氧西林、苯唑西林、氯唑西林、双氯西林。③广谱青霉素类，如氨苄西林、阿莫西林。④抗铜绿假单胞菌青霉素类，如羧苄西林、哌拉西林。⑤抗革兰阴性杆菌青霉素类，如美西林、替莫西林。

［33～36］

答案：33.A；34.C；35.E；36.B

解析：考查重点是青霉素及半合成青霉素的抗菌谱。青霉素 G 对 G^+、G^- 球菌、螺旋体等有效；氨苄西林对 G^- 杆菌有效；哌拉西林主要用于铜绿假单胞菌；氯唑西林耐酸、耐酶，对耐药金黄色葡萄球菌有效。

［37～39］

答案：37.A；38.B；39.D

解析：青霉素类药物的不良反应——“赫氏反应”亦称“吉海反应”，有寒战、高热等症状。氨基糖苷类药物最常见的不良反应是耳毒性、肾毒性。庆大霉素是氨基糖苷类药物。“二重感染牙齿黄”是四环素类药物常见的不良反应。

［40～43］

答案：40.A；41.D；42.E；43.B

解析：考查重点是青霉素及半合成青霉素的抗菌谱。青霉素 G 对 G^+、G^- 球菌、螺旋体等有效；氨苄西林对 G^- 杆菌有效；哌拉西林主要用于铜绿假单胞菌；氯唑西林耐酸、耐酶，对耐药金黄色葡萄球菌有效。

［44～47］

答案：44.B；45.C；46.E；47.D

解析：考查半合成青霉素的抗菌谱。双氯西林属 β－内酰胺类抗生素，具耐酸、耐酶等特点，对葡萄球菌和革兰阳性菌具有抗菌活性；苄星青霉素为长效青霉素，适用于需长期使用青霉素预防的患者，如慢性风湿性心脏病患者；盐酸万古霉素为窄谱抗生素，仅对革兰阳性菌有效，如溶血性链球菌、肺炎球菌及肠球菌等均属敏感，对耐药金葡菌尤为敏感；羧苄西林适用于铜绿假单孢菌所致的系统性感染，如败血症、尿路感染、呼吸道感染等；阿莫西林杀菌作用强，穿透细胞壁的能力也强，对大多数致病的 G^+ 菌和 G^- 菌（包括球菌和杆菌）均有强大的抑菌和杀菌作用，其中对肺炎链球菌、溶血性链球菌等链球菌属，不产青霉素酶的葡萄球菌、粪肠球菌等需氧革兰阳性球菌，大肠埃希菌、奇异变形菌、沙门菌属、流感嗜血杆菌、淋病奈瑟菌等需氧革兰阴性菌的不产 β－内酰胺酶菌株及幽门螺杆菌具有良好的抗菌活性。

［48～51］

答案：48.B；49.C；50.A；51.E

解析：考查抗生素、抗菌药、抑菌药、抗菌谱等概念的含义。抗生素是由某些微生物产生的具有抗病原体作用和其他活性物质的药物；对病原菌生长繁殖有抑制作用的药物是抑菌药；对病原菌能抑制且杀灭的药物是抗菌药；抗菌药物的抗菌范围是抗菌谱。

［52～54］

答案：52.E；53.D；54.E

解析：肺脓肿是由于多种病因引起的肺组织化脓性病变，早期为化脓性炎症，继而坏死形成脓肿。如急性吸入性肺脓肿，起病急骤，患者畏寒、发热，体温可高达 39～40℃，伴咳嗽、咳黏液痰或黏液脓痰，炎症波及局部胸膜可引起胸痛；7～10 天后，咳嗽加剧，脓肿破溃于支气管，咳出大量脓臭痰及坏死组织；继发感染时可有白细胞计数增高，核左移；通过环甲膜穿刺吸取痰液，进行痰涂片和需氧、厌氧菌检查可确诊。金黄色葡萄球菌感染引起的脓肿、菌血症、心内膜炎、肺炎、蜂窝织炎等首选青霉素；若是金黄色葡萄球菌感染引起的骨髓炎则首选克林霉素。

［55～57］

答案：55.B；56.C；57.D

解析：患者症状是过敏性休克现象，且过敏反应与剂量和给药方式无关。过敏性休克首选肾上腺素，若无法控制症状，再加糖皮质激素配合治疗。

［58～60］

答案：58.D；59.B；60.C

解析：青霉素导致的过敏性休克一旦发生，必须就地抢救，并立即给患者皮下注射肾上腺素，吸氧，应用血管活性药、糖皮质激素等抗休克治疗。青霉素过敏反应是由于抗原与抗体在致敏细胞上的相互作用而引起的。当青霉素配置一段时间再使用时，青霉素即可溶解在水溶液中并很快分解，经过分子重排形成青霉烯酸。这类物质为一种半抗原，当进入人体后可与人体蛋白结合形成青霉烯酸蛋白及青霉噻唑蛋白而成为全抗原。青霉素溶液在储存过程中产生高分子聚合体，也能与抗体蛋白质结合成全抗原。这些都是致敏物质，当遇到过敏体质的患者时即可发生过敏反应。所以，应在使用注射液前配制，不宜放置过久。皮试过敏者不可使用青霉素，所以要先皮试，皮试阳性则不可使用，换其他药物代替治疗，而不是注射前预备急救药物抢救。

[61 ～ 62]

答案：61.B；62.D

解析：青霉素与氨基糖苷类药物联合是临床治疗草绿色链球菌心内膜炎的首选用药。青霉素类与氨基糖苷类抗菌药物混合后，两者的抗菌活性明显减弱，因此两药不能置于同一容器内给药。

63. 答案：ABCDE

解析：青霉素为以下感染的首选药：①溶血性链球菌感染，如咽炎、扁桃体炎、猩红热、丹毒、蜂窝织炎和产褥热等。②肺炎链球菌感染，如肺炎、中耳炎、脑膜炎和菌血症等。③不产青霉素酶葡萄球菌感染。④炭疽。⑤破伤风、气性坏疽等梭状芽孢杆菌感染。⑥梅毒（包括先天性梅毒）。⑦钩端螺旋体病。⑧回归热。⑨白喉。⑩青霉素与氨基糖苷类药物联合用于治疗草绿色链球菌心内膜炎。

64. 答案：BE

解析：青霉素和链霉素较容易引起严重的过敏反应，表现为过敏性休克。

65. 答案：ABD

解析：β－内酰胺类抗菌药物均是抑制细菌细胞壁合成的。磷霉素可抑制细菌细胞壁的早期合成，其分子结构与磷酸烯醇丙酮酸相似，因此可与细菌竞争同一转移酶，使细菌细胞壁合成受到抑制而导致细菌死亡。

66. 答案：ABCDE

解析：青霉素类用药后可发生严重的过敏反应。大量应用青霉素类钠盐可造成高钠血症，并致心力衰竭，少数患者还可出现低血钾、代谢性碱中毒等，在肾功能或心功能不全者中尤易发生。大量应用青霉素类钾盐时，可发生高钾血症或钾中毒反应；肌内注射区可发生周围神经炎；大剂量应用时可因脑脊液药物浓度过高而引起青霉素脑病（表现为肌肉阵挛、抽搐、昏迷等），此反应多见于婴儿、老年人和肾功能不全患者；少数有凝血功能缺陷的患者，大剂量用药可干扰凝血机制，导致出血倾向；长期、大剂量用药可致菌群失调，出现由念珠菌或耐药菌引起的二重感染。应用青霉素治疗梅毒、钩端螺旋体病等疾病时可由于病原体死亡致症状（寒战、咽痛、心率加快）加剧，称为吉海反应（亦称赫氏反应）。

67. 答案：ABCE

解析：青霉素对革兰阳性球菌、革兰阳性杆菌、革兰阴性球菌以及各种螺旋体均有很强的杀菌作用，但对革兰阴性杆菌的抗菌作用较弱，需加大剂量才有效，对放线菌及部分拟杆菌也有作用。

68. 答案：BCD

解析：耐酶青霉素类主要有：甲氧西林、苯唑西林、氯唑西林、氟氯西林、双氯西林。此类药物耐酸，可口服，对青霉素敏感株的抗药活性低于青霉素，但对产生青霉素酶的金黄色葡萄球菌有效，临床主要用于耐青霉素的金黄色葡萄球菌感染，如败血症、心内膜炎、肝脓肿等。一般认为双氯西林对耐药金黄色葡萄球菌作用最好，氟氯西林和氯唑西林次之，苯唑西林较差。对严重金黄色葡萄球菌感染宜注射给药。

69. 答案：ABCDE

解析：β－内酰胺类抗生素包括：青霉素类、头孢菌素类、头霉素类（头孢西丁、头孢美唑）、碳青霉烯类（亚胺培南、美罗培南等）、单酰胺菌素类（氨曲南）、氧头孢烯类（拉氧头孢、氟氧头孢）。

70. 答案：ABDE

解析：为防止青霉素的各种过敏反应，应避免局部应用，并详细询问过敏史，进行青霉素皮肤过敏试验，反应阳性者禁用。应警惕个别人在皮试过程中出现休克，一旦发生过敏性休克，立即皮下或肌注 0.1% 肾上腺素 0.5 ～ 1.0mL，严重者应稀释后缓慢静注或滴注，必要时可加用糖皮质激素和抗组胺药，以增加疗效，防止复发。

71. 答案：ABC

解析：D 为四环素类；E 为半合成青霉素、氨基糖苷类。

72. 答案：ABCDE

解析：抗菌药物联合用药指征：①病原菌未明的严重感染。②单一抗菌药物不能控制的严重混合感染，如肠穿孔后腹膜炎的致病菌常有多种需氧菌和厌氧菌等。③单一抗菌药物不能有效控制的感染性心内膜炎或败血症。④长期用药细菌有可能产生耐药者，如结核、慢性尿路感染、慢性骨髓炎等。⑤用以减少药物毒性反应，如两性霉素B和氟胞嘧啶合用治疗深部真菌感染，前者用量可减少，从而减少毒性反应。⑥临床感染一般两药联用即可，常不必要三药联用或四药联用。

73. 答案：ABCDE

解析：青霉素类药物可引起严重的过敏反应，在各种药物中居首位，且发生无一定规律性。在应用前必须了解患者病史、用药史、药物过敏史及家族过敏史。无论采用何种给药途径，应用青霉素类、青霉素类复方制剂前，必须做青霉素皮肤过敏试验。应用过程中要密切观察患者反应，注射完毕后要观察20～30分钟。一旦发生过敏性休克，应当立即皮下或肌内注射肾上腺素，严重者稀释后静脉滴注。

74. 答案：ABC

解析：青霉素类药物大剂量应用时可因脑脊液药物浓度过高而引起青霉素脑病（表现为肌肉痉挛、抽搐、昏迷等），此反应多见于婴儿、老年人和肾功能不全者。

75. 答案：BE

解析：常见的易引起严重过敏性休克的药物有青霉素G、链霉素等。

76. 答案：ABCD

解析：抗菌药物如用药不当，不仅会导致病原体耐药性的产生，还会使人体内正常菌群失调，诱发二重感染，给治疗带来困难。因此，抗菌药物的应用原则包括：①尽早确定感染性疾病的病原菌。②根据抗菌药物的作用特点及感染部位选用。③根据患者的机体状况合理选用抗菌药。④严格控制抗菌药物的预防应用。⑤选择适当的剂量和疗程。⑥尽量避免局部用药。⑦合理联合应用抗菌药物。

77. 答案：ABCDE

解析：细菌产生耐药的机制主要包括：细菌产生灭活抗菌药的酶（水解酶和钝化酶）；细菌体内抗菌药原始靶位结构改变；细菌胞质膜通透性发生改变；细菌代谢途径的改变；细菌的药物主动外排系统活性增强。

第二节　头孢菌素类抗菌药物

1. 答案：A

解析：第一代头孢菌素对革兰阳性菌作用比第二、三代强，但对革兰阴性杆菌作用弱；第一代头孢菌素虽对青霉素酶稳定，但对革兰阴性菌产生的β-内酰胺酶的稳定性比第二、三代差。本类一些品种对肾脏有一定毒性。第一代头孢菌素对铜绿假单胞菌、厌氧菌、耐药肠杆菌等无效。

2. 答案：B

解析：头孢他啶属于第三代头孢菌素，具有抗铜绿假单胞菌的作用。头孢羟氨苄和头孢唑啉属于第一代头孢。头孢孟多和头孢克洛属于第二代头孢菌素。

3. 答案：A

解析：头孢哌酮为第三代头孢菌素，具有抗铜绿假单胞菌的活性。头孢拉定、头孢唑啉、头孢噻吩都属于第一代头孢；头孢孟多属于第二代头孢。

4. 答案：C

解析：第四代头孢菌素常用者为头孢吡肟，对肠杆菌科细菌和铜绿假单胞菌的活性与头孢他啶大致相仿，对产AmpC酶的阴沟肠杆菌、产气肠杆菌、柠檬酸杆菌和沙雷菌属的作用优于头孢他啶等第三代头孢菌素。

5. 答案：E

解析：头孢曲松严禁与含钙溶液同时使用。乳酸钠林格注射液中含有钙离子，故不可使用。

6. 答案：C

解析：第三代头孢菌素对革兰阳性菌有一定活性，但较第一、二代弱；对革兰阴性菌有较强的抗菌活性。

7. 答案：A

解析：β-内酰胺类抗生素作用机制：这类抗生素作用相似，均能和青霉素结合蛋白（PBPs）

结合，对抗其催化转肽作用，抑制转肽酶，从而阻滞细胞壁黏肽的合成，使处于繁殖态的细菌细胞壁合成缺损，因菌体内高渗，导致水分不断进入，造成菌体膨胀、破裂而死亡；对已合成细胞壁，处于静止期者作用弱；为繁殖期杀菌药。

8. 答案：D

解析：头孢菌素类药物可分为五代。第一代：注射用头孢唑啉、头孢拉定，口服制剂头孢拉定、头孢氨苄和头孢羟氨苄等；第二代：注射用头孢呋辛、头孢替安，口服制剂有头孢呋辛酯、头孢丙烯等；第三代：注射用头孢噻肟、头孢曲松、头孢拉定、头孢哌酮，口服制剂有头孢地尼、头孢克肟、头孢泊肟酯等；第四代：注射用头孢吡肟、头孢吡罗、头孢克定等；第五代：超广谱抗生素有头孢洛林酯、头孢托罗、头孢吡普等。

9. 答案：D

解析：头孢菌素类的分代及各代抗菌药的作用特点：

对 G^+ 菌：第一代>第二代>第三代。

对 G^- 杆菌：第一代<第二代<第三代。

对 β－内酰胺酶稳定性：第一代<第二代<第三代。

肾毒性：第一代>第二代>第三代。

第四代为广谱抗生素，对 G^+ 性、G^- 性菌、厌氧菌显示广谱的抗菌活性，作用强，不易抗药，半衰期长，无肾毒性。

10. 答案：D

解析：氧头孢烯类（拉氧头孢、氟氧头孢）的抗菌谱和药理作用特点与第三代头孢菌素中头孢噻肟相似，对革兰阴性菌和厌氧菌作用强，对β－内酰胺酶稳定。

11. 答案：C

解析：第三代头孢菌素对革兰阴性菌、铜绿假单孢菌及厌氧菌均有较强的抗菌作用，血浆半衰期长，对肾基本无毒性，主要用于严重耐药甚至威胁生命的严重革兰阴性杆菌和阳性敏感菌感染。

12. 答案：B

解析：具有抗铜绿假单胞菌活性的为第三代头孢，如注射用头孢噻肟、头孢他啶、头孢哌酮；抗铜绿假单胞菌广谱青霉素类，如羧苄西林、哌拉西林等。

13. 答案：D

解析：第三代头孢菌素对肠杆菌科细菌有良好的抗菌作用，其中头孢他啶和头孢哌酮对铜绿假单胞菌及某些非发酵菌亦有较好作用。注射品种有头孢噻肟、头孢曲松、头孢他啶和头孢哌酮等。口服制剂有头孢克肟、头孢泊肟酯等。

14. 答案：B

解析：第三代头孢菌素对肠杆菌科细菌有良好的抗菌作用，其中头孢他啶和头孢哌酮对铜绿假单胞菌及某些非发酵菌亦有较好作用。

15. 答案：C

解析：头孢克洛属于第二代头孢菌素类抗生素的口服制剂；头孢吡肟属于注射用第四代头孢菌素；头孢哌酮和头孢他啶属于注射用第三代头孢菌素；头孢替安属于注射用第二代头孢菌素。

16. 答案：A

解析：头孢克洛属于第二代头孢菌素，适用于敏感菌株所致的感染，如中耳炎、上呼吸道感染、下呼吸道感染、尿路感染、皮肤和皮肤软组织感染、鼻窦炎、淋球菌性尿道炎。

17. 答案：C

解析：第三代头孢菌素对肠杆菌科细菌有良好的抗菌作用，其中头孢他啶和头孢哌酮对铜绿假单胞菌作用最强。

18. 答案：D

解析：头孢菌素类一般经肾排泄，尿中浓度较高，但头孢哌酮、头孢曲松主要经胆汁排泄。

19. 答案：B

解析：长期应用头孢菌素类药物时应注意监测凝血功能。部分头孢菌素会减少维生素K的合成，导致维生素K依赖性凝血因子合成障碍，而致出血。应用中必须注意：①临床应用时尤其是围术期预防性应用时，应注意监测血象、凝血功能及出血症状。②长期应用（10日以上），宜补充维生素K、复合维生素B。③不宜与抗凝血药联合应用。

20. 答案：B

解析：哌拉西林为抗铜绿假单胞菌青霉素；头孢曲松、头孢哌酮、头孢他啶为第三代头孢菌素类药物，其中头孢哌酮、头孢他啶对铜绿假单胞菌作用强。

［21～24］

答案：21.A；22.B；23.D；24.E

解析：头孢拉定为第一代头孢。头孢他啶为

第三代头孢。头孢呋辛为第二代头孢。头孢吡肟为第四代头孢。

［25～28］

答案：25.D；26.E；27.C；28.A

解析：头孢唑啉注意事项：有过敏史者、胃肠道疾病史者慎用，肾功能不全者应调整剂量，与庆大霉素或其他肾毒性药物合用有增加肾损害的危险。阿莫西林口服主要用于敏感溶血性链球菌、肺炎链球菌引起的咽炎、扁桃体炎等上呼吸道感染。头孢曲松与多种药物存在配伍禁忌，故一般单独给药。泰利霉素对其一、二代耐药肺炎链球菌有很强的作用。

［29～32］

答案：29.B；30.C；31.D；32.E

解析：头孢菌素类一般经肾排泄，尿中浓度较高，但头孢哌酮、头孢曲松主要经胆汁排泄。氨基糖苷类药物在肾皮质蓄积，可损害近曲小管上皮细胞，引起肾小管肿胀，甚至坏死，肾毒性大。阿莫西林是最常用的口服广谱青霉素类药物。

［33～36］

答案：33.D；34.E；35.B；36.C

解析：阿奇霉素对肺炎支原体作用为本类药中最强。头孢哌酮是第三代头孢菌素。万古霉素适应证：对 G^+ 性菌作用强，可用于耐甲氧西林的金黄色葡萄球菌感染。克林霉素适应证：用于革兰阳性菌引起的各种感染和严重厌氧菌感染。

［37～40］

答案：37.E；38.A；39.C；40.D

解析：亚胺培南为抗菌谱最广、抗菌活性强和对β-内酰胺酶高度稳定的β-内酰胺类药，对革兰阳性菌、革兰阴性菌、需氧菌和厌氧菌均有强大的抗菌活性，与青霉素和头孢菌素类间一般无交叉耐药性。

［41～44］

答案：41.D；42.E；43.C；44.A

解析：考查各类头孢的不良反应、使用注意事项等。①羧苄西林与庆大霉素用于铜绿假单胞菌感染时不能混合静脉滴注。②头孢噻吩为第一代头孢菌素，抗菌谱广，对革兰阳性菌的活性较强，适用于耐青霉素金葡菌（甲氧西林耐药者除外）和敏感革兰阴性杆菌所致的呼吸道感染、软组织感染、尿路感染、败血症等，病情严重者可与氨基糖苷类抗生素联合应用，但应警惕可能加重肾毒性；不宜用于细菌性脑膜炎患者。③阿莫西林，又名安莫西林或安默西林，是一种最常用的半合成青霉素类广谱β-内酰胺类抗生素，在酸性条件下稳定，胃肠道吸收率达90%，是目前应用较为广泛的口服半合成青霉素之一，口服吸收好，适用于肺炎链球菌所致的下呼吸道感染。④头孢曲松适用于敏感致病菌所引起的各种感染，特别是重症、危症和其他抗生素治疗无效的病例，其在脑脊液中浓度较高，酶稳定性高，可用于严重的脑膜感染。⑤阿奇霉素是大环内酯类抗生素，对肺炎链球菌几乎耐药，对溶血链球菌的效果也不近理想，但是其抗菌谱广，用于非典型病原体感染。

［45～48］

答案：45.D；46.B；47.A；48.E

解析：头孢唑啉属于第一代头孢菌素；头孢呋辛属于第二代头孢菌素；头孢曲松属于第三代头孢菌素；头孢吡肟属于第四代头孢菌素。

［49～53］

答案：49.D；50.C；51.E；52.E；53.B

解析：头孢菌素类、青霉素类、糖肽类（万古霉素、去甲万古霉素）以及林可胺类（林克霉素、克林霉素）同属围术期预防性应用的抗菌药物；若对头孢类过敏，则考虑克林霉素和万古霉素，给药时机为术前0.5～2小时。克林霉素一般没有耳毒性，无须监测患者听力变化。患者12岁，故要考虑是否适合用于未成年患者。选用抗菌药物时需考虑的因素不包括药物是否经肾脏排泄。对头孢菌素、青霉素类过敏者，革兰阳性菌易感染者选用万古霉素；革兰阴性菌易感染者选用氨曲南。因为诊断是脑膜炎，而克林霉素不能透过血-脑屏障，故不能用于脑膜炎，所以要换药。脑脊液细菌培养结果为耐甲氧西林金黄色葡萄球菌，故可改用万古霉素。

［54～58］

答案：54.C；55.E；56.D；57.B；58.C

解析：考查特殊人群抗菌药物的应用。新生儿由于特殊的生理特点，使用抗菌药物时应注意选择安全性较好的抗菌药物，若条件允许，最好进行血药浓度监测。同时，由于其药代动力学亦随日龄增长而变化，因此使用抗菌药物时应按日龄调整给药方案。

59. 答案：CE

解析：

代数		抗 G^+ 菌活性	抗 G^- 菌活性	对 β－内酰胺酶	肾毒性
头孢菌素	第一代	强	弱	不稳定	大
	第二代	不如第一代	增强	较稳定	较小
	第三代	弱	强，对铜绿假单胞菌有抗菌活性	高度稳定	基本无
	第四代	强		稳定	无
	第五代	超广谱——超完美			

60. 答案：CDE

解析：头孢菌素对繁殖期的细菌有杀菌作用。头孢菌素与青霉素一样具有 β－内酰胺环。头孢菌素具有抗菌谱广、杀菌力强、过敏反应少、对 β－内酰胺酶稳定等优点，但与青霉素有部分交叉过敏性和交叉耐药现象。

61. 答案：ABE

解析：头孢哌酮是第三代头孢菌素。第三代头孢菌素对革兰阳性菌虽有一定的抗菌活性，但较第一、二代弱，对革兰阴性菌包括肠杆菌、铜绿假单胞菌及厌氧菌如脆弱拟杆菌均有较强的抗菌作用，对流感杆菌、淋球菌具有良好的抗菌活性，对 β－内酰胺酶高度稳定，血浆半衰期长，体内分布广，组织穿透力强，有一定量渗入脑脊液中，对肾脏基本无毒性，适用于严重革兰阴性菌及敏感阳性菌的感染、病原未明感染的经验性治疗及院内感染。

62. 答案：BCD

解析：第三代头孢菌素对肠杆菌科细菌有良好的抗菌作用，其中头孢他啶和头孢哌酮对铜绿假单胞菌及某些非发酵菌亦有较好作用。其注射品种有头孢噻肟、头孢曲松、头孢他啶和头孢哌酮等；口服制剂有头孢克肟、头孢泊肟酯等。

63. 答案：ABD

解析：考查抗菌药的临床应用。可用于抗眼部感染的抗菌药物包括妥布霉素、头孢他啶、环丙沙星等。

64. 答案：ABCDE

解析：使用头孢菌素类药物头孢孟多、头孢替安、头孢尼西、头孢哌酮、头孢甲肟、头孢匹胺时，应告知患者用药期间或之后 5 ～ 7 日内禁酒、禁食含有乙醇食物及外用乙醇，以避免“双硫仑样”反应。

65. 答案：CD

解析：β－内酰胺类抗生素主要作用于胞质膜上的青霉素结合蛋白，抑制转肽酶的转肽作用，阻碍黏肽的合成，造成细胞壁缺损，导致大量水分进入细菌，触发细菌自溶酶活性，使菌体肿胀、变形、破裂、溶解死亡。

66. 答案：ABCDE

解析：考查第四代头孢菌素的作用特点。第四代头孢菌素对革兰阳性菌作用强，对 β－内酰胺酶稳定，无肾毒性，临床用于对第三代头孢菌素耐药的革兰阴性杆菌引起的重症感染，可作为第三代头孢菌素替代药。

67. 答案：ABCE

解析：长期应用头孢菌素类药物时应注意监测凝血功能。部分头孢菌素会减少维生素 K 的合成，导致维生素 K 依赖性凝血因子合成障碍，而致出血。应用中必须注意：①临床应用时尤其是围术期预防性应用时，应注意监测血象、凝血功能及出血症状。②长期应用（10 日以上），宜补充维生素 K、复合维生素 B。③不宜与抗凝血药联合应用。

68. 答案：ABCDE

解析：考查围术期抗菌药物的应用。要确保整个手术期间有足够的抗菌药物浓度，常用 β－内酰胺类抗菌药物，半衰期为 1 ～ 2 小时；若手术超过 3 小时，应给第 2 个剂量，必要时还可用第 3 次；也可使用半衰期长的抗菌药物（如头孢曲松），则无须补充给药。

第三节　其他 β－内酰胺类抗菌药物

1. 答案：E

解析：头霉素类药物的抗菌谱和抗菌活性与第二代头孢菌素类相似，其作用特点为：对大多数超广谱 β－内酰胺酶稳定且抗厌氧菌作用强。代表药物有头孢西丁、头孢美唑。适用于敏感菌引起的呼吸道感染、泌尿道感染、腹腔和盆腔感染及妇科感染等。

2. 答案：D

解析：碳青霉烯类药与丙戊酸钠合用时，可促进丙戊酸代谢，导致其血浆药物浓度降低至有效浓度以下，甚至引发癫痫。

3. 答案：B

解析：氨曲南对肠杆菌科铜绿假单胞菌作用强，且具有低毒、与青霉素类及头孢菌素类无交叉过敏等优点，故可用于对头孢菌素、青霉素类过敏的患者，并常作为氨基糖苷类抗菌药物的替代品使用。

4. 答案：C

解析：β－内酰胺酶抑制剂本身仅有很弱的抗菌作用，但与其他内酰胺类抗菌药物联合应用可保护 β－内酰胺类抗菌药物免受 β－内酰胺酶的水解而增强抗菌作用。克拉维酸能对 β－内酰胺酶的活性部位如羟基或氨基进行不可逆酰化，是一种 β－内酰胺酶不可逆抑制剂。

5. 答案：E

解析：头孢氨苄、头孢噻吩、双氯西林也都属于 β－内酰胺类药物，也存在抗菌谱和过敏的问题。克拉维酸作为 β－内酰胺酶抑制剂本身是没有抗菌作用的，而氨曲南为单环类的 β－内酰胺类，只对需氧革兰阴性菌作用较好。

6. 答案：B

解析：青霉素类、头孢菌素类及其他 β－内酰胺类抗菌药物的作用机制均相同，为与细菌细胞内膜上主要的青霉素结合蛋白（PBPs）结合，使细菌细胞壁合成过程中的交叉连接不能形成，导致细菌细胞壁合成障碍，细菌溶菌死亡。

7. 答案：D

解析：氧头孢烯类药物拉氧头孢的抗菌谱和药理学特点均类似于第三代头孢菌素类。

8. 答案：C

解析：氨曲南作为单酰胺菌素类的代表药，通过与敏感需氧革兰阴性菌细胞膜上 PBPs 的高度亲和而发挥杀菌作用。氨曲南对需氧革兰阴性菌有效，对革兰阳性菌和厌氧菌作用差，属于窄谱抗菌药。

9. 答案：D

解析：单环 β－内酰胺类抗生素是由土壤中多种寄生细菌产生的，但不能用于临床；其化学结构经修饰后得到第一个应用于临床的药物是氨曲南，对革兰阴性菌有强大的抗菌作用，对革兰阳性菌、厌氧菌作用弱，具有耐酶、低毒的特点。

10. 答案：D

解析：考查抗菌药物的联合应用。亚胺培南在体内易被脱氢肽酶水解失活，一般均与脱氢肽酶抑制剂西司他汀等量混合制成注射剂（泰能）应用。

［11 ～ 14］

答案：11.E；12.A；13.C；14.D

解析：碳青霉烯类药物是抗菌谱最广的 β－内酰胺类药物，对革兰阳性菌、革兰阴性菌、需氧菌、厌氧菌均有很强的抗菌活性。本类药物对各种 β－内酰胺酶高度稳定。细菌对本类药物与青霉素类和头孢菌素类间一般无交叉耐药性。第一代头孢菌素对革兰阳性菌包括耐青霉素金黄色葡萄球菌的抗菌作用较第二代略强，显著超过第三代，对革兰阴性杆菌较第二、三代弱；虽然对青霉素酶稳定，但对各种 β－内酰胺酶稳定性远较第二、三代差，可为革兰阴性菌产生的 β－内酰胺酶所破坏；对肾脏有一定的毒性，与氨基糖苷类抗菌药物或强利尿剂合用毒性增加；血清半衰期短，脑脊液中浓度低；临床适用于轻、中度感染。第三代头孢菌素对革兰阳性菌虽有一定的抗菌活性，但较第一、二代弱，对革兰阴性菌包括肠杆菌、铜绿假单胞菌及厌氧菌如脆弱拟杆菌均有较强的抗菌作用，对流感嗜血杆菌、淋球菌具有良好的抗菌活性，对 β－内酰胺酶高度稳定，血浆半衰期长，体内分布广，组织穿透力强，有一定量渗入脑脊液中，对肾脏基本无毒性，适用于严重革兰阴性及敏感阳性菌的感染、病原未明感染的经验性治疗及院内感染。第四代头孢菌素常用者为头孢吡肟，对肠杆菌科细菌和铜绿假单胞菌的活性与头孢他啶大致相仿，但对产 AmpC 酶的阴沟肠杆菌、产气肠杆菌、柠檬酸杆菌和沙雷菌属的作用优于头孢他啶等第三代头孢菌素。

[15～18]

答案：15.B；16.A；17.E；18.D

解析：氨曲南作为单酰胺菌素类的代表药，通过与敏感需氧革兰阴性菌细胞膜上 PBPs 的高度亲和而发挥杀菌作用。头霉素类药物的抗菌谱和抗菌活性与第二代头孢菌素类相似，其作用特点为：对大多数超广谱 β－内酰胺酶稳定且抗厌氧菌作用强；代表药物有头孢西丁、头孢美唑；适用于敏感菌引起的呼吸道感染、泌尿道感染、腹腔和盆腔感染及妇科感染等。碳青霉烯类药物是抗菌谱最广的 β－内酰胺类药物，对革兰阳性菌、革兰阴性菌、需氧菌、厌氧菌均有很强的抗菌活性；主要品种为亚胺培南、美罗培南、帕尼培南、厄他培南等。氧头孢烯类药抗菌谱广，抗菌活性与第三代头孢菌素中的头孢噻肟相似，对多种革兰阴性菌及厌氧菌有较强作用，对 β－内酰胺酶稳定；代表品种为拉氧头孢和氟氧头孢等。

[19～22]

答案：19.C；20.B；21.D；22.E

解析：氨曲南常作为氨基糖苷类的替代品，与氨基糖苷类合用可加强对铜绿假单胞菌和肠杆菌属的作用。碳青霉烯类抗生素（美罗培南、亚胺培南）是迄今已知的抗菌药物中抗菌谱最广、抗菌作用最强、对 β－内酰胺酶高度稳定的一类抗生素。此类药物对常见的需氧菌、厌氧菌均有抗菌作用，还有良好的抗菌后效应（PAE），对头孢菌素耐药菌也有良好的抑杀作用。他唑巴坦属于 β－内酰胺酶抑制剂，可以和 β－内酰胺类抗生素合用。替莫西林对大多数 β－内酰胺酶稳定，对革兰阳性菌缺乏活性，临床主要用于敏感革兰阴性菌所导致的尿路和软组织感染。

[23～26]

答案：23.C；24.B；25.D；26.E

解析：本组题考查非典型 β－内酰胺药物的应用。氨曲南抗菌范围类似氨基糖苷类，但副作用少，常作为氨基糖苷类的替代品，与其合用可加强对铜绿假单胞菌和肠道杆菌的作用。亚胺培南属于碳青霉烯类抗生素，该类抗生素是迄今已知的抗菌药物中抗菌谱最广、抗菌作用最强、对 β－内酰胺酶高度稳定的一类抗生素，对革兰阳性菌、革兰阴性菌、厌氧菌均有强大的抗菌活性。克拉维酸属氧青霉烷类广谱 β－内酰胺不可逆的竞争性抑制剂。替莫西林对大多数 β－内酰胺酶稳定，对革兰阳性菌缺乏活性，临床主要用于敏感革兰阳性菌所导致的尿路和软组织感染。阿莫西林为广谱抗生素，对革兰阳性菌作用不及青霉素，但并非作用差。

27. 答案：B

解析：亚胺培南在使用前应详细询问患者有无对 β－内酰胺类抗生素的过敏史。亚胺培南静脉滴注可产生中枢神经系统的不良反应，长期使用应进行肝功能检查。

28. 答案：ABCDE

解析：氨曲南对需氧革兰阴性菌有效，对革兰阳性菌和厌氧菌作用差，属于窄谱抗菌药。氨曲南具有低毒、与青霉素类及头孢菌素类无交叉过敏等优点，故可用于对青霉素类、头孢菌素类过敏的患者，并常作为氨基糖苷类抗菌药物的替代品使用。氨曲南与萘夫西林、头孢拉定、甲硝唑有配伍禁忌。

29. 答案：DE

解析：本题考查抗菌药物的抗菌范围。氨曲南属单环 β－内酰胺类药，对 G^- 杆菌有较强的抗菌活性，对 G^+ 菌和厌氧菌作用弱；舒巴坦是 β－内酰胺酶抑制剂，抑菌作用较弱，单用仅对淋球菌和脑膜炎球菌有效；头孢拉定属第一代头孢菌素类药，对厌氧菌无效；亚胺培南属碳青霉烯类非典型 β－内酰胺类药，抗菌谱广，对厌氧菌有效；甲硝唑对厌氧菌具有较强的杀灭作用。

30. 答案：BC

解析：青霉素——繁殖期杀菌药；四环素、氯霉素和大环内酯类——抑菌药——阻碍细菌繁殖——青霉素不能充分发挥作用。

31. 答案：BCE

解析：碳青霉烯类的代表药有亚胺培南。碳青霉烯类药物是抗菌谱最广的 β－内酰胺类药物，对革兰阳性菌、革兰阴性菌、需氧菌、厌氧菌均有很强的抗菌活性。本类药物对各种 β－内酰胺酶高度稳定。细菌对本类药物与青霉素类和头孢菌素类间一般无交叉耐药性。

32. 答案：ACD

解析：β－内酰胺类抗菌药物是化学结构中具有 β－内酰胺环的一类抗生素，包括临床最常用的青霉素类与头孢菌素类，以及头霉素类、单环 β－内酰胺类等其他非典型 β－内酰胺类抗生素。

第四节　氨基糖苷类抗菌药物

1. 答案：E

解析：链霉素专治鼠疫和兔热病。

2. 答案：A

解析：氨基糖苷类抗生素为快速杀菌剂，对静止期细菌也有较强的作用。

3. 答案：E

解析：氨基糖苷类药的抗菌作用机制主要是抑制细菌蛋白质的合成，还可影响细菌细胞膜屏障功能，导致细胞死亡。氨基糖苷类能与细菌的 30S 核糖体结合，影响蛋白质合成过程的多个环节。

4. 答案：D

解析：氨基糖苷类抗菌谱广，对各种需氧革兰阴性菌（大肠埃希菌、假单胞菌、变形杆菌属、克雷伯菌属、肠杆菌属、志贺菌属和枸橼酸杆菌属等）具有强大抗菌活性，对甲氧西林敏感的葡萄球菌（包括金黄色葡萄球菌和表皮葡萄球菌）也有较好的抗菌活性，对沙雷菌属、沙门菌属、产碱杆菌属、不动杆菌属和嗜血杆菌属也有一定抗菌作用，但对淋病奈瑟菌、脑膜炎奈瑟菌等革兰阴性球菌作用较差，对链球菌作用微弱，对肠球菌和厌氧菌则无效。

5. 答案：D

解析：氨基糖苷类中链霉素对大多数革兰阳性菌作用较差，但对结核分枝杆菌作用较强。

6. 答案：C

解析：氨基糖苷类的共同特点为：①抗菌谱广，除链霉素外对葡萄球菌属、需氧革兰阴性杆菌均有良好抗菌作用；多数品种对铜绿假单胞菌亦具抗菌活性，其中链霉素、阿米卡星对结核分枝杆菌和其他分枝杆菌属亦有良好作用。②主要作用机制为抑制细菌蛋白质的合成。③细菌对不同品种间有部分或完全交叉耐药。④具有不同程度的肾毒性和耳毒性，后者包括耳蜗前庭神经功能损害及听力减退，并可有神经肌肉接头阻滞作用。⑤胃肠道吸收差，用于治疗全身性感染时必须注射给药。⑥应根据肾功能损害的程度调整剂量，因大部分药物经肾脏以原形排出，肾功能减退时其消除半衰期显著延长。有条件时可经血浆药物浓度监测，调整给药方案。⑦治疗急性感染通常疗程不宜超过 7 ～ 14 日。本类药物静脉给药时不宜与其他药物同瓶滴注。⑧水溶性及稳定性良好。

7. 答案：C

解析：青霉素与链霉素联合用于草绿色链球菌性心内膜炎。

8. 答案：C

解析：链霉素适应证：与其他抗结核病药合用于各种结核病的初治；单独用于土拉菌病；与其他药合用于鼠疫的治疗；与青霉素联合治疗草绿色链球菌所致的心内膜炎。

9. 答案：A

解析：异烟肼适应证：治疗结核病的首选药；单用于结核病预防；联合用药适用于各种结核病的治疗，包括结核性脑膜炎及其他分枝杆菌的感染。

10. 答案：C

解析：链霉素和乙胺丁醇均为治疗结核病的一线药，常联合使用以增强疗效并延缓细菌耐药性的产生，治疗各种复治结核病。

11. 答案：B

解析：β－内酰胺类药物属于时间依赖性药物且半衰期短，几乎无抗菌后效应和首剂现象。

12. 答案：B

解析：庆大霉素抗菌谱广，对多数革兰阴性菌有杀灭作用，对肠杆菌科、铜绿假单胞菌，尤其是对沙雷菌属作用更强；口服用于肠道感染或术前准备。

13. 答案：A

解析：氨基糖苷类的典型不良反应：耳毒性、肾毒性、神经肌肉阻断作用和过敏反应。

14. 答案：A

解析：西咪替丁对肝药酶有强抑制作用，可显著降低环孢素、茶碱、阿司匹林、卡马西平等药物在体内的消除速度；可使苯妥英钠中毒，与甲硝唑、三环类抗抑郁药合用中毒风险增加，应避免合用；与氨基糖苷类抗生素存在相似的神经肌肉阻断作用，二者合用时患者可能出现呼吸抑制或呼吸停止。

15. 答案：A

解析：氨基糖苷类抗生素属于静止期杀菌药，对各种需氧革兰阴性杆菌有强大的杀菌作用，对耐药金黄色葡萄球菌有较好的抗菌活性，对其他革兰阳性球菌有效；大多数对铜绿假单胞菌有效，其中链霉素、卡那霉素、阿米卡星对结核分枝杆菌有效。

16. 答案：C

解析：氨基糖苷类抗生素有耳毒性和肾毒性。耳毒性主要包括前庭神经损害和耳蜗听神经损害。代表药物中新霉素的不良反应发生率最高。

17. 答案：E

解析：氨基糖苷类药物的作用机制是抑制细菌蛋白质合成的起始、延伸、终止等多个环节，另外还可损坏细菌细胞膜，使菌体内的重要物质外漏致菌体死亡。

18. 答案：A

解析：考查氨基糖苷类药物的相互作用。氨基糖苷类具有神经肌肉阻滞作用，与肌松药合用会加重神经肌肉阻滞作用。

19. 答案：B

解析：氨基糖苷类抗生素在体内几乎不被代谢，约 90% 以原形经肾小球滤过排出，尿中药物浓度高，适用于尿路感染，碱化尿液可提高其抗菌活性。

20. 答案：D

解析：链霉素是治疗鼠疫与兔热病的首选药物。

21. 答案：B

解析：氨基糖苷类抗生素的不良反应包括耳毒性、肾毒性、神经肌肉接头阻滞和过敏反应。

22. 答案：A

解析：链霉素过敏性休克的发生率仅次于青霉素 G，死亡率高；一旦发生，可皮下注射或肌内注射肾上腺素，或静脉注射葡萄糖酸钙进行抢救。

23. 答案：E

解析：奈替米星是不良反应最小的氨基糖苷类抗生素。

24. 答案：A

解析：氨基糖苷类药物主要抑制细菌蛋白质合成。

[25 ～ 28]

答案：25.C；26.D；27.B；28.A

解析：本题考查各个药物效果较好的细菌感染类型。①链霉素用于兔热病（土拉菌病）、鼠疫、严重布鲁菌病和鼻疽的治疗（常与四环素或氯霉素合用），也用于结核病的二线治疗，多与其他抗结核药合用。②青霉素作为首选药物可治疗溶血性链球菌感染、肺炎链球菌感染、不产青霉素酶葡萄球菌感染、炭疽、破伤风、气性坏疽等梭状芽孢杆菌感染，以及梅毒、钩端螺旋体病、回归热、白喉等。③四环素可治疗立克次体病、支原体感染、衣原体感染、螺旋体所致的回归热、布鲁菌病（需与氨基糖苷类联合应用）、霍乱、土拉热杆菌所致的兔热病、鼠疫耶尔森菌所致的鼠疫。④左氧氟沙星适用于敏感菌引起的泌尿生殖系统感染、呼吸道感染、胃肠道感染、伤寒、骨和关节感染、皮肤软组织感染、败血症、慢性支气管炎等。

[29 ～ 30]

答案：29.B；30.A

解析：链霉素和乙胺丁醇均为治疗结核病的一线药，常联合使用以增强疗效并延缓细菌耐药性的产生，用于治疗各种复治结核病。庆大霉素抗菌谱广，对多数革兰阴性菌有杀灭作用，对肠杆菌科、铜绿假单胞菌，尤其是对沙雷菌属作用更强，口服用于肠道感染或术前准备。

[31 ～ 32]

答案：31.A；32.B

解析：磺胺嘧啶在尿中溶解度低，易出现结晶尿，合用碱化尿液药（碳酸氢钠），可增加磺胺嘧啶在碱性尿液的溶解度，使排泄增多。氨基糖苷类抗生素在体内几乎不被代谢，约 90% 以原形经肾小球滤过排出，尿中药物浓度高，适用于尿路感染，碱化尿液可提高其抗菌活性。

［33～37］

答案：33.B；34.D；35.C；36.E；37.A

解析：氟喹诺酮类禁用于18岁以下儿童及青少年。氯霉素禁用于早产儿、新生儿。氨基糖苷类药禁用于8岁以下儿童。抗眼部感染药不宜长期使用，易产生耐药性。肝功能不全、哺乳期妇女禁用夫西地酸。严重肝功能不全、胆道阻塞性患者禁用利福平。单纯疱疹性或溃疡性角膜炎禁用四环素可的松眼膏剂。

［38～40］

答案：38.B；39.C；40.A

解析：本题考查各类抗生素联合使用治疗细菌感染的类型。链霉素与异烟肼联用治疗肺结核；链霉素和磺胺嘧啶联用治疗布鲁氏菌感染；青霉素与链霉素联用治疗细菌性心内膜炎；乙胺嘧啶与磺胺嘧啶联用治疗急性弓形虫病。

［41～43］

答案：41.D；42.C；43.E

解析：本题考查氨基糖苷类抗生素。链霉素用于抗结核杆菌；庆大霉素口服用于肠道感染或肠道手术前准备；林可霉素不属于氨基糖苷类抗生素。

［44～46］

答案：44.A；45.E；46.C

解析：庆大霉素用于革兰阴性杆菌所致的严重感染；阿米卡星为氨基糖苷类抗生素中抗菌谱最广的一种；奈替米星的耳、肾毒性在氨基糖苷类抗生素中最低，但使用时仍需注意。

［47～49］

答案：47.D；48.C；49.E

解析：链霉素为治疗鼠疫和兔热病的首选药物；庆大霉素是治疗各种革兰阴性杆菌的主要药物，尤其是对沙雷菌属，为氨基糖苷类中的首选药；阿米卡星最显著的特点是对多种氨基糖苷类钝化酶稳定。

［50～51］

答案：50.A；51.D

解析：大观霉素用于淋病奈瑟菌所致的尿道炎、前列腺炎、宫颈阴道炎和直肠感染，以及青霉素、四环素等耐药菌引起的感染。

［52～53］

答案：52.A；53.B

解析：庆大霉素抗菌谱广，对革兰阴性菌和阳性菌均有杀灭作用，是治疗各种革兰阴性杆菌的主要药物；对铜绿假单胞菌有效；可首选用于严重的革兰阴性杆菌感染引起的败血症、肺炎等；口服作肠道杀菌用。

54. 答案：AB

解析：庆大霉素常用其硫酸盐，口服吸收很少，在痢疾急性期或肠道广泛炎性病变或溃疡性病变时，口服吸收量有增加。庆大霉素是治疗各种革兰阴性杆菌的主要药物，尤其是沙雷菌属，为氨基糖苷类中的首选药。而氨基糖苷类中的链霉素常用于结核病的治疗。

55. 答案：ABE

解析：氨基糖苷类抗菌药物的不良反应：耳毒性、肾毒性、神经肌肉阻断、变态反应。骨髓抑制、灰婴综合征的不良反应常见于氯霉素。

56. 答案：ABCDE

解析：氨基糖苷类可与体液内的钙离子络合，降低组织内钙离子浓度，抑制节前神经末梢乙酰胆碱的释放并降低突触后膜对乙酰胆碱的敏感性，造成神经肌肉接头处传递阻断，由此可发生心肌抑制、血压下降、肢体瘫痪，甚至呼吸肌麻痹而窒息死亡。

57. 答案：AD

解析：氨基糖苷类抗菌药物抗菌谱广，除链霉素外，对葡萄球菌属、需氧革兰阴性杆菌均有良好抗菌作用，多数品种对铜绿假单胞菌亦具抗菌活性；其中链霉素、阿米卡星对结核分枝杆菌和其他分枝杆菌属亦有良好作用。

58. 答案：ABDE

解析：大观霉素注意事项：①本品不得静脉给药，应在臀部肌肉外上方做深部肌内注射，注射部位一次注射量不超过2g（5mL）。②本品与青霉素类无交叉过敏性。③儿童淋病患者对青霉素类或头孢菌素类过敏者可应用本品。④由于本品的稀释剂中含0.945%的苯甲醇，可能引起新生儿产生致命性喘息综合征，故新生儿禁用。⑤对严重过敏反应者可给予肾上腺素、糖皮质激素及抗组胺药，以及保持气道通畅、吸氧等抢救措施。⑥妊娠期妇女禁用；哺乳期妇女用药期间，应暂停哺乳。⑦由于多数淋病患者同时合并沙眼衣原体感染，因此应用本品治疗后应继以7日疗程的四环素、多西环素或红霉素治疗。

59. 答案：ACDE

解析：庆大霉素用于：①敏感革兰阴性杆菌，如大肠埃希菌、克雷伯菌属、肠杆菌属、变形杆菌属、沙雷菌属、铜绿假单胞菌，以及葡萄球菌甲氧西林敏感株所致的严重感染，如败血症、下呼吸道感染、肠道感染、盆腔感染、腹腔感染、皮肤软组织感染、复杂性尿路感染等。治疗腹腔感染及盆腔感染时应与抗厌氧菌药物合用；与青霉素（或氨苄西林）合用可治疗肠球菌属感染。②敏感细菌所致的中枢神经系统感染，如脑膜炎、脑室炎时，可同时用本品鞘内注射作为辅助治疗。常见不良反应是耳毒性，包括前庭神经和耳蜗神经功能障碍。

60. 答案：ABDE

解析：考查重点是氨基糖苷类抗生素的作用机制。起始阶段抑制核蛋白体的70S亚基始动复合物的形成；肽链延长阶段与核蛋白体的30S亚基上的靶蛋白结合导致无功能的蛋白质合成；终止阶段阻碍已合成肽链的释放。另外，氨基糖苷类抗生素可损坏细菌细胞膜，使菌体内的重要物质外漏致菌体死亡。

61. 答案：ACDE

解析：考查重点是庆大霉素的作用和临床应用。庆大霉素抗菌谱广，对革兰阴性菌和阳性菌均有杀灭作用，是治疗各种革兰阴性杆菌的主要药物；对铜绿假单胞菌有效；可首选用于严重的革兰阴性杆菌感染引起的败血症、肺炎等；口服作肠道杀菌用。

62. 答案：ABCE

解析：针对“氨基糖苷类”知识点进行考核。氨基苷类极性较大，口服很难吸收，仅作肠道消毒用；全身给药多采用肌内注射，吸收迅速而完全；血浆蛋白结合率均较低，在大多数组织中浓度都较低，脑脊液中浓度不到1%，即使在脑膜发炎时也达不到有效浓度，而在肾皮质和内耳内、外淋巴液中浓度较高；主要以原形经肾小球滤过排泄；杀菌速度和杀菌持续时间与浓度呈正相关。

63. 答案：ACDE

解析：考查氨基糖苷类抗生素的临床应用及使用注意事项。氨基糖苷类抗生素主要用于敏感需氧革兰阴性杆菌所致的全身感染；临床上应避免与高效利尿药或顺铂等其他有耳毒性的药物合用；不良反应有耳毒性、肾毒性、神经肌肉阻断、变态反应等；新生儿、老年人应尽量避免使用，有明确指征时应根据血液浓度调整给药方案；妊娠期、哺乳期患者避免使用；多选用头孢类和氟喹诺酮类抗菌药，采用序贯疗法用于治疗社区获得性肺炎、泌尿感染、骨髓炎、盆腔炎、皮肤和软组织感染等。

64. 答案：ABD

解析：氨基糖苷类抗生素由于结构中多个氨基的存在，极性大，水溶性好，性质稳定，口服难吸收，主要分布在细胞外液，但在内耳淋巴液和肾皮质中分布浓度高，易引起耳毒性和肾毒性。

65. 答案：BE

解析：链霉素过敏性休克的发生率仅次于青霉素G，死亡率高；一旦发生，可皮下注射或肌内注射肾上腺素，或静脉注射葡萄糖酸钙进行抢救。

第五节 大环内酯类抗菌药物

1. 答案：D

解析：红霉素易被胃酸破坏，口服吸收少，故临床一般服用其肠衣片或酯化物。第二、三代大环内酯类对酸的稳定性较高，口服吸收好，生物利用度高。大环内酯类药物广泛分布于除脑组织和脑脊液外的各种组织和体液中，在肝、肾、肺、脾、胆汁中的药物浓度可高于同期血浆药物浓度。与其他肝毒性药合用可能增强肝毒性。大剂量应用或与耳毒性药合用，尤其肾功能不全者可能增加耳毒性。

2. 答案：B

解析：佐匹克隆对呼吸抑制轻微，无明显反跳性失眠和依赖性；不良反应主要表现为头痛、嗜睡等；服用时间不宜超过4周；与乙醇、红霉素合用会加重神经运动功能损害。

3. 答案：D

解析：大环内酯类药物可用于耐青霉素的金葡菌引起的轻、中度感染或青霉素过敏者的替代治疗用药。

4. 答案：E

解析：大环内酯类抗菌药物与 50S 核糖体亚基的供位相结合，竞争性阻断了肽链延伸过程中的肽基转移作用与（或）移位作用，从而终止了蛋白质的合成。

5. 答案：A

解析：大环内酯类药广泛分布于除脑组织和脑脊液外的各种组织和体液中，在肝、肾、肺、胆汁中的药物浓度高于同期血浆药物浓度。

6. 答案：A

解析：红霉素不耐酸，适宜在肠道吸收，一般服用其肠溶片或酯化物。

7. 答案：C

解析：克拉霉素用于敏感菌所致的感染，如鼻咽感染、下呼吸道感染、皮肤软组织感染、急性中耳炎、肺炎支原体肺炎、沙眼衣原体引起的尿道炎及宫颈炎；与其他药物联用用于鸟分枝杆菌感染、幽门螺杆菌感染的治疗。

8. 答案：B

解析：红霉素适应证：作为青霉素过敏者治疗下列感染的替代药物，还是治疗军团菌病、百日咳、空肠弯曲菌肠炎、肺炎支原体肺炎的重要药物，也可用于衣原体引起的感染。

9. 答案：A

解析：克林霉素与红霉素、四环素的作用机制相同，互相竞争结合部位，呈药理性拮抗作用，不宜合用。

10. 答案：D

解析：红霉素属于大环内酯类抗生素。

11. 答案：B

解析：红霉素适应证：作为青霉素过敏者治疗下列感染的替代药物，还是治疗军团菌病、百日咳、空肠弯曲菌肠炎、肺炎支原体肺炎的重要药物，也可用于衣原体引起的感染。无抗结核作用。

12. 答案：B

解析：考查重点是红霉素的作用机制。红霉素的作用机制是与核蛋白 50S 亚基结合，通过抑制新合成的酰胺基 tRNA 分子从核糖体 A 位移至 P 位而抑制细菌蛋白质的合成。

13. 答案：D

解析：细菌性痢疾是由痢疾杆菌引起的。红霉素对肠道内革兰阴性杆菌如大肠埃希菌、变形杆菌和痢疾杆菌作用都很差，故不应首选红霉素。红霉素主要用于耐青霉素的金黄色葡萄球菌引起的严重感染和对青霉素过敏患者；肺炎军团菌引起的肺炎；白喉带菌者、百日咳带菌者的预防及急、慢性感染的治疗；支原体肺炎、衣原体感染，如婴儿衣原体肺炎、新生儿衣原体眼炎等。

14. 答案：A

解析：红霉素可广泛分布至各种组织和体液中，还可透过胎盘进入胎儿，但难透过血－脑屏障。

15. 答案：B

解析：大观霉素不属于大环内酯类，而是氨基糖苷类。

16. 答案：A

解析：大环内酯类抗生素对革兰阳性菌有强大的抗菌作用，对革兰阴性菌有效，对军团菌、支原体、衣原体、立克次体、弯曲杆菌等有抑制作用。阿奇霉素属于大环内酯类抗生素。

17. 答案：E

解析：红霉素主要用于耐青霉素的金黄色葡萄球菌引起的严重感染和对青霉素过敏患者；肺炎军团菌引起的肺炎；白喉带菌者、百日咳带菌者的预防及急、慢性感染的治疗；肺炎支原体肺炎、衣原体感染，如婴儿衣原体肺炎、新生儿衣原体眼炎等。

18. 答案：A

解析：红霉素主要用于耐青霉素的革兰阳性球菌感染和作为对青霉素过敏者的替代药物；可作为治疗军团菌肺炎、肺炎支原体肺炎、白喉带菌者及沙眼衣原体所致的新生儿结膜炎或婴儿肺炎，以及弯曲杆菌所致的败血症或肠炎等的首选药；可用于厌氧菌引起的皮肤、软组织及口腔感染。

19. 答案：B

解析：大环内酯类抗生素对革兰阳性菌有强大的抗菌作用，对革兰阴性菌有效，对军团菌、支原体、衣原体、立克次体、弯曲杆菌等有抑制作用。

20. 答案：C

解析：红霉素可作为治疗军团菌肺炎、支原体肺炎、白喉带菌者及沙眼衣原体所致的新生儿结膜炎或婴儿肺炎，以及弯曲杆菌所致的败血症或肠炎等的首选药。

21. 答案：C

解析：罗红霉素作用机制与红霉素相同，均可抑制细菌蛋白质的合成。

22. 答案：D

解析：红霉素可作为治疗军团菌肺炎、肺炎支原体肺炎、白喉带菌者及沙眼衣原体所致的新生儿结膜炎或婴儿肺炎，以及弯曲杆菌所致的败血症或肠炎等的首选药。

23. 答案：A

解析：大环内酯类药物间存在不完全交叉耐药性。

[24～26]

答案：24.E；25.C；26.A

解析：大环内酯类抗菌药物与50S核糖体亚基的供位相结合，竞争性阻断了肽链延伸过程中的肽基转移作用与（或）移位作用，从而终止了蛋白质的合成。利福平的抗菌作用机制是特异性抑制敏感微生物的DNA依赖性RNA多聚酶，阻碍其mRNA的合成，而对人细胞的此酶则无影响。磺胺类药与对氨基苯甲酸（PAPB）化学结构相似，可与PAPB竞争二氢叶酸合成酶，阻止细菌二氢叶酸的合成，继而使二氢叶酸和四氢叶酸合成减少，RNA和DNA合成受阻，最终抑制细菌生长繁殖。

[27～28]

答案：27.B；28.D

解析：红霉素的作用机制为与50S亚基结合，阻断转肽作用，抑制细菌蛋白质的合成。

[29～33]

答案：29.B；30.E；31.D；32.C；33.A

解析：吡嗪酰胺可引起关节痛（由高尿酸血症引起）。乙胺丁醇大量用药可致球后视神经炎，常见视力下降、眼痛、红绿色盲、视野缩小等症状。对氨基水杨酸常见食欲减退、腹痛、腹泻、瘙痒等症状。异烟肼有肝脏毒性，与维生素B_6结合成腙，排出体外，使机体缺少维生素B_6而引起周围神经炎，同服维生素B_6可预防。

[34～37]

答案：34.D；35.E；36.A；37.C

解析：考查不同种类抗生素的作用特点。①红霉素不耐酸，口服剂型多制成酯化物，作为青霉素过敏者治疗下列感染的替代药物，还是治疗军团菌病、百日咳、空肠弯曲菌肠炎、肺炎支原体肺炎的重要药物，也可用于衣原体引起的感染。②克林霉素属林可霉素类抗生素，其抗菌作用较林可霉素强4倍，在临床上已逐步取代了林可霉素。③长期服用四环素类广谱抗生素，可因为肠道内的一些有益菌受到抑制，而使维生素B族和维生素K合成不足，引起维生素B族和维生素K缺乏症，因此可以在服药的同时，适当补充维生素B族和维生素K。另外，长期大量使用四环素，还可造成肝、肾损害，尤其是小儿肝肾功能还没有完全发育好，更易造成损害。④对军团菌有效的药物是阿奇霉素。⑤克拉霉素与奥美拉唑、替硝唑三联治疗胃溃疡。

[38～41]

答案：38.D；39.E；40.B；41.C

解析：考查不同种类抗生素的抗菌谱。①克林霉素在骨组织中分布浓度高，可用于骨和关节的感染。②万古霉素临床用于耐药金葡菌或对β-内酰胺类抗菌药物过敏的严重感染，如败血症、心内膜炎、骨髓炎、肺部感染等，口服也可应用于伪膜性肠炎。③红霉素对衣原体有效。④多黏菌素属于多肽类的慢性杀菌药。

[42～45]

答案：42.C；43.B；44.D；45.A

解析：克拉霉素与其他药物联合用于鸟分枝杆菌感染、幽门螺杆菌感染的治疗；可与奥美拉唑-替硝唑合用，是临床常用的三联疗法治疗胃溃疡的药物之一。克林霉素抗菌谱包括需氧革兰阳性球菌及厌氧菌，其最主要的特点是对各类厌氧菌具有良好抗菌作用，包括梭状芽孢杆菌属、丙酸杆菌属、双歧杆菌属、类杆菌属、奴卡菌属及放线菌属，尤其是对产黑色素类杆菌、消化球菌、消化链球菌、产气荚膜梭菌以及梭杆菌的作用更为突出。红霉素对产β-内酰胺酶的葡萄球菌和耐甲氧西林金黄色葡萄球菌有一定的抗菌活性。万古霉素可用于对甲氧西林耐药的葡萄球菌引起的感染。

[46～47]

答案：46.B；47.B

解析：阿奇霉素属于浓度依赖性抗菌药物，应尽量减少给药次数，达到满意杀菌效果的同时降低不良反应，故应该根据其半衰期制定给药方案。大环内酯类抗菌药物系由 14 ～ 16 个碳骨架的大环内酯部分和 1 ～ 3 个脱氧糖组成的一类抗菌药物。红霉素等 14 元环的大环内酯类抗菌药物为第一代；第二代新品种有克拉霉素、罗红霉素、阿奇霉素等；在红霉素结构中引入酮基得到的大环内酯类衍生物为第三代，如泰利霉素。

［48 ～ 52］

答案：48.B；49.E；50.E；51.C；52.A

解析：胃黏膜保护剂增加胃黏膜血流量，增加胃黏膜细胞黏液、碳酸氢盐的分泌，增加胃黏膜细胞前列腺素的合成，增加胃黏膜和黏液中糖蛋白和磷脂的含量，从而增加黏液层的疏水性。因为其增加胃黏膜血流量，若患者在出血期，应避免使用。克拉霉素与西沙必利联用可能诱发心律失常，二者不宜同时使用。胃四联疗法：PPI+ 铋剂 + 甲硝唑、阿莫西林、克拉霉素（三选二），不包括美托洛尔。对苯并咪唑类药物过敏的患者禁用埃索美拉唑。铋剂剂量过大时（血铋浓度大于 0.1μg/mL）有发生神经毒性的危险，可能导致铋性脑病，故为了防止铋中毒，含铋剂不宜联用。

［53 ～ 55］

答案：53.A；54.D；55.A

解析：肺炎支原体肺炎的确诊：临床症状如头痛、乏力、肌痛、鼻咽部病变、咳嗽、胸痛、脓痰和血痰，肺部 X 线表现和实验室检查如冷凝集试验阳性。肺炎支原体肺炎需综合临床症状、X 线表现及血清学检查结果做出诊断。“百支空军都选红”的口诀要牢记。红霉素可用于肺炎支原体肺炎、肺炎衣原体肺炎、军团菌病、百日咳、空肠弯曲菌肠炎等的治疗。

［56 ～ 57］

答案：56.B；57.D

解析：红霉素是治疗军团菌肺炎、肺炎支原体肺炎、白喉带菌者及沙眼衣原体所致的新生儿结膜炎或婴儿肺炎，以及弯曲杆菌所致的败血症或肠炎等的首选药；主要的不良反应为刺激性强，常出现胃肠道反应。

58. 答案：ABCDE

解析：红霉素、红霉素酯化物、克拉霉素可抑制肝药酶，与卡马西平、丙戊酸、芬太尼、环孢素、茶碱、地高辛、华法林等合用，可增加上述药的血浆浓度。

59. 答案：ABCDE

解析：氨基糖苷类抗生素、林可霉素类抗生素、大环内酯类抗生素、四环素类抗生素的作用机制均为抑制细菌蛋白质合成从而达到杀菌作用。

60. 答案：ABCD

解析：药物相互作用：多潘立酮与抑制 CYP3A4 的药物（酮康唑、氟康唑、伏立康唑、红霉素、克拉霉素、胺碘酮）合用，会增加发生尖端扭转型心律失常的风险。

61. 答案：ABCD

解析：多奈哌齐与药酶抑制剂 CYP3A4（如酮康唑、伊曲康唑、红霉素）及 CYP2D6（如氟西汀、奎尼丁）合用，可增加血药浓度。

62. 答案：AE

解析：大环内酯类抗生素如红霉素，属于时间依赖性抗菌药物；给药原则一般应按每日分次给药，使 T > MIC% 达到 40% 以上，从而达到满意的抗菌效果。克拉霉素、阿奇霉素等属于浓度依赖性抗菌药物，其用药目标是使血浆峰浓度 / 最小抑菌浓度 ≥ 10 ～ 12.5 或 AUC/MIC ≥ 125，因此尽量减少给药次数，达到满意杀菌效果的同时降低不良反应。

63. 答案：ABDE

解析：因红霉素主要分布于脑脊液外的组织中，故对脑膜炎无效。

64. 答案：ABCDE

解析：红霉素是治疗军团菌病、百日咳、空肠弯曲菌肠炎和肺炎支原体肺炎的首选药。红霉素能根除白喉杆菌，有效改善急、慢性白喉带菌者状况，在成年人有效率可达 90%。

65. 答案：AB

解析：红霉素——大环内酯类；克拉霉素——大环内酯类；卡那霉素——氨基糖苷类；米诺环素——四环素类；氯霉素——酰胺醇类。

66. 答案：ABCD

解析：考查大环内酯类药物的作用特点。大环内酯类都具有 14 ～ 16 个碳骨架的大环内酯。其作用特点有：①抗菌谱窄，主要作用于需氧革兰阳性和阴性球菌、厌氧菌、军团菌、衣原体和支原体。②本类各药间有不完全交叉耐药性。③在碱性环境中抗菌作用强。④不耐酸，口服易破坏，酯化物（酯化红霉素）耐酸。⑤组织中浓度相对较高（痰、皮下、胆汁）。⑥不易透过血－脑屏障。⑦主要经胆汁排泄，肝肠循环。⑧毒性低，口服主要为胃肠道反应，静注易引起血栓性静脉炎。

67. 答案：ABCD

解析：第二代新大环内酯类抗生素抗菌谱扩大，抗菌活性增强，耐酸，口服吸收好，组织细胞内药物浓度高，半衰期延长，具有良好的PAE，有免疫调节作用，副作用轻，但仍与红霉素存在交叉耐药；第三代酮基内酯类抗生素克服了与红霉素交叉耐药的问题，如泰利霉素。

68. 答案：ABCDE

解析：大环内酯类的不良反应：①胃肠道反应：红霉素口服或静注均可引起胃肠道反应。新大环内酯类发生率较红霉素低，亦能耐受。临床症状可见腹痛、腹胀、恶心。②肝损害：以胆汁淤积为主，亦可致肝实质损害，可见阻塞性黄疸、转氨酶升高等。红霉素酯化物易发生，发生率高达40%。本类其他药物发生率较低。肝功能不良者禁用红霉素。③耳毒性：耳聋多见，先为听力下降，前庭功能受损；剂量高于每日4g，易发生；用药2周时出现；老年肾功能不良者发生多。④心脏毒性：为一特殊不良反应，表现为心电图复极异常，即Q–T间期延长、恶性心律失常、尖端扭转型室性心动过速，可出现昏厥或猝死，静脉滴注速度过快时易发生。

69. 答案：DE

解析：罗红霉素为大环内酯类抗生素；克拉霉素为大环内酯类抗生素；阿奇霉素为大环内酯类抗生素；庆大霉素为氨基糖苷类抗生素；多西环素为四环素类抗生素。

第六节 四环素类抗菌药物

1. 答案：E

解析：考查重点为四环素的作用机制。四环素与细菌核糖体30S亚基结合，阻止酰胺基tRNA到达并与mRNA–核糖体复合物A位结合，从而阻止肽链延伸，阻碍细菌蛋白质的合成。

2. 答案：D

解析：考查重点为四环素的临床应用。四环素首选用于立克次体感染。

3. 答案：B

解析：考查重点为四环素的不良反应。四环素可引起胃肠道反应，长期大量口服或静脉注射，可造成严重肝脏损害；可引起二重感染；可导致婴幼儿乳牙釉质发育不全、牙齿发黄；还可引起过敏反应如药热、皮疹等；服用四环素之后受到阳光和紫外线照射容易出现光敏反应。

4. 答案：C

解析：考查重点为多西环素的特点。多西环素是半合成的长效四环素类抗生素，口服吸收快而完全，抗菌谱与四环素相似，抗菌活性比四环素强，是衣原体和螺旋体感染的首选药。

5. 答案：A

解析：考查重点是四环素的抗菌谱。四环素抗菌谱广，对淋球菌、脑膜炎球菌有抑制作用，对立克次体、螺旋体、衣原体、支原体、放线菌等也有抑制作用，但对变形杆菌和铜绿假单胞菌无效。

6. 答案：A

解析：青霉素类、大环内酯类和氨基糖苷类的抗菌谱均没有四环素的抗菌谱广。

7. 答案：D

解析：大剂量口服或静脉注射四环素类抗生素可因药物沉积于肝细胞线粒体，造成急性肝细胞脂肪性坏死，易发生于孕妇，特别是伴有肾盂肾炎的妊娠妇女，易出现致死性肝中毒。

8. 答案：A

解析：考查重点是氯霉素的不良反应。氯霉素可引起与剂量和疗程无关的不可逆的再生障碍性贫血，为其最严重的不良反应。

9. 答案：D

解析：该题针对“氯霉素”知识点进行考核。氯霉素属抑菌性广谱抗生素，是治疗伤寒、副伤寒的首选药，治疗厌氧菌感染的特效药物之一；其次用于敏感微生物所致的各种感染性疾病的治疗。因对造血系统有严重不良反应，需慎重使用。

10. 答案：A.

解析：该题针对“氯霉素”知识点进行考核。氯霉素属抑菌性广谱抗生素，可口服吸收，是治疗伤寒、副伤寒的首选药；氯霉素在脑脊液中浓度较高，也常用于治疗其他药物疗效较差的脑膜炎患者。主要不良反应是抑制骨髓造血功能，新生儿、早产儿剂量过大可发生循环衰竭（灰婴综合征）。

［11 ～ 14］

答案：11.C；12.E；13.A；14.D

解析：该题针对“四环素类”知识点进行考核。①氯霉素主要不良反应是抑制骨髓造血功能。②米诺环素不良反应有：菌群失调，消化道反应，肝损害，肾损害，影响牙齿和骨发育，过敏反应，可见眩晕、耳鸣、共济失调，伴恶心、呕吐等前庭功能紊乱，维生素缺乏症，颅内压升高，休克。③由于四环素可与牙本质和牙釉质中的磷酸盐结合，因此服用四环素可致牙齿黄染，牙釉质发育不良及龋齿，并可导致骨发育不良。④多西环素静脉注射可出现舌头麻木及口内特殊气味。

［15 ～ 18］

答案：15.B；16.E；17.A；18.C

解析：该题针对抗生素的临床应用知识点进行考核。梅毒治疗首选药物是青霉素G；敏感菌所致伤寒、副伤寒选用的药物是氯霉素；抗结核病的药是链霉素；治疗铜绿假单胞菌引起的败血症宜选用头孢他啶。

19. 答案：ABCDE

解析：该题考查重点是四环素的体内过程。四环素口服吸收不完全，金属离子的螯合使其吸收减少，含有这些离子的药物、食物（如牛奶）等均可妨碍其吸收。

20. 答案：ABCDE

解析：该题针对“四环素类”知识点进行考核。四环素类的不良反应包括肾毒性、肝损伤、二重感染、影响骨、牙生长、维生素缺乏等。

21. 答案：BCD

解析：四环素类对革兰阴性菌（大肠埃希菌、大多数弧菌属、弯曲杆菌、布鲁菌属和某些嗜血杆菌属等）有良好抗菌活性，对淋病奈瑟菌和脑膜炎奈瑟菌有一定抗菌活性，但对变形杆菌和铜绿假单胞菌无作用。

22. 答案：ABDE

解析：四环素类部分在肝脏代谢，绝大多数在小肠被重吸收形成肝肠循环，在胆汁中的浓度可为血药浓度的 10 ～ 20 倍，主要以原形从肾脏排泄，尿中排出量可达 10% ～ 50%。

23. 答案：ACDE

解析：考查重点是氯霉素的特点。氯霉素的作用机制是通过与核糖体 50S 亚基结合，抑制肽酰转移酶，从而抑制肽链的延伸及蛋白质的合成，属广谱抗生素，是细菌性脑膜炎的选用药物之一。其细菌耐药日益严重。

24. 答案：BCD

解析：该题针对“氯霉素”知识点进行考核。氯霉素主要不良反应是抑制骨髓造血功能，症状有二：一为可逆的各类血细胞减少，其中粒细胞首先下降；二是不可逆的再生障碍性贫血。另外，新生儿、早产儿大剂量使用可发生循环衰竭（灰婴综合征）。

25. 答案：BCDE

解析：氯霉素可以用于严重厌氧菌感染，如脆弱拟杆菌所致的感染，尤其适用于病变累及中枢神经系统者，可与氨基糖苷类抗生素联合应用治疗腹腔感染和盆腔感染。

第七节　林可霉素类抗菌药物

1. 答案：D

解析：林可霉素在体内分布广泛，包括骨组织及骨髓，主要用途是治疗骨及关节等的感染，是治疗金葡菌所致骨髓炎的首选药物。

2. 答案：B

解析：林可霉素类药物最主要的特点是对各类厌氧菌具有良好的抗菌作用。

3. 答案：B

解析：林可霉素在体内分布广泛，包括骨组织及骨髓，主要用途是治疗骨及关节等的感染，是治疗金葡菌所致骨髓炎的首选药物。

4. 答案：E

解析：为防止急性风湿热的发生，用林可霉素治疗溶血性链球菌感染时的疗程至少为 10 日。林可霉素大剂量静脉快速滴注可引起血压下降、心电图变化，甚至心跳、呼吸停止。静脉滴注林可霉素时，每 0.6g 溶于 100 ～ 200mL 输液中，滴注不能少于 1 小时。

5. 答案：A

解析：林可霉素与克林霉素可呈完全交叉耐药；林可霉素类药与大环内酯类药也存在交叉耐药性。克林霉素的化学稳定性较好，对光稳定，口服后不被胃酸破坏，在胃肠道内迅速吸收，空腹口服的生物利用度为 90%，进食不影响其吸收。盐酸克林霉素的抗菌活性比盐酸林可霉素强 4 ～ 8 倍。

6. 答案：C

解析：克拉霉素常作为根除幽门螺杆菌治疗的抗菌药物。

7. 答案：C

解析：克林霉素的抗菌谱与红霉素相似，特点是对 G^+ 菌或 G^- 厌氧菌均有强大的杀菌作用，临床主要用于敏感厌氧菌引起的严重感染，还是金葡菌引起的骨髓炎及关节炎的首选药。

8. 答案：C

解析：克拉霉素 – 奥美拉唑 – 替硝唑组成三联疗法治疗胃溃疡。

9. 答案：D

解析：克林霉素比林可霉素的抗菌活性强 4 ～ 8 倍。

10. 答案：A

解析：克林霉素与红霉素、四环素的作用机制相同，互相竞争结合部位，呈药理性拮抗作用，不宜合用。

11. 答案：C

解析：克林霉素临床主要用于敏感厌氧菌引起的严重感染，还是金葡菌引起的骨髓炎及关节炎的首选药。

12. 答案：B

解析：克林霉素属于林可霉素类抗生素。

13. 答案：C

解析：林可霉素类与氨苄西林、卡那霉素、苯妥英钠、巴比妥盐酸盐、氨茶碱、葡萄糖酸钙及硫酸镁可产生配伍禁忌。

14. 答案：B

解析：林可霉素类与氯霉素、大环内酯类竞争细菌核糖体的结合部位而相互抵抗，不宜合用。

15. 答案：A

解析：林可霉素类药具有神经肌肉阻断作用，与抗肌无力药合用时将导致后者对骨骼肌的效果减弱。为控制重症肌无力的症状，在合用时抗肌无力药的剂量应予调整。

16. 答案：E

解析：林可霉素类与麻醉性镇痛药合用，本类药的呼吸抑制作用与阿片类的中枢呼吸抑制作用可因累加现象而有导致呼吸抑制延长或引起呼吸肌麻痹（呼吸暂停）的可能，故必须对患者进行密切观察或监护。

17. 答案：C

解析：克拉霉素与其他药物联合用于鸟分枝杆菌感染、幽门螺杆菌感染的治疗；可与奥美拉唑 – 替硝唑合用，是临床常用的三联疗法治疗胃溃疡的药物之一。

18. 答案：B

解析：克林霉素抗菌谱包括需氧革兰阳性球菌及厌氧菌。其最主要的特点是对各类厌氧菌具有良好的抗菌作用，包括梭状芽孢杆菌属、丙酸杆菌属、双歧杆菌属、类杆菌属、奴卡菌属及放线菌属，尤其是对产黑色素类杆菌、消化球菌、消化链球菌、产气荚膜梭菌以及梭杆菌的作用更为突出。

19. 答案：A

解析：耐药厌氧菌严重感染选林可霉素类药物。

20. 答案：E

解析：给患者使用克林霉素时的注意事项有：应按患者体重计算给药剂量；0.6g 的本品应加入不少于 100mL 的输液中；静脉给药速度不宜过快，至少滴注 30 分钟；应密切观察患者有无皮疹、发热等现象。

［21 ～ 24］

答案：21.C；22.B；23.A；24.E

解析：林可霉素类与氨苄西林、卡那霉素、苯妥英钠、巴比妥盐酸盐、氨茶碱、葡萄糖酸钙及硫酸镁可产生配伍禁忌。林可霉素类与氯霉素、大环内酯类竞争细菌核糖体的结合部位而相互抵抗，不宜合用。林可霉素类药具有神经肌肉阻断作用，与抗肌无力药合用时将导致后者对骨骼肌的效果减弱。为控制重症肌无力的症状，在合用时抗肌无力药的剂量应予调整。林可霉素类与麻醉性镇痛药合用，本类药的呼吸抑制作用与阿片类的中枢呼吸抑制作用可因累加现象而有导致呼吸抑制延长或引起呼吸肌麻痹（呼吸暂停）的可能，故必须对患者进行密切观察或监护。

[25 ～ 28]

答案：25.C；26.B；27.D；28.A

解析：克拉霉素与其他药物联合用于鸟分枝杆菌感染、幽门螺杆菌感染的治疗；可与奥美拉唑－替硝唑合用，是临床常用的三联疗法治疗胃溃疡的药物之一。克林霉素抗菌谱包括需氧革兰阳性球菌及厌氧菌。其最主要的特点是对各类厌氧菌具有良好的抗菌作用，包括梭状芽孢杆菌属、丙酸杆菌属、双歧杆菌属、类杆菌属、奴卡菌属及放线菌属，尤其是对产黑色素类杆菌、消化球菌、消化链球菌、产气荚膜梭菌以及梭杆菌的作用更为突出。大环内酯类抗生素对产 β－内酰胺酶的葡萄球菌和耐甲氧西林金黄色葡萄球菌有一定的抗菌活性。万古霉素可用于对甲氧西林耐药的葡萄球菌引起的感染。

29. 答案：D

解析：林可霉素类抗菌药物包括林可霉素及克林霉素。克林霉素是林可霉素的半合成衍生物，抗菌谱包括需氧革兰阳性球菌及厌氧菌。其最主要的特点是对各类厌氧菌具有良好抗菌作用，包括梭状芽孢杆菌属、丙酸杆菌属、双歧杆菌属、类杆菌属、奴卡菌属及放线菌属，尤其是对产黑色素类杆菌、消化球菌、消化链球菌、产气荚膜梭菌以及梭杆菌的作用更为突出。

30. 答案：ACDE

解析：林可霉素类抗菌药物包括林可霉素及克林霉素。林可霉素由链霉菌产生，克林霉素是林可霉素的半合成衍生物，两者抗菌谱相同，但后者抗菌作用更强，口服吸收好，且毒性小。林可霉素类药抗菌谱包括需氧革兰阳性球菌及厌氧菌，其最主要的特点是对各类厌氧菌具有良好的抗菌作用。林可霉素与克林霉素可呈完全交叉耐药。本类药与大环内酯类药也存在交叉耐药性。

31. 答案：BCE

解析：林可霉素类的主要特点是对革兰阳性菌或革兰阴性厌氧菌均有强大杀菌作用，尤其对产黑色素类杆菌、消化球菌、消化链球菌、产气荚膜杆菌以及梭杆菌的作用更为突出。

32. 答案：ABCDE

解析：林可霉素类药属于时间依赖性抗菌药物，给药原则一般应按每日分次给药，使 T ＞ MIC% 达到 40% 以上，从而达到满意的杀菌效果。对青霉素过敏或不宜用青霉素的患者用林可霉素替代。克林霉素不能透过血－脑脊液屏障，故不能用于脑膜炎。本类药具有神经肌肉阻断作用，与抗肌无力药合用时将导致后者对骨骼肌的效果减弱。为控制重症肌无力的症状，在合用时抗肌无力药的剂量应予调整。临床应用本类药物主要用于厌氧菌，包括脆弱类杆菌、产气荚膜梭菌、放线菌等引起的腹腔和妇科感染，也用于敏感的革兰阳性菌引起的呼吸道、关节、软组织、骨组织和胆道等感染及败血症、心内膜炎等。

33. 答案：ABD

解析：本题考查抗菌药物的作用机制。抗生素中红霉素（大环内酯类）、氯霉素（酰胺醇类）、林可霉素类、利奈唑胺可以抑制细菌核糖体 50S 亚基，阻碍细菌蛋白质的合成。

第八节　多肽类抗菌药物

1. 答案：D

解析：万古霉素对耐甲氧西林葡萄球菌、肠球菌、草绿色链球菌等革兰阳性球菌有强大的杀菌作用，对肺炎链球菌、草绿色链球菌和化脓性链球菌高度敏感，对棒状杆菌和梭形杆菌也有一定抗菌活性，但对放线菌的敏感性较差，对所有革兰阴性杆菌、真菌和分枝杆菌耐药。万古霉素类与氨基糖苷类合用可产生协同作用，能杀灭肠球菌。

2. 答案：C

解析：对耐甲氧西林的革兰阳性菌感染可选用万古霉素，还有去甲万古霉素和替考拉宁。

3. 答案：D

解析：万古霉素和替考拉宁都属于万古霉素类抗生素，都属于快速杀菌剂，而红霉素、氯霉素和林可霉素等属于抑菌药。

4. 答案：E

解析：糖肽类药偶见急性肾功能不全，肾衰竭，间质性肾炎，肾小管损伤、一过性血肌酐、尿素氮升高，过敏反应及过敏样症状（皮疹、瘙痒），抗生素相关性腹泻。万古霉素和去甲万古霉素快速滴注时可出现血压降低，甚至心搏骤停，以及喘鸣、呼吸困难、上部躯体发红（红人综合征）、胸背部肌肉痉挛等。大剂量、长疗程、老年患者或肾功能不全者使用万古霉素或去甲万古霉素时，易发生听力减退，甚至耳聋。

5. 答案：D

解析：糖肽类抗菌药物临床主要用于耐药金黄色葡萄球菌或对β-内酰胺类抗菌药物过敏的严重感染，如葡萄球菌所致的败血症、心内膜炎、骨髓炎、肺部感染等，以及肠球菌或草绿色链球菌所致的心内膜炎；口服也可应用于由难辨梭状芽孢杆菌及其毒素引起的伪膜性肠炎。

6. 答案：C

解析：万古霉素可用于对耐药的葡萄球菌引起的感染。

7. 答案：D

解析：万古霉素对甲氧西林耐药的葡萄球菌引起的感染有效。

8. 答案：A

解析：万古霉素静脉滴注过快易发生红人综合征。

9. 答案：D

解析：杆菌肽由于严重的肾毒性，仅限于局部应用。

10. 答案：B

解析：万古霉素产生的不良反应有听力损害、红人综合征、皮疹、肾毒性。

11. 答案：B

解析：万古霉素对甲氧西林耐药的葡萄球菌引起的感染有效。

12. 答案：D

解析：杆菌肽临床仅限于局部应用，用于疖、痈、溃疡等，以及眼、耳、鼻、喉等感染的局部治疗。全身应用肾毒性太严重。

13. 答案：B

解析：万古霉素适应证：对G^+性菌作用强，可用于耐甲氧西林的葡萄球菌感染。

14. 答案：B

解析：万古霉素临床用于耐药金葡菌或对β-内酰胺类抗菌药物过敏的严重感染，如败血症、心内膜炎、骨髓炎、肺部感染等；口服也可应用于伪膜性肠炎。

15. 答案：A

解析：万古霉素临床用于耐药金葡菌或对β-内酰胺类抗菌药物过敏的严重感染。

16. 答案：E

解析：多黏菌素B和多黏菌素E的作用机制：药物插入到细菌细胞膜中，使细菌通透性屏障失效，导致细菌胞浆内容物外漏而死亡。

17. 答案：E

解析：万古霉素的适应证：对G^+性菌作用强，可用于耐甲氧西林的葡萄球菌感染。替考拉宁的适应证：可作为万古霉素和甲硝唑的替代药。

18. 答案：B

解析：大剂量、长疗程、老年患者或肾功能不全者使用万古霉素或去甲万古霉素时，易发生听力减退，甚至耳聋。

19. 答案：C

解析：利奈唑胺属唑烷酮类。

20. 答案：D

解析：替考拉宁属于多肽类抗生素。

21. 答案：A

解析：万古霉素可用于对甲氧西林耐药的葡萄球菌引起的感染。

22. 答案：D

解析：万古霉素和去甲万古霉素快速滴注时可出现血压降低，甚至心搏骤停，以及喘鸣、呼吸困难、上部躯体发红（红人综合征）、胸背部肌肉痉挛等。

23. 答案：C

解析：本题考查多肽类抗菌药物的用药监护。万古霉素快速静滴可出现血压降低，甚至心脏骤停，以及喘鸣、呼吸困难、红人综合征等。

[24～27]

答案：24.D；25.B；26.E；27.A

解析：替考拉宁属于多肽类抗生素。克林霉素属于林可霉素类抗生素。多西环素属于四环素类抗生素。阿奇霉素属于大环内酯类抗生素。

［28 ～ 31］

答案：28.D；29.A；30.C；31.B

解析：万古霉素和去甲万古霉素快速滴注时可出现血压降低，甚至心搏骤停，以及喘鸣、呼吸困难、上部躯体发红（红人综合征）、胸背部肌肉痉挛等。红霉素静脉滴注速度过快可发生心脏毒性，表现为心电图复极异常、心律失常、Q–T间期延长及尖端扭转型室性心动过速，甚至可发生晕厥或猝死。应用青霉素治疗梅毒、钩端螺旋体病等疾病时可由于病原体死亡致症状（寒战、咽痛、心率加快）加剧，称为吉海反应（亦称赫氏反应）。甲硝唑应用期间或之后7日内禁止饮酒、服用含有乙醇的药物或食物以及外用乙醇，因其可干扰酒精的氧化过程，引起体内乙醛蓄积，导致“双硫仑样”反应。

［32 ～ 34］

答案：32.C；33.A；34.D

解析：克拉霉素－奥美拉唑－替硝唑为三联疗法治疗胃溃疡的药物。万古霉素用于耐青霉素的金黄色葡萄球菌引起的轻、中度感染。红霉素用于耐青霉素的金黄色葡萄球菌引起的严重感染。

［35 ～ 36］

答案：35.E；36.C

解析：万古霉素属于多肽类抗菌药物，临床用于耐药金葡菌或对β－内酰胺类抗菌药物过敏的严重感染，如败血症、心内膜炎、骨髓炎、肺部感染等，口服也可应用于伪膜性肠炎。万古霉素不属于浓度依赖性抗菌药物，为时间依赖性，每日分次给药，具有一定抗生素后效应（PAE）。

37. 答案：ABCD

解析：万古霉素的不良反应有消化道反应、过敏反应、耳毒性和肾毒性等。

38. 答案：ACDE

解析：青霉素、头孢菌素、万古霉素属于繁殖期杀菌药。氨基糖苷类和多黏菌素类属于静止期杀菌剂。酰胺醇类属于速效抑菌剂，而不是杀菌剂。

第九节　酰胺醇类抗菌药物

1. 答案：E

解析：酰胺醇类抗菌药物可引起骨髓造血功能抑制，是严重损害骨髓造血功能的药物。

2. 答案：A

解析：氯霉素为酰胺醇类药物。这类药物口服吸收良好，在体内分布广泛。

3. 答案：D

解析：酰胺醇类药的不良反应：罕见对骨髓造血功能的抑制，如再生障碍性贫血，以12岁以下学龄儿童较多见；溶血性贫血（发生在某些先天性葡萄糖-6-磷酸脱氢酶不足者），长程治疗者可诱发出血倾向，可能与骨髓抑制、肠道菌群减少致维生素K合成受阻、凝血酶原时间延长等有关。早产儿或新生儿大剂量应用，可引起致死性的“灰婴综合征”。偶见真菌感染、视力障碍、视神经炎、视神经萎缩、失明、失眠、幻听、幻觉、定向力障碍。

4. 答案：A

解析：氯霉素最严重的不良反应有：①与剂量有关的可逆性骨髓抑制。②与剂量无关的骨髓毒性反应：常表现为严重的、不可逆性再生障碍性贫血。再生障碍性贫血为特异反应性，与服药剂量和疗程长短无关。

5. 答案：E

解析：氯霉素能有效地抑制立克次体、螺旋体、支原体等其他病原微生物；对分枝杆菌、真菌、病毒和原虫无效。

6. 答案：C

解析：氯霉素为广谱抗生素，有较强的组织、血－脑屏障和血眼屏障穿透力；是敏感菌株所致伤寒、副伤寒的治疗药物；不良反应较多，有些也比较严重；作用机制是与核糖体50S亚基结合，抑制蛋白质合成。

7. 答案：A

解析：酰胺醇类药具有维生素B_6拮抗剂的作用，可使后者经肾排泄量增加，致贫血或周围神经炎。因此本类药与维生素B_6同用时，后者的剂量应适当增加。氯霉素是酰胺醇类药。

8. 答案：B

解析：酰胺醇类药主要为抑菌剂，作用机制

为抑制细菌蛋白质的合成。氯霉素或甲砜霉素能可逆地与细菌 70S 核糖体中较大的 50S 亚基结合，这一结合阻止了氨基酰 tRNA 附着到它本该结合的部位，使肽基转移酶和它的氨基酸底物之间的转肽作用不能发生，肽链的形成被阻断，蛋白质合成被抑制而致细菌死亡。

9. 答案：E

解析：氯霉素可导致灰婴综合征。

10. 答案：A

解析：氯霉素用于伤寒、副伤寒、败血症、脑膜炎等威胁生命的感染。

11. 答案：C

解析：氯霉素注意事项：有可能发生不可逆的骨髓功能抑制，应避免重复疗程使用；肝、肾功能不全者应避免使用。

12. 答案：C

解析：氯霉素可抑制骨髓造血功能。

13. 答案：C

解析：早产儿或新生儿大剂量应用氯霉素，可引起致死性的“灰婴综合征”。

14. 答案：A

解析：可引起骨髓抑制的抗菌药是氯霉素。

[15 ～ 18]

答案：15.C；16.E；17.A；18.D

解析：氯霉素可能会抑制骨髓造血功能。米诺环素可引起可逆性的前庭反应。四环素会影响骨和牙齿生长。多西环素静脉注射可出现舌头麻木及口内特殊气味。

[19 ～ 22]

答案：19.C；20.D；21.A；22.B

解析：早产儿或新生儿大剂量应用氯霉素，可引起致死性的“灰婴综合征”。氟喹诺酮类可致肌痛、骨关节病损、跟腱炎症和跟腱断裂，可能与肌腱的胶原组织缺乏和缺血性坏死有关。应用青霉素治疗梅毒、钩端螺旋体病等疾病时可由于病原体死亡致症状（寒战、咽痛、心率加快）加剧，称为吉海反应（亦称赫氏反应）。硝基咪唑类药物少数病例发生荨麻疹、面部潮红、瘙痒、膀胱炎、排尿困难、口中金属味及白细胞减少等，均属可逆性，停药后可自行恢复。

23. 答案：BCDE

解析：氯霉素可用于严重厌氧菌感染，如脆弱拟杆菌所致的感染，尤其适用于病变累及中枢神经系统者；可与氨基糖苷类抗生素联合应用治疗腹腔感染和盆腔感染。

24. 答案：BCD

解析：酰胺醇类药的不良反应：罕见对骨髓造血功能抑制，如再生障碍性贫血，以 12 岁以下学龄儿童较多见；溶血性贫血（发生在某些先天性葡萄糖 -6- 磷酸脱氢酶不足者），长程治疗者可诱发出血倾向，可能与骨髓抑制、肠道菌群减少致维生素 K 合成受阻、凝血酶原时间延长等有关。早产儿或新生儿大剂量应用，可引起致死性的“灰婴综合征”。偶见真菌感染、视力障碍、视神经炎、视神经萎缩、失明、失眠、幻听、幻觉、定向力障碍。

25. 答案：BCE

解析：氯霉素为广谱抗生素，有较强的组织、血 – 脑屏障和血眼屏障穿透力；是敏感菌株所致伤寒、副伤寒的治疗药物；不良反应较多，有些也比较严重；作用机制是与核糖体 50S 亚基结合，抑制蛋白质合成。

26. 答案：ABD

解析：酰胺醇类药的不良反应：罕见对骨髓造血功能抑制，如再生障碍性贫血，以 12 岁以下学龄儿童较多见；溶血性贫血（发生在某些先天性葡萄糖 -6- 磷酸脱氢酶不足者），长程治疗者可诱发出血倾向，可能与骨髓抑制、肠道菌群减少致维生素 K 合成受阻、凝血酶原时间延长等有关。早产儿或新生儿大剂量应用，可引起致死性的“灰婴综合征”。偶见真菌感染、视力障碍、视神经炎、视神经萎缩、失明、失眠、幻听、幻觉、定向力障碍。

27. 答案：BC

解析：由于酰胺醇类药可抑制肝细胞微粒体酶的活性，导致乙酰脲类抗癫痫药的代谢降低，或酰胺醇类可替代该类药的血清蛋白结合部位，均可使药物的作用增强或毒性增加，故当与本类药同用时或在其后应用需调整抗癫痫药的剂量。

28. 答案：BC

解析：氯霉素、甲砜霉素可能导致再生障碍性贫血。

第十节　人工合成抗菌药物

1. 答案：B

解析：该题考查喹诺酮类药物的特点。此类药物对多种革兰阴性菌有杀菌作用，广泛用于泌尿生殖系统疾病、胃肠疾病，以及呼吸道、皮肤组织的革兰阴性细菌感染的治疗。大多数系口服制剂，亦有注射剂，半衰期较长，用药次数少，使用方便，具有抗菌谱广、抗菌活性强、与其他抗菌药物无交叉耐药性和毒副作用小等特点。

2. 答案：A

解析：该题考查喹诺酮类药物的抗菌活性。喹诺酮类药物分为四代，目前临床应用较多的为第三代，常用药物有诺氟沙星、氧氟沙星、环丙沙星、氟罗沙星等。环丙沙星为第三代喹诺酮类药物，其抗菌谱最广，体外抑菌活性是喹诺酮类药物中最强的；体内抗菌活性最强的喹诺酮类药是氟罗沙星。

3. 答案：C

解析：该题考查喹诺酮类药物的适用人群。精神病及癫痫患者禁用；孕妇、哺乳期妇女及儿童禁用；18 岁以下青少年慎用为宜；肝肾功能不良患者慎用。

4. 答案：B

解析：该题考查喹诺酮类药物的作用机制。喹诺酮类药物的作用机制为抑制细菌的 DNA 旋转酶，从而影响 DNA 的正常形态与功能，阻碍 DNA 的正常复制、转录、转运与重组，从而产生快速杀菌作用。

5. 答案：E

解析：该题考查喹诺酮类药物的抗菌活性。喹诺酮类药物抗菌谱广，抗菌活性强，尤其对 G^- 杆菌的抗菌活性高，包括对许多耐药菌株如 MRSA(耐甲氧西林金葡菌)具有良好的抗菌作用。

6. 答案：B

解析：该题考查喹诺酮类药物的分类。

7. 答案：C

解析：该题考查喹诺酮类药物的特性。喹诺酮类药物多数口服吸收良好，但口服吸收受多价阳离子影响；体内分布广，可进入骨、关节等组织；血浆蛋白结合率低，血浆半衰期相对较长；部分以原形经肾排泄，尿药浓度高，部分经肝脏代谢。

8. 答案：E

解析：本题考查喹诺酮类药物的分类。吡哌酸为第二代喹诺酮类，仅限于肠道和尿路感染；其余均属于氟喹诺酮类药物，为第三代喹诺酮类药物。

9. 答案：B

解析：喹诺酮类药物的抗菌机制主要是抑制细菌 DNA 的回旋酶和拓扑异构酶Ⅳ。真核细胞不含 DNA 回旋酶，故对细菌作用选择性高。

10. 答案：B

解析：某些喹诺酮类药可向乳汁移行，在乳汁也有一定的分布，且其安全性尚未得到验证，对妊娠及哺乳期妇女应避免服用。动物实验发现喹诺酮类药可引起幼龄动物软骨关节病变，故该类药不宜用于骨骼系统未发育完全的儿童。

11. 答案：D

解析：大多数药物主要是以原形经肾小管分泌或肾小球滤过由肾脏排出。培氟沙星、诺氟沙星和环丙沙星尿中排出量较少，为 11% ～ 44%，其余药物则为 50% ～ 90%。氧氟沙星尿中排出量居各种喹诺酮类之首，可高达 70% ～ 90%，而且尿中药物浓度在服药 48 小时后仍维持在杀菌水平。

12. 答案：D

解析：喹诺酮类抗菌药适用于敏感菌所致的尿路感染、淋病、前列腺炎、肠道感染和伤寒及其他沙门菌感染；四环素类抗生素敏感的微生物包括拟杆菌属、布鲁氏菌属、衣原体属和棒杆菌属等的菌株；氨基糖苷类抗生素主要用于敏感需氧革兰阴性杆菌所致的全身感染；青霉素类抗生素主要用于 G^+ 菌、G^- 球菌、螺旋体、放线菌感染，对 G^- 杆菌不敏感；大环内酯类抗生素在临床上可用于治疗军团菌病、链球菌感染、衣原体和支原体感染、棒状杆菌感染，也可用于对青霉素过敏的葡萄球菌、链球菌或肺炎球菌感染患者，以及作为治疗隐孢子虫病及弓形虫病的选用药物等。

13. 答案：E

解析：喹诺酮类药物是有效的核酸合成抑制

剂，其抑制DNA回旋酶和拓扑异构酶Ⅳ，抑制敏感细菌的DNA复制，从而导致细菌死亡。

14. 答案：C

解析：喹诺酮类药抗菌谱广，对需氧革兰阳性、阴性菌均具良好抗菌作用，尤其对革兰阴性杆菌具强大抗菌活性，并对军团菌、支原体、衣原体等均显示出较强的作用。临床上既用于需氧菌感染，也可用于厌氧菌感染，尚可用于混合感染。喹诺酮类药中多数属于浓度依赖性抗菌药物。喹诺酮类药的主要作用靶位在细菌的DNA旋转酶，这是一种部分异构酶，共有4个亚单位，干扰DNA复制、转录和重组，从而影响DNA的合成而致细菌死亡。

15. 答案：C

解析：喹诺酮类药与华法林、H_2受体阻断剂、环丝氨酸、利福平和非甾体抗炎药间存在程度不同的相互作用。如非甾体抗炎药与氟喹诺酮同服可致中枢神经系统兴奋和惊厥的危险性增大。

16. 答案：D

解析：喹诺酮类药有致跟腱炎症和跟腱断裂的风险，这与肌腱的胶原组织缺乏和缺血性坏死、年龄、性别、体重等有关。患者应用后若出现跟腱疼痛、肿胀、炎症或跟腱断裂情况，应建议患者立即停服药品，及时就诊。喹诺酮类药中以诺氟沙星、司帕沙星、氟罗沙星、依诺沙星、西他沙星和克林沙星所致的光敏反应最为严重。喹诺酮类药可引起心电图Q–T间期延长和尖端扭转型室性心律失常。喹诺酮类药可引起血糖紊乱，尤其是正在使用胰岛素和胰岛素类似物或降糖药治疗者，更易引起严重的低血糖反应，由于较为少见，在临床上未能引起足够重视。包括加替沙星、左氧氟沙星、洛美沙星、帕珠沙星、环丙沙星、莫西沙星和依诺沙星。对有报道可引起高渗性非酮症昏迷和死亡的环丙沙星应引起警惕。

17. 答案：D

解析：喹诺酮类药物典型不良反应：肌痛、骨关节病损、跟腱炎症和跟腱断裂；血糖紊乱；光敏反应；精神和中枢神经系统不良反应。

18. 答案：D

解析：喹诺酮类药可替代氯霉素用于治疗伤寒。

19. 答案：B

解析：喹诺酮类药的作用机制为抑制DNA旋转酶，干扰DNA旋转酶的切割和连接功能，阻止DNA复制，干扰拓扑异构酶Ⅳ的解旋活性，阻碍DNA合成，导致细菌死亡，呈现杀菌作用。

20. 答案：E

解析：喹诺酮类药物的抗菌机制是抑制DNA旋转酶。

21. 答案：D

解析：①本类药抗菌谱广，对革兰阳性菌、革兰阴性菌均有良好的抗菌作用，尤其对G^-杆菌抗菌活性高。②口服吸收好，体内分布广，组织浓度高于血浆药物浓度，可通过血－脑屏障治疗脑膜炎。③半衰期长，可减少服药次数。④多数为浓度依赖性。⑤既可口服，也能注射给药。⑥不良反应少。⑦与其他抗菌药无交叉耐药性。

22. 答案：E

解析：莫西沙星可致光敏反应。

23. 答案：D

解析：喹诺酮类药可致肌痛、骨关节病损、跟腱炎症和跟腱断裂，可能与肌腱的胶原组织缺乏和缺血性坏死有关。

24. 答案：D

解析：喹诺酮类药物是有效的核酸合成抑制剂，其抑制DNA回旋酶和拓扑异构酶Ⅳ，抑制敏感细菌的DNA复制，从而导致细菌死亡。

25. 答案：D

解析：左氧氟沙星、环丙沙星、莫西沙星、加替沙星可致血糖紊乱，尤其是加替沙星可致严重的、致死性、双相性血糖紊乱——低血糖或高血糖，可促进胰岛素的释放，并通过阻断胰岛细胞ATP敏感的钾离子通道使血糖水平下降；可使胰岛细胞空泡化，导致胰岛素水平降低，出现高血糖。

26. 答案：E

解析：喹诺酮类抗菌药物的不良反应：可引起幼龄动物软骨关节病变；少数出现严重关节疼痛和炎症，可致肌痛、骨关节病损、跟腱炎症和跟腱断裂。

27. 答案：B

解析：诺氟沙星又名氟哌酸，属于喹诺酮类。

28. 答案：B

解析：本组题考查喹诺酮类和四环素类抗菌药物的典型不良反应。加替沙星可导致严重的、致死性、双相性血糖紊乱——低血糖或高血糖。

29. 答案：D

解析：呋喃妥因在酸性尿液中杀菌作用增强。

30. 答案：C

解析：呋喃妥因的抗菌机制在于敏感菌可将其还原成能抑制乙酰辅酶A等多种酶的活性产物，进而干扰细菌代谢并损伤DNA。呋喃唑酮与呋喃妥因同为人工合成的硝基呋喃类抗菌药，故抗菌机制相同，均可影响细菌DNA。

31. 答案：D

解析：呋喃唑酮口服吸收差，肠内浓度高，可用于肠道感染。

32. 答案：C

解析：呋喃妥因属于硝基呋喃类。

33. 答案：C

解析：硝基呋喃类药物属广谱抗菌药，不易产生耐药性，口服吸收差，血浆药物浓度低。呋喃唑酮肠内浓度高，可用于肠道感染；呋喃妥因在尿液中浓度高，可用于泌尿系统感染。仅作外用的是呋喃西林。

34. 答案：E

解析：呋喃妥因的抗菌机制在于敏感菌可将其还原成能抑制乙酰辅酶A等多种酶的活性产物，进而干扰细菌代谢并损伤DNA。

35. 答案：E

解析：本题考查硝基咪唑类抗菌药物的结构。目前，常用的烷化剂类抗肿瘤药可分为氮芥及其衍生物类（双氯乙胺类）、乙撑亚胺类、甲烷磺酸酯类、亚硝脲类、环氧化物类等。

36. 答案：D

解析：本题针对甲氧苄啶的作用进行考核。甲氧苄啶主要是与二氢叶酸还原酶结合抑制其活性，与磺胺类合用，使细菌的叶酸代谢受到双重阻断作用，可大大的增强抗菌作用，故称其磺胺增效剂。

37. 答案：A

解析：本题考查磺胺类抗菌药物的合用配伍。磺胺类药易产生耐药性，在肝内的代谢产物乙酰化磺胺的溶解度低，易在尿中析出结晶，引起肾毒性，因此用药时应该严格掌握剂量、时间，同服碳酸氢钠并多饮水。

38. 答案：C

解析：本题考查磺胺类抗菌药物的作用机制。磺胺类药物的化学结构与对氨基苯甲酸（PABA）极为相似，与PABA竞争结合二氢叶酸合成酶，使二氢叶酸合成受阻。

39. 答案：E

解析：本题考查磺胺类抗菌药物的特点。其具有性质稳定、效价高、毒性小、抗菌谱广、口服易吸收、价格低廉等优点。在阳性菌中高度敏感者有链球菌和肺炎球菌；中度敏感者有葡萄球菌和产气荚膜杆菌；阴性菌中敏感者有脑膜炎球菌、大肠杆菌、变形杆菌、痢疾杆菌、肺炎杆菌、鼠疫杆菌；对病毒、螺旋体、锥虫无效；对立克次氏体不但无效，反能促进其繁殖。难吸收的磺胺类药物极少引起不良反应；易吸收的不良反应发生率约占5%，主要有过敏反应、肾脏损害、造血系统的影响、中枢神经系统和胃肠道反应。一般短效磺胺的常见不良反应是胃肠道反应，中效磺胺最常见的不良反应是肾脏损害，长效磺胺的主要不良反应是变态反应。

40. 答案：C

解析：本题考查磺胺类抗菌药物耐药的原因。细菌对磺胺类药物易产生抗药性，尤其在用量或疗程不足时更易出现。产生抗药性的原因，可能是细菌改变代谢途径。

41. 答案：D

解析：本题考查磺胺类抗菌药物的特性。磺胺类抗菌药物对立克次氏体不但无效，反能促进其繁殖。

42. 答案：A

解析：本题考查磺胺类抗菌药物的作用机制。磺胺类药物的化学结构与对氨基苯甲酸（PABA）极为相似，与PABA竞争结合二氢叶酸合成酶，使二氢叶酸合成受阻。

43. 答案：C

解析：莫西沙星可透过血－脑屏障。

44. 答案：C

解析：甲硝唑属浓度依赖性抗菌药物。

45. 答案：C

解析：左氧氟沙星属于喹诺酮类。喹诺酮类药不宜用于骨骼系统未发育完全的18岁以下的儿童（包括外用制剂）。

［46～48］

答案：46.D；47.A；48.C

解析：喹诺酮类药物是有效的核酸合成抑制

剂，其抑制DNA回旋酶和拓扑异构酶Ⅳ，抑制敏感细菌的DNA复制，从而导致细菌死亡。甲硝唑具有强大的杀灭滴虫作用，但不影响阴道正常菌群的生长，为治疗阴道滴虫病的首选药物；对组织内及肠腔内阿米巴滋养体有杀灭作用；对革兰阴性和阳性厌氧菌均有抑制作用。其抗菌机制是甲硝唑的硝基可被厌氧菌还原产生细胞毒物质，抑制了敏感菌的DNA合成，使细菌死亡。耐酶青霉素类主要有甲氧西林、苯唑西林、氯唑西林、氟氯西林、双氯西林。本类药物耐酸，可口服，对青霉素敏感株的抗药活性低于青霉素，但对产生青霉素酶的金黄色葡萄球菌有效，临床主要用于耐青霉素的金黄色葡萄球菌感染，如败血症、心内膜炎、肝脓肿等。

[49～50]

答案：49.D；50.B

解析：左氧氟沙星、环丙沙星、莫西沙星、加替沙星可致血糖紊乱，尤其是加替沙星可致严重的、致死性、双相性血糖紊乱——低血糖或高血糖；既可促进胰岛素的释放，并通过阻断胰岛细胞ATP敏感的钾离子通道使血糖水平下降；又可使胰岛细胞空泡化，导致胰岛素水平降低，出现高血糖。硝基咪唑类药物不良反应：少数病例发生荨麻疹、面部潮红、瘙痒、膀胱炎、排尿困难、口中金属味及白细胞减少等，均属可逆性，停药后可自行恢复。

[51～53]

答案：51.B；52.A；53.B

解析：硝基咪唑类衍生物对滴虫、阿米巴和兰氏贾第鞭毛虫等原虫，以及脆弱拟杆菌等厌氧菌具强大抗菌活性，为治疗肠道和肠外阿米巴病、阴道滴虫病的首选药。耐药厌氧菌严重感染选林可霉素类药物。

54. 答案：C

解析：莫西沙星适应证：上、下呼吸道感染，如社区获得性肺炎、皮肤和软组织感染。

55. 答案：AE

解析：喹诺酮类药物的抗菌机制：抑制细菌DNA回旋酶和拓扑异构酶Ⅳ，干扰细菌DNA复制——杀菌。

56. 答案：ABCD

解析：喹诺酮类是迅速发展的人工合成抗菌药物。其抗菌谱广，抗菌作用强，口服吸收好，组织浓度高，与其他抗菌药物无交叉耐药性，不良反应少，已成为治疗各种感染的常用药物。

57. 答案：ABCD

解析：喹诺酮类药物临床应用：①泌尿生殖道感染：单纯性、复杂性尿路感染，急、慢性细菌性前列腺炎、淋球菌性尿道炎、宫颈炎，选用氧氟沙星、洛美沙星、依诺沙星。②肠道感染：细菌性肠炎、菌痢、腹泻、伤寒、副伤寒等，可替代氯霉素作为治疗伤寒的首选药。③呼吸道感染：对上、下呼吸道感染效果好，可替代大环内酯类抗生素用于军团菌、分枝杆菌感染。④骨骼系统感染：急、慢性骨髓炎，化脓性关节炎（首选）。⑤其他：皮肤和软组织的感染、败血症、细菌性脑膜炎、腹腔炎等严重感染。

58. 答案：ABC

解析：本题考查头孢菌素类抗菌药物的用药监护。可引起“双硫仑样”反应的还有硝基咪唑类、呋喃唑酮。

59. 答案：BCDE

解析：考查硝基咪唑类抗菌药物的结构。硝基咪唑类抗菌药物有甲硝唑、替硝唑、奥硝唑、塞克硝唑等。

第十一节 抗结核分枝杆菌药

1. 答案：C

解析：对结核杆菌单用异烟肼易产生耐药性，临床应用时应与其他抗结核病药联合使用，以防止或延缓耐药性的产生，并增强抗结核病的疗效，缩短疗程。

2. 答案：D

解析：抗结核药都是联合用药。抗结核药联合用药的主要原因是它们之间没有交叉耐药性（或者说交叉耐药性比较轻）；联合用药能提高疗效，减少耐药性。异烟肼选择性作用于结核杆菌，具有强大的抗结核杆菌作用，对细胞内、外的结核杆菌均有效。体外试验证明，本药对结核杆菌的最小抑菌浓度为0.025～0.05μg/mL，10μg/mL具有杀菌作用，但大于500μg/mL才可抑制其他细菌的生长。异烟肼在体内的抗结核杆菌强度与结核杆菌所接触的药物浓度呈正相关；增殖期结核杆菌较静止期结核杆菌对异烟肼敏感。异烟肼选择性作用于结核杆菌，具有强大的抗结核杆菌作用，对细胞内、外的结核杆菌均有效。正因为异烟肼的生物膜穿透力较好，所以对于细胞内的结核杆菌同样具有作用，而不是说对于细胞内结核杆菌作用弱。

3. 答案：C

解析：考查重点为抗结核药的联合应用。两药单独使用都易产生耐药性，故联合应用可延缓耐药性的产生。

4. 答案：C

解析：氯霉素、多黏菌素可引起视神经炎。

5. 答案：E

解析：考查重点为抗结核药的临床应用。一线抗结核药有异烟肼、利福平、乙胺丁醇、链霉素和吡嗪酰胺。二线抗结核药有环丙沙星、对氨基水杨酸（PAS）、乙硫异烟胺、卡那霉素。

根据最新版本应试指南，抗结核病药能抑制或杀灭结核杆菌。按疗效、毒性及临床应用，将种类较多的抗结核病药分为两类。一线药有异烟肼、利福平、乙胺丁醇、链霉素、吡嗪酰胺等，其特点为疗效高、不良反应少、患者较易接受。然而，在一线药耐药时或与患者相关的一些因素如HIV感染时，需用二线药如环丙沙星、氧氟沙星、对氨基水杨酸、乙硫异烟胺、卡那霉素等治疗。

6. 答案：A

解析：异烟肼主要在肝脏经乙酰化而代谢失活，代谢物经肾脏排出体外。异烟肼在肝脏被乙酰化的速度存在种族和遗传的差别，可分为快、慢两种代谢型。快代谢型者 $t_{1/2}$ 为70分钟左右；慢代谢型者 $t_{1/2}$ 为2～5小时。黄种人中以快代谢型为主，慢代谢型者仅占10%～20%；黑种人和白种人中慢代谢型者多，约占50%。由于异烟肼在肝脏的代谢快慢不同，临床应注意调整。怎样判断血浆蛋白结合率的高与低？药物与血浆蛋白结合的程度，即血液中与蛋白结合的药物占总药量的百分数。血浆蛋白结合率高说明药物被储存在血浆中，可以起到缓释的作用。血浆蛋白结合率高的药物，如双香豆素类抗凝剂（极高）、保泰松、甲苯磺丁脲、水合氯醛、吲哚美辛、阿司匹林、口服降糖药等。血浆蛋白结合率低的药物，如氨基糖苷类抗生素、阿米洛利等。

7. 答案：A

解析：氨苯砜是治疗麻风病的首选药物。

8. 答案：B

解析：本题考查抗结核药物的体内过程。利福平可诱导肝药酶，加快自身及其他许多药物的代谢。肝药酶是人体内一种重要的代谢酶，进入血液循环的药物基本上都是经肝药酶代谢的，所以对肝药酶有影响的药物，也会影响到药物的代谢。其中使肝药酶活性增强的药物称肝药酶诱导剂，使肝药酶活性减弱的药物称肝药酶抑制剂。常见的肝药酶诱导剂有巴比妥类、灰黄霉素、氨甲丙酯、利福平等。常见的肝药酶抑制剂有氯丙嗪、西咪替丁、环丙沙星、甲硝唑、保泰松、异烟肼等。

9. 答案：E

解析：本题考查氨苯砜的抗菌作用特点。氨苯砜为抗麻风病首选药，其化学结构、抗菌作用和抗菌机制与磺胺类药相似，可抑制二氢叶酸合成酶，干扰细菌二氢叶酸的合成。

10. 答案：A

解析：考查重点是异烟肼的不良反应。异烟肼的主要不良反应为神经系统的周围神经炎，表现为手脚麻木、肌肉震颤和步态不稳等。此外还有肝脏毒性、消化道反应、皮疹、发热、血小板减少等。链霉素具有神经肌肉阻滞作用，可以出现口唇周围和面部的麻木感。

11. 答案：D

解析：异烟肼抗菌机制较复杂，可能是通过抑制分枝杆菌细胞壁的主要组分——分枝杆菌酸的合成，而使结核杆菌细胞壁的脂质减少，削弱其细胞壁的屏障保护作用。由于分枝杆菌酸为分枝杆菌的专有成分，因此异烟肼仅对结核杆菌有抗菌作用，对其他微生物几无作用。

12. 答案：E

解析：该题针对抗结核病药的功效进行考核。利福平为利福霉素类半合成广谱抗菌药，对多种病原微生物均有抗菌活性。①对结核分枝杆菌和部分非结核分枝杆菌（包括麻风分枝杆菌等）在宿主细胞内外均有明显的杀菌作用。②利福平对需氧革兰阳性菌具良好抗菌作用，包括葡萄球菌产酶株及甲氧西林耐药株、肺炎链球菌、其他链球菌属、肠球菌属、李斯特菌属、炭疽杆菌、产气荚膜杆菌、白喉杆菌、厌氧球菌等。③对需氧革兰阴性菌如脑膜炎奈瑟球菌、流感嗜血杆菌、淋病奈瑟球菌亦具高度抗菌活性。④利福平对军团菌属作用亦良好，对沙眼衣原体、性病淋巴肉芽肿及鹦鹉热等病原体均具抑制作用。⑤细菌对利福霉素类抗生素有交叉耐药性。

[13 ～ 15]

答案：13.C；14.B；15.D

解析：吡嗪酰胺在细胞内抑制结核杆菌的浓度比在细胞外低 10 倍。其作用机制可能与吡嗪酸有关，吡嗪酰胺渗透入吞噬细胞并进入结核杆菌菌体内，菌体内的酰胺酶使其脱去酰胺基，转化为吡嗪酸而发挥抗菌作用。另因吡嗪酰胺在化学结构上与烟酰胺相似，通过取代烟酰胺而干扰脱氢酶，阻止脱氢作用，妨碍结核杆菌对氧的利用，而影响细菌的正常代谢，造成死亡。吡嗪酰胺，口服易吸收，体内分布广泛，主要经肾排泄，血浆 $t_{1/2}$ 为 9 ～ 10 小时。该药抗结核杆菌作用弱于异烟肼、利福平和链霉素，在酸性环境中其抗菌作用较强；与异烟肼和利福平合用有显著的协同作用。结核杆菌对单用本药迅速产生耐药性，但与其他抗结核病药无交叉耐药现象。目前临床常在抗结核病联合用药（三联或四联）时加用吡嗪酰胺，治疗对其他抗结核病药疗效不佳的结核病患者，多采用低剂量（15 ～ 30mg/kg · d）、短疗程的治疗方法。吡嗪酰胺剂量大时发生肝损伤，禁用于肝功能异常者。本药抑制尿酸的排泄，可诱发痛风，有痛风病史者慎用。乙胺丁醇的作用机制与干扰菌体 RNA 的合成，抑制阿拉伯糖转移酶，干扰细胞壁半乳糖合成有关。利福平抗菌谱广，对结核杆菌、麻风杆菌、革兰阳性菌尤其是耐药金黄色葡萄球菌有强大的抗菌作用；对革兰阴性菌、某些病毒和沙眼衣原体也有抑制作用。利福平抗菌作用强，对结核杆菌的抗菌强度与异烟肼相当，对繁殖期和静止期的细菌均有效；可渗入吞噬细胞而杀灭细胞内的结核杆菌，对细胞内、外的结核杆菌均有抗菌作用。咪唑、噻嘧啶均可用于抗钩虫感染。

16. 答案：ACDE

解析：合理应用抗结核药应注意早期用药、联合用药、规律性用药、长期疗法、注意交叉耐药性。

17. 答案：CDE

解析：利福平为利福霉素类半合成广谱抗菌药，单用利福平治疗结核病或其他细菌性感染时病原菌可迅速产生耐药性，因此该药必须与其他药物合用。利福平不仅是治疗结核病的特效药，也可用于治疗麻风病、肺炎、沙眼、肠球菌感染等多种疾病。

18. 答案：ADE

解析：本题考查的是抗结核病药物异烟肼的抗菌机制、抗菌谱、耐药性及抗菌特点。异烟肼对结核分枝杆菌具有高度选择性，作用强，对其他细菌无作用，仅对繁殖期结核杆菌有强大杀灭作用，对静止期细菌仅有抑菌作用。异烟肼穿透力强，易透入细胞，单用易产生耐药性，抗菌作用的机制是抑制分枝杆菌酸的合成。

19. 答案：ABDE

解析：本题针对抗病毒药不良反应进行考核。异烟肼不良反应有：①神经系统：常见反应为周围神经炎，表现为手脚麻木、肌肉震颤和步态不稳等：大剂量可出现头痛、头晕、兴奋和视神经炎，严重时可导致中毒性脑病和神经病。癫痫患者同时应用异烟肼和苯妥英钠可引起过度镇静或运动失调，故癫痫及精神病患者慎用。②肝脏毒性：异烟肼可损伤肝细胞，使转氨酶升高，少数患者可出现黄疸，严重时亦可出现肝小叶坏死。快代谢型患者对异烟肼敏感，故此型患者和肝功能不良者慎用。③其他：可发生各种皮疹、发热、胃肠道反应、粒细胞减少和溶血性贫血，用药期间亦可能产生脉管炎及关节炎综合征。

20. 答案：ABE

解析：异烟肼对结核分枝杆菌具有高度选择性，作用强，对其他细菌无作用，仅对繁殖期结核杆菌有强大杀灭作用，对静止期细菌仅有抑菌作用。异烟肼穿透力强，易透入细胞，单用易产生耐药性，抗菌作用机制是抑制分枝杆菌酸的合成。

第十二节 抗真菌药

1. 答案：C

解析：克霉唑为咪唑类广谱抗真菌药，对浅表真菌及某些深部真菌均有抗菌作用。因口服吸收差，静脉给药不良反应重且多，仅局部用于治疗浅部真菌病和皮肤黏膜念珠菌感染。

2. 答案：E

解析：该题针对“抗浅表真菌感染药”知识点进行考核。常用抗真菌药按照作用部位分：①治疗浅表真菌感染药物有十一烯酸、醋酸、乳酸、水杨酸、灰黄霉素、克念菌素、克霉唑、咪康唑、益康唑、联苯苄唑、酮康唑等。②抗深部真菌感染药物有氟胞嘧啶、两性霉素B、制霉菌素、球红霉素、甲帕霉素（美帕曲星、克霉灵）、氟康唑（大扶康、麦尼芬、依利康）、伊曲康唑（斯皮仁诺）等。

3. 答案：E

解析：该题针对“抗浅表真菌感染药”知识点进行考核。抗真菌唑类药物对浅表部和深部真菌均有效。

4. 答案：C

解析：唑类抗真菌药抗菌机制相同，能选择性抑制真菌14α－甾醇去甲基酶（一种细胞色素P450酶），使细胞膜麦角固醇合成受阻，细胞膜屏障被破坏。此外14α－甾醇去甲基酶受抑，使14α－甲基甾醇在真菌细胞内浓集，损伤真菌细胞内的一些酶（如ATP酶、电子转运有关的酶）的功能。

5. 答案：A

解析：本药与两性霉素B、唑类抗真菌药合用可产生协同作用。人体细胞缺乏将本药代谢为5-氟尿嘧啶的酶，故氟胞嘧啶较少影响人体细胞代谢。

6. 答案：E

解析：该题针对“抗深部真菌感染药”知识点进行考核。两性霉素B与真菌细胞膜上的重麦角固醇相结合，干扰细胞膜的通透性，进而使细胞膜的屏障作用被破坏，细胞内的重要物质（如钾离子、核苷酸和氨基酸等）外漏，使真菌的生命力下降甚至死亡。

7. 答案：E

解析：本类药有环吡酮胺，作用于真菌细胞膜，高浓度使细胞膜的渗透性增加，钾离子和其他内容物漏出，细胞死亡。此药渗透性强，可渗透过甲板。

［8～10］

答案：8.A；9.C；10.E

解析：咪康唑静脉注射不良反应较多，可致血栓性静脉炎；两性霉素B治疗真菌性脑膜炎，除静脉滴注外，需加用小剂量鞘内注射；伊曲康唑是目前抗真菌作用最强的唑类抗真菌药。

［11～13］

答案：11.D；12.B；13.C

解析：该题针对“抗深部真菌感染药”知识点进行考核。口服吸收好的抗浅部真菌感染药是特比萘芬；阻断真菌核酸合成的药是氟胞嘧啶；对中枢神经系统真菌感染疗效好的药是氟康唑。

［14～17］

答案：14.C；15.A；16.E；17.D

解析：该题针对“抗深部真菌感染药”知识点进行考核。治疗流行性脑脊髓膜炎选用磺胺嘧啶；治疗立克次体感染选用多西环素；治疗真菌所致深部感染选用两性霉素B；治疗铜绿假单胞菌感染选用庆大霉素。

［18～20］

答案：18.A；19.D；20.B

解析：卡泊芬净、伏立康唑、两性霉素B、伊曲康唑均可用于曲霉菌感染。注射用两性霉素B静脉滴注液的配制方法：先以注射用水10mL配制本品50mg（或以5mL配制25mg），然后用5%葡萄糖注射液稀释（不可用0.9%氯化钠注射液，因可产生沉淀），滴注液的药物浓度不超过避光缓慢静滴，一次滴注时间需6小时以上，稀释用葡萄糖注射液的pH应在4.2以上。不得使用任何含有葡萄糖的稀释液，因为卡泊芬净在含有葡萄糖的稀释液中不稳定。

［21～22］

答案：21.B；22.C

解析：氟胞嘧啶治疗播散性真菌病时通常与

两性霉素B合用，因为单独应用时容易导致真菌耐药性的发生。

23. 答案：CD

解析：该题针对“抗浅表真菌感染药”知识点进行考核。可口服的抗深部真菌感染的药物是酮康唑和氟康唑。

24. 答案：ABCDE

解析：该题针对“抗浅表真菌感染药”知识点进行考核。酮康唑的特征有：口服易吸收；在酸性条件下易吸收；抑制细胞膜麦角固醇的合成；对念珠菌和表浅真菌有强大的抗菌力。但酮康唑全身用药毒性大，偶有严重的肝毒性，多作局部用药。

25. 答案：ABD

解析：考查重点是两性霉素B的特点。两性霉素B口服、肌注均难吸收，静脉滴注用于治疗深部真菌感染，是目前治疗真菌感染的首选药物；静滴会出现高热、寒战、头痛、呕吐，为减轻反应，滴注前应预防性服用解热镇痛药和抗组胺药；静滴液应稀释，防止静滴过快引起惊厥和心律失常。

第十章 抗病毒药

1. 答案：A

解析：抗乙型肝炎病毒药十分常见肝炎恶化，发生率高达25%，肝炎恶化一般于停药后12周出现；常见中性粒细胞计数减少、贫血、血小板计数减少、发热、寒战、咳嗽；少见肌痛、血尿、血肌酐升高、肾衰竭或肾功能不全；偶见纯红细胞再生障碍性贫血、胰腺炎。

2. 答案：B

解析：广谱抗病毒药主要包括嘌呤或嘧啶核苷类似药与生物制剂两类。前者的代表为利巴韦林，后者包括干扰素、胸腺肽 α_1 及转移因子。

3. 答案：C

解析：拉米夫定在细胞内胸苷酸激酶的作用下发生磷酸化，其磷酸化产物可以抑制HIV病毒的逆转录酶，对HIV的复制有很强的抑制作用。本品对乙肝病毒（HBV）的DNA多聚酶也有抑制作用，可产生抗HBV的作用。

4. 答案：B

解析：氟尿嘧啶为抗肿瘤药物。

5. 答案：C

解析：阿昔洛韦在疱疹病毒感染的细胞内转化为三磷酸无环鸟苷，对病毒DNA聚合酶产生抑制作用，阻止病毒DNA的复制过程。

6. 答案：C

解析：广谱抗病毒药常见肾损害、肾源性尿崩症、急性肾小管坏死、急性肾衰竭、尿毒症、泌尿道刺激症状、多尿、结晶尿、血肌酐及尿素氮升高、贫血、溶血性贫血、骨髓造血功能抑制、粒细胞计数减少、白细胞、血红蛋白及血小板计数减少；少见口渴、低血压、下肢水肿、鼻炎、呼吸困难、类流感样症状。

7. 答案：D

解析：金刚乙胺抗病毒作用比金刚烷胺强4～10倍。两者仅对亚洲甲型流感病毒有效。精神异常、抽搐等不良反应是神经氨酸酶抑制剂（奥司他韦、扎那米韦）常见的不良反应。金刚乙胺常见腹痛、头晕、高血压或直立性低血压、产后泌乳。

8. 答案：E

解析：奥司他韦是前药，其活性代谢产物奥司他韦羧酸盐是强效的选择性甲型和乙型流感病毒神经氨酸酶抑制剂，通常用于甲型或乙型流感病毒治疗，对甲型H1N1型流感和高致病性禽流感H5N1感染者有防治作用。

9. 答案：D

解析：阿昔洛韦用于：①单纯疱疹病毒感染：免疫缺陷者初发和复发性黏膜皮肤感染的治疗以及反复发作病例的预防。②治疗单纯疱疹性脑炎。③治疗获得性免疫缺陷者的严重带状疱疹或免疫功能正常者的弥散性带状疱疹。④免疫缺陷者的水痘。⑤急性视网膜坏死。

10. 答案：D

解析：阿昔洛韦是人工合成的无环鸟苷类似物，为抗DNA病毒药，对RNA病毒无效，对Ⅰ型和Ⅱ型单纯疱疹病毒作用最强，对带状疱疹病毒作用较弱。

11. 答案：D

解析：阿德福韦酯可用于治疗乙型肝炎。

12. 答案：D

解析：其活性代谢产物是强效选择性甲型和乙型流感病毒神经氨酸酶抑制剂，用于甲型或乙型流感病毒治疗。

13. 答案：D

解析：奥司他韦是前药，其活性代谢产物奥司他韦羧酸盐是强效的选择性甲型和乙型流感病毒神经氨酸酶抑制剂，通常用于甲型或乙型流感病毒治疗。

14. 答案：A

解析：奥司他韦用于预防，应在密切接触后48小时内开始用药；或在流感季节时预防流感；一次75mg，一日1次，连用至少7日。有数据表明连续应用药物6周安全有效。服药期间一直具有预防作用。

［15～18］

答案：15.D；16.C；17.A；18.E

解析：金刚乙胺抗病毒作用比金刚烷胺强4～10倍。两者仅对亚洲甲型流感病毒有效。拉米夫定主要用于治疗慢性乙型肝炎和HIV感染。奥司他韦是前药，其活性代谢产物奥司他韦羧酸盐是强效的选择性甲型和乙型流感病毒神经氨酸酶抑制剂，通常用于甲型或乙型流感病毒治疗，对甲型H1N1型流感和高致病性禽流感H5N1感染者有防治作用。氟康唑为唑类抗真菌药物。

［19～22］

答案：19.B；20.A；21.C；22.E

解析：广谱抗病毒药：利巴韦林、干扰素、胸腺肽。抗流感病毒药：奥司他韦、金刚烷胺、金刚乙胺。抗疱疹病毒药：阿昔洛韦、喷昔洛韦、更昔洛韦、泛昔洛韦、阿糖腺苷、膦甲酸钠。抗肝炎病毒药：拉米夫定、阿德福韦、恩替卡韦。抗HIV药：拉米夫定、齐多夫定。

常用抗真菌药按照作用部位分为治疗浅表真菌感染药物：十一烯酸、醋酸、乳酸、水杨酸、灰黄霉素、克念菌素、克霉唑、咪康唑、益康唑、联苯苄唑、酮康唑等。抗深部真菌感染药物：氟胞嘧啶、两性霉素B、制霉菌素、球红霉素、甲帕霉素、氟康唑、伊曲康唑等。按结构分为有机酸类、多烯类、氮唑类、烯丙胺类（如特比萘芬）等。

直接影响DNA结构和功能的药：环磷酰胺、噻替哌、顺铂、奥沙利铂、卡铂、丝裂霉素、博来霉素、羟喜树碱、伊立替康、依托泊苷。干扰核酸生物合成的药物（抗代谢药）：氟尿嘧啶、阿糖胞苷、甲氨蝶呤、巯嘌呤。干扰转录过程和阻止RNA合成的药物（作用于核酸转录药物）：多柔比星、柔红霉素。抑制蛋白质合成与功能的药物（干扰有丝分裂药）：长春新碱、长春碱、紫杉醇、多西他赛、高三尖杉酯碱、门冬酰胺酶。调节体内激素平衡的药物：他莫昔芬、托瑞米芬、氟他胺。靶向抗肿瘤药：吉非替尼、厄洛替尼、利妥昔单抗、曲妥珠单抗、西妥昔单抗。放疗与化疗止吐药：昂丹司琼、阿瑞吡坦。

抗菌药物可分为：青霉素类、头孢菌素类、新型β－内酰胺类、氨基糖苷类、大环内酯类、林可霉素类、喹诺酮类、磺胺类等。

［23～26］

答案：23.A；24.C；25.B；26.D

解析：广谱抗病毒药主要包括嘌呤或嘧啶核苷类似药与生物制剂两类。前者的代表为利巴韦林，后者包括干扰素、胸腺肽α_1及转移因子。金刚乙胺仅对亚洲甲型流感病毒有效，临床用于亚洲甲型流感病毒感染的预防和治疗。临床用于抗乙型肝炎病毒的药物有拉米夫定、阿德福韦、干扰素－α、利巴韦林、恩替卡韦等。此外，拉米夫定还可抑制HIV逆转录酶而发挥抗HIV作用。临床应用拉米夫定主要治疗乙型肝炎和AIDS。西多福韦为胞嘧啶核苷酸类似物，其被细胞内酶代谢为二磷酸型而竞争性抑制三磷酸脱氧胞苷，并可作为病毒DNA多聚酶的底物而抑制病毒DNA的合成。西多福韦用药间隔可很长，甚至单次用药即对单纯疱疹病毒、水痘等病毒感染有效。

27. 答案：ABDE

解析：阿昔洛韦主要用于治疗疱疹病毒感染，包括单纯疱疹病毒感染、水痘和带状疱疹病毒感染等。

28. 答案：CDE

解析：CDE三个抗病毒药物作用机制均为抑制流感病毒神经氨酸酶。

29. 答案：ABCDE

解析：题中所列药物都可用于抗人免疫缺陷病毒，如艾滋病病毒感染。

30. 答案：ABCDE

解析：目前临床常用的抗病毒药主要有：①广谱抗病毒药（利巴韦林、干扰素）。②抗流感病毒药（奥司他韦等）。③抗疱疹病毒药（阿昔洛韦、喷昔洛韦、更昔洛韦等）。④抗乙型肝炎病毒药（拉米夫定、阿德福韦、恩替卡韦等）。⑤抗HIV药（齐多夫定、拉米夫定、扎西他滨、奈韦拉平、沙奎那韦、利托那韦等）。

31. 答案：BCDE

解析：金刚乙胺抗病毒作用比金刚烷胺强4～10倍。两者仅对亚洲甲型流感病毒有效。

32. 答案：ABDE

解析：广谱抗病毒药常见肾损害、肾源性尿崩症、急性肾小管坏死、急性肾衰竭、尿毒症、泌尿道刺激症状、多尿、结晶尿、血肌酐及尿素氮升高、贫血、溶血性贫血、骨髓造血功能抑制、粒细胞计数减少、白细胞、血红蛋白及血小板计数减少；少见口渴、低血压、下肢水肿、鼻炎、呼吸困难、类流感样症状。

第十一章 抗寄生虫药

1. 答案：A

解析：氯喹适用于肠外阿米巴病，如肠外阿米巴肝、肺脓肿等，常用于对甲硝唑无效或有禁忌的患者。替硝唑对阿米巴痢疾和肠外阿米巴病的疗效与甲硝唑相当，但毒性略低。吡喹酮是治疗血吸虫病的首选药。乙酰胂胺为五价砷，毒性大，用于杀灭阴道滴虫。乙胺嗪主要是抗丝虫病药物。

2. 答案：E

解析：乙胺嘧啶为二氢叶酸还原酶抑制药，可阻止二氢叶酸转变为四氢叶酸，阻碍核酸合成，抑制疟原虫繁殖。

3. 答案：D

解析：伯氨喹对红细胞外期及各型疟原虫的配子体均有较强的杀灭作用，是有效阻止复发、中断传播的药物。

4. 答案：C

解析：甲氧苄啶和乙胺嘧啶作用机制相同，都是抑制二氢叶酸还原酶，影响细菌或疟原虫的叶酸代谢。

5. 答案：B

解析：氯喹对红细胞外期无效，不能用作病因性预防和良性疟的根治。

6. 答案：A

解析：伯氨喹对疟原虫红细胞内期无效，故不能控制疟疾症状的发作。

7. 答案：D

解析：伯氨喹作用于间日疟原虫的红细胞外期，与作用于红细胞内期的氯喹合用，可根治间日疟。

8. 答案：B

解析：洋地黄化后，应用氯喹可引起心脏房室传导阻滞。

9. 答案：B

解析：哌嗪与氯丙嗪合用，有可能引起抽搐，故应避免合用。

10. 答案：D

解析：哌嗪类驱虫药对有过敏史者、肝肾功能不全者、有神经系统疾病者禁用。

11. 答案：B

解析：绦虫病（猪、牛绦虫病）首选吡喹酮，次选阿苯达唑、甲苯咪唑。

12. 答案：E

解析：钩虫病应用三苯双脒作为首选药，次选阿苯达唑、甲苯咪唑。

13. 答案：B

解析：蛲虫病应用阿苯达唑、甲苯咪唑作为首选药，次选伊维菌素。

14. 答案：B

解析：吡喹酮对多种血吸虫具有杀灭作用，对幼虫也有作用。本品口服后在肠道迅速吸收，广泛分布于肝、肾、胰、肾上腺、骨髓等组织，血清中的药物主要与蛋白结合。药物在肝内可迅速代谢失活。吡喹酮抗血吸虫病的机制仍有争论。在低浓度下，吡喹酮使虫体肌肉产生兴奋、收缩和痉挛，直至痉挛性麻痹，最后随血流入肝，被肝网状内皮细胞吞噬灭活。药物浓度较高时，可使虫体外皮损伤，暴露外皮抗原，受宿主免疫系统的攻击。这些作用可能与吡喹酮引起钙离子内流有关。

15. 答案：C

解析：噻嘧啶是去极化神经肌肉阻断剂，也是胆碱酯酶抑制剂，能使虫体肌肉痉挛、麻痹，失去附着能力而随粪便排出体外。

16. 答案：C

解析：阿苯达唑抗虫作用与甲苯咪唑相似，也是一高效、广谱、低毒的抗虫药，对蛔虫、蛲虫、钩虫、鞭虫、绦虫和粪类圆线虫感染均有驱虫作用。

［17 ～ 19］

答案：17.A；18.D；19.E

解析：氯喹能杀灭红细胞内期的间日疟、三

日疟以及敏感的恶性疟原虫，迅速控制疟疾症状的发作，对恶性疟疾有根治作用，是控制疟疾症状的首选药物。长期大剂量使用乙胺嘧啶，可引起巨幼红细胞贫血、白细胞减少及消化道症状等。青蒿素通过产生自由基，破坏疟原虫的生物膜、蛋白质等最终导致虫体死亡。其具有高效、速效、低毒的特点，对红细胞内期疟原虫有强大的杀灭作用，对红细胞外期疟原虫无效。

［20～21］

答案：20.C；21.E

解析：葡萄糖-6-磷酸脱氢酶缺乏者服用伯氨喹可发生急性溶血性贫血。氯喹与肝素或青霉胺合用，可增加出血机会。

［22～24］

答案：22.A；23.C；24.D

解析：该题针对“抗疟药”知识点进行考核。氯喹适应证：①用于控制疟疾的急性发作、根治恶性疟，是临床治疗疟疾的首选药物。②治疗肠外阿米巴病，口服后肝中浓度非常高，可用于甲硝唑治疗无效或有禁忌的阿米巴肝炎或肝脓肿。③免疫抑制作用：大剂量可用于治疗类风湿关节炎、系统性红斑狼疮、肾病综合征等。疟疾病因性预防用乙胺嘧啶，可阻止疟疾复发和传播。

［25～27］

答案：25.A；26.E；27.D

解析：吡喹酮用于血吸虫病、华支睾吸虫病、肺吸虫病、姜片虫病、绦虫病及囊虫病。阿苯达唑用于治疗钩虫、蛔虫、鞭虫、蛲虫、旋毛虫等线虫病及囊虫和棘球蚴病。氯喹是控制疟疾症状的首选药。

［28～30］

答案：28.E；29.D；30.A

解析：用于血吸虫病、华支睾吸虫病、肺吸虫病、姜片虫病、绦虫病及囊虫病。甲苯咪唑用于蛲虫病、蛔虫病、钩虫病、鞭虫兵、粪类圆线虫病、绦虫病。哌嗪主要用于蛔虫和蛲虫感染。

31. 答案：BD

解析：根据疟原虫生活史和抗疟药的作用环节，可将抗疟药分为主要用于控制症状的药物如青蒿素及其衍生物，如氯喹、奎宁；主要用于阻止复发和传播的药物，如伯氨喹；主要用于病因性预防的药物，如乙胺嘧啶。

32. 答案：ABCD

解析：青蒿素口服吸收迅速完全，有首过效应，导致血药浓度较低；吸收后广泛分布于各组织中，也易透过血-脑屏障进入脑组织，故对脑型疟有效。青蒿素对红细胞内期裂殖体有强大而迅速的杀灭作用，对耐氯喹虫株感染有良好疗效。乙胺嘧啶是病因性预防首选药。

33. 答案：ABCD

解析：氯喹口服后吸收快而完全，红细胞内的药物浓度比血浆内浓度高10～20倍；口服后肝中浓度非常高，可用于甲硝脞治疗无效或有禁忌的阿米巴肝炎或肝脓肿。氯喹对红细胞外期无效，不能用作病因性预防和良性疟的根治；具有免疫抑制作用，大剂量可用于治疗类风湿关节炎、系统性红斑狼疮等。

34. 答案：ACE

解析：氯喹可用于控制疟疾的急性发作和根治恶性疟；可以治疗肠外阿米巴病；也具有免疫抑制作用。

35. 答案：ABCDE

解析：氯喹能杀灭红细胞内期的间日疟、三日疟以及敏感的恶性疟原虫，药效强大，能迅速控制疟疾症状的发作，对恶性疟有根治作用，是控制疟疾症状的首选药。一般患者服药1～2日内寒战、发热等症状消退，2～3日后血中疟原虫消失。由于药物在体内代谢和排泄缓慢、作用持久，故能推迟良性疟症状的复发。其对红细胞外期的疟原虫无效，不能用作病因性预防和良性疟的根治。其临床用于控制疟疾的急性发作和根治恶性疟，也可用于甲硝唑治疗无效或有禁忌的阿米巴肝炎或肝脓肿。其具有免疫抑制作用，大剂量可用于治疗类风湿关节炎、系统性红斑狼疮和肾病综合征等。

36. 答案：ABCDE

解析：阿苯达唑抗虫作用与甲苯咪唑相似，也是高效、广谱、低毒的抗虫药，对蛔虫、蛲虫、钩虫、鞭虫、绦虫和粪类圆线虫感染均有作用。

37. 答案：ABCDE

解析：吡喹酮用于血吸虫病、华支睾吸虫病、肺吸虫病、姜片虫病、绦虫病及囊虫病。

38. 答案：BCDE

解析：氯硝柳胺是一种杀鳗剂，临床上用以

驱除牛肉绦虫、猪肉绦虫和短膜壳绦虫。其他选项药物均可抗蛔虫。

39. 答案：CDE

解析：哌嗪主要对蛔虫和蛲虫有较强的杀灭作用。氯硝柳胺是一种杀鳗剂，临床上用以驱除牛肉绦虫、猪肉绦虫和短膜壳绦虫。阿苯达唑、甲苯咪唑、噻嘧啶均可用于抗钩虫感染。

第十二章　抗肿瘤药

1. 答案：E

解析：紫杉醇是从红豆杉植物紫杉的树干和树皮中提取开发得到的天然抗肿瘤药。其作用机制独特，处于聚合状态的微管蛋白是其作用靶点，可妨碍纺锤体的形成，阻止细胞的正常分裂，使细胞停止于 G_2/M 期。

2. 答案：D

解析：与长春碱比较，长春新碱骨髓抑制轻，但神经毒性比长春碱严重，为限制其用量的主要因素。

3. 答案：E

解析：本题考查抗肿瘤药物的作用机制。放线菌素 D 主要作用于 G_1 期；阿霉素对 S 期细胞作用较强；拓扑特肯主要作用于 S 期；依托泊苷主要作用于 S 期和 G_2 期；而主要作用于 M 期，抑制细胞有丝分裂的药物是长春碱。

4. 答案：C

解析：紫杉醇与细胞中微管蛋白结合，促使细胞中微管装配，抑制微管解聚，从而形成稳定但无功能的微管，阻断细胞的有丝分裂。

5. 答案：E

解析：L– 门冬酰胺酶通过抑制蛋白质合成产生抗肿瘤作用。L– 门冬酰胺是机体合成蛋白质不可缺少的氨基酸，某些肿瘤细胞不能自行合成，需从细胞外摄取。L– 门冬酰胺酶可将血清中的门冬酰胺水解而使肿瘤细胞缺乏门冬酰胺供应，使生长受到抑制。

6. 答案：E

解析：该题针对“抑制蛋白质合成与功能的药物（干扰有丝分裂药）”知识点进行考核。长春新碱主要作用于细胞周期的 M 期，同样作用于本期的还有长春碱、紫杉醇等。

7. 答案：E

解析：该题针对“拓扑异构酶抑制剂”知识点进行考核。羟喜树碱一般使用 0.9% 氯化钠注射液溶解和稀释。

8. 答案：B

解析：应用伊立替康治疗期间，每周应查全血细胞计数，还要监测肝功能，观察患者是否腹泻，对有急性、严重的胆碱能综合征患者，下次使用本品时应预防性使用阿托品。

9. 答案：D

解析：伊立替康的禁忌证：对本品过敏者、慢性肠炎或肠梗阻者、胆红素超过正常值上限 1.5 倍者、严重骨髓功能衰竭者、WHO 行为状态评分 > 2 分者、妊娠及哺乳期妇女。

10. 答案：D

解析：环磷酰胺在体外没有抗癌作用，需在体内代谢转化为磷酰胺氮芥才有抗癌活性。

11. 答案：D

解析：环磷酰胺原形无活性，吸收的药物进入肝脏，经肝 P450 酶作用，使其结构发生变化，成为中间产物醛磷酰胺，进而在肿瘤细胞分解出磷酰胺氮芥，从而破坏 DNA 的结构和功能。本品为周期非特异性药物，抑瘤作用明显而毒性较低，化疗指数比其他烷化剂高；对淋巴细胞有明显的抑制作用，也用作免疫抑制剂。

12. 答案：D

解析：环磷酰胺为周期非特异性药物，抑瘤作用明显而毒性较低，化疗指数比其他烷化剂高，有致癌、致畸和致突变作用。

13. 答案：B

解析：考查重点是抗肿瘤药物的临床应用。环磷酰胺对恶性淋巴瘤疗效最好。

14. 答案：B

解析：丝裂霉素主要用于治疗各种实体瘤，如胃癌、乳腺癌、胰腺癌、肺癌、肝癌等，对精原细胞癌和癌性腹膜炎也有一定疗效。

15. 答案：C

解析：肺毒性是博来霉素最严重的毒性，可引起肺纤维化，但少见；常引起间质性肺炎。

16. 答案：E

解析：抗肿瘤抗生素为细胞增殖周期非特异性抑制剂药物，对增殖和非增殖细胞均有杀伤作用。这类药物多有一定毒性，有些是特异性毒性，例如多柔比星的心脏毒性，因此在应用时应常规检查血象，心、肺及肝肾功能。

17. 答案：E

解析：甲氨蝶呤与二氢叶酸还原酶有高亲和力，可竞争性地与二氢叶酸还原酶结合，阻止二氢叶酸还原成四氢叶酸，而影响DNA的合成，抑制肿瘤细胞的增殖。

18. 答案：D

解析：抗肿瘤药物作用主要针对细胞分裂，使用过程中会影响到正常组织细胞，在杀伤恶性肿瘤细胞的同时，对某些正常的组织也有一定程度的损害。主要表现为骨髓毒性，出现白细胞减少、对感染的抵抗力降低。

19. 答案：B

解析：氟胞嘧啶主要用于真菌的治疗，不属于抗肿瘤药物。

20. 答案：A

解析：甲氨蝶呤能抑制二氢叶酸还原酶，阻止二氢叶酸还原成四氢叶酸，中断DNA和RNA的合成，发挥抗肿瘤作用。

21. 答案：B

解析：高度致吐级别是指呕吐发生频率大于90%，即有90%的患者用药后会发生呕吐。高度致吐级别的化疗药有顺铂、达卡巴肼、卡莫司汀、环磷酰胺（≥1500mg/m^2）、氮芥，以及一些联合的化疗方案，如AC、CHOP、R-CHOP、ICE。

22. 答案：A

解析：他莫昔芬用于治疗雌激素受体阳性的晚期乳腺癌，是停经后晚期乳腺癌的首选药物。

23. 答案：C

解析：该题针对“调节体内激素平衡的药物”知识点进行考核。芳香氨酶抑制剂主要包括来曲唑和阿那曲唑。芳香氨酶抑制剂通过抑制芳香化酶的活性，阻断卵巢以外的组织雄烯二酮及睾酮经芳香化作用转化成雌激素，达到抑制乳癌细胞生长，治疗肿瘤的目的。由于其不能抑制卵巢功能，故不能用于绝经前乳腺癌患者。

24. 答案：B

解析：他莫昔芬与多柔比星、长春新碱、甲氨蝶呤、环磷酰胺、氟尿嘧啶等抗肿瘤药合用，可增强其活性和疗效，但应注意合用剂量。抑酸剂西咪替丁、法莫替丁、雷尼替丁等可改变胃内的pH，导致他莫昔芬肠衣片提前崩解，对胃产生刺激作用。

25. 答案：D

解析：小细胞肺癌与激素水平无关。

26. 答案：E

解析：多数酪氨酸激酶抑制剂通过肝药酶CYP3A4代谢。

27. 答案：C

解析：吉非替尼与细胞毒性药如铂类、紫杉类有协同作用，与传统化疗药无交叉耐药，可用于治疗经铂类或多西他赛治疗失败的晚期非小细胞肺癌患者。

28. 答案：B

解析：单克隆抗体抗肿瘤药（简称单抗药）在癌症治疗方面最突出的优点是选择性“杀灭”，就是只对癌细胞起作用而对正常体细胞几乎没有伤害，从而有效地抑制癌细胞的增长和扩散，并大幅度降低其毒副作用。曲妥珠单抗、利妥昔单抗、西妥昔单抗主要通过上述机制发挥作用。贝伐单抗作用机制较为特殊，作用于血管内皮生长因子（VEGF），阻碍VEGF与其受体在内皮细胞表面相互作用，从而阻止内皮细胞增殖和新血管生成。单抗药为大分子蛋白质，静脉滴注蛋白可致患者发生过敏样反应或其他超敏反应。建议单抗药在用前尽可能先做基因筛查。

29. 答案：A

解析：单克隆抗体抗肿瘤药包括：曲妥珠单抗、利妥昔单抗、西妥昔单抗和贝伐单抗。

30. 答案：B

解析：利妥昔单抗适用于复发或耐药的滤泡性中央型淋巴瘤，未经治疗的CD_{20}阳性Ⅲ～Ⅳ期滤泡性非霍奇金淋巴瘤，应给予标准CVP（环磷酰胺、长春新碱和泼尼松）8个周期联合治疗。CD_{20}阳性弥漫性大B细胞性非霍奇金淋巴瘤应给予标准CHOP（环磷酰胺、多柔比星、长春新碱、泼尼松）8个周期联合治疗。

31. 答案：C

解析：右雷佐生宜静脉滴注，剂量应为柔红霉素、多柔比星剂量的10倍，于给药至少30分钟后再应用柔红霉素、多柔比星等抗肿瘤药。

32. 答案：A

解析：酪氨酸激酶抑制剂典型不良反应——

皮肤毒性。

33. 答案：B

解析：紫杉醇抗肿瘤的作用机制是干扰微管蛋白的合成。

34. 答案：C

解析：蒽醌类抗肿瘤抗生素的毒性主要是骨髓抑制和心脏毒性。

［35 ～ 37］

答案：35.C；36.B；37.D

解析：放线菌素 D 可嵌入到双链螺旋 DNA 中的鸟嘌呤和胞嘧啶碱基对之间，形成稳定的复合物，阻断了 RNA 多聚酶对 DNA 的转录。此外，本品也可引起单链 DNA 断裂，这可能是通过游离基中介或通过影响Ⅱ型 DNA 拓扑异构酶 (Topo Ⅱ) 的作用。本品为细胞周期非特异性药物，主要作用于 G_1 期。紫杉醇与细胞中微管蛋白结合，促使细胞中微管装配，抑制微管解聚，从而形成稳定但无功能的微管，阻断细胞的有丝分裂，使之停止于 G_2 晚期和 M 期而发挥抗肿瘤作用；长期使用可出现耐药性。氟尿嘧啶在体内经活化生成 5- 氟尿嘧啶脱氧核苷酸后，可抑制胸苷酸合成酶，使脱氧胸苷酸缺乏，DNA 复制障碍。本品也可代谢成为 5- 氟尿嘧啶核苷，作为伪代谢物形式掺入到 RNA 中，影响 RNA 功能和蛋白质合成。氟尿嘧啶主要作用于 S 期，但对其他期的细胞亦有作用。

［38 ～ 41］

答案：38.D；39.B；40.A；41.E

解析：阿糖胞苷为 S 期细胞周期特异性药物，在体内经酶转化为三磷酸核苷酸后，对 DNA 多聚酶有强大的抑制作用，从而抑制细胞的 DNA 复制，最终导致细胞死亡。长春碱类药物通过与微管蛋白结合，阻止微管装配并阻碍纺锤体形成，使细胞分裂停止于 M 期，因此是 M 期特异性药物。大剂量长春新碱亦可杀伤 S 期细胞。顺铂属于金属配合物类抗肿瘤药物。环磷酰胺不良反应有骨髓抑制、胃肠道反应、出血性膀胱炎及脱发等。

［42 ～ 44］

答案：42.B；43.D；44.C

解析：该题针对“干扰转录过程和阻止 RNA 合成的药物（作用于核酸转录药物）”知识点进行考核。直接影响 DNA 结构和功能的药物可以分为：①破坏 DNA 的烷化剂。②破坏 DNA 的铂类化合物。③破坏 DNA 的抗生素类药物。④拓扑异构酶抑制剂。抑制蛋白质合成与功能的药物（干扰有丝分裂药），主要作用于有丝分裂 M 期，干扰微管蛋白合成的药物包括三大类，即长春碱类、紫杉烷类和高三尖杉酯碱。柔红霉素（DNR）、多柔比星（ADM）、表柔比星（EPI）、吡柔比星（THP）等都是临床上有效的蒽环类化合物。这些抗生素大多是直接作用于 DNA 或嵌入 DNA，干扰 DNA 的模板功能，从而干扰转录过程，阻止 mRNA 的形成。此题考查抗肿瘤药物的作用机制，注意记忆。

［45 ～ 48］

答案：45.A；46.C；47.B；48.D

解析：破坏 DNA 的烷化剂主要有环磷酰胺、噻替哌等。破坏 DNA 的抗生素主要有丝裂霉素、博来霉素等。破坏 DNA 的铂类化合物主要有顺铂、卡铂、奥沙利铂等。拓扑异构酶抑制剂主要有羟喜树碱、伊立替康、依托泊苷等。

［49 ～ 50］

答案：49.A；50.B

解析：考查了抗肿瘤药的不良反应：顺铂属于高致吐风险的抗肿瘤药物；吉非替尼的典型不良反应为皮肤毒性。

［51 ～ 53］

答案：51.D；52.D；53.E

解析：依托泊苷禁用于：骨髓功能抑制者、白细胞计数和血小板明显低下者、心肝肾功能严重障碍者、妊娠期妇女；本品含苯甲醇，禁用于儿童。博来霉素的毒性作用主要为肺毒性。铂类化合物可与 DNA 结合，破坏其结构与功能，使肿瘤细胞 DNA 复制停止，阻碍细胞分裂，为细胞增殖周期非特异性抑制剂。常见消化道反应（恶心、呕吐、腹泻）、肾毒性、耳毒性、神经毒性、低镁血症等，也可出现骨髓功能抑制、过敏反应。神经毒性不是“典型”的不良反应。

54. 答案：ABCE

解析：长春新碱能影响微管蛋白的合成功能，阻断细胞有丝分裂。

55. 答案：BCDE

解析：常用药物有长春新碱、长春碱、紫杉

醇、多西他赛、高三尖杉酯碱、门冬酰胺酶。

56. 答案：CDE

解析：常用药物有长春新碱、长春碱、紫杉醇、多西他赛、高三尖杉酯碱、门冬酰胺酶。

57. 答案：ABCDE

解析：此题选项均是抗肿瘤药物的作用机制。

58. 答案：ABCDE

解析：环磷酰胺用于恶性淋巴瘤、急性或慢性淋巴细胞白血病、多发性骨髓瘤、乳腺癌、睾丸肿瘤、卵巢癌、肺癌、头颈部鳞癌、鼻咽癌、神经母细胞瘤、横纹肌肉瘤及骨肉瘤。

59. 答案：ABCDE

解析：烷化剂的典型不良反应：骨髓功能抑制表现为白细胞计数、血小板、红细胞计数和血红蛋白下降。除长春新碱和博来霉素外几乎所有的细胞毒药均可导致骨髓抑制。口腔黏膜反应常见症状有咽炎、口腔溃疡、口腔黏膜炎。抗肿瘤药所引起的脱发几乎在1～2周后发生。化疗可诱发高尿酸血症，且与急性肾衰竭有关。大多数细胞毒类药都有致畸性，对妊娠及哺乳期妇女禁用。出血性膀胱炎是泌尿系统毒性的表现，使用异环磷酰胺及大剂量环磷酰胺时会出现，这是由于代谢物丙烯醛所致。

60. 答案：ABCDE

解析：丝裂霉素主要用于治疗各种实体瘤，如胃癌、乳腺癌、胰腺癌、肺癌、肝癌等；对精原细胞癌和癌性腹膜炎也有一定疗效；常与氟尿嘧啶、阿霉素、顺铂等联合应用。

61. 答案：ABE

解析：长春碱与顺铂和博来霉素合用是治疗睾丸癌的首选，也用于急性白血病、霍奇金病、绒毛膜上皮癌、恶性淋巴瘤等。

62. 答案：ABCD

解析：多柔比星为抗肿瘤抗生素，是细胞周期非特异性药物，能与DNA碱基对结合而抑制DNA和RNA的合成。骨髓抑制、脱发、口炎等发生率较高，剂量过大可引起中毒性心肌炎。

63. 答案：BCDE

解析：考查重点是抗肿瘤药物的作用机制。BCDE都是干扰肿瘤细胞RNA转录的药物。

64. 答案：BCE

解析：噻替哌不属于影响核酸合成的药物，属于烷化剂类抗恶性肿瘤药。紫杉醇属于影响蛋白质合成的抗肿瘤药物。

65. 答案：ABCDE

解析：氟尿嘧啶用于消化道肿瘤、绒毛膜上皮癌、乳腺癌、卵巢癌、肺癌、宫颈癌、膀胱癌及皮肤癌。

66. 答案：BDE

解析：甲氨蝶呤与二氢叶酸还原酶有极高的亲和力和抑制力，可抑制二氢叶酸还原，使嘌呤核苷酸和胸腺嘧啶核苷酸的合成停止，因此导致核酸合成障碍。本药主要干扰DNA复制，高浓度下也干扰RNA转录。本品抗瘤谱狭窄，主要作用于细胞周期S期，属于周期特异性药物。

67. 答案：ABD

解析：C和E是干扰有丝分裂药，是抑制蛋白质合成与功能的药物。

68. 答案：ABCDE

解析：考查重点是抗肿瘤药物的临床应用。甲氨蝶呤、肾上腺皮质激素、柔红霉素、长春新碱和环磷酰胺等均可用于治疗急性淋巴细胞白血病。

69. 答案：AB

解析：昂丹司琼与地塞米松、甲氧氯普胺合用，可增强止吐效果。

70. 答案：ABCE

解析：高选择性的5-HT_3受体阻断剂渐成为目前临床上化疗止吐的主要用药。已经上市的5-HT_3受体阻断剂主要有昂丹司琼、格雷司琼、托烷司琼等。

71. 答案：ABCDE

解析：治疗乳腺癌的药物比较多，雌激素、雄激素、雌激素拮抗剂等都可以用于乳腺癌治疗。

72. 答案：ABCDE

解析：单抗药综合征：①过敏反应。②利妥昔单抗可致细胞因子释放综合征。③肿瘤溶解综合征。④应用西妥昔单抗患者如发生严重的皮肤反应必须中断治疗。⑤在使用曲妥珠单抗治疗的患者中应密切观察有无心脏功能减退的症状和体征。

73. 答案：ABCDE

解析：西妥昔单抗与伊立替康联用治疗表达表皮生长因子受体，经伊立替康治疗失败的转移性结直肠癌。使用时应注意：①如出现轻、中度超敏反应，应减慢本品的滴注速率，一旦发生严重超敏反应，应立即永久停用，并进行紧急处理。②给药时发生呼吸困难可能与本品相关。老年患者、体能状况低下或伴有肺部疾病的患者可能存在更高的与呼吸困难相关的风险。③发生严重（3级）皮肤反应，须中断治疗。④体能状况低下或伴有心肺疾病的患者慎用。⑤注意监测血清中镁的水平，需要时应补充镁。⑥用药过程中及用药结束后1小时内，需密切监测患者的状况，并须配备复苏设备。⑦首次滴注本品之前，患者须接受抗组胺药物治疗。建议在每次使用本品前都进行这种治疗。⑧伊立替康须在本品滴注结束1小时后开始使用。

74. 答案：ABE

解析：氟他胺的不良反应有：雄激素作用减少性乳房女性化、乳房触痛、溢乳、性欲减退，精子计数减少。

第十三章 糖类、盐类、酸碱平衡调节药与营养药

1. 答案：B

解析：维生素B_2在肾功能正常下几乎不产生毒性，但大量服用时可使尿液呈黄色。

2. 答案：B

解析：雌激素与维生素D和钙剂并用，可减少尼尔雌醇的用量，而疗效相同。故雌激素是可以促进小肠对维生素D吸收的。

3. 答案：A

解析：维生素A临床用于防治维生素A缺乏症，如角膜软化、眼干燥症、夜盲症、皮肤角质粗糙等。

4. 答案：D

解析：维生素C可促进去铁胺对铁的螯合，使铁的排出加速，故可用于慢性铁中毒的治疗。

5. 答案：B

解析：体内缺乏维生素B_2时，人体的生物氧化过程受到影响，正常的代谢发生障碍，即可出现典型的维生素B_2缺乏症状。首先出现咽喉炎和口角炎，然后为舌炎、唇炎（红色剥脱唇）、面部脂溢性皮炎、躯干和四肢出现皮炎，随后有贫血和神经系统症状。有些患者有明显的角膜血管增生和白内障形成、阴囊炎、阴道炎等。但舌炎、皮炎并非是维生素B_2缺乏所特有的症状，其他维生素缺乏也有此体征。核黄素缺乏症很少单独出现，常伴有其他维生素的缺乏。

6. 答案：A

解析：维生素C用于防治坏血病，以及创伤愈合期、急慢性传染病、紫癜及过敏性疾病的辅助治疗；特发性高铁血红蛋白血症的治疗；慢性铁中毒的治疗；克山病患者发生心源性休克时，可用大剂量本品治疗；某些病对维生素C需要量增加，如接受慢性血液透析的患者、发热、创伤、感染、手术后的患者及严格控制饮食、营养不良者。

7. 答案：B

解析：当维生素B_1缺乏时，按其程度依次可出现下列反应：神经系统反应（干性脚气病）、心血管系统反应（湿性脚气病）、韦尼克脑病及多发神经炎性精神病。

8. 答案：B

解析：维生素A是人体视网膜的杆状细胞感光物质——视紫质的生物合成前体，如体内缺乏，会因视网膜内视紫质的不足而患夜盲症。

9. 答案：E

解析：①维生素B_1与抗酸药碳酸氢钠、枸橼酸钠等合用，可使维生素发生变质和破坏；与依地酸钙合用，可防止维生素的降解（螯合作用）。②服用维生素B_2时，应用吩噻嗪类抗精神病药、三环类抗抑郁药、丙磺舒等，可使人体对维生素B_2的需求量增加。③维生素B_2与甲状腺素、促胃肠动力药甲氧氯普胺合用，可减少维生素的吸收。④乙硫异烟胺、异烟肼等药可拮抗维生素B_6或增加维生素B_6经肾排泄，可引起贫血或周围神经炎。⑤维生素B_6与非甾体抗炎药合用，可增强后者的镇痛作用。⑥小剂量维生素B_6（5mg/d）与左旋多巴合用，可降低后者抗震颤麻痹综合征的疗效；但制剂中若含有脱羧酶抑制剂如卡比多巴时，则对左旋多巴无影响。⑦服用雌激素时应增加维生素B_6的用量，因雌激素可使维生素B_6在体内的活性降低。⑧维生素B_6与抗精神病药氟哌啶醇或促胃肠动力药多潘立酮合用，可消除后两者所致的胃肠道不良反应，并预防多潘立酮所致的泌乳反应。⑨大剂量维生素C可干扰抗凝血药的抗凝效果，缩短凝血酶原时间。维生素C与糖皮质激素合用，可使后者的代谢降低，作用增强。⑩维生素C与去铁胺合用，可促进后者与铁的络合，从而使尿铁排出增加。维生素C与铁络合，可形成易于吸收的二价铁盐，提高铁的吸收率，约增加145%。

10. 答案：A

解析：维生素E能促进生殖力，促进性激素分泌，使男性精子活力和数量增加、女性雌激

素浓度增高，提高生育能力，预防流产。维生素E缺乏时会出现睾丸萎缩和上皮细胞变性，孕育异常。

11. 答案：D

解析：常用的脂溶性维生素有维生素A、D、E和K等。常用的水溶性维生素包括维生素B_1、B_2、B_4、B_6、B_{12}、烟酸、烟酰胺、维生素C、叶酸、泛酸等。

12. 答案：A

解析：葡萄糖为人体主要热能来源，每1g葡萄糖可产生4kcal（16.7kJ）热能。临床用于补充热量，治疗低镁血症，以及全静脉营养、饥饿性酮症，补充因进食不足或大量体液丢失所致的腹泻、剧烈呕吐、脱水。

13. 答案：B

解析：大量应用碳酸氢钠可引起碱中毒、心律失常、肌肉痉挛性疼痛、低血钾、疲乏、头痛；肾功能不全者或用药过量可引起水肿、精神症状、肌肉疼痛、口腔异味、抽搐、呼吸缓慢等，主要由代谢性碱中毒所致。

14. 答案：D

解析：碳酸氢钠用于代谢性酸中毒，碱化尿液以预防尿酸性肾结石；减少磺胺药的肾毒性，以及急性溶血时防止血红蛋白沉积在肾小管；治疗胃酸过多引起的症状；静脉滴注对巴比妥类、水杨酸类及甲醇等药物中毒有非特异性的治疗作用。

15. 答案：D

解析：血钾＞5.5mmol/L称为高钾血症；＞7.0mmol/L则为严重高钾血症。

16. 答案：E

解析：血钾＞5.5mmol/L称为高钾血症；＞7.0mmol/L则为严重高钾血症。

17. 答案：B

解析：低钠血症是指血钠＜135mmol/L，仅反映钠在血浆中浓度降低，并不一定表示体内总钠量的丢失，总体钠可以正常甚或稍有增加。

18. 答案：D

解析：钠可以调节体液的渗透压、电解质平衡和酸碱平衡，并通过钠－钾泵，将钾离子、葡萄糖和氨基酸输入细胞内部，以便有效地合成蛋白质。同时，钠还有维持血压的功能。钠调节细胞外液容量，构成细胞外液渗透压。细胞外液钠浓度的持续变化对血压有很大影响，如果膳食中钠过多，钾过少，钠钾比值偏高，血压就会升高。

19. 答案：B

解析：急性出血坏死性胰腺炎、脂肪坏死可使大量钙沉淀形成钙皂，而引起低钙血症。

20. 答案：C

解析：氨基酸能否充分利用于蛋白质合成，取决于合理的热卡/氮比值。在补充氨基酸时，不仅可以减少体内蛋白质的分解，且能促进蛋白质的合成。为达到正常的氮平衡，应使热卡/氮比值达到120～200kcal/g，或按每克氨基酸加入5～6g非蛋白质热源的比例输入（葡萄糖、脂肪），借以提高氨基酸的利用率。

21. 答案：B

解析：复方氨基酸注射液的渗透压过高、刺激性大，速度过快可引起恶心、呕吐、面部潮红、发热、头痛、心悸、寒战、喘息，也可致血栓性静脉炎，对老年患者尤甚，可考虑同步静脉滴注5%葡萄糖注射液，降低渗透压以减少对血管的刺激性。

22. 答案：A

解析：二磷酸果糖偶见尿潜血、血红蛋白、血红蛋白尿、高钠血症、低钾血症；大剂量和快速静脉滴注时可出现乳酸中毒。

23. 答案：E

解析：氯化铵、氯化钠、盐酸精氨酸是调节碱平衡药；调节酸平衡药有碳酸氢钠、乳酸钠、复方乳酸钠山梨醇等。

24. 答案：C

解析：氨基酸的主要作用有：合成蛋白质，氮平衡作用，转变为糖或脂肪，参与酶、激素及部分维生素的组成。

25. 答案：C

解析：本题考查钙剂的不良反应。服用钙剂常见嗳气、便秘、腹部不适等；偶见高钙血症、碱中毒；大剂量服用或用药过量可出现高钙血症，表现为畏食、恶心、呕吐、便秘、腹痛、肌无力、心律失常。

26. 答案：B

解析：钾为细胞内主要阳离子，心肌和神经肌肉都需要相应的钾离子维持正常的应激性。通常血清钾过高，心脏抑制；血清钾过低，则心脏兴奋。

27. 答案：D

解析：长期应用胰岛素，可引起镁向细胞内转移而导致低镁血症；抗菌药物可增加镁的排泄；免疫抑制剂环孢素、质子泵抑制剂可使肾排镁量增加，引起低镁血症。

28. 答案：B

解析：如低血钾伴低血镁时，只单纯补钾难以纠正低血钾。

29. 答案：A

解析：葡萄糖可诱发或加重洋地黄中毒，在应用地高辛和其他强心苷期间，输入葡萄糖时应注意同时补钾。

30. 答案：A

解析：氯化钠静脉滴注过多或滴注过快，可致水钠潴留，引起水肿、血压升高。

31. 答案：A

解析：氯化钠禁用于妊娠高血压者；氯化钾禁用于高钾血症、急性肾功能不全者；氯化钙在应用强心苷或停用7日内禁用。

32. 答案：C

解析：氯化铵注意事项：为减少胃肠刺激，可餐后服用；有消化道溃疡者慎用；大剂量服用可致恶心呕吐、口渴、胃痛等症状；滴注速度过快可致惊厥或呼吸停止。

33. 答案：B

解析：氯化铵可增加血氨浓度，诱发肝昏迷，肝肾功能不全者禁用。

34. 答案：B

解析：碳酸氢钠的注意事项：少尿、无尿者、尿潴留并有水肿时、原发性高血压者、妊娠期妇女慎用；长期大量应用可致代谢性碱中毒。

35. 答案：C

解析：肌酐清除率低于50%者，需要监测血磷水平。二磷酸果糖宜单独应用，请勿添加其他药品，尤其禁忌溶于碱性溶液或钙盐溶液中；不可肌注或静脉注射，控制滴注速度，如发生过敏应立即停药。

36. 答案：C

解析：二磷酸果糖为葡萄糖酵解的中间产物，可促进细胞对循环中钾的摄取，促进钾内流，减少氧自由基的产生，保持红细胞的韧性，改善心肌缺血。

37. 答案：A

解析：葡萄糖是维持和调节腹膜透析渗透压的主要物质。

38. 答案：A

解析：维生素A用于防治维生素A缺乏症，如角膜软化、眼干燥症、夜盲症、皮肤角质粗糙等。维生素D用于预防和治疗维生素D缺乏性佝偻病、甲状旁腺功能不全引起的低钙血症。维生素B_1用于脚气病和韦尼克脑病的治疗。维生素C用于防治坏血病、创伤愈合期、急慢性传染病、紫癜等的辅助治疗，以及特发性高铁血红蛋白血症、慢性铁中毒的治疗。

39. 答案：D

解析：水溶性维生素吸收主要在小肠，食物经过小肠的时间比较短，饭后服用由于食物的作用能够增加维生素在小肠的停留时间，有利于维生素的吸收。脂溶性维生素建议在餐前服用，因为脂溶性维生素主要被肝脏吸收，吃饭后肠道内的胆汁会被稀释，就会影响肝胆对脂类的有效吸收，所以最好是饭前服用。

40. 答案：D

解析：本题考查的是物质代谢。叶酸是蝶啶、对氨基苯甲酸及谷氨酸残基组成的水溶性维生素B族。自肠道吸收后进入肝脏，在叶酸还原酶、二氢叶酸还原酶的作用下，还原成具有活性的四氢叶酸。四氢叶酸是体内转移“一碳单位”的载体。“一碳单位”可以连接在四氢叶酸5位或10位碳原子上，参与嘌呤、嘧啶、核苷酸的合成与转化，并与维生素B_{12}共同促进红细胞的成熟与增殖。尿嘧啶核苷酸转化为胸腺嘧啶核苷酸时所需要的甲基即来自携有“一碳单位”的四氢叶酸所提供的甲烯基。因此，叶酸缺乏可致“一碳单位”转移障碍，胸腺嘧啶核苷酸合成困难，DNA合成受到影响，从而使红细胞分裂速度减慢，仅停留在G_1期，而S期及G_2期相对延长。

41. 答案：C

解析：维生素是一类维持人体正常代谢和健康的七大营养素（糖、盐、脂肪、蛋白质、维生素、纤维素和水）之一，通常以酶或辅酶形式直接参与体内的新陈代谢。

42. 答案：E

解析：维生素D缺乏则使成骨作用受阻，婴

儿和儿童可导致佝偻病。

43. 答案：E

解析：长期大量服用维生素 E，可引起视物模糊、乳腺肿大等；超大量服用可致较严重的血栓性静脉炎或肺栓塞。

44. 答案：B

解析：水溶性维生素 B_1 与抗酸药合用可使维生素发生变质和破坏；噻嗪类、三环类、丙磺舒等可使人对维生素 B_2 的需求量增加。

45. 答案：C

解析：长期大量（400 ～ 800mg/d）服用维生素 E 会出现视物模糊、乳腺肿大、类流感样综合征、胃痉挛、疲乏、软弱。长期超量（＞800mg/d）服用，对维生素缺乏者可引起出血倾向，改变内分泌代谢（甲状腺、垂体和肾上腺），影响性功能，并有出现血栓的危险。

46. 答案：C

解析：维生素 A 对视网膜的功能起重要作用；视黄醇缺乏会导致夜盲症。

47. 答案：A

解析：维生素 A 对视网膜有重要作用，对视觉起作用的是视黄醛；维生素 A 缺乏可引发夜盲症。

48. 答案：B

解析：维生素 D_3 用于预防和治疗维生素 D 缺乏及维生素 D 缺乏性佝偻病、因吸收不良或慢性肝脏疾病所致的维生素 D 缺乏、甲状旁腺功能不全引起的低钙血症。

49. 答案：B

解析：氨基酸为蛋白质的基本组成单位，其中有 8 种为必需氨基酸（甲硫氨酸、缬氨酸、赖氨酸、异亮氨酸、苯丙氨酸、亮氨酸、色氨酸、苏氨酸），人体不能自己合成或合成量不足，必须由体外补充。

50. 答案：A

解析：精氨酸用于肝性脑病（肝昏迷），适用于忌钠的患者，也适用于血氨升高所致的精神症状的治疗。

51. 答案：E

解析：复方氨基酸注射液（9AA）用于急、慢性肾功能不全患者的肠外营养支持及严重肾衰竭者。

52. 答案：C

解析：复方氨基酸注射液（3AA）用于预防和治疗各种原因引起的肝病，如肝性脑病等。

53. 答案：C

解析：精氨酸与谷氨酸合用治疗脑病作用增强，在应用螺内酯后应用精氨酸可出现严重且可致命的高钾血症。

54. 答案：E

解析：氨基酸为蛋白质的基本组成单位。

55. 答案：A

解析：双香豆素类抗凝血药华法林为维生素 K_1 的拮抗剂，在体内与维生素 K_1 竞争，干扰肝脏合成维生素 K_1 依赖的凝血因子，对抗凝血过程。华法林过量易导致出血，如出现凝血过度、国际标准化比值超标时，应减量或停服，给予维生素 K_1 口服或缓慢静脉注射。

56. 答案：A

解析：大剂量使用维生素 B_1 时，测定尿酸浓度可呈假性增高，尿胆原可呈假阳性。

57. 答案：E

解析：①静脉补钾的浓度一般不宜超过 40mmol/L（0.3%），滴速不宜超过 750mg/h（10mmol/h），否则可引起局部剧烈疼痛，且有导致心脏停搏的危险。②在应用高浓度钾治疗体内缺钾引起的尖端扭转型室性心律失常时，应在心电图监护下给药。

［58 ～ 62］

答案：58.D；59.C；60.E；61.B；62.A

解析：此题考查维生素类药物的不良反应，注意记忆。①长期大量服用维生素 A 会出现疲劳、软弱、全身不适、毛发干枯或脱落、皮肤干燥瘙痒、食欲减退、贫血、眼球突出等中毒现象。②长期大量服用维生素 E 会出现视力模糊、乳腺增大、腹泻、头晕、类流感样症状等。③长期大量服用维生素 C 会出现腹泻、皮肤红而发亮、头痛、尿频、恶心、呕吐等。④长期大量服用维生素 D 会出现低热、烦躁哭闹、惊厥、厌食、体重减轻、骨硬化症。⑤长期大量服用维生素 B_6 会出现严重神经感觉异常，进行性步态不稳甚至足麻木，手不灵活。

［63 ～ 67］

答案：63.B；64.D；65.C；66.E；67.A

解析：维生素D_3用于预防和治疗维生素D缺乏及维生素D缺乏性佝偻病、因吸收不良或慢性肝脏疾病所致的维生素D缺乏、甲状旁腺功能不全引起的低钙血症。维生素E用于吸收不良新生儿、早产儿、低出生体重儿；用于进行性肌营养不良以及心、脑血管疾病；用于习惯性流产及不孕症的辅助治疗。维生素A临床用于防治维生素A缺乏症，如角膜软化、眼干燥症、夜盲症、皮肤角质粗糙等。维生素B_2用于防治维生素B_2缺乏症，如口角炎、唇干裂、舌炎、阴囊炎、结膜炎、脂溢性皮炎等。维生素C用于防治坏血病、创伤愈合期、急慢性传染病、紫癜及过敏性疾病的辅助治疗；特发性高铁血红蛋白血症的治疗；慢性铁中毒的治疗；克山病患者发生心源性休克时，可用大剂量本品治疗；某些病对维生素需要量增加，如接受慢性血液透析的患者、发热、创伤、感染、手术后的患者及严格控制饮食、营养不良者。

[68～72]

答案：68.E；69.A；70.C；71.B；72.D

解析：烟酸缺乏时与烟酰胺缺乏时的症状相同，可影响细胞的正常呼吸和代谢而发生糙皮病。糙皮病的特点是具有以皮肤、胃肠道和中枢神经系统为主的体征和症状。维生素A是人体视网膜的杆状细胞感光物质——视紫质的生物合成前体，如体内缺乏，会因视网膜内视紫质的不足而患夜盲症。当维生素B_1缺乏时，按其程度，依次可出现下列反应：神经系统反应（干性脚气病）、心血管系统反应（湿性脚气病）、韦尼克脑病及多发神经炎性精神病。在成人，维生素D缺乏可引起骨软化病或成人佝偻病，最多见于钙的需要量增大时，如妊娠期或哺乳期。在人体内，维生素C是高效抗氧化剂，用来减轻抗坏血酸过氧化物酶基底的氧化应力，故维生素C缺乏可导致坏血病。

[73～77]

答案：73.C；74.E；75.B；76.C；77.A

解析：维生素是一类维持人体正常代谢和健康所必需的小分子有机化合物，是人体七大营养要素（糖、盐、脂肪、蛋白质、维生素、纤维素和水）之一，是维持人体生长发育、健康、正常代谢所必需的营养素，其虽不提供热能，但却以多酶或辅酶形式直接参与体内的新陈代谢和重要的生化反应。氨基酸是人体合成蛋白质和其他生物活性物质的底物。药理剂量的二磷酸果糖可作用于细胞膜，产生下列作用：①促进细胞对循环中钾的摄取及刺激细胞内高能磷酸和2，3-二磷酸甘油的产生，促进钾内流，恢复细胞内的极化状态，恢复及改善分析水平的细胞代谢。②可减少机械创伤引起的红细胞溶血和抑制化学刺激引起的氧自由基的产生，有利于休克、缺氧、缺血、损伤、体外循环、输血等状态下的细胞能量代谢和对葡萄糖的利用，利于心肌细胞的修复，改善功能状态。③加强细胞内高能基团的重建作用，保持红细胞的韧性。④改善心肌缺血。⑤对人体代谢调节具有显著的多种功能。⑥加强呼吸肌强度。可广泛用于急性心肌梗死、慢性阻塞性肺疾病、严重心肌缺血、心功能不全、外周血管疾病、多种类型的休克等缺血、缺氧性疾病的急救；还可作为各类外科手术和胃肠外营养患者的重要辅助药物。葡萄糖是维持和调节腹膜透析液渗透压的主要物质，大量注射液药品的溶剂或稀释剂。

[78～82]

答案：78.C；79.B；80.A；81.E；82.D

解析：氯化钙用药期间慎用洋地黄类强心苷，以免增强后者的毒性。氯化钾与糖皮质激素尤其是具有较明显盐皮质激素作用药、促皮质激素（ACTH）合用，能促进尿钾排泄，降低钾盐疗效。静脉滴注氯化钠过量可消除噻嗪类利尿剂的利尿和降压作用，同时可降低硝普钠的疗效；氯化钙与噻嗪类利尿剂合用，可增加肾脏对钙的重吸收，易发生高钙血症。门冬氨酸钾镁用于低钾血症，低钾及洋地黄中毒引起的心律失常，心肌代谢障碍所致的心绞痛、心肌梗死、心肌炎后遗症，慢性心功能不全，急性黄疸型肝炎、肝细胞功能不全和急、慢性肝炎的辅助治疗。枸橼酸钾用于防治各种原因造成的低钾血症，可防止泌尿系结石。

[83～87]

答案：83.E；84.C；85.A；86.B；87.A

解析：复方氨基酸注射液（9AA）用于急性和慢性肾功能不全患者的肠外营养支持，大手术、外伤或脓毒血症引起的严重肾衰竭，以及急、慢性肾衰竭。复方氨基酸注射液（3AA）用于预防和治疗各种原因引起的肝性脑病、重症肝炎、肝硬化、慢性活动性肝炎、慢性迁延性肝炎，亦可用于肝胆外科手术前后。精氨酸用于肝性脑病，适用于忌钠的患者，也适用于其他原因引起血氨增高所致的精神症状、代谢性酸中毒；肠外营养中可能增强免疫功能。氨基酸是人体合成蛋白质和其他生物活性物质的底物，其中8种为必需氨基酸（甲硫氨酸、缬氨酸、赖氨酸、异亮氨酸、苯丙氨酸、亮氨酸、色氨酸、苏氨酸），人体不能合成或合成速度不足以满足人体需要，必须由体外补充。精氨酸是一氧化氮的生物前体，服后可显著降低血压及血液透析者和肾移植受体的平均收缩压；对原发性高血压者，可以改善动脉内皮依赖性介质介导的血管扩张，使血压降低；对妊娠高血压患者以及有先兆子痫妇女滴注精氨酸，可显著降低收缩压和舒张压；用药时应该注意监测血压及电解质。

[88～92]

答案：88.D；89.A；90.E；91.B；92.C

解析：①维生素C可使糖皮质激素的代谢降低，作用增强。②服用维生素B_2时，应用吩噻嗪类抗精神病药、三环类抗抑郁药、丙磺舒等，可使人体对维生素B_2的需求量增加。③乙硫异烟胺、异烟肼等药可拮抗维生素B_6或增加维生素B_6经肾排泄，引起贫血或周围神经炎。④雌激素可使维生素B_6在体内的活性降低，服用雌激素时应增加维生素B_6的用量。⑤抗凝血药双香豆素类、苯茚二酮类是维生素K的拮抗剂，在体内与维生素K竞争，干扰肝脏合成维生素K依赖的凝血因子。

[93～97]

答案：93.C；94.A；95.D；96.E；97.E

解析：维生素A的功能是通过不同的分子形式实现的，对于视觉起作用的是视黄醛，对生殖过程起作用的为视黄醇，而视黄酸则对其他功能具有重要性。烟酸具有强烈的扩张血管作用，开始服用或剂量增大后可致恶心、呕吐、腹泻、发热、瘙痒、皮肤干燥、面部潮红等；大剂量可引起血糖升高、尿酸增加、肝功能异常。

98. 答案：ABD

解析：维生素D与强心苷合用可引起高钙血症，易致心律失常；小剂量维生素B_6与左旋多巴合用，可降低左旋多巴疗效。注意联合用药时对维生素吸收和代谢的影响：糖皮质激素可对抗维生素B_1的作用；过量的叶酸或烟酸阻碍维生素B_1在肝脏的加磷作用；汞剂可使维生素B_1排泄增加。

99. 答案：ADE

解析：碳酸氢钠禁忌证：有溃疡出血者及碱中毒者；限制钠盐摄入者禁用。

100. 答案：ADE

解析：钾为细胞内主要阳离子，心肌和神经肌肉都需要相应的钾离子维持正常的应激性。通常血清钾过高，心脏抑制，使心脏搏动在舒张期停止；血清钾过低则心脏兴奋，使心脏搏动在收缩期停止；血钾对神经、肌肉的作用与心肌相反。

101. 答案：ABD

解析：高钾血症常见于：肾排钾功能障碍，如急性肾衰竭；细胞内钾移出，如组织损伤；补钾过多；应用留钾利尿药、抗肿瘤药。

102. 答案：ABD

解析：

高Na^+血症	失水多，失水＞失Na^+
	水进入细胞多，如剧烈运动
	Na^+输入过多，如注射碳酸氢钠
低Na^+血症	体液丢失时，Na^+丢失＞水丢失
	药物引起，如糖皮质激素
	水潴留＞钠潴留

103. 答案：ACD

解析：①应区分维生素的预防性与治疗性应用。②均衡的膳食是维生素和矿物质的最好来源。已有充分平衡膳食的健康人群，额外补充维生素并无益处。③维生素和其他药品一样，同样遵循“量变到质变”和“具有双重性”的规律，剂量过大时在体内不易吸收，甚至有害，出现典型不良反应，所以不宜将维生素作为“补药”，以防中毒。

104. 答案：ABCDE

解析：氨基酸注射液的禁忌证：严重氮质血症、肝功能不全、肾衰竭患者、对氨基酸代谢障碍者、过敏者、心衰及酸中毒未纠正者、高氯性酸中毒、肾功能不全及无尿患者。

105. 答案：ABCDE

解析：注意事项：①注意倾倒综合征及低血糖。②应用高渗葡萄糖注射液时可选用大静脉滴注。③妊娠及哺乳期妇女慎用：分娩时注射过多葡萄糖，可发生产后婴儿低血糖。④儿童及老年患者补液过快，可致心悸，甚至心衰。⑤水肿患者应注意控制输注量。⑥长期单纯补葡萄糖时，易出现低钾、低钠、低磷血症。葡萄糖适用于补充能量和体液。

106. 答案：BC

解析：维生素 B_6 缺乏主要表现在皮肤和中枢神经系统。维生素 B_6 缺乏的症状在皮肤方面有眼、鼻和口部皮肤脂溢样皮肤损害；在中枢神经方面表现为周围神经炎。

107. 答案：CDE

解析：调节碱平衡的代表药有氯化铵、氯化钠、盐酸精氨酸等。

108. 答案：ABCD

解析：镁参与糖代谢和呼吸酶作用，与蛋白质合成有关，与钠、钾、钙共同维持肌肉神经系统的兴奋性和维持心肌正常结构和功能。

109. 答案：ABCDE

解析：钙是人体各项生理活动中不可缺少的离子，可以维持细胞膜两侧的生物电位，参与正常神经传导、肌肉的伸缩和一些激素的作用。钙的基本细胞功能有：可稳定高钾血症的兴奋心肌作用、钙离子组成凝血因子，参与凝血过程；钙是骨骼构成的重要物质。

110. 答案：CDE

解析：常用的水溶性维生素包括：维生素 B_1、B_2、B_4、B_6、B_{12}、烟酸、烟酰胺、维生素 C、叶酸、泛酸等。

111. 答案：BDE

解析：钠离子浓度过高可致高血压、心动过速、水钠潴留，还可致体内电解质平衡失调（高钠、低钾、碳酸氢盐丢失）。

112. 答案：ABCD

解析：常见高钾血症，表现为软弱无力、手足口唇麻木等。

113. 答案：CE

解析：常用的脂溶性维生素有维生素 A、维生素 D、维生素 E 和维生素 K 等。

114. 答案：ABCDE

解析：①合成蛋白质。②氮平衡作用。③转变为糖或脂肪。④参与酶、激素及部分维生素的组成。

115. 答案：CD

解析：氯化钾禁用于高钾血症、急性肾功能不全者。

116. 答案：AC

解析：在服用大量维生素 C 时，宜补充足量的维生素 A 和叶酸。

117. 答案：ABCDE

解析：氯化钙适应证：用于低钙血症、高钾血症、高镁血症及钙通道阻滞药中毒，解救镁盐中毒，用于甲状旁腺功能亢进症术后“骨饥饿综合征”，过敏性疾病，作为强心剂用于心脏复苏。

118. 答案：BC

解析：二磷酸果糖宜单独应用，请勿添加其他药品，尤其禁忌溶于碱性溶液或钙盐溶液中，不可肌注或静脉注射，注意控制滴注速度，如发生过敏应立即停药。

119. 答案：AD

解析：区分维生素的预防性和治疗性应用：预防性和治疗性应用维生素的剂量和疗程不同，人体每日对维生素的需要量甚微，不会导致缺乏，即使缺乏，均衡饮食是维生素、矿物质最好的来源。

120. 答案：BC

解析：本题考查联合用药对维生素吸收和代谢的影响。长期或大量应用 β－内酰胺类、氨基糖苷类、大环内酯类、磺胺类等抗菌药物，可使维生素 B 族、维生素 K 的合成减少而缺乏，应及时补充。

121. 答案：ABCD

解析：本题考查电解质的用药监护。要警惕由低钾血症所引发的尖端扭转型室性心动过速。尖端扭转型室性心动过速是室性心律失常的一个特殊类型，常见于心电图 Q–T 间期延长者，通常由用药引发。在电解质紊乱（低血钾、低血镁）时服用抗过敏药（依巴斯汀、氯雷他定）、抗精神病药（奥氮平、利培酮）、促胃肠动力药（西沙必利）、喹诺酮类（环丙沙星、氧氟沙星）、大环内酯类（克拉霉素、阿奇霉素）、奎尼丁等极易发生尖端扭转型室性心动过速。其机制与心脏传导折返有关，因心肌细胞传导缓慢，心室复极不一致引起。

122. 答案：BD

解析：本题考查乳酸钠的药物相互作用。乳酸钠与双胍类降糖药（二甲双胍，尤其是苯乙双胍）合用，会阻碍肝脏对乳酸的利用，引起乳酸性酸中毒。

123. 答案：ACD

解析：本题考查氯化钾注射液的使用注意事项。氯化钾注射液严禁肌内注射或直接静脉注射，仅可静脉滴注，于临用前应用葡萄糖或氯化钠注射液稀释，否则不仅引起剧痛，而且可致心脏停搏。静脉滴注时氯化钾的浓度不宜过高，一般不宜超过 0.2% ～ 0.4%，心律失常可用 0.6% ～ 0.7%。

第十四章　生殖系统用药、性激素及生育用药

1. 答案：C

解析：雌二醇属于雌激素类药物。该药可以治疗前列腺癌、绝经后乳腺癌，但是不可用于治疗子宫颈癌、子宫癌、子宫内膜癌和绝经期乳腺癌等。

2. 答案：D

解析：雌二醇用于卵巢功能不全或卵巢激素不足引起的各种症状，主要是功能性子宫出血、原发性闭经、绝经综合征及前列腺癌等。

3. 答案：E

解析：A、B、C、D都是雌激素的作用；孕激素可以用于痛经和子宫内膜异位症。

4. 答案：B

解析：雌激素能降低血管通透性，降低血清胆固醇。

5. 答案：E

解析：多数的蛋白同化激素是借睾酮的生理功能而产生同化效用：①促进蛋白质生物合成。②促进肌肉变大变壮。③促进食欲。④促进骨骼生长。⑤刺激骨髓，促进红细胞的产生。

6. 答案：E

解析：蛋白同化激素可降低血糖水平，应密切注意低血糖反应的发生，必要时可调整胰岛素和口服降糖药的剂量；对女性乳腺癌患者，应定期监测血钙及尿钙；蛋白同化激素可增加出血的风险，用药期间应定期监测凝血功能；苯丙酸诺龙长期使用后可能引起黄疸及肝功能障碍，发现黄疸应立即停药；长期应用蛋白同化激素可使肝脏转氨酶AST及ALT、乳酸脱氢酶、碱性磷酸酶升高，所以应用蛋白同化激素治疗期间应定期检查肝功能。

7. 答案：E

解析：司坦唑醇适用于遗传性血管神经性水肿的预防和治疗；用于严重创伤、慢性感染、营养不良等消耗性疾病；用于治疗慢性消耗性疾病及手术后的体弱消瘦、年老体衰、小儿发育不良、骨质疏松、再生障碍性贫血等；还用于防治长期使用皮质激素引起的肾上腺皮质功能减退症。

8. 答案：E

解析：苯丙酸诺龙禁用于前列腺癌、男性乳腺癌、高血压患者及妊娠期妇女。

9. 答案：B

解析：复方炔诺酮属于避孕药。

10. 答案：A

解析：米非司酮：抗孕激素，能与孕酮受体及糖皮质激素受体结合。

11. 答案：D

解析：小剂量孕激素，抑制宫颈黏膜的分泌，使黏液减少但黏稠度增高，阻碍受精；精子获能受到抑制，失去受精能力，影响受精。不足是不规则出血的发生率较高。

12. 答案：C

解析：类早孕样反应较重者可服用维生素B_6。

13. 答案：E

解析：长效避孕药的孕激素剂量是短效避孕药的几十倍。雌激素剂量是短效避孕药的近百倍，因此副作用较大。

14. 答案：A

解析：氨苄西林、四环素、复方磺胺异噁唑、氯霉素，可阻断避孕药的肠-肝循环，导致避孕失败。

15. 答案：E

解析：避孕药的禁忌证：①哺乳期妇女。②急性肝炎、肾炎、心脏病、高血压、糖尿病、甲状腺功能亢进症、子宫肌瘤、肺结核等病的妇女。③妊娠、不明原因的阴道出血、肝脏疾病、血栓或血栓史和激素依赖性肿瘤等。④择期手术或需要长期卧床者，需要在手术前1个月就停止服用口服避孕药。

16. 答案：E

解析：治疗男性阴茎勃起功能障碍一线口服药物主要是选择性5型磷酸二酯酶抑制剂（西地

那非、伐地那非、他达那非），以及育亨宾、阿扑吗啡等。

17. 答案：A

解析：监护要点：①丙酸睾酮应深部肌内注射。②最好选择能模拟睾酮生理分泌节律的药物。③长期应用高剂量雄激素应注意监测电解质、心功能与肝功能。④在补充雄激素前，应常规进行前列腺直肠指检。⑤需采用适宜的给药方法。

18. 答案：A

解析：十一酸睾酮注射给药是治疗男性性功能低下最有效、经济的方法。

19. 答案：C

解析：西地那非、伐地那非可致 2% ～ 3% 患者出现光感增强、视物模糊、复视、视觉蓝绿模糊。这与该药抑制光感受器上的 PDE6 有关。

20. 答案：A

解析：丙酸睾酮应做深部肌内注射，注射时将皮肤横向撑开，否则药液不易被吸收或溢出皮肤。丙酸睾酮局部注射可引起刺激性疼痛，长期注射吸收不良，易形成硬块，故应注意更换注射部位并避开神经走向部位。

21. 答案：B

解析：睾酮替代治疗不能直接改善勃起功能障碍，而是通过提高性欲，治疗继发性勃起功能障碍。睾酮替代疗法可以改善性腺功能低下，同时也可以改善某些心血管危险因素，对老年和年轻患者的作用相同。给予睾酮治疗后显效的时间较长，需要几天甚至几周。睾酮替代治疗使体内睾酮水平恢复正常即可，即使增加睾酮的剂量，让睾酮水平超过上限，治疗作用也不再增加。

22. 答案：C

解析：睾酮替代治疗的给药方式不包括直肠给药。

23. 答案：E

解析：5 型磷酸二酯酶抑制剂可扩张血管，增加硝酸酯类药的降压作用，正在使用硝酸甘油、硝酸异山梨酯、硝普钠或其他有机硝酸盐药、降压药者禁用。该类药对心功能是有影响的，故 E 选项错误。

24. 答案：A

解析：西咪替丁、红霉素、克拉霉素、酮康唑、伊曲康唑、HIV 蛋白酶抑制剂（利托那韦、沙奎那韦）和葡萄柚汁可以抑制肝药酶 CYP3A4，因此可影响该类药的肝脏代谢，使用这些药物应减量。

25. 答案：C

解析：5 型磷酸二酯酶抑制剂的不良反应常见头痛（11%）、面部潮红（12%）、消化不良（5%）、鼻塞（3.4%）和眩晕（3%），这是因为其抑制生殖器以外的 PDE5 同工酶，导致血管扩张或平滑肌松弛所致。西地那非和伐地那非可致 2% ～ 3% 患者出现光感增强、视物模糊、复视或视觉蓝绿模糊。此与该药抑制光感受器上的视杆细胞和视锥细胞中的 PDE6 有关，特别是当剂量超过 100mg 的时候。西地那非和伐地那非可引起阴茎异常勃起，但属罕见，可能是与 PDE5 抑制剂使用过量或联合使用其他治疗阴茎勃起功能障碍的药物有关。

26. 答案：C

解析：西地那非、伐地那非和他达那非这三个药物口服给药后都可以迅速吸收，30 ～ 60 分钟后达到血浆峰浓度，经小肠和肝脏 CYP3A 家族同工酶的首关代谢，使得三个药物口服后的生物利用度较差。

27. 答案：A

解析：5α 还原酶抑制剂抑制 5α 还原酶，进而抑制双氢睾酮（DHT）的产生，使前列腺上皮细胞萎缩，缩小前列腺体积，缓解 BPH 临床症状；无心血管不良反应，但易引起性功能障碍；对膀胱颈和平滑肌没有影响，不能松弛平滑肌；最大临床治疗作用出现比较迟缓，通常需要 6 ～ 12 个月，不适于需要尽快解决急性症状的患者；作用可逆，维持用药时间必须长久，甚至终身。

28. 答案：A

解析：十一酸睾酮注射给药是治疗男性性功能低下最有效、经济的方法。

29. 答案：D

解析：口服避孕药的禁忌证包括：①不明原因的阴道出血、肝脏疾病、血栓或血栓史和激素依赖性肿瘤。②择期手术或需要长期卧床者，需要在手术（大手术或需静养不动）的前 1 个月就停止服用口服避孕药以预防血栓形成。③急性肝炎、肾炎、心脏病、高血压、糖尿病。

30. 答案：D

解析：口服紧急避孕药物有左炔诺孕酮（毓婷）、米非司酮（临床用于终止早期妊娠）；短效避孕药有去氧孕烯炔雌醇（美欣乐）、炔雌醇屈螺酮（优思明）；探亲避孕药有炔诺酮探亲避孕药、甲地孕酮探亲避孕片1号等；长效避孕药有炔雌醚左炔诺孕酮（悦可婷）、复方炔雌醚片等。

31. 答案：A

解析：生理性的雌激素（主要指雌二醇）来源于卵泡内膜细胞和卵泡颗粒细胞。

[32 ～ 35]

答案：32.A；33.B；34.E；35.C

解析：①短效口服避孕药：复方炔诺酮片、复方甲地诺酮片、复方左炔诺孕酮片。②紧急避孕药：左炔诺孕酮、米非司酮。③长效避孕药：复方甲地孕酮注射液、复方庚酸炔诺酮注射液。④外用避孕药：壬苯醇醚栓。⑤皮下埋植避孕药：左炔诺孕酮的硅胶棒或甲硅环、庚炔诺酮微球针、复方甲地孕酮微囊。

[36 ～ 38]

答案：36.C；37.B；38.D

解析：甲羟孕酮是作用较强的孕激素，无雌激素活性，口服注射均有效；炔孕酮为口服有效的孕激素，其作用与黄体酮相似；环丙孕酮的抗雌激素作用很强，也有孕激素作用活性；地屈孕酮为高选择性孕激素，没有雄激素、雌激素或者肾上腺素的作用；屈螺酮是17α－螺甾内酯，与天然孕激素十分相似。

[39 ～ 40]

答案：39.C；40.A

解析：伐地那非的选择性是西地那非和他达拉非的10倍；西地那非和伐地那非的消除半衰期约为3～5小时，而他达拉非为18小时。

[41 ～ 45]

答案：41.E；42.C；43.D；44.B；45.A

解析：十一酸睾酮、丙酸睾酮可用于男性雄激素缺乏症、中老年部分性雄激素缺乏综合征；非那雄胺、依立雄胺、度他雄胺属于5α还原酶抑制剂；西地那非、伐地那非的不良反应有光感增强、视物模糊、复视、视觉蓝绿模糊，与抑制光感受器上的PDE6有关；第二代α_1肾上腺素受体阻断剂有哌唑嗪、特拉唑嗪、多沙唑嗪、阿夫唑嗪；他达拉非的吸收率和程度不受食物的影响。

[46 ～ 48]

答案：46.A；47.D；48.E

解析：十一酸睾酮可用于男性性功能减退和女性绝经后晚期乳腺癌的治疗；非那雄胺使用剂量不同适应证也不同，大剂量用于治疗良性前列腺增生，而小剂量能促进头发生长。

[49 ～ 50]

答案：49.D；50.A

解析：地屈孕酮用于孕激素缺乏所致的先兆性流产、习惯性流产及黄体功能不全所致的不孕症。

51. 答案：CD

解析：本题考查雌二醇的适应证。雌二醇用于卵巢功能不全或卵巢激素不足引起的各种症状，主要是功能性子宫出血、原发性闭经、绝经综合征及前列腺癌等。

52. 答案：ABCDE

解析：雌激素、雌激素－孕激素联合治疗可能增加静脉血栓的危险性；刚停经并且马上开始使用雌激素，可缓解更年期症状，维持骨密度，降低患糖尿病、心肌梗死的风险；不应用于卒中的一级或二级预防，尤其应避免用于卒中基线危险度升高的妇女。注意权衡应用雌激素的利弊：应用雌激素治疗可增加血栓栓塞、子宫内膜癌和乳腺癌、妇科肿瘤的风险，易诱发阴道不规则出血。

53. 答案：ABCDE

解析：避孕药因故漏服后，可能出现子宫出血；绝经后阴道炎，局部使用雌激素——白带增多、下腹胀或阴道灼热；雌激素对乳房的刺激，可引起乳房胀痛；体重增加可能是由于雌激素引起水钠潴留，孕激素影响合成代谢；胃肠道反应比较强烈者，需要适当服用控制反应的药物。

54. 答案：ABCD

解析：避孕药可分成口服避孕药、注射避孕药、外用避孕药、皮下埋植避孕药。

55. 答案：ABCDE

解析：避孕药的不良反应有：①类早孕样反应：恶心、头晕、无力、食欲减退、疲倦。②胃肠道反应：恶心、呕吐。③月经失调。④出血：漏服后子宫出血。⑤妊娠斑。⑥体重增加。⑦乳房胀痛、头痛、头晕、乏力。⑧白带增多：长效口服避孕药（雌激素含量高）引起。

56. 答案：CE

解析：苯丙酸诺龙、司坦唑醇属于蛋白同化激素。

57. 答案：ABCDE

解析：司坦唑醇的不良反应：有轻微男性化作用，尤其是妇女及青春期前儿童，女性使用者是体毛增长、痤疮、声音变低沉、乳房萎缩、性欲亢进、身体脂肪减少、阴蒂胀大，以及经期不规律甚至停经。对儿童及青少年亦会造成性早熟及骨骼发育提早结束，进而影响日后的身高、皮肤痤疮、乳房发育、水钠潴留、性功能减退及睾丸萎缩。对老年人可因前列腺增生而引起排尿困难，罕见前列腺癌。

58. 答案：ABE

解析：此题主要考查5型磷酸二酯酶抑制剂的典型不良反应。包括常见头痛（11%）、面部潮红（12%）、消化不良（5%）、鼻塞（3.4%）和眩晕（3%）。西地那非和伐地那非可致2%～3%患者出现光感增强、视物模糊、复视或视物蓝绿模糊，罕见引起阴茎异常勃起。

59. 答案：ABCDE

解析：此题主要考查特殊人群的用药注意。临床使用PDE5抑制剂时，对于合并其他疾病以及特殊人群患者应小心谨慎：①少数患者可能有视网膜PDE2的遗传性基因异常。②低血压或高血压、心力衰竭、缺血性心脏病患者。③出血性疾病或处于消化性溃疡活动期者。④睡眠相关呼吸疾病患者使用该类药物应谨慎。⑤该药慎用于阴茎解剖畸形者。

60. 答案：ACD

解析：睾酮与环孢素、抗糖尿病药、甲状腺素或抗凝血药（华法林）合用，能增加它们的活性，但同时也增加毒性。

61. 答案：ABCD

解析：雄激素可通过口服、肠道外、透皮、舌下含服、深部肌内注射等方式进行给药。

62. 答案：ABDE

解析：长期应用高剂量雄激素应注意监测电解质（血钙水平升高，立即停药）、心功能与肝功能；男性应经常检查前列腺。

63. 答案：ABC

解析：补充雄激素之前，应常规进行PSA测定、前列腺直肠指检、肝功能检测。

64. 答案：ABC

解析：勃起功能障碍（ED）的治疗分为一线、二线、三线治疗。一线ED治疗中的口服药物主要是选择性5型磷酸二酯酶抑制剂（西地那非、伐地那非、他达拉非），以及育亨宾、阿扑吗啡等；对于睾丸功能障碍引起雄激素水平降低的ED患者可用十一酸睾酮治疗。如果口服选择性PDE5抑制剂无效或有明显禁忌时，患者可以选择罂粟碱、酚妥拉明和前列腺素 E_1（任选1种）等，采用阴茎海绵体内药物注射或经尿道给药等二线治疗方法。ED的三线治疗为手术治疗。

65. 答案：BDE

解析：5α还原酶抑制剂的不良反应有性欲减退、阳痿、射精障碍、射精量减少；仅适用于前列腺增生；禁用于妇女、儿童。

66. 答案：ACDE

解析：5型磷酸二酯酶抑制剂的用药监护：①有严重肝肾功能障碍的患者使用该药需要调整剂量，以减少药物毒副作用。②对于65岁以上老年人及有轻度肝肾功能异常的患者是否一定需要剂量调整，西地那非、伐地那非、他达拉非三药直接差异很大。

67. 答案：ABCDE

解析：睾酮治疗勃起功能障碍的作用机制：①提高性欲，直接兴奋雄激素受体，维持正常性冲动。②激活NO合成酶，增加海绵体内NO的浓度。③增强海绵体组织PDE5的作用。睾酮主要用于性腺功能减退合并血清睾酮浓度低者。

68. 答案：BCD

解析：睾酮禁忌证有雄激素依赖性肿瘤患者、已确诊的前列腺癌、妊娠及哺乳期妇女。

第十五章 眼科、耳鼻喉科用药

1. 答案：E

解析：眼用局麻药的典型不良反应：①滴眼后有短暂烧灼感。②对角膜上皮有轻度损伤，影响创伤角膜上皮再生。③可发生休克、过敏样症状。④大剂量使用可致心脏传导系统和中枢神经系统抑制。

2. 答案：C

解析：阿托品是抗 M 胆碱扩瞳药，不是眼部局麻药。

3. 答案：B

解析：眼部不良反应包括一过性针刺感和眼压升高。长时间用药会引起眼局部刺激、充血、水肿和结膜炎。扩瞳药的不良反应：应用抗胆碱类散瞳剂，特别是阿托品，可以导致接触性睑皮肤炎。长期应用阿托品会发生一些全身的不良反应，如皮肤和黏膜干燥、发热、激动和谵妄、心动过速、脸部潮红等。

4. 答案：E

解析：扩瞳药是眼科常用药物。抗 M 胆碱类药能散大瞳孔，麻痹睫状肌。

5. 答案：B

解析：阿托品是抗胆碱类扩瞳药。抗 M 胆碱类药能散大瞳孔，麻痹睫状肌。

6. 答案：D

解析：抗 M 胆碱类药能散大瞳孔，麻痹睫状肌。作用时间短、作用相对弱的散瞳剂，如 0.5% 托吡卡胺滴眼剂可用于眼底检查。1% 阿托品滴眼剂可引起睫状肌麻痹，适用于青少年的屈光检查。1% 后马托品作用时间较短，可作为治疗眼前节炎症的首选药。

7. 答案：C

解析：细菌性眼内炎是一种急症，通常需要采用多种途径给药，如结膜下注射、前房内注射、玻璃体腔内注射及全身途径来给予抗菌药物。其中以玻璃体腔内注射最为重要，如果是眼科手术后引起的细菌性眼内炎，可向眼内注入万古霉素或头孢他啶，2 ～ 3 日后重复注射。

8. 答案：E

解析：长期频繁使用四环素可的松可致青光眼、白内障和眼部真菌感染。

9. 答案：C

解析：局部给予抗菌药物（滴眼剂、眼膏剂）是眼科细菌感染疾病的首选方法，其作用直接、疗效显著、用量较小，仅在严重感染病例时考虑全身给药。

10. 答案：C

解析：抗眼部病毒感染药的禁忌证：①对相应药物过敏者禁用。②严重中性粒细胞减少（少于 $0.5\times10^9/L$）或严重血小板减少（少于 $25\times10^9/L$）者禁用更昔洛韦。③妊娠期妇女禁用利巴韦林。

11. 答案：B

解析：阿昔洛韦对Ⅰ、Ⅱ型单纯疱疹病毒有效，其次是水痘－带状疱疹病毒，而对 EB 病毒及巨细胞病毒作用较弱。阿昔洛韦具有良好的通透性。

12. 答案：B

解析：前列腺素类似物通过松弛睫状肌，增宽肌间隙，增加房水的葡萄巩膜通路外流和引流而降低眼压。本药降低夜间的眼压作用强，尤其是对其他降低眼压药不能耐受或效果不佳的患者。拉坦前列素、曲伏前列素、比马前列素是前列腺素类似物，可以降低高眼压症或开角型青光眼患者的眼压，作用比 β 受体阻断剂要强，且用药次数少，应用方便。

13. 答案：C

解析：毛果芸香碱具有缩小瞳孔和降低眼压作用，对于闭角型青光眼，瞳孔缩小可以拉紧虹膜，使周边的虹膜从前壁拉开，从而使前房角开放而降低眼压。对于开角型青光眼，缩瞳剂通过收缩睫状肌而引起小梁网眼张开，促使房水外流管道开放，增加房水外流，从而降低眼压。毛果芸香碱用于滴眼，用药后 15 分钟开始缩瞳，作用持续 4 ～ 5 小时。

14. 答案：B

解析：迄今为止，只有降低眼压才能控制青光眼的病情。青光眼患者常用治疗药物有：拟 M 胆碱药、作用于肾上腺素受体类（β 受体阻断剂）、前列腺素类似物及碳酸酐酶抑制剂等。毛果芸香碱是拟 M 胆碱药；卡替洛尔是 β 受体阻断剂；拉坦前列素是前列腺素类似物；地匹福林是肾上腺素的前药。

15. 答案：B

解析：毛果芸香碱具有缩小瞳孔和降低眼压的作用，对于闭角型青光眼，瞳孔缩小可以拉紧虹膜，使周边的虹膜从前壁拉开，从而使前房角开放而降低眼压。

16. 答案：E

解析：毛果芸香碱具有缩小瞳孔和降低眼压的作用，对于闭角型青光眼，瞳孔缩小可以拉紧虹膜，使周边的虹膜从前壁拉开，从而使前房角开放而降低眼压。

17. 答案：B

解析：眼用局麻药的典型不良反应：①滴眼后有短暂烧灼感。②对角膜上皮有轻度损伤，影响创伤角膜上皮再生。③可发生休克、过敏样症状。④大剂量使用可致心脏传导系统和中枢神经系统抑制。

18. 答案：C

解析：毛果芸香碱是拟胆碱药，有缩瞳作用，一般用于检眼镜检查后，有抵消睫状肌麻痹或扩瞳药的作用。

19. 答案：B

解析：使用利福平滴眼剂后可致齿龈出血和感染、伤口延迟愈合，以及出现畏寒、发热、头痛、泪液呈橘红色或红棕色等不良反应。

20. 答案：E

解析：冠状病毒是上感的常见病原，可以引起婴儿、新生儿急性肠胃炎。

21. 答案：A

解析：阿托品是 M 胆碱受体阻断剂，能解除平滑肌的痉挛（包括解除血管痉挛、改善微血管循环），抑制腺体分泌，解除迷走神经对心脏的抑制，使心跳加快，散大瞳孔，使眼压升高，兴奋呼吸中枢，没有降低眼压的作用。

22. 答案：B

解析：盐酸麻黄碱溶剂属于减鼻充血药，不属于消毒防腐药。

23. 答案：B

解析：急性化脓性中耳炎是细菌感染引起的中耳黏膜的化脓性炎症，应及早使用足量抗生素控制感染并使用减鼻充血剂。

24. 答案：C

解析：慢性外耳道炎局部滴用促使耳道干燥的药物，如 3% 硼酸乙醇等。

25. 答案：A

解析：影响消毒防腐药发挥作用的因素包括药物的浓度、作用时间、药物剂型、共存的有机物以及病原微生物本身等。通常药物浓度越高，其杀菌抑菌效果越好。药物浓度越高，作用时间越长，对机体组织的刺激性就越大，容易产生不良反应。

26. 答案：A

解析：酚甘油对皮肤及黏膜有腐蚀性，浓度不宜超过 2%。患者已经鼓膜穿孔，就不宜使用有腐蚀性的滴耳液。

27. 答案：C

解析：酚甘油对皮肤及黏膜有腐蚀性，浓度不宜超过 2%。患者已经鼓膜穿孔，就不宜使用有腐蚀性的滴耳液。

28. 答案：B

解析：禁忌证：①对相应药物过敏者、2 岁以下婴幼儿。②萎缩性鼻炎、鼻腔干燥患者。③接受单胺氧化酶抑制剂治疗的患者。④妊娠期妇女禁用盐酸羟甲唑啉。

29. 答案：B

解析：盐酸麻黄碱溶剂是减鼻充血药。

30. 答案：C

解析：盐酸麻黄碱通过激动 α 肾上腺素受体引起血管收缩，从而减少鼻腔黏膜容积。其血管收缩作用比较持久而缓和，对鼻黏膜上皮纤毛活动影响少，改善鼻腔通气，促进鼻窦引流，并可减轻局部炎症。

31. 答案：A

解析：减鼻充血药是 α 受体激动剂，可对鼻甲中的容量血管产生收缩作用，通过减少鼻黏膜中的血流而缓解鼻塞症状。如果使用频率过高

(间隔不足3小时)或疗程过长(3周以上),可使鼻黏膜损伤,导致药物性鼻炎。因此,对于以长期鼻塞为主要症状的患者,减鼻充血药并非适宜选择。

32. 答案:C

解析:硼酸适应证:用于急、慢性中耳炎,外耳道炎。注意事项:滴耳剂使用时温度应接近体温,切忌接触眼睛。用法与用量:①滴耳:成人一次1～2滴,儿童酌减,一日3次。②清洗外耳道:用无菌棉签蘸取本品适量擦拭外耳道,一日3次。制剂与规格:滴耳剂:10mL : 0.4g。

33. 答案:B

解析:滴鼻剂的用法:①如滴鼻液过多流入口腔,可将其吐出。②使用本类药物时不能同时使用其他滴鼻剂。如正在服用其他药品,使用本类药物前请咨询医师或药师。③儿童必须在成人监护下使用。④如使用过量或发生严重不良反应,应立即就医。

34. 答案:D

解析:急性化脓性中耳炎是细菌感染引起的中耳黏膜的化脓性炎症,应及早使用足量抗生素控制感染及使用减鼻充血剂。局部治疗,鼓膜穿孔前可使用2%酚甘油滴耳;鼓膜穿孔后可先用3%过氧化氢溶液彻底清洗外耳道脓液,再以无耳毒性的抗生素滴耳剂滴耳。

35. 答案:B

解析:减鼻充血药起效迅速,喷雾剂的药物分布效果强于滴鼻剂。常用者包括0.5%麻黄碱、0.05%羟甲唑啉和0.1%赛洛唑啉等。

[36～40]

答案:36.B;37.D;38.C;39.E;40.A

解析:此题考查禁忌证,注意记忆年龄。氟喹诺酮类药禁用于18岁以下的儿童及青少年;氯霉素类药禁用于早产儿、新生儿;氨基糖苷类药禁用于8岁以下儿童;单纯疱疹性或溃疡性角膜炎患者禁用四环素可的松眼膏剂;严重肝功能不全、胆道阻塞患者禁用利福平。

[41～44]

答案:41.C;42.B;43.E;44.D

解析:急性期或严重的沙眼局部治疗可选用滴眼剂或眼膏剂,如10%磺胺醋酰钠、0.3%氧氟沙星及0.1%利福平滴眼剂等。急性期或严重的沙眼应采用口服阿奇霉素进行全身治疗,首剂500mg顿服,以后一日250mg,连续4日为1疗程。为了保证患者的依从性,也可采用单剂顿服,剂量为1g。单纯疱疹病毒可致结膜炎和角膜炎;巨细胞病毒可致巨细胞病毒性视网膜炎。一些病毒的眼部感染会产生严重视力障碍,甚至失明,如单纯疱疹病毒性角膜炎、巨细胞病毒性视网膜炎。可应用利巴韦林、阿昔洛韦、更昔洛韦治疗单纯疱疹病毒性眼部感染;应用羟苄唑治疗病毒性结膜炎;应用阿昔洛韦、更昔洛韦进行全身治疗或玻璃体腔内注射治疗急性视网膜坏死综合征。细菌性眼内炎是一种急症,通常需要采用多种途径给药,如结膜下注射、前房内注射、玻璃体腔内注射及全身途径来给予抗菌药物。其中以玻璃体腔内注射最为重要,如果是眼科手术后引起的细菌性眼内炎,可向眼内注入万古霉素或头孢他啶,2～3日后重复注射。

[45～46]

答案:45.C;46.B

解析:妥布霉素和多黏菌素B对铜绿假单胞菌引起的感染有效。夫西地酸可用于治疗葡萄球菌感染。

[47～48]

答案:47.D;48.B

解析:局部治疗,鼓膜穿孔前可使用2%酚甘油滴耳;鼓膜穿孔后可先用3%过氧化氢溶液彻底清洗外耳道脓液,再以无耳毒性的抗生素滴耳剂滴耳。

[49～50]

答案:49.D;50.B

解析:外耳道炎是外耳道皮肤或皮下组织广泛的急慢性炎症,局部选用抗菌药物滴耳剂治疗;外耳道红肿时,局部滴用2%的酚甘油;严重的外耳道炎需全身应用广谱抗生素;慢性外耳道炎局部滴用促使耳道干燥的药物,如3%硼酸乙醇等。

[51～53]

答案:51.B;52.A;53.D

解析:羟甲唑啉滴鼻,一次1～3滴,早晚各1次,一次间隔4小时以上,连续使用不得超过7日。使用麻黄碱需要注意:①冠心病、高血压、甲状腺功能亢进症、糖尿病、鼻腔干燥者、闭角型青光眼者、妊娠期妇女、儿童、运动员、对本品过敏者慎用。②不宜与单胺氧化酶抑制剂、三环类抗抑郁药合用。赛洛唑啉滴鼻：①成人，应用0.1%溶液，一次2～3滴，一日2次，连续使用不得超过7日。②6～12岁儿童，应用0.05%溶液，一次2～3滴，一日2次，连续使用不得超过7日。

［54～56］

答案：54.A；55.E；56.B

解析：本题考查了不同眼部疾病的治疗药物。利巴韦林用于单纯疱疹病毒性角膜炎；利福平用于沙眼、结核性眼病；卡替洛尔用于降低眼压。

57.答案：ACDE

解析：局麻药过敏反应较为少见，在少量用药后立即发生类似过量中毒的症状，如出现荨麻疹、支气管痉挛及喉头水肿等症状。一般认为，酯类局麻药比酰胺类发生过敏反应为多。麻醉前须询问患者及家属过敏反应史，用药时可先给予小剂量，若患者无特殊主诉和异常再给予适当剂量。另外，局麻前给以适当巴比妥类药物，使局麻药分解加快。一旦发生过敏反应，应立即停药并抢救。

58.答案：ABCDE

解析：用扩瞳药时需注意：①深色虹膜用药后瞳孔不易散大。要注意避免滴用的药物过量。②散瞳可以诱发少数患者发生急性闭角型青光眼。他们通常有浅前房。③去氧肾上腺素与全身给予的单胺氧化酶抑制剂有药物相互作用。④滴药后压迫泪囊部2～3分钟，以免药物经鼻腔吸收而中毒。⑤应当提醒开车的患者在散瞳后1～2小时内不要开车。

59.答案：ABCDE

解析：散瞳类药物禁忌证：①对相应药物过敏者、青光眼患者禁用。②前列腺肥大者及儿童脑外伤者禁用阿托品。③婴幼儿有脑损伤、痉挛性麻痹及先天愚型综合征患者禁用托吡卡胺。④妊娠期妇女、婴幼儿及服用单胺氧化酶抑制剂和三环抗抑郁药，如丙咪嗪、阿米替林、普罗替林、多虑平时禁用去氧肾上腺素。

60.答案：ABE

解析：抗M胆碱类药能散大瞳孔，麻痹睫状肌。作用时间短、作用相对弱的散瞳剂，如0.5%托吡卡胺滴眼剂可用于眼底检查。1%阿托品滴眼剂可引起睫状肌麻痹，适用于青少年的屈光检查。1%后马托品作用时间较短，可作为治疗眼前节炎症的首选药。

61.答案：ABCDE

解析：碘苷用于单纯疱疹性角膜炎及其他疱疹性眼病、疱疹性皮肤病，亦可用于疱疹性脑膜炎。①用于皮肤疾病，连续给药不宜超过3～4天，以免引起接触性皮炎。②长期使用可影响角膜上皮代谢，使用日久出现角膜染色小点或浑浊，不易消失，有时眼部疼痛水肿、发炎或过敏。③本品尚可延缓角膜上皮创伤的愈合，在眼科手术或创伤期间，不宜应用本品治疗。④药液宜新鲜配制并于冷暗处保存，否则可变化为碘尿嘧啶，增加对眼部的刺激，损害角膜上皮，并减低本品的疗效。

62.答案：ABC

解析：降眼压药在使用时应注意：①监护β受体阻断剂所掩盖的急性低血糖症状。②监护卡替洛尔的缩瞳副作用。

63.答案：ABCD

解析：使用滴耳剂治疗耳部炎症时应先清洗耳部脓液，保持耳道局部清洁、干燥。对药物过敏者禁用。

64.答案：ABCD

解析：消毒防腐药作用机制多种多样，有的能使病原微生物蛋白质凝固变性；有的与微生物酶系统结合，干扰其功能；有的能降低细菌表面张力，增加其细胞膜通透性，造成溃破或溶解，使病原微生物生长受到阻抑或死亡。

65.答案：BDE

解析：使用麻黄碱需要注意：①冠心病、高血压、甲状腺功能亢进症、糖尿病、鼻腔干燥、闭角型青光眼、妊娠期妇女、儿童、运动员、对本品过敏者慎用。②不宜与单胺氧化酶抑制剂、三环类抗抑郁药合用。

66.答案：BE

解析：减鼻充血药通常用于缓解鼻塞症状，但不宜长期使用。糖皮质激素具有显著的抗炎作用而被广泛用于鼻炎的治疗。感染性鼻炎可能需要使用抗菌药治疗。除药物治疗外，存在机械阻塞因素或结构异常的鼻炎通常需要手术干预。减鼻充血药起效迅速，且喷雾剂的药物分布效果强于滴鼻剂。

第十六章 皮肤及外用药

1. 答案：B

解析：外用糖皮质激素常见播散或加重用药局部的皮肤感染、皮肤萎缩、毛细血管扩张、接触性皮炎、口周皮炎、痤疮、色素沉着或减退及多毛等。长期外用，尤其外用强效药者，可引起激素依赖性皮炎，多见于面部，可见红斑、毛细血管扩张和痤疮样丘疹似酒渣鼻样，伴有瘙痒或灼热感。长期大面积外用或加封包使用强效、超强效糖皮质激素，由于经皮吸收累积量增加，可发生系统性不良反应，如库欣综合征等。

2. 答案：D

解析：制霉菌素抗真菌作用和机制与两性霉素B相似，对念珠菌属的抗菌活性较高，且不易产生耐药性。局部外用治疗皮肤、黏膜浅表真菌感染。口服吸收很少，仅适于肠道白色念珠菌感染。口服后可引起暂时性恶心、呕吐、食欲减退、腹泻等胃肠道反应。因毒性大，不宜用作注射给药。局部应用不良反应少见。

3. 答案：E

解析：西替利嗪是抗过敏药，不是抗真菌药物。

4. 答案：C

解析：林旦乳膏剂大量吸收后可较长时间在脂肪组织中积蓄，排出较慢。为预防对肝、肾功能及中枢神经系统的损害，在较大面积抓破处，最好不涂。

5. 答案：A

解析：疥疮和虱病是皮肤科常见的寄生虫感染性疾病。治疗主要用外用药，如5%～10%硫黄软膏、林旦乳膏、10%克罗米通乳膏等。而过氧苯甲酰是治疗痤疮的用药。

6. 答案：B

解析：苯甲酸苄酯高浓度时可杀灭疥虫，作用优于硫黄。林旦是杀灭疥虫的有效药物，亦有杀灭虱和虱卵的作用，其与疥虫和虱体体表直接接触后，透过体壁，引起神经系统麻痹而死。升华硫具有杀细菌、真菌及杀虫作用，能去除油脂，并有角质促成和角质溶解作用。克罗米通具有局部麻醉作用，可治疗各型瘙痒症，并有特异性杀灭疥螨的作用，可作用于疥螨的神经系统，使疥螨麻痹死亡。

7. 答案：C

解析：局部应用杀灭疥虫药，其中以林旦霜（疥灵霜、γ-666霜）疗效最佳，其次是克罗米通（优力肤）、苯甲酸苄酯、硫黄软膏。

8. 答案：C

解析：维A酸与过氧苯甲酰联合应用时，在同一时间、同一部位应用有物理性配伍禁忌，应早晚交替使用，即夜间睡前使用维A酸凝胶或乳膏，晨起洗漱后使用过氧苯甲酰凝胶。

9. 答案：A

解析：维A酸与过氧苯甲酰联合应用时，在同一时间、同一部位应用有物理性配伍禁忌，应早晚交替使用，即夜间睡前使用维A酸凝胶或乳膏，晨起洗漱后使用过氧苯甲酰凝胶。两者合用不是可以加强疗效，而是避免耐药。

10. 答案：E

解析：对痤疮伴细菌感染显著者，可应用红霉素-过氧苯甲酰凝胶、克林霉素磷酸酯凝胶或溶液涂敷，一日1～2次。

11. 答案：D

解析：痤疮治疗药物不会发生胃肠道反应。

12. 答案：A

解析：维A酸用于寻常痤疮，特别是粉刺类损害、扁平疣、皮肤及毛囊角化异常性病变、寻常型银屑病；有光敏性，治疗时避免同时采用局部光疗照射，否则有可能导致光敏性皮肤病，故不可用于光敏性皮肤病。

13. 答案：C

解析：克霉唑不属于治疗痤疮药，而是治疗真菌感染的。

14. 答案：E

解析：痤疮治疗应尽早开始以防止形成瘢痕。治疗的目的是使其减轻，同时治疗过程中可能有反复，特别是女性，可能随月经周期的变化时轻时重。治疗方法的选择主要取决于痤疮的严重程度。轻、中度痤疮一般采用局部治疗；中、重度痤疮，除局部用药外，可配合系统治疗，如口服抗生素（四环素、米诺环素等），女性患者可口服激素如孕酮和炔雌醇，结节及囊肿性痤疮患者可在皮肤科医师指导下口服异维A酸等治疗。

15. 答案：A

解析：过氧苯甲酰为强氧化剂，极易分解，遇有机物分解出新生态氧而发挥杀菌除臭作用，可杀灭痤疮丙酸杆菌，并有使皮肤干燥和脱屑的作用。

16. 答案：C

解析：糠酸莫米松是强效外用糖皮质激素。

17. 答案：B

解析：阿莫罗芬为吗啉类局部抗真菌药。

18. 答案：D

解析：有癫痫病史、中枢神经系统器质性病变者、妊娠及哺乳期妇女、12岁以下儿童禁用林旦、苯甲酸苄酯。急性渗出性皮肤病禁用克罗米通。

19. 答案：A

解析：特比萘芬用于手癣、足癣、体癣、股癣、花斑糠疹及皮肤念珠菌病等。

20. 答案：B

解析：过氧苯甲酰为强氧化剂，极易分解，遇有机物分解出新生态氧而发挥杀菌除臭作用，可杀灭痤疮丙酸杆菌，并有使皮肤干燥和脱屑的作用。

［21～25］

答案：21.C；22.D；23.E；24.A；25.B

解析：该题针对“皮肤真菌感染治疗药”知识点进行考核。阿莫罗芬是吗啉类抗真菌药；特比萘芬是丙烯胺类抗真菌药；环吡酮胺是吡啶酮类抗真菌药；两性霉素B是多烯类抗真菌药；氟康唑是唑类抗真菌药。

［26～27］

答案：26.E；27.A

解析：该题针对“皮肤寄生虫感染治疗药”知识点进行考核。林旦不应与碱性物质或铁器接触。硫黄不得与铜制品接触。

［28～32］

答案：28.D；29.C；30.B；31.E；32.A

解析：对痤疮伴细菌感染显著者，可应用红霉素－过氧苯甲酰凝胶、克林霉素磷酸酯凝胶或溶液涂敷，一日1～2次。对中、重度痤疮伴感染显著者推荐涂敷0.1%阿达帕林凝胶，一日1次；或15%壬二酸乳膏，一日2次。对皮脂腺分泌过多所致的寻常型痤疮，首选2.5%～10%过氧苯甲酰凝胶涂敷患部，一日1～2次。对囊肿型痤疮推荐口服维胺酯胶囊，一次50mg，一日3次，其可促进上皮细胞分化，有较好的疗效；或异维A酸，推荐剂量为一日0.1mg/kg，连续4～6个月后，改为外用涂敷维持以控制复发。对轻、中度寻常型痤疮可选0.025%～0.03%维A酸乳膏剂或0.05%维A酸凝胶剂外搽，一日1～2次，于睡前洗净患部，连续8～12周为1疗程，可显著减轻炎症对皮肤的损害。

［33～37］

答案：33.B；34.A；35.C；36.E；37.D

解析：维A酸是维生素K的代谢中间体，可调节表皮细胞的有丝分裂和表皮的细胞更新，使病变皮肤的增生和分化恢复正常，促进毛囊上皮的更新，抑制角蛋白的合成，防止角质栓的形成。异维A酸是维A酸的光学异构体，具有缩小皮脂腺，抑制皮脂腺活性，减少皮脂分泌，以及减轻上皮细胞分化和减少毛囊中痤疮丙酸杆菌的作用。阿达帕林是维A酸类化合物，与维A酸细胞核受体有较高的亲和力，具有强大抗炎作用，可抑制外周血液中多形白细胞的化学趋化，并通过抑制花生四烯酸经脂氧化反应转化为炎症介质白三烯的形成，抑制多核型白细胞的代谢，缓解由细胞介导的炎性反应，抑制角质形成细胞过度增生，溶解痤疮和粉刺，调节毛囊、皮脂腺上皮肤细胞的分化，减少粉刺的产生，减少小囊数量。壬二酸可直接抑制和杀灭皮肤表面和毛囊内的细菌，消除病原体，对皮肤上的各种需氧菌和厌氧菌，包括痤疮丙酸杆菌和表皮葡萄球菌具有抑制和杀灭作用，局部使用能显著减少皮肤细菌和滤泡内丙酸杆菌类细菌的生长；并竞争性抑制产生二氢睾酮的酶过程，减少二氢睾酮因素所诱发的皮肤油脂过多，使皮肤表面脂质的游离脂肪酸含量下降；此外，尚有抗角质化作用，减少滤泡过度角化，可降低色素沉着和减小黑斑病损伤。过氧苯甲酰为强氧化剂，极易分解，遇有机物分解出新生态氧而发挥杀菌除臭作用，可杀灭痤疮丙酸杆菌，并有使皮肤干燥和脱屑的作用。

38. 答案：BCDE

解析：局部应用糖皮质激素，常发生可预期的不良反应，如表皮和真皮萎缩致使皮肤变薄，出现皮纹、毛细血管扩张和紫癜等，最常见于高吸收区（如面、颈、腋窝、会阴、生殖器），老年人尤甚，应予注意。

39. 答案：BCDE

解析：皮肤真菌感染治疗药物与糖皮质激素联合应用可防止复发，治疗在感染症状消失后需再持续1～2周。故A错，其他均是正确的描述。

40. 答案：ABCDE

解析：使用皮肤外用药物时应注意：①正确掌握使用方法。②药物浓度要适当。③用药要考虑患者年龄、性别、皮损部位。④注意用药部位、用药方法和个体差异，皮肤吸收药物的能力因部位不同而有所不同。⑤应嘱咐患者，用药部位一旦出现刺激症状或红肿、皮肤瘙痒等过敏反应，应立即停药，清洗患处，并到医院就诊。⑥适当的用量。

41. 答案：ABCE

解析：过氧苯甲酰注意事项：①若出现严重刺激反应，应立即停药并予以适当治疗，症状消退后可重新恢复治疗；注意开始时用药次数要减少。②本品不得用于眼睛周围或黏膜处。③本品能漂白毛发，不宜用在有毛发的部位；与有颜色物品接触时，可能出现漂白或褪色现象。④避免用药部位过度日光照晒。

42. 答案：CDE

解析：眼部、急性或亚急性皮炎、湿疹类皮肤病患者禁用维A酸。肝、肾功能不全、维生素摄入过量及高脂血症患者禁用异维A酸。

43. 答案：BDE

解析：维A酸、阿达帕林妊娠期妇女禁用。